国家重点研发计划项目：恶性肿瘤姑息治疗和护理关键技术研究（项目编号2017YFC1309200）

中国肿瘤营养
治疗指南
2020

中国抗癌协会肿瘤营养专业委员会　｜　组织编写
中华医学会肠外肠内营养学分会

中国抗癌协会发布

编委会负责人

总负责人	石汉平　李　涛　庄则豪　李　薇　于世英
组　　长	江　华
副组长	许红霞　丛明华　陈　伟　刘凌翔

人民卫生出版社
·北　京·

图书在版编目（CIP）数据

中国肿瘤营养治疗指南. 2020/中国抗癌协会肿瘤营养专业委员会，中华医学会肠外肠内营养学分会组织编写. —北京：人民卫生出版社，2020. 10（2023.5重印）

ISBN 978-7-117-30575-4

Ⅰ.①中… Ⅱ.①中…②中… Ⅲ.①肿瘤-临床营养-指南②肿瘤-食物疗法-指南 Ⅳ.①R730.59-62 ②R247.1-62

中国版本图书馆 CIP 数据核字（2020）第 185901 号

人卫智网	www. ipmph. com	医学教育、学术、考试、健康，购书智慧智能综合服务平台
人卫官网	www. pmph. com	人卫官方资讯发布平台

中国肿瘤营养治疗指南 2020

Zhongguo Zhongliu Yingyang Zhiliao Zhinan 2020

组织编写： 中国抗癌协会肿瘤营养专业委员会
中华医学会肠外肠内营养学分会
出版发行： 人民卫生出版社（中继线 010-59780011）
地　　址： 北京市朝阳区潘家园南里 19 号
邮　　编： 100021
E – mail： pmph @ pmph. com
购书热线： 010-59787592　010-59787584　010-65264830
印　　刷： 北京铭成印刷有限公司
经　　销： 新华书店
开　　本： 787×1092　1/16　印张：23
字　　数： 574 千字
版　　次： 2020 年 10 月第 1 版
印　　次： 2023 年 5 月第 5 次印刷
标准书号： ISBN 978-7-117-30575-4
定　　价： 108. 00 元

打击盗版举报电话：010-59787491　E - mail：WQ @ pmph. com
质量问题联系电话：010-59787234　E - mail：zhiliang @ pmph. com

　　中国抗癌协会肿瘤营养与支持治疗专业委员会(Chinese Society for Oncological Nutrition & Supportive Care,CSONSC)于2012年3月在广州成立,在中国抗癌协会的领导下,经过专业委员会全体专家的共同努力,中国抗癌协会肿瘤营养与支持治疗专业委员会目前已经发展成为3个独立的专业委员:中国抗癌协会肿瘤营养专业委员会、中国抗癌协会肿瘤支持治疗专业委员会及中国抗癌协会肿瘤代谢专业委员会。中国抗癌协会肿瘤营养专业委员会(Chinese Society of Nutritional Oncology,CSNO)于2018年8月在沈阳成立,作为一个多学科学术组织,CSNO旨在推动我国肿瘤营养事业发展,加强我国肿瘤营养学科建设,促进我国肿瘤营养科学研究,为患者提供安全、合理、有效的营养治疗。编写与制定肿瘤营养指南是实现这一目标的重要途径。指南定义为:按照循证医学原则,以当前最佳证据为依据,按照系统和规范方法,在多学科专家、各级医院的临床医师和护理人员合作下达成的共识。《中国肿瘤营养治疗指南》2015版出版发行以来,得到社会各界的高度评价,为改善我国肿瘤患者的营养状况作出了应有贡献。为了反映肿瘤营养科学研究与临床治疗的最新成果,特更新编写《中国肿瘤营养治疗指南2020》。

　　本指南的宗旨是为临床医生、营养师、药剂师、护理工作者、患者及其照护者在特定的医疗条件下,制定、建立及实施肿瘤营养治疗提供帮助,并为卫生政策制定者提供决策依据。

　　本指南所指的肿瘤为恶性肿瘤。

《中国肿瘤营养治疗指南》编委会

2020年8月

目　录

第一章

制定指南的指南

第一节　指南制定的方法学

2013—2015 年,我们参考世界卫生组织(World Health Organization,WHO)的《WHO 指南编写指南》和指南研究与评价(Appraisal of Guideline Research and Evaluation,AGREE)协作网的临床指南编写原则[1-7],同时结合肿瘤临床营养具体工作内容,制定并发布了第 1 版指南。初版发行后,受到肿瘤学、外科学及各相关专业人员的欢迎。鉴于第 1 版指南发布后的 4 年中,肿瘤营养支持治疗领域出现了大量新的证据,我们决定组织在循证医学、公共卫生、临床营养领域工作的多名学者以及涵盖肿瘤科、外科、内科、儿科和护理等多学科的专家共同合作,对本指南进行更新。

一、文献检索策略

经过支持小组讨论决定,主要的文献策略为以下内容:

1. 检索文献为近十年发表文献。

2. 二级数据库 Guideline Clearing House、Cochrane Library、Sum Search;一级数据库 Medline、EMBASE、Web of Science、中国生物医学文献数据库、中国知网[1](限定条件详见表 1-1)。

3. 统一的推荐分级　以牛津循证医学中心的指南分级标准进行分级(详见后述"证据级别与推荐意见分级")。

表 1-1　证据检索——数据库和关键词

检索时限	2008 年 1 月 1 日—2019 年 6 月 30 日
语言	英语、汉语
数据库	二级数据库:Guideline Clearing House、Cochrane Library、Sum Search 一级数据库:Medline、EMBASE、Web of Science、中国生物医学文献数据库、中国知网
筛选项目	人类
文献出版类型	有效性:指南、meta 分析、系统评价、随机对照试验、观察研究、病例报告、共识意见 安全性:指南、meta 分析、系统评价、不良反应报告、共识意见
主要检索词	Cancer、Nutrition Therapy、Parenteral Nutrition、Enteral Nutrition、肿瘤、肿瘤营养治疗、肠外营养、肠内营养、各章节小组进一步确定相关领域内的检索词

二、证据级别与推荐意见分级标准

在 2015 版,我们参考当时国内和国际已有的临床营养指南,采用了牛津循证医学中心 (Oxford Centre for Evidence-based Medicine,OCEBM) 分级标准[3]。本指南继续采用 OCEBM 分级标准(表 1-2)。

表 1-2　OCEBM 分级标准

推荐意见	证据级别	描述
A	1a	基于 RCT 的 SR(有同质性)
	1b	单个 RCT 研究
	1c	"全或无"证据(有治疗以前所有患者全都死亡,有治疗之后有患者能存活。或者在有治疗以前一些患者死亡,有治疗以后无患者死亡)
B	2a	基于队列研究的 SR(有同质性)
	2b	单个队列研究(包括低质量 RCT,如<80%随访)
	3a	基于病例对照研究的 SR(有同质性)
	3b	单个病例对照研究
C	4	病例报道(低质量队列研究)
D	5	专家意见或评论

注:RCT,randomized controlled trial,随机对照试验;SR,systematic review,系统分析

指南的编撰结构参考中华医学会肠外与肠内营养分会制定的《临床诊疗指南——肠外肠内营养学分册(2008 版)》[2]。除方法学以外,每一章节均按照"背景-证据-推荐意见"的基本框架进行分别阐述。背景部分包括该章节有关内容的基本概念、研究和临床实践历史简述。

证据部分对检索文献进行描述和评价。

推荐意见部分,总结纳入证据,列出主要推荐意见,每条意见后标明推荐等级。有条件时对同类型研究进行 meta 分析。根据证据级别,结合编写组专家的判断形成共识后,最终给出相应推荐意见。

三、编写流程

我们严格按照以上方法学进行编撰工作,通过系统的文献检索,收集支持证据并对证据进行质量和推荐意见分级。基于已获得的证据力度,结合研究设计、质量以及临床一致性和实用性的评估,形成我们的推荐意见。最高等级(A)的推荐至少有一项随机对照研究。最低等级(D)的推荐以专家观点为基础,包括无研究证据的共识意见。不同分级的推荐意见将通过编写支持小组与各专业领域的专家们讨论,达成"循证共识"进而解决分歧。

工作流程图见图 1-1。

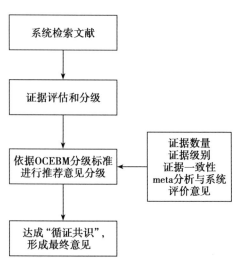

图 1-1　工作流程图

第二节 编写委员会构成

编委会负责人

总负责人 石汉平 李 涛 庄则豪 李 薇 于世英

组　　长 江 华

副组长 许红霞 丛明华 陈 伟 刘凌翔

方法学专家组 江 华 李 铎 陈 伟 张小田 陶晔璇

编委会成员（以姓氏汉语拼音为序）

Lisa Pitchford（范德堡大学）

Naji N. Abumrad（范德堡大学）

蔡 歆（湖南省肿瘤医院）

蔡红兵（武汉大学中南医院）

蔡建良（首都医科大学附属北京世纪坛医院）

陈 峰（首都医科大学附属北京天坛医院）

陈 军（中国人民解放军东部战区总医院）

陈 伟（中国医学科学院北京协和医院）

陈俊强（广西医科大学第一附属医院）

谌永毅（湖南省肿瘤医院）

丛明华（中国医学科学院肿瘤医院）

崔久嵬（吉林大学白求恩第一医院）

崔诗允（南京医科大学第一附属医院）

崔书忠（广州医科大学附属肿瘤医院）

冯长艳（重庆大学附属肿瘤医院）

冯金周（四川省医学科学院·四川省人民医院）

关志宇（天津医科大学第二医院）

韩 娜（华中科技大学同济医学院附属同济医院）

胡 雯（四川大学华西医院）

黄 娟（重庆医科大学附属第三医院）

江 波（首都医科大学附属北京世纪坛医院）

江 华（四川省医学科学院·四川省人民医院）

康军仁（中国医学科学院北京协和医院）

孔 娟（中国医科大学附属盛京医院）

李 铎（青岛大学营养与健康研究院）

李 俊（南京医科大学第一附属医院）

李 卡（四川大学华西医院）

李 萍（南京医科大学第一附属医院）

李 莎（香港大学深圳医院）

李 涛（四川省肿瘤医院）

李　薇（吉林大学白求恩第一医院）

李纪鹏（中国人民解放军空军军医大学西京医院）

李克磊（青岛大学营养与健康研究院）

李融融（中国医学科学院北京协和医院）

李文斌（首都医科大学附属北京天坛医院）

李旭英（湖南省肿瘤医院）

李增宁（河北医科大学第一医院）

林　宁（中国人民解放军西部战区总医院）

刘　兵（中国医学科学院北京协和医院）

刘　明（哈尔滨医科大学附属第四医院）

刘　宁（中国医科大学附属盛京医院）

刘凌翔（南京医科大学第一附属医院）

刘英华（中国人民解放军总医院第一医学中心）

刘玉猛（中国人民解放军总医院第一医学中心）

吕家华（四川省肿瘤医院）

马　佩（南京医科大学第一附属医院）

牛立志（暨南大学附属复大肿瘤医院）

区俊文（暨南大学附属祈福医院）

潘宏铭（浙江大学医学院附属邵逸夫医院）

饶本强（首都医科大学附属北京世纪坛医院）

荣维淇（中国医学科学院肿瘤医院）

石汉平（首都医科大学附属北京世纪坛医院）

束永前（南京医科大学第一附属医院）

孙重期（南京医科大学第一附属医院）

孙凌宇（哈尔滨医科大学附属第四医院）

孙文彦（中国医学科学院北京协和医院）

孙晓梅（黑龙江省医院）

谭善月（南京医科大学第一附属医院）

唐　蒙（首都医科大学附属北京世纪坛医院）

陶晔璇（上海交通大学附属新华医院）

汪志明（中国人民解放军东部战区总医院）

王　凯（四川省医学科学院·四川省人民医院）

王　可（湖南省肿瘤医院）

王　宇（四川省医学科学院·四川省人民医院）

王　震（广西医科大学第一附属医院）

王昆华（昆明医科大学附属第一医院）

王楠娅（吉林大学白求恩第一医院）

习文韬（暨南大学附属祈福医院）

谢　颖（河北医科大学第一医院）

徐　贤（南京医科大学第一附属医院）

许红霞（中国人民解放军陆军军医大学第三附属医院）

许佳丽（南京医科大学第一附属医院）

许静涌（北京医院）

许湘华（湖南省肿瘤医院）

杨　剑（重庆医科大学附属第三医院）

杨勤兵（清华大学附属北京清华长庚医院）

杨振鹏（首都医科大学附属北京世纪坛医院）

于　康（中国医学科学院北京协和医院）

于世英（华中科技大学同济医学院附属同济医院）

张　军（天津医科大学第二医院）

张　碰（中国人民解放军总医院第一医学中心）

张　琪（首都医科大学附属北京世纪坛医院）

张　西（首都医科大学附属北京世纪坛医院）

张建成（四川省医学科学院·四川省人民医院）

张康平（首都医科大学附属北京世纪坛医院）

张明仪（四川省肿瘤医院）

张小田（北京大学肿瘤医院）

赵　充（中山大学肿瘤防治中心）

郑　璇（中国人民解放军海军军医大学第一附属医院）

周　琦（重庆大学附属肿瘤医院）

朱翠凤（南方医科大学深圳医院）

朱明炜（北京医院）

庄则豪（福建医科大学附属第一医院）

第三节　利益冲突声明

所有参编人员均声明:未接受任何利益相关公司的赞助。未持有任何利益相关公司的股票。未持有任何与本指南涉及领域的专利。

参考文献

［1］ WORLD HEALTH ORGANIZATION. EIP/GPE/EQC/2003. 1 Guidelines for WHO guidelines［S］. Geneva, Switzerland:World Health Organization,2003.

［2］ 蒋朱明. 临床诊疗指南:肠外肠内营养学分册（2008 版）［M］.北京:人民卫生出版社,2008.

［3］ BUGERS JS,GROL R,KLAZINGA NS,et al. Towards evidence-based clinical practice:an international survey of 18 clinical guideline programs［J］. Inter J Qua Health Care,2003,15(1):31-45.

［4］ Website of AGREE Collaboration. http://www. agreecollaboration. org/instrument/.

［5］ BROUWERS M,KHO M E,BROWMAN G P,et al. AGREE Ⅱ:advancing guideline development,reporting and evaluation in healthcare[J]. CMAJ,2010,182(18):E839-842.

[6]　ATKINS D,ECCLES M,FLOTTORP S,et al. Systems for grading the quality of evidence and the strength of recommendation Ⅰ:critical appraisal of existing approaches The GRADE Working Group. [J]. BMC Health Serv Res,2004,4(1):38-44.

[7]　ATKINS D,BRISS P A,ECCLES M,et al. Systems for grading the quality of evidence and the strength of recommendation Ⅱ:pilot study of a new system[J]. BMC Health Serv Res,2005,5(1):25-36.

第二章

常用名词与定义

第一节 缩 写 词

英文缩写	英文全名	中文翻译
ACS	American Cancer Society	美国肿瘤学会
ADA	American Dietetic Association	美国营养师协会
AGA	American Gastroenterological Association	美国胃肠病协会
AI	adequate intakes	适宜摄入量
AN	artificial nutrition	人工营养
ASCN	American Society for Clinical Nutrition	美国临床营养学会
ASPEN	American Society for Parenteral and Enteral Nutrition	美国肠外肠内营养学会
BCAA	branched-chain amino acid	支链氨基酸
BCM	body cell mass	体细胞质量
BEE	basal energy expenditure	基础能量消耗
BIA	bioimpedance analysis bioelectrical impedance analysis	生物电阻抗分析
BMI	body mass index	体重指数
BMR	basal metabolism rate	基础代谢率
CNT	cancer nutrition therapy	肿瘤营养疗法
CRBSI	catheter-related blood stream infection	导管相关血流感染
CRP	C-reactive protein	C 反应蛋白
CSNO	Chinese Society of Nutritional Oncology	中国抗癌协会肿瘤营养专业委员会
CSPEN	Chinese Society for Parenteral and Enteral Nutrition	中华医学会肠外肠内营养学分会
CVC	central venous catheter	中心静脉导管
DHA	docosahexaenoic acid	二十二碳六烯酸
DRIs	daily reference intakes	每日推荐摄入量

续表

英文缩写	英文全名	中文翻译
DRM	disease-related malnutrition	疾病相关性营养不良
EAR	estimated average requirements	估计平均需要量
EAA	essential amino acids	必需氨基酸
EN	enteral nutrition	肠内营养
EPA	eicosapentaenoic acid	二十碳五烯酸
ESPEN	European Society for Nutrition and Metabolism	欧洲肠外肠内营养学会
EWGSOP	European Working Group on Sarcopenia in Older People	欧洲老人肌肉减少症工作组
FAACT	the functional assessment of anorexia-cachexia therapy	厌食/恶液质治疗的功能性评估
FFM	fat-free mass	无脂肪重量
FFQ	food frequency questionnaires	食物频次问卷
FSMP	food for special medical purposes	特殊医学用途配方食品
GCS	Glasgow Coma Scale	格拉斯哥昏迷评分
GH	growth hormone	生长激素
GLIM	global leadership initiative on malnutrition	世界领导人营养不良倡议
GI	glycemic index	血糖指数
GL	glycemic load	血糖负荷
GPS	Glasgow prognostic score	格拉斯哥预后评分
HDL	high density lipoprotein	高密度脂蛋白
HPN	home parenteral nutrition	家庭肠外营养
HRQoL	health-related quality of life	健康相关生活质量
ICU	intensive care unit	加强治疗病房
IGF	insulin-like growth factors	胰岛素样生长因子
KD	ketogenic diet	生酮饮食
KPS	Karnofsky performance status	卡氏体力状况
LCT	long-chain triglycerides	长链脂肪酸
MCT	medium-chain triglycerides	中链脂肪酸
MNA	mini nutritional assessment	微型营养评估
MNT	medical nutrition therapy	医学营养治疗
mTOR	mammalian target of rapamycin	哺乳动物雷帕霉素靶向蛋白
MUST	malnutrition universal screening tool	营养不良通用筛查工具
NCJ	needle catheter jejunostomy	穿刺导管空肠造瘘
NCU	nutrition care unit	营养治疗室
NGT	nasogastric tube	鼻胃管
NIS	nutrition impact symptoms	营养影响症状

续表

英文缩写	英文全名	中文翻译
NPC	nasopharyngeal carcinoma	鼻咽癌
NRC	nutrition-related conditions	营养相关状况
NRI	nutrition risk index	营养风险指数
NRS 2002	nutritional risk screening 2002	营养风险筛查 2002
NSC	nutrition steering committee	营养指导委员会
NST	nutrition support team	营养支持小组
NSW	nutrition support wards	营养支持病房
ONS	oral nutritional supplements	口服营养补充
OR	odds ratio	优势比
OS	overall survival	总生存时间
PA	phase angle	相位角
PEG	percutaneous endoscopic gastrostomy	经皮内镜下胃造瘘
PEJ	percutaneous endoscopic jejunostomy	经皮内镜下空肠造瘘
PEM	protein-energy malnutrition	蛋白质-能量营养不良
PEN	partial enteral nutrition	部分肠内营养
PICC	peripherally inserted central catheter	经外周静脉穿刺中心静脉置管
PG-SGA	patient-generated subjective global assessment	患者主观整体评估
PN	parenteral nutrition	肠外营养
PPN	partial parenteral nutrition	部分肠外营养
PRG	percutaneous radiologic gastrostomy	经皮影像下胃造瘘
PUFA	polyunsaturated fatty acids	多不饱和脂肪酸
PVC	peripheral venous catheter	周围静脉置管
QoL	quality of life	生活质量
RCT	randomized control trail	随机对照试验
REE	resting energy expenditure	静息能量消耗
RNI	recommended nutrient intakes	推荐营养素摄入量
SGA	subjective global assessment	主观整体评估
SPN	supplemental parenteral nutrition	补充性肠外营养
SUV	standard uptake value	标准摄取值
TEE	total energy expenditure	总能量消耗
TEN	total enteral nutrition	全肠内营养
TPN	total parenteral nutrition	全肠外营养

第二节 名 词 统 一

本指南使用	本指南不使用
×例患者	×个(位、名)患者
不良反应	(毒)副反应(作用),毒性反应
肠内(外)营养	肠内(外)营养支持(治疗)
肠内营养	肠道营养
肠黏膜	肠粘膜
肠外肠内营养学	肠内肠外营养学
肠外营养	胃肠外营养、静脉营养
恶液质	恶病质
反流	返流
风险	危险、危险度、危险性、风险度
优势比	风险度(性)比值
患者	病人
肌肉减少症	肌少症、肌衰症、少肌症
禁忌证	禁忌症
抗阻运动	对抗(阻力、阻抗)运动
卡氏体力状况	卡氏功能状况
老人	老年人
耐受不良	不耐受
能量	热能(热卡、大卡、热量)
生存时间	存活时间(成活时间)
生活质量	生存质量
适应证	适应症
手术(治疗)指征	手术(治疗)指证(症)
瘦体组织(lean body mass)	瘦肉组织、瘦肉体、瘦体质、瘦体重
损伤	损害
体重指数	体质指数、体质量指数
体重丢失(weight loss)	体重下降(减轻、降低)
危险因素	风险因素
胃肠造瘘管	胃肠造口管
吸入性肺炎	反流性肺炎
细菌移位	细菌易(异)位

续表

本指南使用	本指南不使用
厌食	畏食
营养评估	营养评价（评定）
营养治疗	营养支持治疗
植物化学物质（phytochemicals）	植物化合物
脂肪乳剂	脂肪乳、脂肪乳制剂
中心静脉导管	中心静脉置（插）管
肿瘤	癌症
主观整体评估	主观全面（或综合）评估（或评定）
综合征	综合症

第三节 常用名词定义

随着营养的研究和应用空前地深入而广泛，新的名词术语不断涌现，旧的观念不断被更新，由此带来了很多名词的诞生、更新，也带来了很多名词的混乱、冲突和矛盾。为了方便交流、研究和应用，避免歧义，有必要使用统一的、规范的、更新的专业术语。本指南从营养科学、营养诊断、营养相关状况与营养治疗 4 个方面介绍了若干新名词和部分老名词的定义更新，并对部分名词提出新的见解。

一、营养科学

营养科学（nutrition science）是关于食物与营养素、生命、健康、疾病相互作用，以及机体消化、吸收、运输、利用、排出食物物质（food substances）过程的科学[1]。

人类营养学（human nutrition）是研究人体内营养相互作用的科学，包括预防营养学（preventive nutrition）及临床营养学（clinical nutrition）[1]（图 2-1）。

预防营养学（preventive nutrition）是研究人群或个体食物输入和营养素如何影响疾病（如心血管疾病、肥胖、2 型糖尿病、老年痴呆症、肿瘤）发生风险的科学[1]。公共卫生营养学（public health nutrition）是在人群层面上采取行动，以

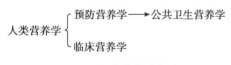

图 2-1 人类营养学范畴

减少营养相关性重要非传染性疾病[1]。

临床营养学（clinical nutrition）是研究能量和营养素不足或过多导致的，与急性、慢性疾病和状况相关的营养和代谢改变的预防、诊断和治疗的学科，包括患者的营养治疗、食物过敏、耐受不良和先天性代谢障碍[1]。与公共卫生营养学不同，临床营养学的关注对象是个体。

病死率与死亡率：病死率是表示一定时期内，患某病的全部患者中因该病死亡者所占的比例。死亡率是指在一定时期内，在一定人群中，死于某病的频率[2]。他们的主要区别在于：病死率用于描述某种特定疾病的严重程度，而死亡率则指某时间死于某病的频率。计算

公式如下：

$$病死率 = 某时期内因某病死亡人数/同期患某病的患者数 \times 100\%$$
$$死亡率 = 某时期内（因某病）死亡总数/同期平均人口数 \times 100\%$$

从以上公式中可看出，病死率与死亡率的分母不同。死亡率的分母是可能发生死亡事件的总人口（往往使用年平均人口）；病死率的分母则是同期患某病的人数。前者包括正常人，而后者仅为患某病者。如果某病的发病和病程处于稳定状态时，病死率与死亡率有以下关系：

$$病死率 = 某病死亡率/某病患病率 \times 100\%$$

二、营养诊断

三级诊断（three-level diagnosis）是中国抗癌协会肿瘤营养专业委员会（Chinese Society of Nutritional Oncology，CSNO）提出的一种营养状况分级诊断方法：一级诊断，营养筛查；二级诊断，营养评估；三级诊断，综合评价；三级诊断的目的、对象、时间、方法、实施人员及后续处理各不相同。三级诊断法提高了营养诊断效率，规范了营养诊断流程[3]。

营养筛查（nutritional screening）是采用合适工具、快速识别受试者是否存在营养不良风险的过程，对象为所有患者、尤其是住院患者。欧洲肠外肠内营养学会（European Society of Parenteral and Enteral Nutrition，ESPEN）建议使用营养风险筛查 2002（nutritional risk screening 2002，NRS 2002）和营养不良通用筛查工具（malnutrition universal screening tool，MUST），老年患者推荐使用微型营养评估（mini nutritional assessment，MNA）或简版 MNA（MNA short form，MNA-SF）。其他如营养不良筛查工具（malnutrition screening tool，MST）和简短营养评估问卷（short nutritional assessment questionnaire，SNAQ）也是合适的工具[1]。营养筛查与营养不良风险筛查、营养风险筛查同义。营养筛查的目的是发现营养风险和营养不良风险，营养风险和营养不良风险的定义有不同意见。

营养评估（nutritional assessment）是为确立营养诊断以及进一步行动包括营养治疗提供依据的过程，对象为所有营养筛查阳性患者，工具为主观整体评估（subjective global assessment，SGA）、患者主观整体评估（patient-generated subjective global assessment，PG-SGA）及MNA[1]。营养评估的目的是发现（诊断）营养不良及其严重程度。

综合评价（comprehensive investigation）：通过营养评估，患者的营养不良及其严重程度已经明确，临床上为了进一步了解营养不良的原因、类型以及后果，需要对患者实施进一步的调查。通过病史采集、膳食调查对营养不良的原因进行分析；从能耗水平、应激程度、炎症反应、代谢状况对营养不良进行四维度分析；从人体组成、体能、器官功能、心理状况、生活质量对营养不良的后果进行五层次分析；这些措施统称为综合评价。综合评估的目的是了解营养不良的原因、类型及后果[3]。

体重指数（body mass index，BMI）是一个以体重为主的营养状况判断指标，计算公式为体重（kg）/身高^2（m^2）。1835 年比利时数学家 Lambert Adolphe Jacques Quetelet 在其著作 *A Treatise on Man and the Development of His Faculties* 中首次描述了 BMI 的计算方法，所以 BMI 有时又称为 Quetelet 指数。20 世纪 80 年代 BMI 逐渐引起公共卫生机构的关注，1995 年 WHO 正式提出并推荐 BMI 的体态分级标准。目前中国人 BMI 正常范围为 18.5~23.9，24~27.9 为超重，≥28 为肥胖，低于 18.5 为低体重。

　　营养风险筛查 2002(nutritional risk screening 2002,NRS 2002)是 2003 年 ESPEN 特别工作组提出的一种营养筛查方法,NRS 2002 总分值≥3 分提示患者存在营养风险[4]。2013 年 4 月 18 日发布的《中华人民共和国卫生行业标准——临床营养风险筛查(WS/T 427—2013)》规定:NRS 2002 的适用对象为:年龄 18~90 岁、住院过夜、入院次日 8 时前未进行急诊手术、神志清楚、愿意接受筛查的成年住院患者[5]。中华医学会肠外肠内营养学分会(Chinese Society for Parenteral and Enteral Nutrition,CSPEN)推荐在住院患者中使用 NRS 2002 作为营养筛查的首选工具[6]。

　　营养不良通用筛查工具(malnutrition universal screening tool,MUST)由英国肠外肠内营养协会(British Association for Parenteral and Enteral Nutrition,BAPEN)多学科营养不良咨询组(malnutrition advisory group,MAG)开发,于 2004 年正式发表[7]。最初是为社区应用设计的,但是 MUST 适用于不同医疗机构的营养不良风险筛查工具,适合不同专业人员使用,如护士、医生、营养师、社会工作者和学生等,适合不同年龄及诊断成人营养不良及其发生风险的筛查。该工具得到英国营养师协会、英国皇家护理学院、注册护士协会、肠外肠内营养协会的支持,主要用于蛋白质-能量营养不良及其发生风险的筛查。

　　微型营养评估(mini nutritional assessment,MNA)是专门为老人开发的特异性营养筛查与评估工具,目前临床上使用的 MNA 有全面版 MNA(full MNA,简称全版 MNA)及简版 MNA(MNA-SF)。前者又分为传统版 MNA 及新版 MNA^R,后者也分为新旧两个版本。传统版 MNA 是瑞士 Guigoz Y 等于 1994 年创建的,并于 1996 年进行完善,从而形成了现在的传统版 MNA[8]。传统版 MNA 由人体学测量、整体评估、饮食评估及主观评估 4 个方面,共 18 个问题(参数)组成,内容较多,实际操作比较费时。为了节省时间,也为了使 MNA 更加简洁、方便,美国 Rubenstein LZ 等人对传统 MNA 进行了改造,在传统 MNA 基础上筛选出最为重要的 6 个条目组成了 MNA-SF:①BMI;②最近体重丢失;③急性疾病或应激;④卧床与否;⑤痴呆或抑郁;⑥食欲下降或进食困难[9]。

　　主观整体评估(subjective global assessment,SGA)是通过询问病史与非常简单的临床检查来进行营养状况评估的一种方法。它是加拿大多伦多大学 Baker JP 及 Detsky AS 等人于 20 世纪 80 年代初期建立的一种简单而有效的临床营养评估工具,文献报告最早可以追溯到 1982 年[10],而不是 1987 年[11]。通过提问来了解体重改变与进食改变、了解消化功能的改变,通过主观评判来了解疾病应激情况、肌肉消耗情况、脂肪消耗及活动能力等情况。不用生化检查,也不做身高测量和体重测量。SGA 出现后迅速得到了美国、加拿大,乃至世界其他国家与地区的广泛应用,得到美国肠外肠内营养学会(American Society for Parenteral and Enteral Nutrition,ASPEN)专家的高度认可与专门推荐,是目前临床上使用最为广泛的一种通用临床营养状况评价工具,是目前临床营养评估的金标准,广泛适用于门诊及住院、不同疾病及不同年龄患者的营养状况评估[12]。

　　患者主观整体评估(patient-generated subjective global assessment,PG-SGA)是在 SGA 的基础上发展起来的。最先由美国 Ottery FD 于 1994 年提出[13],是专门为肿瘤患者设计的营养状况评估方法。临床研究提示,PG-SGA 是一种有效的肿瘤患者特异性营养状况评估工具,因而得到美国营养师协会(American Dietetic Association,ADA)等单位的广泛推广与应用,是 ADA、CSNO 推荐的肿瘤患者营养评估首选工具。PG-SGA 具体内容包括体重、进食情况、症状、活动和身体功能、疾病与营养需求的关系、代谢需求、体格检查等 7 个方面,前 4 个方面由患者自己评估,后 3 个方面由医务人员评估,评估结果包括定性评估及定量评估两种。定性评估将患者分为营养良好、可疑或中度营养不良、重度营养不良 3 类;定量评估将患者分为 0~1 分(无营养不良),2~3 分(可疑或轻度营养不良)、4~8 分(中度营养不良)、≥9 分(重度营养不良)4 类[14]。定量评估更加方便,已经成为国家卫生行业标准[15]。

三、营养相关状况

营养相关状况(nutrition-related conditions,NRC)是指与营养或营养治疗密切相关的疾病的总称,主要包括营养不良(营养不足)、肌肉减少症、衰弱、超重和肥胖、微量营养素异常和再喂养综合征[1](图 2-2)。

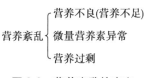

图 2-2   营养相关状况的内涵

营养紊乱(nutrition disorder):2015 年 ESPEN 专家共识提出了全新的营养紊乱概念,并将营养紊乱分为:营养不良(malnutrition)、微量营养素异常(micronutrients abnormalities)及营养过剩(overnutrition)3 类[16](图 2-3),把微量营养素异常(不足及过多)、营养过剩从以前的营养不良定义中剥离开来。营养紊乱是指营养物质摄入不足、过量或比例异常,与机体的营养需求不协调,从而对细胞、组织、器官的形态、组成、功能及临床结局造成不良影响的综合征,涉及摄入失衡、利用障碍、消耗增加三个环节。这个营养紊乱的概念是以前的营养不良概念,传统的营养不良定义包括营养不足和营养过剩(图 2-3、图 2-4)。

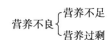

图 2-3   营养紊乱的定义   图 2-4   传统营养不良的定义

营养不良(malnutrition):与营养不足(undernutrition)同义,是营养摄入(intake)或摄取(uptake,吸收)不足导致的人体成分(无脂肪重量减少,decreased fat free mass)和体细胞质量(body cell mass)改变,进而引起体力和智力下降,疾病临床结局受损的状态[17]。特指三大宏量营养素:碳水化合物、脂肪及蛋白质,即能量或蛋白质摄入不足或吸收障碍造成的营养不足,即通常所称的蛋白质-能量营养不良(protein-energy malnutrition,PEM)。可由饥饿、疾病或衰老单独或联合引起[18]。最新营养不良定义不再包括原来的微量营养素异常(不足或过剩)及营养过剩[1]。世界领导人营养不良倡议(Global Leadership Initiative on Malnutrition,GLIM)提出了一个非常简便的营养不良诊断方法,体重丢失+肌肉减少+病因(饥饿或疾病)[19,20]。

疾病相关性营养不良(disease-related malnutrition,DRM)是并存病(concomitant disease)引起的特殊类型营养不良,根据有无炎症分为有炎症的 DRM 如肿瘤营养不良和无炎症的 DRM 如神经性厌食营养不良[1](图 2-5)。

肿瘤相关性营养不良(cancer-related malnutrition)简称肿瘤营养不良,特指肿瘤本身或肿瘤各相关原因如抗肿瘤治疗、肿瘤心理应激导致的营养不足(undernutrition),是一种伴有炎症的营养不良。

伴随炎症的慢性疾病相关性营养不良(chronic DRM with inflammation)与恶液质(cachexia)同义,二者可以互换[1]。

```
                    ┌急性疾病或损伤相关性营养不良
         ┌伴有炎症的疾病相关性营养不良┤
         │          └伴有炎症的慢性疾病相关性营养不良 ──→ 恶液质
营养不良─┤没有炎症的疾病相关性营养不良
         │                    ┌社会经济或心理相关性营养不良
         └没有疾病的营养不良──┤
                              └饥饿相关性营养不良
```

图 2-5　营养不良的分类

恶液质(cachexia)是潜在性疾病相关的、以骨骼肌量持续下降为特征的多因素综合征,伴随或不伴随脂肪组织减少,不能被常规的营养治疗逆转,最终导致进行性功能障碍[21]。恶液质与伴随炎症的慢性 DRM 同义,二者可以互换[1]。

急性疾病或创伤相关性营养不良(acute diseaseor injury-related malnutrition)指 ICU 急性病或创伤如严重感染、烧伤、闭合性脑损伤患者或大手术患者,由于严重应激代谢导致的营养不良[1,22]。

营养过剩(over-nutrition)包括超重(overweight)和肥胖(obesity),指脂肪异常或过多沉积,可能导致健康受损[1,23]。根据 BMI 可以将超重和肥胖分为肥胖Ⅰ级、肥胖Ⅱ级和肥胖Ⅲ级,不同国家和地区的切点值不同。肌肉减少性肥胖和中心性肥胖是肥胖的两个特殊类型,具有重要的临床意义,需要特别关注。

微量营养素异常(micronutrient abnormalities)指一种或多种维生素、微量元素或矿物质缺乏或过多[1],其原因包括食物摄入、吸收、丢失、需求的变化和药物的影响。微量营养素缺乏常常伴随营养不良,所以对微量营养素异常患者也应该常规实施营养诊断。

衰弱(frailty)尽管目前没有一致性定义,但一般认为是主要器官系统的脆弱和有限储备能力的非回弹性(恢复)状态。虚弱主要是高龄的后果,但是包括营养因素,与肌肉减少有关,生活方式干预可以改善衰弱[1,24]。

再喂养综合征(refeeding syndrome)是一段时间摄入不足的营养不良患者激进性喂养(口服、肠内营养或肠外营养)后发生的严重电解质或液体平衡紊乱,表现为"四低一高":低钾血症、低磷血症、低镁血症、低维生素 B_1 及高血糖[1,25,26]。常见于开始喂养后第 4 天,特征性表现是低磷血症[1],主要死亡原因是低钾血症[25]。

肌肉减少症(sarcopenia):2010 年欧洲老人肌肉减少症工作组(European Working Group on Sarcopenia in Older People,EWGSOP)提出了一个肌肉减少症的定义和诊断标准[27],2018 年该工作组更新了肌肉减少症的定义和标准[28]。新的专家共识将肌肉减少症定义为一种急性或慢性肌肉疾病(肌肉衰竭),常见于老人,也可见于生命早期。以肌肉力量下降为关键特征,检测肌肉数量和质量下降可以确立肌肉减少症的诊断,体力活动能力下降为严重肌肉减少症表现。

营养影响症状(nutrition impact symptoms,NIS)是指影响营养状况的症状,而不是营养状况引起的症状,如口干、腹痛、恶心、呕吐、食欲下降、味觉变化、早饱等,它们是预测营养不良的主要参数,症状是原因,营养是结果。

四、营养治疗

(一) 营养团队

营养指导委员会(nutrition steering committee,NSC)是医院或医疗机构内,由院长、职业经理、医疗专业人员及餐饮工作人员组成的跨学科团队。主要职责是为临床营养学的架构、流程及管理制订标准,同时监督营养管理、应对营养事故(nutritional incidents)[1]。

营养支持小组(nutrition support team,NST)是一个由医生、营养师、护士和药师组成的多学科团队,其他专业人士如物理治疗师、语言治疗师等也可能是 NST 的成员。NST 的主要职责是帮助临床医生实施营养治疗,满足患者的营养需求,使用最新营养治疗知识和技术预防和治疗营养不良[29]。

营养治疗室(nutrition care unit,NCU)也称营养支持单元(nutrition support unit,NSU)或营养支持病房(nutrition support wards,NSW),是医院或医疗机构内专门负责指导、实施营养治疗,处理营养治疗并发症的独立行政管理单元,由医生、护士、营养师和药师组成的多学科团队管理[1]。

(二) 营养管理与治疗类型

营养管理(nutritional care)是适用于预防营养学和临床营养学的总体术语,包括确立营养类型、营养输注通路和膳食营养教育,治疗营养相关性状况 (nutrition-related conditions)[1]。

营养管理计划(nutritional care plan)是一个基于营养评估结果的营养治疗规划或方案,包括说明理由、解释营养治疗、提供疗效检测建议和再评估 4 个方面的内容。具体包含:①能量、营养素及液体需要量;②可衡量的营养目标;③营养治疗类型或形式;④合适的营养治疗通路和方法;⑤营养治疗疗程;⑥检测及评估参数;⑦出院计划和家庭培训[1]。

营养治疗(nutrition therapy)是指通过营养诊断,对患者进行针对性营养教育/咨询,和/或以口服(普通膳食、治疗膳食如强化食品、特殊医学用途配方食品、ONS)、管饲或静脉给予营养素,以预防和治疗营养不良和某些疾病的个体化医疗过程,包括改善患者营养状况和改善临床结局[1]。

肿瘤营养疗法(cancer nutrition therapy,CNT)是计划、实施、评价营养干预,以治疗肿瘤及其并发症或改善身体状况,从而改善肿瘤患者预后的过程,包括营养诊断、营养治疗、疗效评价 3 个阶段。肿瘤营养疗法是肿瘤的基础治疗或一线疗法,它贯穿于肿瘤治疗的全过程,融会于其他治疗方法之中。营养疗法是在营养支持(nutrition support)的基础上发展起来的,当营养支持不仅是补充营养素不足,而是被赋予治疗营养不良、调节代谢、调理免疫等使命时,营养支持则升华为营养治疗[30]。

安宁营养(palliative nutrition)是为晚期疾病的终末患者提供的营养管理和治疗,主要目标是改善生活质量。为了防止应激,不限制食物或营养素,不进行营养监测类操作,不限制营养治疗途径。此时,营养的目标不是提供能量和营养素,而是减轻患者和亲属的应激,提供社会-心理支持[1]。

五阶梯治疗(five-ladder approach):CSNO 提出营养不良的规范治疗应该遵循五阶梯治疗原则[31],首先选择饮食+营养教育,然后依次向上晋级,选择饮食+口服营养补充、全肠内营养、部分肠内营养+部分肠外营养,最后选择全肠外营养(图 2-6)。参照 ESPEN 指南建议,当下一阶梯不能满足 60%目标能量需求 3~5 天时,应该选择上一阶梯。

(三) 营养治疗手段与方法

医学营养治疗(medical nutrition therapy,MNT)是包括口服营养补充、肠内营养及肠外营养的专有名词。管饲和肠外营养以前称为人工营养(artificial nutrition),现在建议改为医学营养,以取代原来的人工营养[1]。经胃肠道途径(口服、管饲)给予的营养产品在欧盟被称

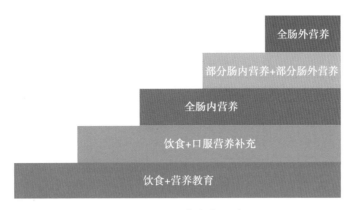

图 2-6　五阶梯治疗原则

为特殊医学用途配方食品(food for special medical purposes,FSMP)。

肠内营养(enteral nutrition,EN):特指经消化道途径(包括口服和管饲)给予 FSMP/肠内营养剂。ESPEN 现在将肠内营养的定义特别局限于 FSMP 管饲[1],食物匀浆膳管饲则不属于肠内营养。本文建议以营养产品作为区别肠内营养与日常膳食的界限,凡以 FSMP/肠内营养剂实施的经消化道(口服及管饲)营养定义为肠内营养;以任何形式的食物实施的经消化道(口服及管饲)营养仍然为膳食营养。

全肠内营养(total enteral nutrition,TEN):以 FSMP 取代食物提供全部所需能量及营养素,途径包括口服和管饲。

管饲(tube feeding):经过任何消化道插管和造口提供能量及营养素,能量及营养素来源可以是食物,也可以是 FSMP。

人工营养(artificial nutrition,AN):指营养来源和营养途径均为非日常膳食的营养方式,临床上特指肠内营养(包括 ONS 及管饲)及肠外营养。

口服营养补充(oral nutritional supplements,ONS):2006 年 ESPEN 指南将 ONS 的英文全称统一为"oral nutritional supplements",并定义为:"除了正常食物以外,补充性经口摄入特殊医学用途配方食品"。顾名思义,ONS 是以 FSMP 经口服途径摄入,补充日常饮食的不足[32]。ONS 产品形式包括口服液体、乳冻剂、固体和粉剂,产品类型可以是全营养配方,也可以是非全营养配方。

肠外营养(parenteral nutrition,PN):是经静脉为患者提供包括氨基酸、脂肪、碳水化合物、维生素及矿物质在内的营养素。所有营养素完全经肠外获得的营养支持方式称为全肠外营养(total parenteral nutrition,TPN)。经肠外途径提供部分营养素的营养支持方式称为部分肠外营养(partial parenteral nutrition,PPN),也称为补充性肠外营养(supplemental parenteral nutrition,SPN)[32]。表 2-1 比较了不同营养治疗方法。

ω-3 或 ω-6 多不饱和脂肪酸(ω-3 polyunsaturated fatty acids,ω-3 PUFA;ω-6 polyunsaturated fatty acids,ω-6 PUFA):从甲基端的碳原子算起,第一个碳碳双键位于第 3 碳位或第 6 碳位的长链多不饱和脂肪酸。

治疗膳食(care catering)/医院膳食(hospital catering):指为医疗机构内患者提供的餐饮服务,这种餐饮服务可以是医疗机构内部自身提供的,也可以是外来服务。基本要求是提供适合于所有不同患者的不同营养素/能量密度的不同膳食。还要充分考虑特殊膳食、食物质构(food texture)、过敏和患者文化背景。要求 24 小时服务,随时提供制作精良、色香味俱全、卫生、经济、营养丰富的食物。对营养风险和营养不良患者,要提供小包装、高能量密度的食物[1]。

表 2-1   营养治疗方法若干名词解析

营养治疗方法	经口		经管道		经静脉
	食物	FSMP	食物	FSMP	
肠内营养		√		√	
全肠内营养		√		√	
口服营养补充		√			
管饲			√	√	
人工营养		√	√	√	√
医学营养治疗		√	√	√	√
肠外营养					√

注:FSMP,特殊医学用途配方食品

特殊医学用途配方食品(food for special medical purposes,FSMP)是为了满足进食受限、消化吸收障碍、代谢紊乱或特定疾病状态人群对营养素或膳食的特殊需要,专门加工配制而成的配方食品[33]。

参考文献

[1] CEDERHOLM T,BARAZZONI R,AUSTIN P,et al. ESPEN guidelines on definitions and terminology of clinical nutrition[J]. Clin Nutr,2017,36(1):49-64.

[2] 李立明.流行病学[M].北京:人民卫生出版社,2008.

[3] 石汉平,赵青川,王昆华,等.营养不良的三级诊断[J/CD].肿瘤代谢与营养电子杂志,2015,2(2):31-36.

[4] KONDRUP J,RASMUSSEN H H,HAMBERG O,et al. Nutritional risk screening(NRS 2002):a new method based on an analysis of controlled clinical trials[J]. Clin Nutr,2003,22(3):321-336.

[5] 中华人民共和国卫生行业标准:临床营养风险筛查(WS/T427-2013).

[6] 蒋朱明.临床诊疗指南:肠外肠内营养学分册(2008 版)[M].北京:人民卫生出版社,2008.

[7] STRATTON RJ,HACKSTON A,LONGMORE D,et al. Malnutrition in hospital outpatients and inpatients:prevalence,concurrent validity and ease of use of the 'malnutrition universal screening tool'('MUST')for adults[J]. Br J Nutr,2004,92(5):799-808.

[8] GUIGOZ Y,VELLAS B J,GARRY P J. Mini-nutritional assessment:a practical assessment tool for grading the nutritional state of elderly patients[J]. Facts Res Gerontol,1994,4(suppl 2):15-59.

[9] RUBENSTEIN L Z,HARKER J O,SALV A,et al. Screening for undernutrition in geriatric practice:developing the short-form mini-nutritional assessment(MNA-SF)[J]. J Gerontol A Biol Sci Med Sci,2001,56(6):M366-372.

[10] BAKER J P,DETSKY A S,WESSON D E,et al. Nutritional assessment:a comparison of clinical judgement and objective measurements[J]. N Engl J Med,1982,306(16):969-972.

[11] DETSKY A S,MCLAUGHLIN J R,BAKER J P,et al. What is subjective global assessment of nutritional status[J].JPEN J Parenter Enteral Nutr,1987,11(1):8-13.

[12] 石汉平,李薇,齐玉梅,等.营养筛查与评估[M].北京:人民卫生出版社,2014.

［13］ OTTERY FD. Rethinking nutritional support of the cancer patient：the new field of nutritional oncology［J］. Semin Oncol,1994,21(6)：770-778.

［14］ 石汉平,李薇,王昆华,等. PG-SGA——肿瘤患者营养状况评估操作手册［M］. 2 版. 北京：人民卫生出版社,2015.

［15］ 中华人民共和国卫生行业标准：肿瘤患者主观整体营养评估. WS/T 555—2017.

［16］ CEDERHOLM T,BOSAEUS I,BARAZZONI R,et al. Diagnostic criteria for malnutrition-An ESPEN Consensus Statement［J］. Clin Nutr,2015,34(3)：335-340.

［17］ SOBOTKA L. Basics in clinical nutrition［M］. 4th ed. Iran：Galen,2012.

［18］ PIRLICH M,SCH TZ T,KEMPS M,et al. Social risk factors for hospital malnutrition［J］. Nutrition,2005,21(3)：295-300.

［19］ CEDERHOLM T,JENSEN G L,CORREIA MITD,et al. GLIM criteria for the diagnosis of malnutrition-A consensus report from the global clinical nutrition community［J］. Clin Nutr,2019,38(1)：1-9.

［20］ JENSEN G L,CEDERHOLM T,CORREIA M I T D,et al. GLIM criteria for the diagnosis of malnutrition：a consensus report from the Global Clinical Nutrition Community［J］. J Parenter Enteral Nutr,2019,43(1)：32-40.

［21］ MUSCARITOLI M,ANKER S D,ARGIL S J,et al. Consensus definition of sarcopenia,cachexia and pre-cachexia：joint document elaborated by Special Interest Groups (SIG) "cachexia-anorexia in chronic wasting diseases" and "nutrition in geriatrics"［J］. Clin Nutr,2010,29(2)：154-159.

［22］ JEEJEEBHOY K N. Malnutrition, fatigue, frailty, vulnerability, sarcopenia and cachexia：overlap of clinical features［J］. Curr Opin Clin Nutr Metab Care,2012,15(3)：213-219.

［23］ WHO. Obesity：preventing and managing the global epidemic. Report of a WHO Consultation. WHO Technical Report Series 894；Geneva,Switzerland.

［24］ KELAIDITI E,CESARI M,CANEVELLI M,et al. Cognitive frailty：rational and definition from an (I. A. N. A./I. A. G. G.) international consensus group［J］. J Nutr Health Aging,2013,17(9)：726-734.

［25］ 孙冠青,石汉平. 再喂养综合征的病理生理［J/CD］. 中华普通外科学文献(电子版),2008,2(1)：8,11.

［26］ 石汉平,孙冠青. 重视再喂养综合征的诊断与治疗［J］. 新医学,2009,40(10)：631-633.

［27］ CRUZ-JENTOFT A J,BAEYENS J P,BAUER J M,et al. Sarcopenia：European consensus on definition and diagnosis：report of the European working group on sarcopenia in older people［J］. Age Ageing,2010,39(4)：412-423.

［28］ CRUZ-JENTOFT A J,BAHAT G,BAUER J,et al. Sarcopenia：revised European consensus on definition and diagnosis［J］. Age Ageing,2019,48(1)：16-31.

［29］ HOWARD P,JONKERS-SCHUITEMA C,FURNISS L,et al. Managing the patient journey through enteral nutritional care［J］. Clin Nutr,2006,25(2)：187-195.

［30］ 石汉平.肿瘤营养疗法［J］.中国肿瘤临床,2014,41(18)：1141-1145.

［31］ 石汉平,许红霞,李苏宜,等. 营养不良的五阶梯治疗［J］. 肿瘤代谢与营养电子杂志,2015,2(1)：29-33.

［32］ LOCHS H,ALLISON S P,MEIER R,et al. Introductory to the ESPEN Guidelines on Enteral Nutrition：terminology,definitions and general topics［J］. Clin Nutr,2006,25(2)：180-186.

［33］ 中华人民共和国卫生部. GB 29922-2013 食品安全国家标准 特殊医学用途配方食品通则,2013.

第三章

肿瘤营养诊疗通则

　　肿瘤营养疗法是计划、实施、评价营养干预,以治疗肿瘤及其并发症或改善身体状况,从而改善肿瘤患者预后的过程,包括营养诊断(营养筛查、营养评估、综合评价三级诊断)、营养治疗、疗效评价(包括随访)3 个阶段[1]。肿瘤营养疗法是肿瘤的基础治疗或一线疗法,是与手术、放疗、化疗、靶向治疗、免疫治疗等肿瘤基本治疗方法并重的另外一种治疗方法,它贯穿于肿瘤治疗的全过程,融合于其他治疗方法之中。营养疗法是在营养支持(nutrition support)的基础上发展起来的,当营养支持不仅是补充营养素不足,而是被赋予治疗营养不良、调节代谢、调理免疫等使命时,营养支持则升华为营养治疗。

　　ESPEN 2017 年发布肿瘤相关性营养不良防治指南,提出了三条重要原则[2]:①无论患者的 BMI 及体重变化如何,在肿瘤治疗早期,常规筛查所有肿瘤患者是否存在营养风险;②扩展营养相关评估,包括厌食评价、人体成分分析、炎症指标、REE 和身体功能;③采用多模态个体化营养干预,包括增加营养摄入、降低炎症反应和高代谢应激、增加体力活动。

第一节　营养诊断

　　要进行合理的营养治疗,首先需要了解患者的营养状况。肿瘤患者的营养状况是基本生命体征,要像体温、脉搏、呼吸和血压一样,在入院时常规进行评估。

一、诊断标准

　　营养不良(malnutrition)、恶液质(cachexia)、肌肉减少症(sarcopenia)、体重丢失(weight loss)是肿瘤学及营养学常用的名词,它们既相互独立,又相互联系。

(一) 营养不良

2015 年 ESPEN 专家共识提出了全新的营养紊乱(nutrition disorder)概念,并将营养紊乱分为:营养不良(malnutrition)、微量营养素异常(micronutrients abnormalities)及营养过剩(overnutrition)3 类[3]。具体定义见名词术语。

　　营养不良(malnutrition)与营养不足(undernutrition)同义,是营养摄入(intake)或摄取(吸收)(uptake)不足导致的人体成分(无脂肪重量减少,decreased fat free mass)和体细胞质量(body cell mass)改变,进而引起体力和智力下降,疾病临床结局受损的状态[4,5]。特指三大宏量营养素,碳水化合物、脂肪及蛋白质,即能量或蛋白质摄入不足或吸收障碍造成的营养不足,即通常所称的蛋白质-能量营养不良(protein-energy malnutrition,PEM)。可由饥饿、疾病或衰老单独或联合引起。最新营养不良定义不再包括原来的微量营养素异常(不足或过剩)及营养过剩[4]。根据是否合并疾病,将营养不良分为疾病相关性营养不良(disease-related malnutrition,DRM)如结核病营养不良和没有疾病的营养不良如饥饿营养不良;根据是否伴有炎症反应,将 DRM 又分为伴有炎症的营养不良如肿瘤营养不良和没有炎症的营养不良如神经性厌食营养不良。

肿瘤相关性营养不良(cancer-related malnutrition)简称肿瘤营养不良,是一种慢性疾病相关性营养不良(chronic disease-related malnutrition,cDRM),特指肿瘤本身或肿瘤各相关原因如抗肿瘤治疗、肿瘤心理应激导致的营养不足(undernutrition),是一种伴有炎症的营养不良。CSNO 2.3 万例患者调查数据显示:我国住院肿瘤患者的中、重度营养不良发病率达58%[6],食管癌、胰腺癌、胃癌营养不良发生率最高。其发病情况除了与肿瘤分期、瘤种、部位密切相关外,恶性肿瘤发病率高于良性疾病,实体瘤高于血液肿瘤,消化道肿瘤高于非消化道肿瘤,上消化道肿瘤高于下消化道肿瘤;还具有明显的人口学背景特征,老人高于非老人,无医疗保险者高于有保险者,低教育者高于高教育者,部分肿瘤的营养状况还表现出明显的性别差异、地区差异、职业差异[6]。

营养不良的诊断方法有多种,最为简便的是以体重及 BMI 来诊断营养不良,具体如下。①理想体重:实际体重为理想体重的 90%~109% 为适宜,80%~89% 为轻度营养不良,70%~79% 为中度营养不良,60%~69% 为重度营养不良;②BMI:不同种族、不同地区、不同国家的BMI 诊断标准不尽一致,中国标准为 BMI<18.5 为低体重(营养不良),18.5~23.9 为正常,24~27.9 为超重,≥28 为肥胖[7]。

GLIM 提出了新的营养不良诊断方法[8,9],新标准包括 3 个表型标准(非自主体重丢失、低 BMI 及肌肉减少)和 2 个病因标准(摄食减少或消化吸收障碍,炎症或疾病负担)。诊断营养不良应该至少具备 1 个表型标准和 1 个病因标准,具体标准如下(表 3-1)[8,9]:

表 3-1　GLIM 营养不良诊断标准

表型标准			病因标准	
非自主体重丢失	低 BMI	肌肉减少	摄食减少或消化吸收障碍	炎症或疾病负担
6 个月内丢失>5%,或 6 个月及以上丢失>10%	欧美:70 岁以下<20,或 70 岁及以上<22;亚洲:70 岁以下<18.5,或 70 岁及以上<20	人体成分分析提示肌肉减少,目前缺乏统一的切点值	摄入量≤50% 的能量需求超过 1 周,或任何摄入量减少超过 2 周,或存在任何影响消化吸收的慢性胃肠状况	急性疾病/创伤,或慢性疾病如恶性肿瘤、COPD、充血性心力衰竭、慢性肾功能衰竭,或任何伴随慢性/复发性炎症的慢性疾病

此外,GLIM 还根据表型标准提出了营养不良分期(级):1 期——中度营养不良、2 期——重度营养不良[8,9](表 3-2)。

表 3-2　GLIM 营养不良分期(级)

	1 期,中度营养不良(至少符合 1 个标准)	2 期,重度营养不良(至少符合 1 个标准)
体重丢失	6 个月内丢失 5%~10%,或 6 个月及以上丢失 10%~20%	6 个月内丢失>10%,或 6 个月及以上丢失>20%
低 BMI	70 岁以下<20,或 70 岁及以上<22	70 岁以下<18.5,或 70 岁及以上<20
肌肉减少	轻至中度减少	重度减少

（二）恶液质

恶液质是以骨骼肌量持续下降为特征的多因素综合征,伴随或不伴随脂肪组织减少,不能被常规的营养治疗逆转,最终导致进行性功能障碍。其病理生理特征为摄食减少、代谢异常等因素综合作用引起的蛋白质及能量负平衡[10,11]。恶液质是营养不良的特殊形式,伴有炎症的慢性疾病相关性营养不良就是恶液质[4],经常发生于进展期肿瘤患者,也可以见于早期肿瘤患者。

按病因,恶液质可以分为两类:①原发性恶液质:直接由肿瘤本身引起;②继发性恶液质:由营养不良或基础疾病导致。按照病程,恶液质分为三期,即恶液质前期、恶液质期、恶液质难治期(表3-3)。尿液、血浆肌肽、亮氨酸、乙酸苯酯等代谢物组学分析可以很好地诊断有无恶液质及恶液质的分期[12]。

表 3-3   恶液质分期

分期	诊断标准
恶液质前期	体重丢失≤5% 厌食和代谢改变
恶液质期	体重丢失>5% 或 BMI<18.5(中国人)和体重丢失>2% 或肌肉减少和体重丢失>2% 常常有食物摄入减少/系统性炎症
恶液质难治期	不同程度的恶液质 分解代谢增强、对治疗无反应的癌性疾病 低体能状态评分 预期生存期<3 个月

肿瘤恶液质诊断标准为[10,11]:无节食条件下,6 个月内体重丢失>5%,或 BMI<20(欧美人)、<BMI<18.5(中国人)和任何程度的体重丢失>2%,或四肢骨骼肌指数(appendicular skeletal muscle index)符合肌肉减少症标准(男性<7.26,女性<5.45)和任何程度的体重丢失>2%。体重丢失率及人体成分,特别是瘦体组织变化,是评价恶液质治疗效果的最佳参数,观察恶液质的治疗效果时,在众多的评价指标中,应该特别关注上述两个参数[13]。此外,体重丢失率、BMI 还可以准确预测恶液质患者的生存时间,将它们分为 5 个等级,体重稳定±2.4%及丢失 2.5%~5.9%、6.0%~10.9%、11.0%~14.9%、≥15.0%;BMI<20.0、20.0~21.9、22.0~24.9、25.0~27.9 及≥28.0。体重稳定者、BMI≥25 者生存时间最长,体重丢失越多、BMI 越低,生存时间越短[14]。

（三）肌肉减少症

2010 年 EWGSOP 将肌肉减少定义为:进行性、广泛性的骨骼肌质量及力量下降,以及由此导致的身体残疾、生活质量下降和死亡等不良后果的综合征[15]。2019 年 EWGSOP 更新了肌肉减少症的定义:肌肉减少症是一种可能增加跌倒、骨折、身体残疾、死亡不良后果(adverse outcomes)可能性的进行性、全身性骨骼肌疾病(skeletal muscle disorder)[16]。肌肉减少症是源于不良肌肉变化(adverse muscle changes)、跨越终身的一种肌肉疾病或肌肉功能不全(muscle failure),常见于老人,也可以发生于生命早期[17,18]。与 2010 年定义相比,2019 年定义更加强调肌肉力量或功能,把肌肉力量下降(low muscle strength)看成是最重要的决定因素,取代了 2010 年的肌肉重量减少(low muscle mass),因为研究发现肌肉力量(muscle strength)比肌肉重量(muscle mass)具有更好的不良预后预测能力[16]。肌肉重量和肌肉质量下降可以诊断肌肉减少症,肌肉力量下降(身体活动能力下降)则是严重肌肉减少症的表现。肌肉质量是指肌肉结构和组成成分的显微镜和肉眼观察到的变化。

肌肉减少症是一种多因素疾病,病因按重要性排列如下:老化、疾病(炎症状况如器官功能障碍、恶性肿瘤、骨关节炎、神经系统疾病)、不活动(久坐行为、体力活动不足)及营养紊乱(营养不足、药物相关性厌食、营养过剩)[16]。根据发病原因,肌肉减少症可以分为原发性肌肉减少症及继发性肌肉减少症,前者特指年龄相关性肌肉减少症(老化肌肉减少),后者包括活动、疾病(如肿瘤)及营养相关性肌肉减少症。原发性肌肉减少症并不必然合并营养不良,营养不良患者也不一定存在肌肉减少。肌肉减少症的具体诊断标准见表 3-4。

表 3-4 2019 年 EWGSOP 肌肉减少症的诊断标准

符合第 1 条,可以考虑肌肉减少症的诊断,可能是肌肉减少症;第 1 条加上第 2 条中的任何一条,可以确诊为肌肉减少症;符合下面 3 条标准,为严重肌肉减少症
1. 肌肉力量下降 2. 肌肉质量下降或数量减少 3. 身体活动能力下降

肌肉减少症筛查用 SARC-F 问卷或 Ishii 筛查工具;肌肉力量用握力或起坐试验(chair stand/rise test,5 次坐起);肌肉数量或质量用 DXA 测量四肢骨骼肌指数(appendicular skeletal muscle mass,ASMM),或用生物电阻抗分析(bioelectrical impedance analysis,BIA)测量全身骨骼肌指数(whole-body skeletal muscle mass,SMM)或 ASMM,或用 CT 或 MRI 测量腰椎肌肉横切面面积;身体活动能力用步速测量,或用简易机体功能评估法(short physical performance battery,SPPB)、计时起走试验(timed-up-and-go test,TUG)、400m 步行试验测量[16,19,20]。相关切点值见表 3-5。

表 3-5 2019 年 EWGSOP 肌肉减少症的诊断切点值

试验		男性	女性
肌肉力量	握力	<27kg	<16kg
起坐试验		起立 5 次>15s	
肌肉重量	ASM	<20kg	<15kg
	ASM/身高^2	<7.0kg/m^2	
身体活动能力	步速	≤0.8m/s	
SPPB		≤8 分	≤8 分
TUG		≥20s	≥20s
400m 步行试验		不能走完或者≥6min 完成	不能走完或者≥6min 完成

注:ASM,appendicularskeletal muscle mass,四肢骨骼肌量;SPPB,short physical performance battery,简易体能状况量表;TUG,timed up and go test,"起立-行走"计时

二、体重丢失

体重丢失特指非自主情况下的躯体重量下降。体重丢失多少量定义为体重丢失,不同

教科书及不同疾病情况下有一点差异。多数文献以 6 个月内体重非主观丢失>2%定义为体重丢失,也有人认为 6 个月内体重非主观丢失>5%定义为体重丢失。研究发现,肿瘤患者体重丢失>2.4%,就可以显著缩短生存时间,被认为是恶液质前期;>5%即可以诊断恶液质[21]。因此,在肿瘤临床研究时,常常以>2.4%定义体重丢失[22]。体重丢失不仅是营养不良、恶液质的一个重要征象与组成部分,在排除自主性因素如节食、运动、减肥等,良性疾病如糖尿病、甲状腺功能亢进等后,体重丢失还常常提示肿瘤复发与转移。因此,肿瘤患者应该密切而动态地观察自己的体重,每月 1 次、最好每两周 1 次定期称量自己的体重,并记录。建议早晨起床、排空大小便后,空腹、穿单衣称重。任何时间内的体重丢失超过 5%,均视为异常,3 个月体重丢失>5%或任何时间体重丢失>10%为营养不良。体重丢失量越大、时间越短,对机体的影响越大。体重丢失率的计算方法为:(原来体重-现在体重)/原来体重×100%。

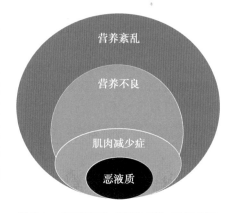

图 3-1　营养紊乱、营养不良、恶液质及肌肉减少症四者的关系

营养紊乱、营养不良、恶液质、肌肉减少症四者的关系见图 3-1。

三、营养诊断方法与工具

营养诊断的方法推荐三级诊断[23],目的是发现营养不良并判断营养不良的后果,从而确定营养治疗的对象、方法和途径,从而保证营养治疗的合理应用,防止应用不足与应用过度。而且,在营养治疗过程中,要不断进行再评估,了解营养治疗效果,以便及时调整治疗方案。

目前临床上常用的营养诊断工具包括 NRS 2002、MNA、MUST、SGA、PG-SGA 等[20,24,25]。上述工具均得到大量临床研究的验证,并得到 ESPEN、ASPEN、CSPEN 及 CSNO 等学会的推荐[26,27],其中 SGA 是临床营养评估的金标准,PG-SGA 是肿瘤患者首选营养评估工具,MNA 是老人首选营养筛查与评估工具。

PG-SGA 是在 SGA 基础上发展而成的,是专门为肿瘤患者设计的营养状况评估方法,由患者自我评估及医务人员评估两部分组成,具体内容包括体重、进食情况、症状、活动和身体功能、疾病与营养需求的关系、代谢需求、体格检查等 7 个方面,前 4 个方面由患者自己评估,后 3 个方面由医务人员评估,总体评估结果分为定量评估和定性评估两种[25]。定性评估将肿瘤患者的营养状况分为 A(营养良好)、B(可疑或中度营养不良)、C(重度营养不良)三个等级。定量评估为将 7 个方面的计分相加,得出一个最后积分,根据积分将患者分为 0~1 分(无营养不良)、2~3 分(可疑或轻度营养不良)、4~8 分(中度营养不良)、≥9 分(重度营养不良)。临床研究提示,PG-SGA 是一种有效的肿瘤患者特异性营养状况评估工具,因而得到 ADA 等单位的大力推荐,是 ADA 推荐用于肿瘤患者营养评估的首选方法,CSNO 推荐使用[26,27]。

最近,国际上又推出了一种新的营养评估方法——GLIM 标准。GLIM 标准是欧洲、美国、亚洲及拉丁美洲肠外肠内营养学会牵头联合制订的一种通用型营养评估工具,评估内容(条目)较少,因而更加简便,目前正在接受多方面的研究验证。

所有肿瘤患者入院后应该常规进行营养评估,以了解患者的营养状况,从而确立营养诊断。一个完整的肿瘤患者的入院诊断应该常规包括肿瘤诊断及营养诊断两个方面,即二元诊断。CSNO推荐的肿瘤患者营养疗法临床路径如下:肿瘤患者入院后应该常规进行营养评估,根据PG-SGA积分将患者分为无营养不良、可疑或轻度营养不良、中度营养不良及重度营养不良4类。无营养不良者,不需要营养干预,直接进行抗肿瘤治疗;可疑或轻度营养不良者,在营养教育的同时,实施抗肿瘤治疗;中度营养不良者,在人工营养(肠内营养、肠外营养)的同时,实施抗肿瘤治疗;重度营养不良者,应该先进行人工营养(肠内营养、肠外营养)1~2周,然后在继续营养治疗的同时,进行抗肿瘤治疗。无论有无营养不良,所有患者在完成一个疗程的抗肿瘤治疗后,应该重新进行营养评估[1](图3-2)。

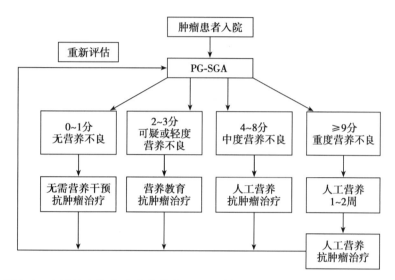

图3-2　中国抗癌协会肿瘤营养专业委员会推荐的肿瘤患者营养治疗临床路径
注:抗肿瘤治疗泛指手术、化疗、放疗、免疫治疗等,人工营养指肠内营养(含ONS及管饲)及肠外营养,营养教育包括饮食指导、饮食调整与饮食咨询

ESPEN 2017年对肿瘤患者的营养诊断提出如下推荐[2,28,29]:

1. 在肿瘤治疗早期,常规评估每一个患者的营养状况;

2. 尽可能早期发现厌食、恶液质和肌肉减少症的症状与体征;

3. 采用敏感的影像学技术如CT或其他手段,精确测量体细胞质量或肌肉重量,以便早期发现营养不良、肌肉减少症;

4. 采用特异性生物标志物如C反应蛋白和白蛋白,评估肿瘤相关性系统炎症反应;格拉斯哥预后评分(Glasgow prognostic score,GPS)既可以有效评价肿瘤患者炎症反应,又可以准确预测临床结局和死亡;

5. 采用间接测热仪估计REE,以了解能量及蛋白质需求;

6. 将营养和代谢支持作为整个肿瘤治疗手段的关键成分,某些新策略已经显示出降低炎症反应、升高瘦体组织的效果;

7. 常规评估身体功能,以检测、指导身体康复锻炼。

第二节 营养治疗

鉴于营养不良在肿瘤人群中的普遍性及其严重后果,营养疗法作为肿瘤患者的一线治疗,应该成为肿瘤治疗的基础措施与常规手段,应用于肿瘤患者的全程治疗。既要保证肿瘤患者营养平衡,维护患者的正常生理功能;同时又要选择性饥饿肿瘤细胞,从而抑制或减缓肿瘤进程。营养治疗必须根据患者的营养状况、肿瘤类型、肿瘤位置以及药物治疗而进行个体化治疗。非荷瘤的肿瘤患者的营养治疗与良性疾病没有差异,荷瘤状态下的营养治疗具有特殊性,强调发挥代谢调节作用。

一、肿瘤营养治疗的目的与对策

理想的肿瘤营养治疗应该达到 4 个目的,即抗消耗、抗炎症、抗肿瘤及免疫增强。营养疗法的最高目标是代谢调节、控制肿瘤、提高生活质量、延长生存时间,基本要求是满足肿瘤患者目标能量及营养素需求。良好的营养方案、合理的临床应用、正确的制剂选择,可以改善慢性消耗导致的营养不良,抑制炎症介质的产生及其作用,增强机体自身免疫系统的功能,直接或间接地抑制肿瘤细胞的生长繁殖,从而达到提高肿瘤患者生活质量、延长生存时间的目标。

肿瘤本身是肿瘤患者发生营养不良的罪魁祸首,因此,有效的抗肿瘤治疗是治疗肿瘤患者营养不良的首要措施。肿瘤的本质是一种慢性、低度、持续、不可逆的炎症反应,炎症介质如 IL-1、IL-6、肿瘤坏死因子-α(tumour necrosis factor-α,TNF-α)、IFN-γ 及自由基发挥重要作用,导致以代谢适应不良为特征的异常代谢综合征,所以治疗肿瘤患者的营养不良应该多管齐下,具体包括抗肿瘤、代谢调节、抑制炎症、抗氧化及营养治疗 5 个对策。

二、肿瘤营养治疗的原则

(一) 适应证

肿瘤营养疗法的目的并非仅仅提供能量及营养素、治疗营养不良,其更加重要的目标在于调节代谢、控制肿瘤。由于所有荷瘤患者均需要代谢调节治疗,所以,其适应证为:①荷瘤肿瘤患者;②营养不良的患者。

(二) 能量与蛋白质

理想的肿瘤患者的营养治疗应该实现两个达标:能量达标、蛋白质达标。研究发现:单纯能量达标,而蛋白质未达标,不能降低病死率,能量和蛋白质均达标,可以显著减少临床死亡率[30,31]。低氮、低能量营养支持带来的能量赤字及负氮平衡、高能量营养支持带来的高代谢负担均不利于肿瘤患者[32]。

有效的营养治疗依赖于准确估计患者的总能量消耗(total energy expenditure,TEE),后者是 REE 和活动相关能量消耗之和。肿瘤患者一方面由于炎症反应、人体成分变化、棕色脂肪激活等,使 REE 升高;另一方面由于乏力等原因使体力活动减少,如每天走路步数减少 45%、坐卧时间增加 2.5 小时[33],活动相关能量消耗下降,其 TEE 可能不高、甚至降低。由于不同类型肿瘤的代谢差异和肿瘤患者的代谢改变,常用的能量计算公式可能难以准确估计肿瘤患者的能量需求(REE),公式计算 REE 与实际测得 REE 误差高达-40%~+30%,间接测热仪成为预测肿瘤患者 REE 的最准确方法,推荐用于所有存在营养风险的肿瘤患者[34]。如果 REE 或 TEE 无法直接测得,推荐采用拇指法则[25~30kcal/(kg·d)]计算能量需求[2]。

对于进展期肿瘤患者,REE 升高的同时存在乏力,活动相关能量消耗减少,TEE 可能无明显升高[33],因此,这部分患者的能量需求可能与普通健康人无异。ESPEN 2009、2017 年指南建议[2,35]:卧床患者能量需求为 20~25kcal/(kg·d),活动患者 25~30kcal/(kg·d)。同时区分肠外营养与肠内营养,建议采用 20~25kcal/(kg·d)计算非蛋白质能量(肠外营养),25~30kcal/(kg·d)计算总能量(肠内营养)。营养治疗的能量最少应该满足患者需要量的 70%以上。

肿瘤患者蛋白质需求升高,蛋白质需要量应该满足机体 100%的需求,推荐量为 1.2~1.5g/(kg·d)[2],消耗严重的患者需要更多的蛋白质[34]。肿瘤恶液质患者蛋白质的总摄入量(静脉+口服)应该达到 1.8~2g/(kg·d),支链氨基酸(branched chain amino acids,BCAA)应该达到≥0.6g/(kg·d),EAA 应该增加到≥1.2g/(kg·d)。严重营养不良肿瘤患者的短期冲击营养治疗阶段,蛋白质给予量应该达到 2g/(kg·d);轻、中度营养不良肿瘤患者的长期营养补充治疗阶段,蛋白质给予量应该达到 1.5g/(kg·d)[1.25~1.7g/(kg·d)][35]。高蛋白饮食对肿瘤患者、危重病患者、老年患者有益,建议一日三餐均衡摄入[36-38]。

非荷瘤状态下三大营养素的供能比例与健康人相同,为碳水化合物 50%~55%、脂肪 25%~30%、蛋白质 15%;荷瘤患者应该减少碳水化合物在总能量中的供能比例,提高蛋白质、脂肪的供能比例。按照需要量 100%补充矿物质及维生素,根据实际情况可调整其中部分微量营养素的用量[1](表 3-6)。

表 3-6　三大营养素供能比例

	非荷瘤患者	荷瘤患者
肠内营养	C:F:P=(50~55):(25~30):15	C:F:P=(30~50):(40~25):(15~30)
肠外营养	C:F=70:30	C:F=(40~60):(60~40)

注:C,carbohydrate,碳水化合物;F,fat,脂肪;P,protein,蛋白质

(三) 五阶梯营养治疗

营养不良的规范治疗应该遵循五阶梯治疗原则[1,39](见图 2-6)。

根据患者的具体情况选择合适的营养治疗途径。完全口服、全肠内营养是理想的方式,全肠外营养是无奈的选择,部分肠内营养加部分肠外营养是临床最常见的营养治疗方式。

ONS 是最为简便的营养治疗方式,其临床效果及卫生经济学效益已经得到大量证明。放化疗同时 ONS 可以显著提高放化疗耐受性,减轻放化疗不良反应,提高放化疗完成率,改善患者营养状况,减少体重丢失,改善近期临床结局,甚至远期生存率[40-42]。全胃切除患者术后 ONS 可以显著减少体重丢失[43]。在营养教育的同时实施 ONS,与单纯营养教育相比,体重维持更好,生活质量更高,抗肿瘤治疗中断率更低[44]。肿瘤患者,尤其是老年肿瘤患者、消化道肿瘤患者推荐终身 ONS。

短期(<2 周)管饲,可以采用经鼻置管途径,如鼻胃管、鼻肠管;需长时间管饲时,推荐经皮内镜胃造瘘/空肠造瘘(percutaneous endoscopic gastrostomy/jejunostomy,PEG/J)、经皮影像胃造瘘(percutaneous radiologic gastrostomy,PRG)、经皮食管穿刺置胃管术/胃造瘘术(percutaneous transesophageal gastro-tubing/gastrostomy,PTEG)、穿刺导管空肠造瘘(needle catheter jejunostomy，NCJ）、手术胃造瘘或手术空肠造瘘。

由于肿瘤本身的原因、治疗不良反应的影响，肿瘤患者常常不想口服、不愿口服、不能口服、不足口服，此时，通过肠外途径补充口服摄入不足的部分，称为补充性肠外营养，又称部分肠外营养。补充性肠外营养或部分肠外营养在肿瘤尤其是终末期肿瘤、肿瘤手术后、肿瘤放疗、肿瘤化疗中扮演重要角色，有时甚至起决定作用[45]。对存在肠内营养禁忌的肿瘤患者，7 天补充性肠外营养可以显著改善相位角、标准相位角、握力及前白蛋白水平[45]。对于存在营养风险的老年消化道肿瘤患者，由于经消化道摄入不足，长期补充性肠外营养临床获益明显[46]。即使对于可以耐受肠内营养的患者，在等氮等能量条件下，与全肠内营养相比，部分肠内营养+部分肠外营养能够显著改善进展期肿瘤患者的 BMI、生活质量及生存时间[47]。

肠外营养推荐以"全合一"（all in one，AIO）的方式输注，长期使用肠外营养时推荐使用经外周静脉穿刺中心静脉置管（peripherally inserted central catheter，PICC）、中心静脉导管（central venous catheter，CVC）或输液港（port）。输液港可以长期留置，以备后用，不影响患者的形象，不妨碍患者的日常生活及社会活动如洗浴、社交、工作，从而提高患者的生活质量。

（四）制剂选择

1. 非荷瘤状态下，肿瘤患者的营养治疗配方与良性疾病患者无明显差异；荷瘤状态下，配方有别于良性疾病，推荐选择肿瘤特异性营养治疗配方。

2. 糖/脂肪比例   生理条件下，非蛋白质能量的分配一般为葡萄糖/脂肪 =（60%~70%）/（40%~30%）；荷瘤状态下尤其是进展期、终末期肿瘤患者，推荐高脂肪低碳水化合物配方，二者比例可以达到 1∶1，甚至脂肪供能更多。

3. 脂肪制剂   中/长链脂肪乳剂可能更加适合肿瘤患者，尤其是肝功能障碍患者。海洋来源的 ω-3 多不饱和脂肪酸（marine omega-3 polyunsaturated fatty acids，MO3PUFAS）在肿瘤中的作用得到越来越多的证据支持，有助于降低心血管疾病风险、抑制炎症反应、减轻化疗不良反应、增强化疗效果、改善认知功能，还有部分研究提示 MO3PUFAS 可以降低部分肿瘤的发病率和死亡率[48-50]。KRAS 野生型、MMR 缺陷的肿瘤类型从 MO3PUFAS 获益更多，生存时间延长[50]。ω-9 单不饱和脂肪酸（橄榄油）具有免疫中性及低致炎症反应特征，对免疫功能及肝功能影响较小；其维生素 E 含量丰富，降低了脂质过氧化反应。

4. 蛋白质/氨基酸制剂   含有 35%以上 BCAA 的氨基酸制剂被很多专家推荐用于肿瘤患者，认为可以改善肿瘤患者的肌肉减少，维护肝脏功能，平衡芳香族氨基酸，改善厌食与早饱，改善肠道健康和免疫功能[51]。不含抗氧化剂双硫酸盐的氨基酸制剂对有过敏反应病史的患者可能更加安全。整蛋白型制剂适用于绝大多数肿瘤患者，短肽制剂含水解蛋白无需消化，吸收较快，对消化功能受损伤的患者如手术后早期、放化疗患者、老年患者有益。乳清蛋白可以显著改善肿瘤患者的营养状况，提高白蛋白、谷胱甘肽、免疫球蛋白 G 水平[52]。

5. 药理营养   在肿瘤患者营养配方中添加 EAA/亮氨酸/β-羟基-β-甲基丁酸盐（β-hydroxy-β-methylbutyrate，HMB）[53-55]、精氨酸[56]、ω-3 PUFA、核苷酸、谷氨酰胺等成分，组成免疫调节配方已成为研究的热点，较多的研究结果显示免疫调节配方对肿瘤患者有正面影响。与标准配方相比，免疫调节配方可以显著降低胃肠道开腹大手术患者的感染性和非感染性并发症发生率，缩短住院时间[57]。一般推荐上述 3~4 种成分联合使用。单独使用的效果有待证实。

三、不同情况下的营养治疗

CSNO、CSPEN、ESPEN 及 ASPEN 对肿瘤患者的营养治疗提出了指南性意见,可用于指导不同情况下的营养治疗[2,27,58-61]。

(一)非终末期手术患者

1. 肿瘤患者围手术期营养治疗的适应证可参照非肿瘤患者围手术期的营养治疗。营养治疗不是接受外科大手术的肿瘤患者的常规措施。

2. 中度营养不良计划实施大手术患者或重度营养不良患者建议在手术前接受营养治疗 1~2 周,即使手术延迟也是值得的。预期术后 7 天以上仍然无法通过正常饮食满足营养需求的患者,以及经口进食不能满足 60% 需要量 1 周以上的患者,应给予术后营养治疗。

3. 开腹大手术患者,无论其营养状况如何,均推荐手术前使用免疫营养 5~7 天,并持续到手术后 7 天或患者经口摄食>60% 需要量时为止。即使对营养良好的患者也可以显著减少伤口感染性并发症[62]。免疫增强型肠内营养应同时包含 ω-3 PUFA、精氨酸和核苷酸三类底物。单独添加上述三类营养物中的任一种或两种,其作用需要进一步研究。

4. 需行手术治疗的患者,若合并下列情况之一:6 个月内体重丢失>10%~15%、BMI<18.5、PG-SGA 达到 C 级、无肝功能不全患者的血清白蛋白<30g/L,营养治疗可以改善患者的临床结局(降低感染率、缩短住院时间)。这些患者应在术前给予营养治疗 10~14 天,即使手术因此而推迟也是值得的。该条意见中"营养"系指肠内营养。

5. 任何情况下,只要肠内途径可用,应优先使用肠内营养。手术后应尽早(24 小时内)开始肠内营养,特别是经口喂养。

(二)非终末期放、化疗患者

1. 放疗、化疗及联合放/化疗患者不常规推荐营养治疗,因为常规营养治疗对放/化疗治疗效果及不良反应的正面影响尚未得到有效证据支持。

2. 放疗、化疗伴有明显不良反应的患者,如果已有明显营养不良,则应在放疗、化疗的同时进行营养治疗;放疗或化疗严重影响摄食并预期持续时间大于 1 周,而放疗、化疗不能终止,或即使终止后较长时间仍然不能恢复足够饮食者,应给予营养治疗。

3. 肿瘤放疗和/或化疗致摄入减少以及体重丢失时,强化营养咨询可使大多数患者摄入量增多、体重增加,肠内营养可以改善患者营养状况。对头颈部肿瘤、吞咽困难、口腔黏膜炎患者,管饲比口服更有效。

4. 肠内营养时使用普通标准营养剂,ω-3 PUFA 强化型肠内营养配方对改善恶液质可能有益。

5. 无证据表明营养治疗促进肿瘤生长,在临床实际工作中不必考虑这个理论问题。

(三)终末期患者

1. 充分听取、高度重视患者及其亲属的意见和建议,做好记录。

2. 个体化评估,制订合理方案,选择合适的配方与途径。

3. 营养治疗可能提高部分终末期肿瘤患者生活质量。

4. 患者接近生命终点时,已不需要给予任何形式的营养治疗,仅需提供适当的水和食物以减少饥饿感。

5. 终末期肿瘤患者的营养治疗是一个复杂问题,涉及面广。考虑到疾病无法逆转且患者不能从中获益,而营养治疗可能会带来一些并发症,因而,国外指南不推荐使用营养治疗。

但是在国内,受传统观念与文化的影响,终末期肿瘤患者的营养治疗在很大程度上已经不再是循证医学或卫生资源的问题,而是一个复杂的社会、伦理、情感问题,常常被患者家属的要求所左右。

第三节　疗效评价与随访

一、疗效评价

实施营养干预的时机是越早越好,考虑到营养干预的临床效果出现较慢,建议以 4 周为一个疗程。

营养干预的疗效评价指标分为三类[1,63]:①快速变化指标:为实验室参数,如血常规、电解质、肝功能、肾功能、炎症参数(IL-1、IL-6、TNF、C 反应蛋白)、营养套餐(白蛋白、前白蛋白、转铁蛋白、视黄醇结合蛋白、游离脂肪酸)、血乳酸等,每周检测 1~2 次。②中速变化指标:人体测量参数、人体成分分析、生活质量评估、体能评估、肿瘤病灶评估(双径法)、PET-CT 代谢活性,每 4~12 周评估 1 次。③慢速变化指标:生存时间,每年评估 1 次。

二、随访

所有肿瘤患者出院后均应该定期(至少每 3 个月 1 次)到医院营养门诊复诊或接受电话营养随访。

三、实施人员

参与实施肿瘤营养治疗的所有医务人员均必须接受肿瘤营养专业培训,经考试合格持证上岗,每年应该接受肿瘤营养继续教育至少 10 个学时。

营养评估、疗效评价与随访由具备肿瘤营养培训资质的临床医生、护士和营养师实施;营养治疗由具备肿瘤营养培训资质的营养师和临床医生实施。

第四节　饮 食 指 导

饮食指导可以增加食物摄入量,避免肿瘤治疗过程中出现的体重丢失或者导致治疗的中断。如果饮食指导不能满足需求,需要开始人工营养(ONS、管饲、肠外营养)。

1. 制订一份食物计划表,将每天的食物分成 5~6 餐,以小分量的形式提供营养丰富的食物,患者更容易接受小分量的食物[64,65]。

2. 在愉快的环境、与愉悦的对象、充足的时间享用制作精良、丰富多样、美味可口的食物[64,65]。

3. 食物的多样性决定肠道菌群的多样性与平衡,后者是维护人体健康的重要力量。每天摄入 20 种以上食物,每周摄入 30 种以上食物。不偏食、不忌口、全面、平衡。

4. 无论是能量、蛋白质或其他营养素,均推荐每日三餐均衡摄入。根据营养时相学的最新研究成果,对营养不良的患者鼓励提供加餐及夜宵服务,或者增加晚餐的供能比例。

5. 细嚼慢咽有利于食物更好地消化吸收,每一口食物咀嚼 25 次以上。

6. 患者常合并一些症状,具体的饮食建议如下[64-66]:

（1）食欲缺乏:膳食和饮品需富含营养,提供小分量,充分利用患者具有食欲的时间段。

（2）吞咽困难:调整食物的质地,通过小分量来缓解吞咽不适及避免疲劳,因为后者可以加重吞咽困难,增加误吸的风险;确保患者在用餐时采用合适的体位从而有利于食物的蠕动;避免食物堆积在口腔中。如果患者对液体吞咽困难,摄食可以胶状或乳脂类的为主;相反,如果对固体吞咽困难,可准备质地柔软的食物。

（3）黏膜炎:细嚼慢咽,同时使用常温食品;保持口腔卫生;摄入柔软、光滑或者捣碎的混合有水分或汤汁的食物;避免辛辣刺激饮食,比如瓜果皮、辛辣的、酸的或煎炸的食物。这些建议旨在避免黏膜的疼痛,缓解因唾液腺分泌减少引起的口腔干燥等不适,同时改善食物的风味。

第五节　家居康复指导

肿瘤患者出院后(家居)康复建议如下[66,67]:

1. 保持理想体重,使之不低于正常范围的下限值,每2周定时(早晨起床排便后空腹)称重1次并记录。任何不明原因(非自主性)的体重丢失>5%时,应该及时回医院复诊。

2. 节制能量,每餐七八分饱最好,不能过多,也不能过少,非肥胖患者以体重不下降为标准。但是切忌饥饿。

3. 增加蛋白质摄入量,乳、蛋、鱼、肉、豆是优质蛋白质来源。总体上说,动物蛋白质优于植物蛋白质,乳清蛋白优于酪蛋白。荤素搭配(荤:素=1/3:2/3)。控制红肉(猪肉、牛肉、羊肉)及加工肉(如香肠、火腿)摄入。

4. 增加水果蔬菜摄入量,每日蔬菜+水果共要求摄入5份(蔬菜1份=100g,水果1份=1个),要求色彩缤纷、种类繁多。增加全谷物、豆类摄入。

5. 改变生活习惯　戒绝烟草,限制饮酒(如果饮酒,白酒男性不超过2两/d,女性不超过1两/d),保持充足睡眠。不能以保健品代替营养素,保健品在营养良好的条件下才能更好地发挥作用。避免含糖饮品。避免过咸食物及盐加工食物(如腌肉、腌制蔬菜)。养成ONS习惯。

6. 积极运动　每周不少于5次,每日30~50min的中等强度运动,以出汗为好。即使是卧床患者也建议进行适合的运动(包括手、腿、头颈部及躯干的活动)。肌肉减少的老年患者提倡抗阻运动。

7. 重返社会,重返生活。鼓励患者积极参加社会、社交活动,尽快重新回到工作岗位上去,在社会中发挥自己的作用。

8. 高度重视躯体症状及体征的任何异常变化,及时返回医院复诊;积极寻求心理支持,包括抗焦虑药物的使用。控制疼痛。

第六节　小　结

肿瘤相关性营养不良是多种因素共同作用的结果,包括肿瘤的全身和局部影响、宿主对肿瘤的反应以及抗肿瘤治疗的干扰,而摄入减少、吸收障碍、代谢紊乱、静息能量消耗增加是营养不良的主要原因。肿瘤患者更容易发生营养不良,且营养不良比例更高。营养不良的肿瘤患者对放疗、化疗及手术的耐受力下降,对抗治疗反应的敏感性降低。营养不良的肿瘤患者并存病及并发症更多,因而医疗花费更高,生存时间更短。因此,肿瘤患者更加需要营养治疗,营养治疗对肿瘤患者意义重大。对所有肿瘤患者应该常规进行营养评估,尽早发现营养不良,及时给予营养治疗。营养治疗应该成为肿瘤患者最基本、最必需的基础治疗措施。NST 应该成为肿瘤多学科协作组(multi-disciplinary team,MDT)的核心成员。防治肿瘤营养不良要多管齐下:确切的抗癌治疗是前提,规范的营养治疗是根本,合理的代谢调节是核心,有效的炎症抑制是关键,适度的氧化修饰是基础。肿瘤患者的营养管理应该遵循规范路径[68](图 3-3)。

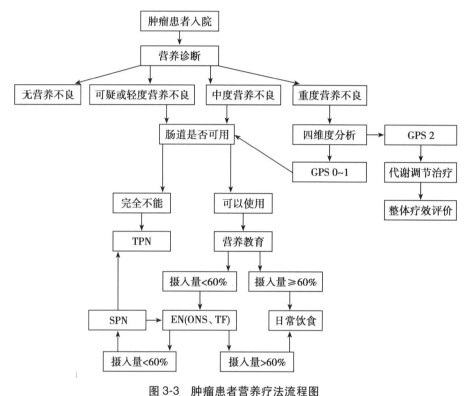

图 3-3　肿瘤患者营养疗法流程图

注:GPS,Glasgow prognostic score,格拉斯哥预后评分

参考文献

[1] 石汉平.肿瘤营养疗法[J].中国肿瘤临床,2014,41(18):1141-1145.

[2] ARENDS J,BARACOS V,BERTZ H,et al. ESPEN expert group recommendations for action against cancer-related malnutrition[J]. Clin Nutr,2017,36(5):1187-1196.

[3] CEDERHOLM T,BOSAEUS I,BARAZZONI R,et al. Diagnostic criteria for malnutrition-An ESPEN Consensus Statement[J]. Clin Nutr,2015,34(3):335-340.

[4] CEDERHOLM T,BARAZZONI R,AUSTIN P,et al. ESPEN guidelines on definitions and terminology of clinical nutrition[J]. Clin Nutr,2017,36(1):49-64.

[5] SOBOTKA L. Basics in clinical nutrition[M]. 4th ed. Iran. Galen,2012.

[6] SONG C,CAO J,ZHANG F,et al. Nutritional risk assessment by Scored Patient-Generated Subjective Global Assessment associated with demographic characteristics in 23,904 common malignant tumors patients[J]. Nutr Cancer,2019,1-11.

[7] 石汉平,凌文华,李薇.肿瘤营养学[M].北京:人民卫生出版社,2012.

[8] CEDERHOLM T,JENSEN G L,CORREIA M I T D,et al. GLIM criteria for the diagnosis of malnutrition-A consensus report from the global clinical nutrition community[J]. Clin Nutr,2019,38(1):1-9.

[9] JENSEN G L,CEDERHOLM T,CORREIA M I T D,et al. GLIM criteria for the diagnosis of malnutrition:a consensus report from the global clinical nutrition community[J]. JPEN J Parenter Enteral Nutr,2019,43 (1):32-40.

[10] FEARON K,STRASSER F,ANKER S D,et al. Definition and classification of cancer cachexia:an international consensus[J]. Lancet Oncol,2011,12(5):489-495.

[11] BARACOS V E,MAZURAK V C,BHULLAR A S. Cancer cachexia is defined by an ongoing loss of skeletal muscle mass[J]. Ann Palliat Med,2019,8(1):3-12.

[12] YANG Q J,ZHAO J R,HAO J,et al. Serum and urine metabolomics study reveals a distinct diagnostic model for cancer cachexia[J]. J Cachexia Sarcopenia Muscle,2018,9(1):71-85.

[13] CRAWFORD J. What are the criteria for response to cachexia treatment? [J]. Ann Palliat Med,2019,8 (1):43-49.

[14] MARTIN L,SENESSE P,GIOULBASANIS I,et al. Diagnostic criteria for the classification of cancer-associated weight loss[J]. J Clin Oncol,2015,33(1):90-99.

[15] CRUZ-JENTOFT A J,BAEYENS J P,BAUER J M,et al. European working group on Sarcopenia in older people. Sarcopenia:European consensus on definition and diagnosis:report of the European working group on sarcopenia in older people[J]. Age Ageing,2010,39(4):412-423.

[16] CRUZ-JENTOFT A J,BAHAT G,BAUER J,et al. Sarcopenia:revised European consensus on definition and diagnosis[J]. Age Ageing,2019,48(1):16-31.

[17] SAYER A A,SYDDALL H,MARTIN H,et al. The developmental origins of sarcopenia[J]. J Nutr Health Aging,2008,12(7):427-432.

[18] SAYER A A,SYDDALL H E,MARTIN H J,et al. Falls,sarcopenia,and growth in early life:findings from the Hertfordshire cohort study[J]. Am J Epidemiol,2006,164(7):665-671.

[19] 陈梅梅,石汉平.肌肉功能评价方法[J].肿瘤代谢与营养电子杂志,2014,1(3):49-52.

[20] 石汉平,李薇,齐玉梅,等.营养筛查与评估[M].北京:人民卫生出版社,2014.

[21] FEARON K,STRASSER F,ANKER S D,et al. Definition and classification of cancer cachexia:an international consensus[J]. Lancet Oncol,2011,12(5):489-495.

[22] MARTIN L,SENESSE P,GIOULBASANIS I,et al. Diagnostic criteria for the classification of cancer-associated weight loss[J]. J Clin Oncol,2015,33(1):90-99.

[23] 石汉平,赵青川,王昆华,等.营养不良的三级诊断[J].肿瘤代谢与营养电子杂志,2015,2(2):31-36.

[24] JONES J M. The methodology of nutritional screening and assessment tools[J]. J Hum Nutr Diet,2002,15 (1):59-71.

[25] OTTERY F D. Rethinking nutritional support of the cancer patient:the new field of nutritional oncology[J]. Semin Oncol,1994,21(6):770-778.

[26] FU Z M,XU H X,SONG C H,et al. Validity of the Chinese version of the Patient-Generated Subjective Global Assessment (PG-SGA) in lung cancer patients[J]. J Nutr Oncol,2016,1(1):52-58.

[27] 石汉平,江华,李薇,等.中国肿瘤营养治疗指南[M].北京:人民卫生出版社,2015.

[28] MCMILLAN D C. The systemic inflammation-based Glasgow Prognostic Score:a decade of experience in patients with cancer[J]. Cancer Treat Rev,2013,39(5):534-540.

[29] DOLAN R D,LAIRD B J A,HORGAN P G,et al. The prognostic value of the systemic inflammatory response in randomised clinical trials in cancer:A systematic review[J]. Crit Rev Oncol Hematol,2018,132: 130-137.

［30］ WEIJS P J,STAPEL S N,DE GROOT S D,et al. Optimal protein and energy nutrition decreases mortality in mechanically ventilated,critically ill patients:a prospective observational cohort study［J］. JPEN J Parenter Enteral Nutr,2012,36(1):60-68.

［31］ ALBERDA C,GRAMLICH L,JONES N,et al. The relationship between nutritional intake and clinical outcomes in critically ill patients:results of an international multicenter observational study［J］. Intensive Care Med,2009,35(10):1728-1737.

［32］ VILLET S,CHIOLERO R L,BOLLMANN M D,et al. Negative impact of hypocaloric feeding and energy balance on clinical outcome in ICU patients［J］. Clin Nutr,2005,24(4):502-509.

［33］ FERRIOLLI E,SKIPWORTH R J,HENDRY P,et al. Physical activity monitoring:a responsive and meaningful patient-centered outcome for surgery, chemotherapy, or radiotherapy? ［J］. J Pain Symptom Manage, 2012,43(6):1025-1035.

［34］ PURCELL S A,ELLIOTT S A,BARACOS V E,et al. Key determinants of energy expenditure in cancer and implications for clinical practice［J］. Eur J Clin Nutr,2016,70(11):1230-1238.

［35］ BOZZETTI F,ARENDS J,LUNDHOLM K,et al. ESPEN Guidelines on Parenteral Nutrition:non-surgical oncology［J］. Clin Nutr,2009,28(4):445-454.

［36］ BAUER J,BIOLO G,CEDERHOLM T,et al. Evidence-based recommendations for optimal dietary protein intake in older people:a position paper from the PROT-AGE Study Group［J］. J Am Med Dir Assoc,2013,14 (8):542-559.

［37］ BOZZETTI F,BOZZETTI V. Is the intravenous supplementation of amino acid to cancer patients adequate? A critical appraisal of literature［J］. Clin Nutr,2013,32(1):142-146.

［38］ COMPHER C,CHITTAMS J,SAMMARCO T,et al. Greater protein and energy intake may be associated with improved mortality in higher risk critically ill patients:a multicenter,multinational observational study［J］. Crit Care Med,2017,45(2):156-163.

［39］ 石汉平,许红霞,李苏宜,等. 营养不良的五阶梯治疗［J］. 肿瘤代谢与营养电子杂志,2015,2(1): 29-33.

［40］ JIANG W,DING H,LI W,et al. Benefits of oral nutritional supplements in patients with locally advanced nasopharyngeal cancer during concurrent chemoradiotherapy:an exploratory prospective randomized trial［J］. Nutr Cancer,2019:1-9.

［41］ 吕家华,李涛,朱广迎,等. 食管癌同步放化疗联合肠内营养治疗前瞻性多中心随机对照临床研究中期结果报告［J］. 肿瘤代谢与营养电子杂志,2016,3(4):239-242.

［42］ TANAKA N,TAKEDA K,KAWASAKI Y,et al. Early intensive nutrition intervention with dietary counseling and oral nutrition supplement prevents weight loss in patients with advanced lung cancer receiving chemotherapy:a clinical prospective study. Yonago Acta Med,2018,61(4):204-212.

［43］ HATAO F,CHEN KY,WU JM,et al. Randomized controlled clinical trial assessing the effects of oral nutritional supplements in postoperative gastric cancer patients［J］. Langenbecks Arch Surg. 2017,402(2): 203-211.

［44］ CEREDA E,CAPPELLO S,COLOMBO S,et al. Nutritional counseling with or without systematic use of oral nutritional supplements in head and neck cancer patients undergoing radiotherapy［J］. Radiother Oncol, 2018,126(1):81-88.

［45］ CACCIALANZA R,CEREDA E,CARACCIA M,et al. Early 7-day supplemental parenteral nutrition improves body composition and muscle strength in hypophagic cancer patients at nutritional risk［J］. Support Care Cancer,2019,27(7):2497-2506.

［46］ BOZZETTI F. Nutritional interventions in elderly gastrointestinal cancer patients:the evidence from randomized controlled trials［J］. Support Care Cancer,2019,27(3):721-727.

［47］ SHANG E，WEISS C，POST S，et al. The influence of early supplementation of parenteral nutrition on quality of life and body composition in patients with advanced cancer［J］. JPEN J Parenter Enteral Nutr,2006,30 (3):222-230.

［48］ FABIAN C J，KIMLER B F，HURSTING S D. Omega-3 fatty acids for breast cancer prevention and survivorship［J］. Breast Cancer Res,2015,17:62.

［49］ AUCOIN M，COOLEY K，KNEE C，et al. Fish-derived Omega-3 fatty acids and prostate cancer:a systematic review［J］. Integr Cancer Ther,2017,16(1):32-62.

［50］ SONG M，OU F S，ZEMLA T J，et al. Marine omega-3 fatty acid intake and survival of stage Ⅲ colon cancer according to tumor molecular markers in NCCTG Phase Ⅲ trial N0147 (Alliance)［J］. Int J Cancer,2019, 145(2):380-389.

［51］ NIE C，HE T，ZHANG W，et al. Branched chain amino acids:beyond nutrition metabolism［J］. Int J Mol Sci, 2018,19(4)pii:E954.

［52］ BUMRUNGPERT A，PAVADHGUL P，NUNTHANAWANICH P，et al. Whey protein supplementation improves nutritional status，glutathione levels，and immune function in cancer patients:a randomized, double-blind controlled trial［J］. J Med Food,2018,21(6):612-616.

［53］ ENGELEN M P，SAFAR A M，BARTTER T，et al. High anabolic potential of essential amino acid mixtures in advanced nonsmall cell lung cancer［J］. Ann Oncol,2015,26(9):1960-1966.

［54］ CRUZ-JENTOFT A J. Beta-Hydroxy-Beta-Methyl Butyrate (HMB):from experimental data to clinical evidence in sarcopenia［J］. Curr Protein Pept Sci,2018,19(7):668-672.

［55］ RITTIG N，BACH E，THOMSEN H H，et al. Anabolic effects of leucine-rich whey protein，carbohydrate，and soy protein with and without β-hydroxy-β-methylbutyrate (HMB) during fasting-induced catabolism:a human randomized crossover trial［J］. Clin Nutr,2017,36(3):697-705.

［56］ BEAL F L R，BEAL P R，BEAL J R，et al. Perspectives on the therapeutic benefits of arginine supplementation in cancer treatment［J］. Endocr Metab Immune Disord Drug Targets,2019,19(7):913-920.

［57］ MARIMUTHU K，VARADHAN K K，LJUNGQVIST O，et al. A meta-analysis of the effect of combinations of immune modulating nutrients on outcome in patients undergoing major open gastrointestinal surgery［J］. Ann Surg,2012,255(6):1060-1068.

［58］ WEIMANN A，BRAGA M，CARLI F，et al. ESPEN guideline:Clinical nutrition in surgery［J］. Clin Nutr, 2017,36(3):623-650.

［59］ BRAGA M，LJUNGQVIST O，SOETERS P，et al. ESPEN Guidelines on Parenteral Nutrition:surgery［J］. Clin Nutr,2009,28(4):378-386.

［60］ 蒋朱明. 临床诊疗指南:肠外肠内营养学分册(2008版)［M］. 北京:人民卫生出版社,2008.

［61］ 袁凯涛,石汉平.《欧洲临床营养和代谢学会指南:外科临床营养》解读［J］. 中国实用外科杂志,2017, 37(10):1132-1134.

［62］ MOYA P，MIRANDA E，SORIANO-IRIGARAY L，et al. Perioperative immunonutrition in normo-nourished patients undergoing laparoscopic colorectal resection［J］. Surg Endosc,2016,30(11):4946-4953.

［63］ 石汉平. 营养治疗的疗效评价［J］. 肿瘤代谢与营养电子杂志,2017,4(4):364-370.

［64］ MARIETTE C，DE BOTTON M L，PIESSEN G. Surgery in esophageal and gastric cancer patients:what is the role for nutrition support in your daily practice? ［J］. Ann Surg Oncol,2012,19(7):2128-2134.

［65］ 石汉平,杨剑,张艳. 肿瘤患者营养教育［J/CD］. 肿瘤代谢与营养电子杂志,2017,4(1):1-6.

［66］ 丛明华,石汉平. 肿瘤患者简明膳食自评工具的发明［J］. 肿瘤代谢与营养电子杂志,2018,5(1): 11-13.

［67］ 石汉平. 肿瘤营养:石汉平2018观点［M］. 北京:科学技术文献出版社,2018.

［68］ 石汉平. 恶性肿瘤病人营养诊断及实施流程［J］. 中国实用外科杂志,2018,38(3):257-261.

第四章

营 养 诊 断

第一节 营养不良三级诊断

尽管营养不良是与人类历史一样悠久的疾病,但是,长期以来全世界范围内没有一个通用、公认的营养不良定义、诊断方法与标准。营养不良的定义经历了营养不足、营养不足+营养过剩、宏量营养素不足三个阶段[1]。2015 年 ESPEN 发表专家共识,提出营养紊乱(nutrition disorder)的概念[2],并将其分为营养不良、微量营养素异常及营养过剩 3 类,将营养不良局限在能量及宏量营养素不足,即蛋白质-能量营养不良(protein energy malnutrition,PEM)。营养不良的这个定义使得营养不良的诊断变得清晰、简便,习惯上营养不良的诊断为二级诊断,即营养筛查(第一级诊断)与营养评估(第二级诊断)。由于营养不良是一种全身性疾病,严重营养不良时几乎影响所有的器官与系统,甚至包括心理、灵性及社会角色,传统的二级诊断难以评估营养不良的全部严重后果,而且营养不良的部分后果如心理障碍、不孕不育、精神异常已经超出了营养评估的定义与范畴,因而在营养评估后需要进一步的综合评价,即第三级诊断[3]。肿瘤营养不良具有显著区别于良性疾病营养不良的特征,如代谢水平升高、心理及生理应激、慢性炎症、代谢紊乱、骨骼肌丢失,因而更加需要第三级诊断。2015年中国抗癌协会肿瘤营养与支持治疗专业委员会提出营养不良的三级诊断后(图 4-1),得到了社会各界的热烈反应和高度认同,不仅论文被广泛引用,而且被纳入《国民营养计划》,成为国家政策。

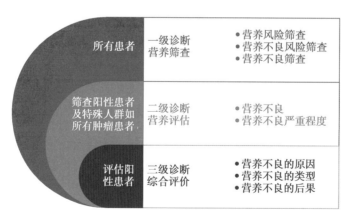

图 4-1 营养不良三级诊断模式图

一、第一级诊断——营养筛查

WHO 将筛查定义为:采用简便的手段,在健康人群中发现有疾病而没有症状的患者[4]。Kondrup J 等[5]人认为营养筛查(nutritional screening)是一个在全部患者中,快速识别需要营养支持的患者的过程。营养筛查是营养诊断的第一步,也是最基本的一步,是所有入院患者都应该经历的过程[6]。我国很多医院已经将营养筛查量表嵌入 His 系统。

(一) 内容

营养筛查的内容包括营养风险筛查、营养不良风险筛查及营养不良筛查三方面。

1. 营养风险筛查 ESPEN 等[5]将营养风险(nutrition risk)定义为现存的或潜在的、与营养因素相关的、导致患者出现不利临床结局的风险,而不是指出现营养不良的风险,与营养不良风险(risk of malnutrition)是不同的概念。不过,更多的专家及组织认为营养风险就是营养不良风险,ESPEN 内部也有不同解释。

2. 营养不良风险筛查 美国营养和饮食学会(Academy of Nutrition and Dietetics,AND)及 ASPEN[7,8]认为,营养风险筛查是识别与营养问题相关特点的过程,目的在于发现个体是否存在营养不足或营养不足风险。

3. 营养不良筛查 直接筛查有无营养不良,通过筛查直接得出营养不良及其严重程度的判断。

(二) 方法

营养筛查的方法非常多,有量表法及计算法。

1. 营养风险筛查 ESPEN[5]及 CSPEN[9]推荐采用 NRS 2002 筛查患者的营养风险,其适用对象为一般成年住院患者。

2. 营养不良风险筛查 一般患者首选 MUST 或 MST,老年患者可首选 MNA-SF,此外,还有多种营养风险计算法。

3. 营养不良筛查 方法有多种,其中以理想体重及 BMI 较为常用,具体如下:①理想体重法:实际体重为理想体重的 90%~109% 为适宜,80%~89% 为轻度营养不良,70%~79% 为中度营养不良,60%~69% 为重度营养不良。②BMI 法:不同种族、不同地区 BMI 标准不尽一致,中国标准如下:BMI<18.5 为低体重(营养不良),18.5~23.9 为正常,24~27.9 为超重,≥28 为肥胖。

(三) 适用对象、实施时机与实施人员

1. 适用对象 所有患者

2. 实施时机 在入院后 24 小时内[10]。

3. 实施人员 住院患者由办理入院手续的护士实施,门诊患者则由接诊医务人员如医师、营养师、护士等实施[5]。

(四) 注意事项

1. 方法选择 采用上述方法中的任何一种均可。

2. 后续处理 对营养筛查阴性的患者,在一个治疗疗程结束后,再次进行营养筛查;对营养筛查阳性的患者,应该进行营养评估,同时制订营养治疗计划或者进行营养教育。一般认为,营养风险的存在提示需要制订营养治疗计划,但并非立即实施营养治疗的适应证,是否需要以及如何实施营养治疗应该进行进一步的营养评估。但是,我国目前已经将营养筛查阳性(营养不良风险)列为肠外肠内营养制剂使用及医疗保险支付的前提条件。

二、第二级诊断——营养评估

Kondrup J 等[5]人将营养评估(nutritional assessment)定义为对少数有代谢或营养问题、可能需要特殊喂养技术的患者,制订个体化营养治疗方案的过程。

(一) 内容

通过营养评估发现有无营养不良并判断营养不良的严重程度。

(二) 方法

包括营养评估量表、膳食调查、人体学测量及能量需求估算。营养评估量表非常多,临床上以 SGA、PG-SGA、MNA 最为常用。最近,国际上又推出了一种新的营养评估方法——GLIM 标准[11,12]。膳食调查、人体学测量是经典的营养评估方法。

1. 评估量表　SGA 是 20 世纪 80 年代初期建立的通用营养状况评估工具[13],是营养评估的金标准,广泛适用于门诊及住院、不同疾病及不同年龄患者的营养状况评估,其信度和效度已经得到大量检验。

PG-SGA 是专门为肿瘤患者设计的营养评估首选方法[14],得到 ADA 等学会的大力推荐[15,16],目前已经成为我国卫生行业标准,并颁布实施[17]。定量评估是它的最大亮点。

MNA 是专门为老人开发的营养筛查与评估工具[18],第一步为营养筛查,第二步为营养评估。MNA 比 SGA 更适合于 65 岁以上老人,主要用于社区居民,也适用于住院患者及家庭照护患者。

GLIM 是欧洲、美国、亚洲及拉丁美洲肠外肠内营养学会牵头联合制订的一种通用型营养评估工具[11,12,19],评估内容较少,因而更加简便,适用于一般住院患者,目前正在接受多方面的研究与验证。

2. 膳食调查　具体方法很多,以膳食调查软件及 24 小时回顾法较为常用,通过膳食调查计算患者每天的能量及各营养素摄入,可以了解患者营养不良的原因及营养不良的类型(能量缺乏型、蛋白质缺乏型及混合型)。膳食调查软件的开发使膳食调查变得更加容易、更加准确。

3. 人体学测量　包括身高,体重,BMI,非利手上臂中点周径、上臂肌肉周径、三头肌皮褶厚度,双小腿最大周径。

4. 能量需求估算　包括静息能量消耗(resting energy expenditure,REE)、基础能量消耗(basal energy expenditure,BEE)、总能量消耗(total daily energy expenditure,TEE),REE 常用拇指法则或公式法计算,后者以 Harris-Benedict 方程式最为经典,目前推荐 The Mifflin-St Jeor 公式[20]。

(三) 适用对象、实施时机与实施人员

1. 适用对象　对营养筛查阳性的患者,应该进行第二级诊断,即营养评估;对特殊患者如全部肿瘤患者、全部危重症患者及全部老年患者(≥65 岁),无论其第一级诊断(营养筛查)结果如何(即使为阴性),均应该常规进行营养评估,因为营养筛查对这些人群有较高的假阴性。

2. 实施时机　应该在患者入院后 48 小时内完成。

3. 实施人员　由营养专业人员(营养护士、营养师或医师)实施。

(四) 注意事项

1. 方法选择　对不同人群实施营养评估时应该选择不同的方法。SGA、GLIM 是通用型营养评估工具,适用于一般住院患者;肿瘤患者优先选择 PG-SGA;65 岁以上非肿瘤老人优先选择 NMA。

2. 后续处理　通过营养评估将患者分为无营养不良、营养不良两类。无营养不良的患者无需营养干预。对营养不良的患者,应该进行严重程度分级,实施进一步的综合评价,或者同时实施营养治疗,营养治疗应该遵循五阶梯治疗模式[21]。无论无营养不良、还是营养不良患者,在原发病一个治疗疗程结束后,均应该再次进行营养评估。

三、第三级诊断——综合评价

通过营养评估,患者的营养不良及其严重程度已经明确,临床上为了进一步了解营养不良的原因、类型及后果,需要对患者实施进一步的第三级诊断,即综合评价(comprehensive investigation)。通过病史、查体、实验室及器械检查对导致营养不良的原因(原发病)进行分析,从能耗水平、应激程度、炎症反应、代谢状况四个维度对营养不良的类型进行分析,从人体组成、体能、器官功能、心理状况、生活质量对营养不良的后果进行五层次分析,这些措施统称为综合评价。

综合评价与营养评估的重要区别在于:①根据营养评估的定义与范畴,营养评估仅限于调查营养相关状况;综合评价内容更广,需要调查应激程度、炎症反应、代谢水平、器官功能、人体组成、心理状况等身体全面情况。②营养评估主要明确有无营养不良及其严重程度,目的在于确立营养不良的诊断,确定患者是否有营养治疗的适应证及其方法选择;综合评价重点在于了解营养不良对机体的影响,目的在于确定是否需要综合治疗及其方案。

(一) 内容

综合评价的内容包括能耗水平、应激程度、炎症水平、代谢改变、免疫功能、器官功能、人体组成、心理状况等方面。通过多维度分析,将营养不良的原因分为摄入减少、吸收障碍、需求增加、消耗升高 4 类。将营养不良的类型分为单纯性营养不良、复杂性营养不良两型,REE/BEE 比值、血糖、C 反应蛋白(C reactive protein,CRP)及乳酸任何一项升高为复杂性营养不良,全部正常为单纯性营养不良。从人体组成、体力活动能力、器官功能、心理状况、生活质量对营养不良的后果进行五层次分析(图 4-2),从而指导临床治疗。

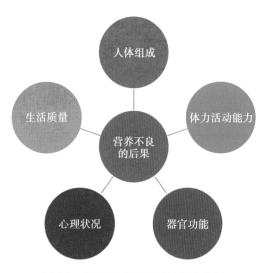

图 4-2　营养不良后果的五层次分析

(二) 方法

综合评价的方法仍然是一般疾病诊断中常用的手段如病史采集、体格/体能检查、实验室检查、器械检查,但是重点关注营养相关问题。

1. 病史采集

(1) 现病史及既往史:与其他疾病的诊断一样,但是应该重点关注营养相关病史,如摄食量变化、消化道症状及体重变化等。

(2) 健康状况自我评分:营养状况与健康状况密切相关,常用卡氏体力状况(Karnofsky performance status,KPS)评分,重点询问能否进行正常活动、身体有无不适、生活能否自理。

（3）生活质量评估：营养不良严重降低健康相关生活质量（health-related quality of life, HRQoL）[22]，HRQoL 常用 EQ-5D，肿瘤患者常用 QLQ C30。同时计算出质量调整生命年或残疾调整生命年。

（4）心理调查：严重营养不良有严重的精神及心理影响，患者常常合并心理障碍，以抑郁多见，老人可能表现为认知障碍[23]。心理评估工具常用医院焦虑抑郁量表[24]、患者健康问卷[25]等。

2. 体格和体能检查 营养状况不仅影响身体组成与体型，还影响生理结构与功能，营养不良第三级诊断时不仅要进行体格检查，还要进行体能测定。

（1）体格检查：特别注意肌肉、脂肪及水肿，采用 SGA 或 PG-SGA 进行营养评估时，可以获得上述资料。

（2）体能测定：方法有平衡试验、4m 定时行走试验、计时起坐试验、6min 步行试验及爬楼试验等[26]，实际工作中选择任何一种均可，起坐试验可以较好地反映下肢功能，握力不能准确反映营养状况[27]。

3. 实验室检查

（1）血液学基础：血常规、电解质、葡萄糖、微量元素等，血糖升高除外糖尿病后，常常提示应激反应，淋巴细胞数量反映营养及免疫状况。

（2）炎症水平：TNF-α、IL-1、IL-6、C 反应蛋白、硫代巴比妥酸反应产物及超氧化物歧化酶等，上述参数升高提示炎症反应。比较研究发现，C 反应蛋白升高比白蛋白降低对肿瘤患者预后的预测作用更大[28]。

（3）营养组合：白蛋白、前白蛋白、转铁蛋白、视黄素结合蛋白等。根据 C 反应蛋白及白蛋白结果，可以获得格拉斯哥预后评分及改良格拉斯哥预后评分（modified Glasgow prognostic score, mGPS）[28,29]（表 4-1，表 4-2），2 分提示预后不良[30]，需要代谢调节及综合治疗。

表 4-1　格拉斯哥预后评分

内容	分值
C 反应蛋白≤10mg/L	0
C 反应蛋白>10mg/L	1
白蛋白≥35g/L	0
白蛋白<35g/L	1
4 项累计记分	X

表 4-2　改良格拉斯哥预后评分

内容	分值
C 反应蛋白≤10mg/L	0
C 反应蛋白>10mg/L+白蛋白≥35g/L	1
C 反应蛋白>10mg/L+白蛋白<35g/L	2

（4）激素水平：皮质醇（糖皮质激素）、胰岛素、胰高血糖素、儿茶酚胺等，上述参数升高提示应激反应。

（5）重要器官功能：肝功能、肾功能、血脂、肠黏膜屏障功能（二胺氧化酶、D-乳酸）等。

（6）代谢因子及产物：蛋白水解诱导因子、脂肪动员因子、游离脂肪酸、葡萄糖及乳酸，分别判断蛋白质、脂肪及葡萄糖的代谢情况。

4. 器械检查

（1）代谢测定：具体方法有量热计直接测量法、代谢车间接测热法，将 REE/BEE 比值<90%、90%~110%、>110%分别定义为低能量消耗（低代谢）、正常能量消耗（正常代谢）、高能量消耗（高代谢）。

（2）人体成分分析：常用方法有 BIA、双能 X 射线吸收法（dual energy X-ray absorptiometry，DEXA）、MRI、CT、B 超。BIA 操作简便，可以了解脂肪量、体脂百分比、非脂肪量、骨骼肌量、推定骨量、蛋白质量、水分量、水分率、细胞外液量、细胞内液量、基础代谢率、相位角、内脏脂肪等级、体型等。CT 第三腰椎肌肉面积测量是诊断肌肉减少症的金标准。实际工作中根据临床需要选择不同的方法。

（3）PET-CT：根据葡萄糖的摄取情况（SUV 值），了解机体器官、组织及病灶的代谢水平。由于价格昂贵，其应用受到限制。部分分化良好的恶性肿瘤如甲状腺乳头状癌 SUV 值可以不高。治疗后的 SUV 升高或下降提示细胞代谢活性增强或抑制。

（三）适用对象、实施时机与实施人员

1. 适用对象　所有营养不良患者都应该进行综合评价。但是，出于卫生经济学及成本-效益因素考虑，轻、中度营养不良患者可不常规进行综合评价，重度营养不良患者应该常规实施综合评价。

2. 实施时机　一般来说，应该在入院后 72 小时内完成。

3. 实施人员　由不同学科人员实施。

（四）注意事项

1. 方法选择　进行综合评价时，应该充分考虑病情特点、医院条件及患者经济能力，因地制宜、因人制宜、因病制宜，选择合适的个体化综合评价方案。

2. 后续处理　综合评价异常的患者，要实施综合治疗，包括营养教育、人工营养、炎症抑制、代谢调节、体力活动、心理疏导甚至药物治疗等。此时，常规的营养补充力不从心，而免疫营养、代谢调节治疗、精准或靶向营养治疗恰逢其时。

无论综合评价正常与否，在原发病一个治疗疗程结束后，均应该再次进行综合评价。

四、小结

营养不良的三级诊断是一个由浅到深的连续过程，由简单到复杂的发展过程，是一个集成创新的营养不良诊断方法。营养筛查、营养评估与综合评价既相互区别又密切联系，三者构成营养不良临床诊断的一个有机系统（表 4-3）。

ESPEN 2017 年发布肿瘤相关性营养不良防治指南，提出了三条重要原则[31]：①无论患者的 BMI 及体重变化如何，在肿瘤治疗早期，常规筛查所有肿瘤患者是否存在营养风险；②扩展营养相关评估，包括厌食评价、人体成分分析、炎症指标、REE 和身体功能；③采用多模态个体化营养干预，包括增加营养摄入、降低炎症反应和高代谢应激、增加体力活动。第二条的拓展营养评估即是本文的第三级诊断——综合评价。

营养不良的三级诊断与营养不良的治疗密切相关。第一级诊断在于发现风险，是早期，患者此时可能只需要营养教育，不需要人工营养；第二级诊断是发现营养不良，是中期，患者此时可能只需要人工营养；第三级诊断是营养不良严重阶段，已经影响了器官功能，此时常常需要综合治疗，而不仅是营养补充的问题。

表 4-3　营养筛查、营养评估与综合评价的区别

项目	营养筛查	营养评估	综合评价
内容	营养风险、营养不良风险及营养不良筛查	营养不良及其严重程度的评估	营养不良类型及后果分析
时机	入院 24 小时内	入院 48 小时内	入院 72 小时内
实施人员	护士	营养专业人员（营养护士、营养师或医生）	不同学科人员
方法	简要营养相关病史+体重（BMI）	营养相关病史+营养相关体格检查	病史+体格检查+实验室检查+器械检查，上述项目仍然是与营养和代谢相关
结果	定性	半定量	定量数据
目的	初步判断有无营养风险或营养不良	明确有无营养不良及其严重程度	了解营养不良对机体的影响
诊断结论	有、无营养风险或营养不良	营养良好、营养不良（轻、中、重）	有无代谢紊乱、器官功能障碍
阳性患者后续处理	制订营养计划实施营养评估	实施营养治疗进行综合评价	综合治疗

参考文献

[1] 石汉平,许红霞,林宁,等.营养不良再认识[J].肿瘤代谢与营养电子杂志,2015,2(4):1-5.

[2] CEDERHOLM T,BOSAEUS I,BARAZZONI R,et al. Diagnostic criteria for malnutrition-an ESPEN consensus statement[J]. Clin Nutr,2015,34(3):335-340.

[3] 石汉平,赵青川,王昆华,等.营养不良的三级诊断[J].肿瘤代谢与营养电子杂志,2015,2(2):31-36.

[4] WORLD HEALTH ORGANIZATION. Screening and Early Detection of Cancer. Geneva,Switzerland:World Healty Organization.

[5] KONDRUP J,ALLISON SP,ELIA M,et al. ESPEN guidelines for nutrition screening 2002[J]. Clin Nutr,2003,22(4):415-421.

[6] CHARNEY P. Nutrition screening vs nutrition assessment:how do they differ? [J]. Nutr Clin Pract,2008,23(4):366-372.

[7] AUGUST D A,HUHMANNMB. A. S. P. E. N. clinical guidelines:nutrition support therapy during adult anti-cancer treatment and in hematopoietic cell transplantation[J]. JPEN J Parenter Enteral Nutr,2009,33(5):472-500.

[8] WHITE J V,GUENTER P,JENSEN G,et al. Consensus statement of the academy of nutrition and dietetics/American society for parenteral and enteral nutrition:characteristics recommended for the identification and documentation of adult malnutrition (undernutrition)[J]. J Acad Nutr Diet,2012,112(5):730-738.

[9] 蒋朱明.临床诊疗指南:肠外肠内营养学分册(2008 版)[M].北京:人民卫生出版社.2009.

[10] Joint Commission on Accreditation of Healthcare Organizations. Comprehensive Accreditation Manual for Hospitals. Chicago,IL:Joint Commission on Accreditation of Healthcare Organizations,2007.

[11] JENSEN G L,CEDERHOLM T,CORREIA M I T D,et al. GLIM criteria for the diagnosis of Malnutrition:a consensus report from the global clinical nutrition community[J]. JPEN J Parenter Enteral Nutr,2019,43

（1）：32-40.

［12］CEDERHOLM T,JENSEN G L,CORREIA M I T D,et al. GLIM criteria for the diagnosis of malnutrition-A consensus report from the global clinical nutrition community［J］. Clin Nutr,2019,38（1）:1-9.

［13］BAKER J P,DETSKY A S,WESSON D E,et al. Nutritional assessment:a comparison of clinical judgement and objective measurements［J］. N Engl J Med,1982,306（16）:969-972.

［14］OTTERY FD. Rethinking nutritional support of the cancer patient:the new field of nutritional oncology［J］. SeminOncol,1994,21（6）:770-778.

［15］中国抗癌协会,中国抗癌协会肿瘤营养与支持治疗专业委员会,中国抗癌协会肿瘤康复与姑息治疗专业委员会,等.营养评估［J］.肿瘤代谢与营养电子杂志,2016,3（2）:102-103.

［16］FU Z M,XU H X,SONG C H,et al. Validity of the Chinese version of the Patient-Generated Subjective Global Assessment（PG-SGA）in lung cancer patients［J］. J Nutr Oncol,2016,1（1）:52-58.

［17］石汉平,张晓伟 李薇,等.肿瘤患者主观整体营养评估. WS/T 555—2017. 2017-08-01 发布,2018-02-01 实施.

［18］GUIGOZ Y,LAUQUE S,VELLAS B J. Identifying the elderly at risk for malnutrition. The mini nutritional assessment［J］. Clin Geriatr Med,2002,18（4）:737-757.

［19］CEDERHOLM T,JENSEN G L,CORREIA M I T D,et al. GLIM criteria for the diagnosis of malnutrition-A consensus report from the global clinical nutrition community［J］. J Cachexia Sarcopenia Muscle,2019,10（1）:207-217.

［20］石汉平,许红霞,李薇.临床能量需求的估算［J］.肿瘤代谢与营养电子杂志,2015,2（1）:1-4.

［21］石汉平,许红霞,李苏宜,等.营养不良的五阶梯治疗［J］.肿瘤代谢与营养电子杂志,2015,2（1）:29-33.

［22］JIM NEZ-REDONDO S,BELTR N DE MIGUEL B,GAVIDIA BANEGAS J,et al. Influence of nutritional status on health-related quality of life of non-institutionalized older people［J］. J Nutr Health Aging,2014,18（4）:359-364.

［23］KVAMME J M,OLSEN J A,FLORHOLMEN J,et al. Risk of malnutrition and health-related quality of life in community-living elderly men and women:the troms study［J］. Qual Life Res,2011,20（4）:575-582.

［24］ZIGMOND A S,SNAITH R P. The hospital anxiety and depression scale［J］. ActaPsychiatrScand,1983,67（6）:361-370.

［25］KROENKE K,SPITZER R L,WILLIAMS J B. The PHQ-9:validity of a brief depression severity measure［J］. J Gen Intern Med,2001,16（9）:606-613.

［26］陈梅梅,石汉平.肌肉功能评价方法［J］.肿瘤代谢与营养电子杂志,2014,1（3）:49-52.

［27］HU C L,YU M,YUAN K T,et al. Determinants and nutritional assessment value of hand grip strength in patients hospitalized with cancer［J］. Asia Pac J Clin Nutr,2018,27（4）:777-784.

［28］PROCTOR M J,MORRISON D S,TALWAR D,et al. An inflammation-based prognostic score（mGPS）predicts cancer survival independent of tumour site:a Glasgow Inflammation Outcome Study［J］. Br J Cancer,2011,104（4）:726-734.

［29］FORREST L M,MCMILLAN D C,MCARDLE C S,et al. Evaluation of cumulative prognostic scores based on the systemic inflammatory response in patients with inoperable non-small-cell lung cancer［J］. Br J Cancer,2003,89（6）:1028-1030.

［30］WANG Y,LI P,LI J,et al. The prognostic value of pretreatment Glasgow Prognostic Score in patients with esophageal cancer:a meta-analysis［J］. Cancer Manag Res,2019,11:8181-8190.

［31］ARENDS J,BARACOS V,BERTZ H,et al. ESPEN expert group recommendations for action against cancer-related malnutrition. Clin Nutr,2017,36（5）:1187-1196.

第二节　第一级诊断——营养筛查

一、背景

（一）营养风险的定义及概念分析

1. 营养风险的定义及概念分析　ESPEN 指南（2003 版）中明确，营养风险（nutritional risk）系指"现存的或潜在的与营养因素相关的导致患者出现不良临床结局的风险"[1]。

应特别指出的是，营养风险实际上是一个与结局（outcome）（包括感染性并发症发生率、住院时间、住院费用、生活质量、成本-效果比等）相关的风险[2]，并非指"营养不良的风险"。对有营养风险患者，给予规范化营养治疗可改善临床结局[1-6]。只有改善结局才能使患者真正受益[2]。

2. 理解和应用"营养风险"概念的临床意义　目前，营养治疗的病例每年已达数百万例，客观上必需判定营养治疗的适应证[2]。这就需借助筛查工具判定患者是否存在"营养风险"[1,6]。对存在营养风险的患者，应借助营养评估制订个体化营养治疗方案[1,2]，并通过规范化营养治疗，改善患者结局和成本效果比[7-9]。

应对每位住院患者在入院时进行营养风险筛查，判断是否存在营养风险，即是否存在营养治疗的适应证。对存在营养风险的患者，应进行营养评估，并做出营养诊断。承担此项工作的应是经过相关培训的医护人员和营养（医）师[10]。

（二）营养风险筛查

1. 营养筛查的概念和工具　营养筛查（nutritional screening）是指应用量表化工具初步判断患者营养状态的过程[1,2]。其目的在于判定患者是否具有营养风险或发生营养不良的风险。营养筛查包括营养风险筛查（nutritional risk screening）和营养不良筛查（malnutrition screening）两大类[11]。

所谓营养风险筛查，根据 ESPEN 指南（2003 版）和 CSPEN 指南（2008 版），其定义是：借助具有循证基础的量表化筛查工具判断患者是否具有营养风险，即判定患者是否具有营养治疗适应证。对营养风险筛查阳性（即存在营养风险）的患者，应进行营养评估[2]。营养风险筛查是对患者进行营养干预的前提[3]，常用工具为 NRS 2002[1]。

所谓营养不良筛查，根据 ASPEN 指南（2011 版）[3]，其定义是：营养不良筛查是一个发现营养不良患者，或者发现具有营养不良风险患者的过程。这是一个筛查有无营养不良的过程，与之前提到的营养风险筛查的含义截然不同。常用工具包括 MST、MUST、MNA-SF 等[2]。

2. NRS 2002　2016 年，ASPEN 重症患者营养支持指南和美国胃肠病协会成人营养支持指南均指出[4,5]：在众多的筛查工具中，NRS 2002 同时考虑到营养状态的改变和疾病的严重程度，是推荐的筛查工具。NRS 2002 也被 CSPEN 和 ESPEN 推荐[2]。目前，以临床结局是否改善为目标的营养风险筛查工具也只有 NRS 2002[1,2,6]。

NRS 2002 于 2002 年 ESPEN 德国慕尼黑年会上报告[1]，2003 年在 ESPEN 杂志 *Clinical Nutrition* 上发表，被 ESPEN 指南推荐[6]。NRS 2002 基于 10 篇文献开发（包括 9 篇随机对照研究和 1 篇观察性研究），以 12 篇随机对照研究为基准制定，并通过 128 篇随机对照研究进行了回顾性验证[1]，具有较强的循证医学基础。

CSPEN"营养风险-营养不足-营养支持-临床结局-成本/效果比(Nutritional Screening-Undernutrition-Support-Outcome-Cost/effectiveness ratio,NUSOC)多中心协作组"对 NRS 2002 进行了前瞻性横断面调查研究及前瞻性队列研究,完成了 NRS 2002 在中国的临床有效性验证,结论显示,对有营养风险的患者进行营养治疗,可改善临床结局[7-9]。

2013 年,原国家卫生与计划生育委员会颁布了卫生行业标准《临床营养风险筛查》(WS/T427—2013)[10]。2009 年,"营养风险"的概念首次出现在国家医疗保险药品目录上。2017 年,在国家人力资源与社会保障部印发的《国家基本医疗保险、工伤保险和生育保险药品目录(2017 年)》中,进一步明确提出参保人员使用肠外营养和肠内营养,需经"营养风险筛查明确具有营养风险时方可按规定支付费用"[12]。2018 年,CSPEN"营养风险-不足-支持-结局-成本/效果比(NUSOC)"多中心数据共享协作组正式成立,由 NUSOC 制定的《营养风险及营养风险筛查工具 NRS 2002 临床应用专家共识(2018 版)》正式发布。

NRS 2002 适用于 18~90 岁且住院时间超过 24 小时的患者,不推荐用于未成年人[2]。目前有报告 NRS 2002 可应用于门诊患者及养老机构老人,但仍需进一步的验证性研究。

NRS 2002 内容包括[1,2,6,10]:①营养状况受损评分(0~3 分);②疾病严重程度评分(0~3 分);③年龄评分(大于等于 70 岁者,加 1 分),总分为 0~7 分。评分≥3 分为具有营养风险,需进行营养评估。而入院时筛查 NRS<3 分者虽暂时没有营养风险,但应每周重复筛查 1 次,一旦出现 NRS≥3 分情况,即进入营养治疗程序。

NRS 2002 量表见表 4-4。

表 4-4　营养风险筛查 2002(NRS 2002)

A. 营养状态受损评分(取最高分)	
1 分(任一项)	近 3 个月体重丢失>5% 近 1 周内进食量减少>25%
2 分(任一项)	近 2 个月体重丢失>5% 近 1 周内进食量减少>50%
3 分(任一项)	近 1 个月体重丢失>5% 近 1 周内进食量减少>75% BMI<18.5[13] 及一般情况差
B. 疾病严重程度评分(取最高分)	
1 分(任一项)	一般恶性肿瘤、髋部骨折、长期血液透析、糖尿病、慢性疾病(如肝硬化、慢性阻塞性肺病)
2 分(任一项)	血液恶性肿瘤、重症肺炎、腹部大型手术、脑卒中
3 分(任一项)	颅脑损伤、骨髓移植、重症监护
C. 年龄评分	
1 分	年龄≥70 岁

注:NRS 2002 评分=A+B+C。如患者 NRS 2002 评分≥3 分,则提示患者存在营养风险,应进行营养评估,并制订和实施营养治疗计划

二、证据

CSPEN NUSOC 协作组报告在美国巴尔的摩和中国北京的多中心前瞻性研究中,根据

NRS 2002 筛选出的有营养风险的患者(NRS 2002 评分≥3 分)能够明显受益于营养治疗,其并发症发生率显著降低[7]。进一步研究还发现,对于 NRS 2002 评分≥5 分的腹部手术患者,术前的营养支持将显著降低术后并发症的发生率[8]。在另一项 RCT 研究中证实,通过 NRS 2002 筛查出有营养风险的患者,并对其进行营养治疗,可显著降低感染并发症发生率及再入院率[9]。在恶性肿瘤、危重症、心血管疾病等多种疾病中也证实 NRS 2002 与患者并发症发病率、死亡率等具有显著关联[14-17]。

三、推荐意见

1. 肿瘤患者的营养筛查可以选择任何验证有效的工具。(A)

2. 在临床上,医生/营养师/护士都可以进行操作。(A)

3. NRS 2002 简便易行、医患有沟通,有临床 RCT 的支持。(A)

4. 根据 NRS 2002 筛选出的有营养风险的患者,能够明显受益于营养治疗。(B)

═══════════════ 参考文献 ═══════════════

[1] KONDRUP J,RASMUSSEN H H,HAMBERG O,et al. Nutritional risk screening (NRS-2002):a new method based on an analysis of controlled clinical trials[J]. Clin Nutr,2003,22(3):321-336.

[2] 中华医学会. 临床诊疗指南肠外肠内营养学分册[M]. 北京:人民卫生出版社,2008.

[3] MUELLER C,COMPHER C,ELLEN D M. American Society for Parenteral and Enteral Nutrition (A. S. P. E. N.) Board of Directors. A. S. P. E. N. clinical guidelines:nutrition screening,assessment and intervention in adults[J]. JPEN J Parenter Enteral Nutr,2011,35(1):16-24.

[4] MCCLAVE S A,TAYLOR B E,MARTINDALE R G,et al. Guidelines for the provision and assessment of nutrition support therapy in the adult critically Ill patient:Society of Critical Care Medicine (SCCM) and American Society for Parenteral and Enteral Nutrition (A. S. P. E. N.)[J]. JPEN J Parenter Enteral Nutr,2016,40(2):159-211.

[5] MCCLAVE S A,DIBAISE J K,MULLIN G E,et al. ACG clinical guideline:nutrition therapy in the adult hospitalized patient[J]. Am J Gastroenterol,2016,111(3):315-334.

[6] KONDRUP J,ALLISON S P,ELIA M,et al. ESPEN guidelines for nutrition screening 2002[J]. Clin Nutr,2003,22(4):415-421.

[7] JIE B,JIANG Z M,NOLAN M T,et al. Impact of nutritional support on clinical outcome in patients at nutritional risk:a multicenter,prospective cohort study in Baltimore and Beijing teaching hospitals[J]. Nutrition,2010,26(11-12):1088-1093.

[8] JIE B,JIANG Z M,NOLAN M T,et al. Impact of preoperative nutritional support on clinical outcome in abdominal surgical patients at nutritional risk[J]. Nutrition,2012,28(10):1022-1027.

[9] ZHANG H,WANG Y,JIANG Z M,et al. Impact of nutrition support on clinical outcome and cost-effectiveness analysis in patients at nutritional risk:a prospective cohort study with propensity score matching[J]. Nutrition,2017,37(1):53-59.

[10] 中华人民共和国国家卫生和计划生育委员会. 中华人民共和国卫生行业标准:临床营养风险筛查(WS/T427-2013). 2013,北京.

[11] 杨剑,张明,蒋朱明,等. 营养筛查与营养评定:理念、临床实用及误区[J]. 中华临床营养杂志,2017,25(1):59-63.

[12] 中华人民共和国人力资源和社会保障部关于印发国家基本医疗保险、工伤保险和生育保险药品目录

（2017），北京.

[13] 国际生命科学学会中国办事处中国肥胖问题工作组联合数据汇总分析协作组. 中国成人体质指数分类的推荐意见简介[J]. 中华预防医学杂志,2001,35(5):349-350.

[14] BOZZETTI F,MARIANI L,LO VULLO S,et al. The nutritional risk in oncology:a study of 1,453 cancer outpatients[J]. Support Care Cancer,2012,20(8):1919-1928.

[15] MCCLAVE S A,CHANG W K. Feeding the hypotensive patient:does enteral feeding precipitate or protect against ischemic bowel? [J]. Nutr Clin Pract,2003,18(4):279-284.

[16] KHALID I,DOSHI P,DIGIOVINE B. Early enteral nutrition and outcomes of critically ill patients treated with vasopressors and mechanical ventilation[J]. Am J Crit Care,2010,19(3):261-268.

[17] JAYAWARDENA R,FERNANDO P,LOKUNARANGODA N,et al. Effects of the "plate model" as part of dietary intervention on modification of selected cardiometabolic risk factors in post-myocardial infarction patients:study protocol for a randomized controlled trial[J]. Trials,2017,18(1):314.

第三节　第二级诊断——营养评估

一、背景

肿瘤发病率及死亡率均逐年上升,在肿瘤患者中营养不良不仅发病率高,还会增加并发症发生率和病死率,降低患者生活质量,延长住院时间,增加医疗费用,削弱治疗效果及缩短生存时间等。据研究显示,有20%恶性肿瘤患者的直接死亡原因是营养不良而非肿瘤本身。营养评估对肿瘤患者是非常重要和必要的,对处于营养不良高风险和营养不良的患者人群可以起到帮助选择正确营养治疗方法的作用。肿瘤患者的营养评估应在患者初诊和每一次复诊进行营养干预前进行,根据评估结果对患者实施营养治疗,达到预防和治疗营养不良、增强抗肿瘤治疗效果、减少不良反应、提高患者生活质量的目的。

二、证据

Fernández López MT[1]等报道了他们开展肿瘤患者营养评估4年的经验,对997例患者使用PG-SGA评估,分析肿瘤患者营养不良的发生率及其程度,最终显示有72.9%患者出现了不同程度的营养不良,其中29.9%处于中度营养不良,43%处于重度营养不良;患者体重丢失发生率最高的是消化道肿瘤患者(72.6%),其次为肺癌患者。

伴随抗肿瘤治疗(包括放疗、化疗、手术、免疫治疗等)的过程,患者的营养状况可能发生变化,建议在治疗过程中多次进行营养评估,并建议患者自我监测体重及食欲变化。2013年,Chan YM[2]等对63例新诊断为急性白血病患者的营养状况和生活质量进行评估,结果发现化疗前19.4%的患者营养不良,化疗后有76.1%的患者中度营养不良、6.3%的患者重度营养不良;与化疗前相比,PG-SGA症状(如呕吐、恶心)出现的患者比例显著增加,QOL-C30中不同症状出现的比例也增加;在诱导化疗结束后,大多数患者的营养状况和生活质量均有下降。

Langius JA[3]等对1 340例接受放疗的头颈部肿瘤患者进行分析,将放疗期间体重丢失>5%、放疗后12周体重丢失>7.5%定义为严重体重丢失。结果显示放疗前,没有体重丢失、体重丢失≤5%、体重丢失为>5%~10%、体重丢失>10%的四类患者的5年总生存率、疾病特异性生存率(disease-specific survival, DSS)分别为 71%、59%、47%、42% 及 86%、86%、81%、71%。排除混杂因素后,放疗前体重丢失>10% 的患者其 OS 及 DSS 仍然显著下降。放疗期间严重体重丢失的患者其 5 年 OS、DSS 分别为 62%、82%,显著低于无体重严重下降的患者(OS 70%,DSS 89%)。

Shim H[4] 等评估了 435 例胃肠道肿瘤患者围手术期的营养状况以及严重营养不良风险的变化,结果发现患者 PG-SGA 评分从术前 4.5 分增加到术后 10.6 分,患者重度营养不良比例从术前 2.3%(10/435)增加至手术后的 26.3%(115/435),说明老年、术前体重丢失、胃癌和开腹手术患者在术后更容易出现严重营养不良,因此这类患者在围手术期需要根据营养评估给予足够的营养支持。ASPEN 与 ESPEN 均在指南中建议对所有肿瘤患者进行营养风险筛查及营养评估[5,6]。

Sealy MJ[7] 等系统评价了多种营养评估方法在肿瘤患者中的应用价值,其中 SGA、PG-SGA 与 MNA 获得了最高的有效性评分,并最大限度地涵盖了 ESPEN 与 ASPEN 对营养不良的定义。Prevost V[8] 等研究发现,PG-SGA 能更有效地监测高度营养风险的头颈部肿瘤患者的营养状况。ADA、AND 等建议将 PG-SGA 作为肿瘤患者营养评估的方法广泛推广与应用[9]。中国抗癌协会肿瘤营养与支持治疗专业委员会根据 2.5 万名肿瘤患者的临床应用证实了 PG-SGA 在中国肿瘤患者的有效性和可行性,PG-SGA≥4 分就认为存在营养不良[10]。中国抗癌协会肿瘤营养与支持治疗专业委员会的 INSCOC 项目,运用 PG-SGA 对 44 家三级甲等医院妇科肿瘤患者的营养状况进行调查研究,结论显示 PG-SGA 评分越高,与患者年龄、并发症、放疗情况呈正相关,与患者 BMI、血清白蛋白、HDL-C 水平呈负相关[11]。来自加拿大阿尔伯塔大学 Cross 肿瘤研究所的 Marti L[12] 等对 1 164 例晚期恶性肿瘤患者使用 PG-SGA 量表进行营养评估,研究结果发现 PG-SGA 中的 13 个营养相关症状是进展期肿瘤的预测因子,可预测患者存活,根据患者自身提供的信息发现,在接受不同姑息治疗(家庭护理、住院患者、门诊)的患者中他们所预测的生存率和观察到的生存率呈现出高度的一致性。简要版患者主观整体营养状况评估量表(abridged patient-generated subjective global assessment, aPG-SGA)是在原 PG-SGA 量表的基础上修改而来,共由四部分问卷评分组成:患者既往体重、食物的摄入、食欲和体力状态。2014 年,加拿大麦吉尔大学营养与功能实验室的 Vigano AL[13] 等在 207 例晚期肺癌和胃肠道恶性肿瘤患者的前瞻性队列研究中完成了以下测试:aPG-SGA、埃德蒙顿症状评估系统评分、握力、全血细胞计数、白蛋白、载脂蛋白 A、载脂蛋白 B 和 C 反应蛋白,研究结果发现鉴于 aPG-SGA 与肿瘤恶液质的相关性以及其可操作性,aPG-SGA 可能成为判定和预测肿瘤恶液质的有效工具。至今为止,肿瘤患者的营养评估并没有统一的标准,任何单一的评估方法都无法准确反映肿瘤患者的营养状况,因此肿瘤患者的营养评估需要结合多方面的评估结果。2016 年由世界上多个学会联合提出的 GLIM,已经在肿瘤患者得到验证。

三、推荐意见

1. 肿瘤患者一经确诊,对于存在营养风险者应进行营养评估,并在治疗过程中多次进行。(A)

2. 肿瘤患者常用的营养评估工具有 PG-SGA、SGA、MNA、GLIM 等。(A)

3. 肿瘤患者首选 PG-SGA 进行营养评估。(B)

━━━━━━━━━━━ 参考文献 ━━━━━━━━━━━

［1］ FERN NDEZ L PEZ M T,SAENZ FERN NDEZ C A,DE S S PRADA M T,et al. Malnutrition in patients with cancer:four years experience［J］. Nutr Hosp,2013,28(2):372-381.

［2］ MALIHI Z,KANDIAH M,CHAN Y M,et al. Nutritional status and quality of life in patients with acute leukaemia prior to and after induction chemotherapy in three hospitals in Tehran,Iran:a prospective study［J］. J Hum Nutr Diet,2013,26 Suppl 1:123-131.

［3］ LANGIUS J A,BAKKER S,RIETVELD D H,et al. Critical weight loss is a major prognostic indicator for disease-specific survival in patients with head and neck cancer receiving radiotherapy［J］. Br J Cancer,2013,109 (5):1093-1099.

［4］ SHIM H,CHEONG J H,LEE K Y,et al. Perioperative nutritional status changes in gastrointestinal cancer patients［J］. Yonsei Med J,2013,54(6):1370-1376.

［5］ ARENDS J,BACHMANN P,BARACOS V,et al. ESPEN guidelines on nutrition in cancer patients［J］. Clin Nutr,2017,36(1):11-48.

［6］ HUHMANN M B,AUGUST D A. Review of American Society for Parenteal and Enteral Nutrition (ASPEN) clinical guidelines for nutrition support in cancer patients:nutrition screening and assessment［J］. Nutr Clin Pract,2008,23(2):182-188.

［7］ SEALY M J,NIJHOLT W,STUIVER M M,et al. Content validity across methods of malnutrition assessment in patients with cancer is limited［J］. J Clin Epidemiol,2016,76:125-136.

［8］ PREVOST V,JOUBERT C,HEUTTE N,et al. Assessment of nutritional status and quality of life in patients treated for head and neck cancer［J］. Eur Ann Otorhinolaryngol Head Neck Dis,2014,131(2):113-120.

［9］ MULASI U,VOCK D M,KUCHNIA A J,et al. Malnutrition identified by the Academy of Nutrition and Dietetics and American Society for Parenteral and Enteral Nutrition Consensus Criteria and other bedside tools is highly prevalent in sample of individuals undergoing treatment for head and neck cancer［J］. JPEN J Parenter Enteral Nutr,2018,42(1):139-147.

［10］ FU Z M,XU H X,SONG C H,et al. The Investigation on Nutrition Status and Clinical Outcome of Common Cancers (INSCOC) group. Validity of the Chinese version of the Patient-Generated Subjective Global Assessment (PG-SGA) in lung cancer patients［J］. J Nutr Oncol,2016,1(1):52-58.

［11］ LI W Y,GAO G L,SONG C H,et al. The Investigation on Nutrition Status and Clinical Outcome of Common Cancers (INSCOC) Group. Nutritional assessment of gynecological cancer patients in China［J］. J Nutr Oncol,2017,2(3):145-152.

［12］ MARTIN L,WATANABE S,FAINSINGER R,et al. Prognostic factors in patients with advanced cancer:use of the Patient-Generated Subjective Global Assessment in survival prediction［J］. J Clin Oncol,2010,28 (28):4376-4383.

［13］ VIGANO A L,DI TOMASSO J,KILGOUR R D,et al. The abridged Patient-Generated Subjective Global Assessment is a useful tool for early detection and characterization of cancer cachexia［J］. J Acad Nutr Diet,2014,114(7):1088-1098.

第四节 第三级诊断——综合评价

一、背景

通过营养评估,患者的营养不良及其严重程度已经明确,临床上为了进一步了解营养不良的原因、类型及后果,需要对患者实施进一步的第三级诊断,即综合评价(comprehensive investigation)[1-3]。通过病史、查体、实验室及器械检查对导致营养不良的原因(原发病)进行分析,从能耗水平、应激程度、炎症反应、代谢状况四个维度对营养不良的类型进行分析,从人体组成、体力活动能力、器官功能、心理状况、生活质量对营养不良的后果进行五层次分析,这些措施统称为综合评价。

二、证据

营养不良不仅表现为体重丢失,更表现为功能的障碍,其后果也不仅局限在营养状况,而是全人性的,涉及身体、心理、社会及灵性。

(一)营养状况决定机体免疫功能

大量研究证明,营养状况与免疫功能密切相关,细胞代谢变化影响免疫细胞功能[4]。营养不足与免疫功能抑制有关,后者增加了感染的易感性、同时提升了对一些自身免疫性疾病的保护。营养过剩与慢性低度炎症有关,后者升高了代谢性疾病、心血管疾病风险,促进了自身反应(autoreactivity)、破坏了保护性免疫[5]。瘦素是连接营养与免疫的关键分子[6],它随脂肪细胞体积增大、缩小而分泌增加或减少。一方面,通过下丘脑抑制食欲、增加能量消耗,发挥代谢调节作用[7];另一方面,瘦素还可以调节巨噬细胞的吞噬作用及致炎细胞因子的产生[8]、上调T细胞对葡萄糖的摄取与代谢[4],是营养不足条件下免疫抑制的重要调节因素[6]。营养不足时,瘦素分泌减少,T细胞对葡萄糖摄取不足,致使T细胞功能障碍。TNF-α是最重要的致炎细胞因子,与急性期反应、胰岛素抵抗密切相关[9]。肥胖时TNF-α表达增加、体重丢失时TNF-α表达减少。

(二)营养状况决定疾病治疗效果和临床结局

疾病相关性营养不良(disease-associated malnutrition,DAM)特别是肿瘤相关性营养不良是原发病之外最常见的第二诊断,消化系统尤其是上消化道疾病营养不良发生率更高。研究发现,患者营养状况与临床结局密切相关。Shpata V等[10]报告694例胃肠手术患者,多变量回归分析发现,营养不良、累积能量负债(cumulated energy deficit)是并发症、院内感染及死亡率升高,ICU停留时间和机器通气时间延长的独立危险因素。体重是营养状况的反映,营养不良的直接后果是体重丢失。Andreyev等[11]报告1 555例连续入院的肿瘤患者,体重丢失的肿瘤患者尽管化疗起始剂量更小,但是其剂量相关性不良反应更多、更重,尤其是手足综合征及胃炎;化疗时间平均减少1个月;体重丢失与更短的无失败生存、更短的总生存、更差的反应率、更差的生活质量、更差的体力状态密切相关。营养不良(体重丢失)是不良临床结局的独立危险因素,营养不良患者预后更差。

(三)营养状况决定生活质量

健康相关生活质量(health-related quality of life,HRQoL)是一种多维度健康评估。研究发现,营养状况决定HRQoL。Jiménez-Redondo S等[12]对83例独立生活的80岁及以上老人,分别用EuroQoL-5D(EQ-5D)、微型营养评估(mini nutritional assessment,MNA)评估HRQoL及营养状况,并做24小时饮食摄入回顾调查,发现EQ-5D与MNA密切相关,EQ-5Dindex与能量摄入正相关,EQ-5Dvas与BMI负相关。EQ-5D的疼痛/不适与能量、蛋白质、脂肪、镁、磷、硒及烟酸摄入密切相关。Polański J等[13]调查了180例NSCLC患者,发现51.1%患者营养不良,23.9%患者营养不良风险,只有25.0%患者营养正常。营养正常患者的所有生活质量功能评分最好,营养不良患者最差,营养不良风险患者居中。单变量分析发现营养不良与生活质量下降、症状严重程度密切相关,多变量分析发现营养不良是生活质量下降、身体功能降低的独立决定因素。

(四) 营养状况决定寿命和生存时间

生命历程观的 T2E2 模型(timing,timeline,equity and environment)认为,营养(微量营养素丰富、能量平衡)是影响个体与人群、当代及后代健康、寿命的第一因素[14]。众所周知,端粒酶是决定人类衰老与寿命的主要因素之一,端粒酶长度与寿命直接正相关[15]。影响端粒酶健康的因素有遗传性、非遗传性两大类,营养与体力活动是维持端粒酶健康的最重要后天因素[16]。营养状况不仅决定正常人的寿命,更加决定患者的生存时间。Büntzel J 等[17]用BIA 探讨头颈部肿瘤患者营养状况与预后的关系,发现相位角(phase angle,PA)>5(营养良好)的患者预后更好,其中位生存时间为 51.16 个月,显著长于 PA<5(营养不良)患者的13.84 个月。

综上所述,营养不良的后果是多层次、多方面的,因此,对营养不良后果的调查也应该是多层次、多方面的。根据营养评估的定义与范畴,营养评估仅限于调查营养相关状况,营养评估主要明确有无营养不良及其严重程度,目的在于确立营养不良的诊断,确定患者是否有营养治疗的适应证及其方法选择;综合评价内容更广,需要调查应激程度、炎症反应、代谢水平、器官功能、人体组成、心理状况等身体全面情况;综合评价重点在于了解营养不良的原因(原发病)及营养不良对机体的影响,目的在于确定是否需要综合治疗及其方案。据此认为,营养不良患者需要第三级诊断——综合评价。综合评价的具体内容见表 4-5。

表 4-5　营养不良第三级诊断(综合评价)内容

病史采集	体格体能检查	实验室检查	器械检查
现病史	体格检查	血液学基础	代谢车
既往史	体能测定	炎症反应	人体成分分析
健康状况评分		激素水平	PET-CT
生活质量评估		重要器官功能	其他影像学检查
心理调查		营养组合	
		代谢因子及产物	

ESPEN 2017 年发布肿瘤相关性营养不良防治指南,提出了三条重要原则[18]:①无论患者的 BMI 及体重变化如何,在肿瘤治疗早期,常规筛查所有肿瘤患者是否存在营养风险;②扩展营养相关评估,包括厌食评价、人体成分分析、炎症指标、REE 和身体功能;③采用多模态个体化营养干预,包括增加营养摄入、降低炎症反应和高代谢应激、增加体力活动。ESPEN 推荐意见的第二条的拓展营养评估即是本文的第三级诊断——综合评价。

三、推荐意见

1. 营养不良的后果是多层次、多方面的,应该予以全面、立体评价。(A)
2. 严重营养不良患者应该常规进行第三级诊断,即综合评价。(A)
3. 综合评价的内容根据实际情况选择。(A)

====== 参考文献 ======

[1] 石汉平,许红霞,林宁,等.营养不良再认识[J].肿瘤代谢与营养电子杂志,2015,2(4):1-5.

[2] CEDERHOLM T,BOSAEUS I,BARAZZONI R,et al. Diagnostic criteria for malnutrition-an ESPEN consensus statement[J]. Clin Nutr,2015,34(3):335-340.

[3] 石汉平,赵青川,王昆华,等.营养不良的三级诊断[J].肿瘤代谢与营养电子杂志,2015,2(2):31-36.

[4] COHEN S,DANZAKI K,MACIVER N J. Nutritional effects on T-cell immunometabolism[J]. Eur J Immunol, 2017,47(2):225-235.

[5] ALWARAWRAH Y,KIERNAN K,MACIVER N J. Changes in nutritional status impact immune cell metabolism and function[J]. Front Immunol,2018,9:1055.

[6] P REZ-P REZ A,VILARI O-GARC A T,FERN NDEZ-RIEJOS P,et al. Role of leptin as a link between metabolism and the immune system[J]. Cytokine Growth Factor Rev,2017,35:71-84.

[7] FRIEDMAN JM. The function of leptin in nutrition,weight,and physiology[J]. Nutr Rev,2002,60(10 Pt 2): S1-14.

[8] LOFFREDA S,YANG S Q,LIN H Z,et al. Leptin regulates proinflammatory immune responses[J]. FASEB J, 1998,12(1):57-65.

[9] HOTAMISLIGIL G S,SHARGILL N S,SPIEGELMAN B M. Adipose expression of tumor necrosis factor-alpha:direct role in obesity-linked insulin resistance[J]. Science,1993,259(5091):87-91.

[10] SHPATA V,PRENDUSHI X,KREKA M,et al. Malnutrition at the time of surgery affects negatively the clinical outcome of critically ill patients with gastrointestinal cancer[J]. Med Arch,2014,68(4):263-267.

[11] ANDREYEV H J,NORMAN A R,OATES J,et al. Why do patients with weight loss have a worse outcome when undergoing chemotherapy for gastrointestinal malignancies? [J]. Eur J Cancer,1998,34(4):503-509.

[12] JIM NEZ-REDONDO S,BELTR N DE MIGUEL B,GAVIDIA BANEGAS J,et al. Influence of nutritional status on health-related quality of life of non-institutionalized older people[J]. J Nutr Health Aging,2014,18 (4):359-364.

[13] POLAŃ SKI J,JANKOWSKA-POLAŃ SKA B,UCHMANOWICZ I,et al. Malnutrition and quality of life in patients with non-small-cell lung cancer[J]. Adv Exp Med Biol,2017,1021:15-26.

[14] HERMAN D R,TAYLOR BAER M,ADAMS E,et al. Life course perspective:evidence for the role of nutrition[J]. Matern Child Health J,2014,18(2):450-461.

[15] VIDACEK N Š,NANIC L,RAVLIC S,et al. Telomeres,nutrition,and longevity:can we really navigate our aging? [J]. J Gerontol A Biol Sci Med Sci,2017,73(1):39-47.

[16] BALAN E,DECOTTIGNIES A,DELDICQUE L. Physical activity and nutrition:two promising strategies for telomere maintenance? [J]. Nutrients,2018,10(12). pii:E1942.

[17] B NTZEL J,MICKE O,KISTERS K,et al. Malnutrition and survival-bioimpedance data in head neck cancer patients. In Vivo,2019,33(3):979-982.

[18] ARENDS J,BARACOS V,BERTZ H,et al. ESPEN expert group recommendations for action against cancer-related malnutrition[J]. Clin Nutr,2017,36(5):1187-1196.

第五章

能量与营养素

第一节 能 量

一、背景

近年来,恶性肿瘤患者能量代谢相关研究已经成为肿瘤营养学的重要主题[1-3]。在肿瘤生长和抗肿瘤治疗的双重作用下,恶性肿瘤患者的能量代谢产生变化,且具有其特殊性[3-6]。目前对于恶性肿瘤患者能量代谢的变化规律尚未达成共识:部分研究认为恶性肿瘤患者REE升高、机体出现代谢紊乱及能量消耗异常等诸多相关因素,并认为这是导致肿瘤恶液质的重要原因。另外一些研究则认为其REE并无明显改变,甚至有所降低[1-8]。肿瘤患者代谢减退的原因尚未明确,可能与膳食摄入量下降有关[2]。2017年的一项前瞻性研究纳入390例未开始接受抗肿瘤治疗的恶性肿瘤患者[9],使用间接测热法测量患者REE水平,显示49%的患者处于高代谢状态,30%处于正常代谢状态,21%处于低代谢状态;高代谢水平的患者较正常者更易发生能量负平衡、体重丢失(>5%)、身体功能下降以及C反应蛋白(C-reactive protein,CRP)水平上升等情况。在转移性恶性肿瘤患者中,高代谢与生存期短、恶液质相关临床生物指标相关。代谢异常患者(包括低代谢和高代谢),在接受化疗期间更易出现剂量限制性毒性[10]。

另有研究认为,肿瘤患者能量代谢的改变程度和方向可能与原发性肿瘤类型相关[2,7,8,10,11]。结直肠癌、胃癌以及泌尿生殖系统恶性肿瘤患者的REE并无明显升高[2,7,10];而肺癌、头颈部肿瘤、胰腺癌患者则常处于高代谢状态[2,7,10,11]。准确估算能量需求对肿瘤患者至关重要,适宜的能量摄入,可预防肿瘤相关营养不良的发生及恶化,也可避免超重或肥胖肿瘤患者相关并发症的恶化[7,11]。目前主要采用以代谢车间接测热法为主的测定法和以Harris-Benedict(HB)公式/改良HB公式为代表的估算法计算能量需求。间接测热法是临床实践中的"金标准",但估算法更加简易、方便、价廉。目前尚没有一款专门针对肿瘤患者特殊能量代谢而设计且被验证有效的估算公式或工具[12]。

二、证据

ESPEN在2017年发布的《ESPEN专家组建议:防治癌症相关性营养不良的行动》中认为[8],间接测热法是相对最准确的能量消耗测量手段,可以考虑使用此方法为所有存在营养风险的肿瘤患者进行能量消耗测定。同年,ESPEN发布的《肿瘤患者营养指南》中提出[7],

如果无法个体化测量患者的能量消耗,则假定患者的能量代谢水平与常人相似,根据患者体力活动情况,应用拇指法则,估算患者每日能量需求在 25～30kcal/kg 之间;但指南中同时表示这种粗略估算方法对于肥胖患者可能存在高估风险,对于严重营养不良的患者可能存在低估风险。2017 年,ESPEN 发布的《外科临床营养指南》中也同样认为患者的总能量需求为 25～30kcal/(kg·d)[13]。2015 年,一项关于乳腺癌患者能量消耗的研究发现,使用 25kcal/kg 的估算方法比 HB 和 Mifflin 公式更准确,但此研究样本量较低[14],尚需进一步扩大样本量研究。2018 年,Souza 等[11]发表的一篇纳入 140 例头颈部肿瘤患者的回顾性研究发现,与间接测热法相比,HB 公式预测的能量消耗准确性低,建议使用间接测热法作为肿瘤人群 REE 的测定方法,该研究还根据年龄、体重创立了针对头颈部肿瘤患者的 REE 估算公式,但有效性还未得到验证。Purcell 等[12]学者则认为基于健康人群建立的 REE 估算公式不适用于肿瘤患者,便携式间接能量仪可能是相对准确可行的临床能量测量工具;并首次在实体肿瘤人群中鉴定了便携式间接能量仪的准确性。近年来一项系统综述分析认为:新研发的能量消耗测定工具(如二氧化碳测热法、加速测量可穿戴设备等),尚需要大量试验验证其临床实践中的有效性和准确性;此外该研究认为估算公式误差较大,在临床上不适宜作为 REE 的评估工具,间接测热法仍然是目前临床上唯一的参考方法[15]。

三、推荐意见

1. 确定能量需要量应当依据疾病情况、患者基础代谢状况、生理指标情况、身体活动能力等进行个体化评估,以确定适宜的能量目标需求量。(B)

2. 临床实践中,建议使用代谢车间接测热法对恶性肿瘤患者进行能量消耗个体化测量。(B)

3. 如果无法个体化测量肿瘤患者的 TEE,可以按照每日 25～30kcal/kg 进行估算。(C)

═══════════ 参考文献 ═══════════

[1] MARTINEZ-OUTSCHOORN U E,PEIRIS-PAGES M,PESTELL R G,et al. Cancer metabolism:a therapeutic perspective[J]. Nat Rev Clin Oncol,2017,14(1):11-31.

[2] PURCELL S A,ELLIOTT S A,BARACOS V E,et al. Key determinants of energy expenditure in cancer and implications for clinical practice[J]. Eur J Clin Nutr,2016,70(11):1230-1238.

[3] NGUYEN T,BATTERHAM M J,EDWARDS C. Comparison of resting energy expenditure between cancer subjects and healthy controls:a meta-analysis[J]. Nutr Cancer,2016,68(3):374-387.

[4] BOZZETTI F,ARENDS J,LUNDHOLM K,et al. ESPEN guidelines on parenteral nutrition:non-surgical oncology[J]. Clin Nutr,2009,28(4):445-454.

[5] ARENDS J,BODOKY G,BOZZETTI F,et al. ESPEN guidelines on enteral nutrition:non-surgical oncology[J]. Clin Nutr,2006,25(2):245-259.

[6] AUGUST D A,HUHMANN M B,ASPEN. A. S. P. E. N. Clinical guidelines:nutrition support therapy during adult anticancer treatment and in hematopoietic cell transplantation[J]. JPEN J Parenter Enteral Nutr,2009,33(5):472-500.

[7] ARENDS J,BACHMANN P,BARACOS V,et al. ESPEN guidelines on nutrition in cancer patients[J]. Clin Nutr,2017,36(1):11-48.

[8] ARENDS J,BARACOS V,BERTZ H,et al. ESPEN expert group recommendations for action against cancer-related malnutrition[J]. Clin Nutr,2017,36(5):1187-1196.

［9］ VAZEILLE C,JOUINOT A,DURAND J P,et al. Relation between hypermetabolism,cachexia,and survival in cancer patients:a prospective study in 390 cancer patients before initiation of anticancer therapy［J］. Am J Clin Nutr,2017,105(5):1139-1147.

［10］ JOUINOT A,VAZEILLE C,DURAND J P,et al. Resting energy expenditure in the risk assessment of anti-cancer treatments［J］. Clin nutr,2018,37(2):558-565.

［11］ SOUZA M T P,SINGER P,OZORIO G A,et al. Resting energy expenditure and body composition in patients with head and neck cancer:an observational study leading to a new predictive equation［J］. Nutrition,2018, 51-52:60-65.

［12］ PURCELL S A,ELLIOTT S A,RYAN A M,et al. Accuracy of a portable indirect calorimeter for measuring resting energy expenditure in individuals with cancer［J］. JPEN J Parenter Enteral Nutr,2019,43(1): 145-151.

［13］ WEIMANN A,BRAGA M,CARLI F,et al. ESPEN guideline:clinical nutrition in surgery［J］. Clin Nutr, 2017,36(3):623-650.

［14］ ZUCONI C P,ALVES A L C,CORREIA M I T D. Energy expenditure in women with breast cancer［J］. Nutrition,2015,31(4):556-569.

［15］ ACHAMRAH N,OSHIMA T,GENTON L. Innovations in energy expenditure assessment［J］. Curr Opin Clin Nutr Metab Care,2018,21(5):321-328.

第二节 碳水化合物

一、背景

碳水化合物(carbohydrate,CHO)是人类膳食中最主要的能量来源,主要分为糖(包括单糖和双糖)、寡糖(又称低聚糖)和多糖(主要包括淀粉和膳食纤维)。糖醇是一类特殊的碳水化合物,具有某些糖的属性,但代谢不依赖胰岛素的作用。

不同类型碳水化合物的吸收速率不同,引起的餐后血糖水平升高的速率也不同,可使用血糖指数(glycemic index,GI)表示食物升高血糖效应与标准食品(通常为葡萄糖)升高血糖效应之比。GI 值越高,表明这种食物升高血糖的能力越强。GI 与碳水化合物的结构、类型以及食物种类(是否含有膳食纤维、脂肪、蛋白质)、烹调手法等很多因素有关。血糖负荷(glycemic load,GL)同时考虑了 GI 和碳水化合物摄入量,可用于评价对摄入的碳水化合物的血糖反应,计算方法为:GL=食物 GI×摄入该食物实际可利用碳水化合物的含量。高 GI/GL 碳水化合物的饮食增加肿瘤发生风险,尤其是肥胖相关的肿瘤[1,2]。低 GI/GL 的碳水化合物有利于预防慢性病和结肠癌、肺癌、乳腺癌等多种肿瘤[3]。

二、证据

肿瘤患者的代谢特征之一为碳水化合物代谢异常,表现为血糖波动较大、胰岛素抵抗、糖耐量异常等[2]。肿瘤细胞特有的 Warburg 效应,使得葡萄糖成为肿瘤细胞的优先供能物质,且有特异的乳酸循环代谢路径,机体的能量消耗加大,从而导致肿瘤细胞的增殖和机体营养不良的发生,具体机制尚未明确[4-6]。

由于肿瘤患者常出现全身性炎症、胰岛素抵抗、血糖控制不佳、营养不良,在保证足够的能量提供条件下,应降低肿瘤患者(尤其是存在明确胰岛素抵抗的患者)碳水化合物的供给量,以降低血糖负荷[7,8]。2013 年发布的《中国居民膳食营养素参考摄入量》中,推荐正常成人碳水化合物供能比为 50%~65%。因此,肿瘤患者摄入的碳水化合物的供能比应低于50%,但最佳比例目前尚未有定论。

细胞实验及动物实验结果提示,采用低碳水化合物/高脂饮食(如生酮饮食)对某些肿瘤(如恶性胶质瘤等)存在潜在的巨大应用价值[9]。ESPEN 指南中引用了两篇无对照组的预试验,结果显示生酮饮食对肿瘤产生的效应不显著。因此,该指南指出需要更多临床试验验证其对于肿瘤患者可能带来的益处。此外,也有一些临床研究探索化疗前后进行短期禁食对治疗效果和耐受性的作用[8]。

三、推荐意见

1. 在保证能量摄入充足的基础上,推荐肿瘤患者(尤其是存在胰岛素抵抗的患者)适当降低碳水化合物的供能比(低于总能量的 50%),以降低血糖负荷。(C)

2. 低碳水化合物/高脂肪饮食具有潜在的有助于抑制肿瘤细胞增殖的作用,但目前缺乏充足临床依据。(D)

========= 参考文献 =========

[1] SIERI S,KROGH V,AGNOLI C,et al. Dietary glycemic index and glycemic load and risk of colorectal cancer:Results from the EPIC-Italy study[J]. Int J Cancer,2015,136(12):2923-2931.

[2] MAKAREM N,BANDERA E V,LIN Y,et al. Carbohydrate nutrition and risk of adiposity-related cancers:results from the Framingham Offspring cohort (1991-2013)[J]. Br J Nutr,2017,117(11):1603-1614.

[3] AUGUSTIN L S,KENDALL C W,JENKINS D J,et al. Glycemic index,glycemic load and glycemic response:an International Scientific Consensus Summit from the International Carbohydrate Quality Consortium (ICQC)[J]. Nutr Metab Cardiovasc Dis,2015,25(9):795-815.

[4] LIBERTI M V,LOCASALE J W. The warburg effect:how does it benefit cancer cells[J]. Trends Biochem Sci,2016,41(3):211-218.

[5] XU X D,SHAO S X,JIANG H P,et al. Warburg effect or reverse Warburg effect? A review of cancer metabolism[J]. Oncol Res Treat,2015,38(3):117-122.

[6] VERGATI M,KRASNIQI E,MONTE G D,et al. Ketogenic diet and other dietary intervention strategies in the treatment of cancer[J]. Curr Med Chem,2017,24(12):1170-1185.

[7] KLEMENT R J. Beneficial effects of ketogenic diets for cancer patients:a realist review with focus on evidence and confirmation[J]. Med Oncol,2017,34(8):132.

[8] ARENDS J,BACHMANN P,BARACOS V,et al. ESPEN guidelines on nutrition in cancer patients[J]. Clin Nutr,2017,37(1):11-48.

[9] MARTUSCELLO R T,VEDAM-Mai V,MCCARTHY D J,et al. A supplemented high-fat low-carbohydrate diet for the treatment of glioblastoma[J]. Clin Cancer Res,2016,22(10):2482-2495.

第三节 蛋 白 质

一、背景

蛋白质是构成生物体的重要组成成分,是一切生命的物质基础,在生命活动中起着极其重要的作用。除了可以和碳水化合物、脂肪共同提供能量外,蛋白质还具有重要的生理功能:参与多种重要的生理活动,维持细胞组织生长、更新和修复。正常情况下,成人体内的蛋白质处于不断分解和合成的动态平衡中,每天约有 3% 的蛋白质自我更新。这种动态平衡对维持机体组织、细胞功能,控制体内各种酶的生物活性以及生长调节至关重要。因此,摄入足量的蛋白质是机体正常运作和修复的前提[1]。

二、证据

目前,肿瘤患者蛋白质最佳需要量还尚未达成统一。Bozzett 等[2]通过分析 18 篇前瞻性研究,提出肿瘤患者蛋白质的总摄入量应达到 1.8~2g/(kg·d);为达到临床获益,针对严重营养消耗的肿瘤患者,应提供高剂量蛋白质,约 2g/(kg·d);对于轻中度营养不良肿瘤患者应给予 1.25~1.7g/(kg·d)的蛋白质。一项纳入 83 例头颈部肿瘤患者的前瞻性队列研究发现:在患者接受放化疗期间,蛋白质摄入量大于 0.8g/(kg·d)的 A 组,放疗结束后营养不良发生率、握力的下降明显低于蛋白质摄入量低于 0.8g/(kg·d)的 B 组,并且 A 组患者在肌肉和脂肪等体成分的变化方面均优于 B 组,在疲劳、疼痛、失眠及食欲丧失方面也显著低于 B 组[3]。2017 年 ESPEN 发布的《肿瘤患者营养指南》认为肿瘤患者的蛋白质需要量应超过 1g/(kg·d),如果条件允许,可达到 1.5g/(kg·d)[4]。ESPEN 专家小组在 2017 年发布的针对肿瘤相关营养不良的行动建议中也指出:为帮助维持或恢复肿瘤患者的瘦体重,应提供 1.2~1.5g/(kg·d)蛋白质;若机体消耗严重,可能需要更高剂量的蛋白质供应[5]。

近年来,关于肿瘤患者适合的蛋白质种类的研究相对匮乏,研究方向主要集中在 BCAA、谷氨酰胺等方面。BCAA 可能具有促进蛋白质合成、改善预后等作用[6]。植物蛋白富含 BCAA,有研究提示大豆与玉米复配的短肽配方复合植物肽粉具有较高 F 值[7]。早在 1986 年,Tayek 等[8]通过一项晚期腹腔转移癌患者的前瞻性随机交叉试验发现,与标准氨基酸溶液(平衡型氨基酸溶液)相比,富含 BCAA 的全肠外营养能增加机体白蛋白合成和亮氨酸平衡,因此推断 BCAA 有利于肿瘤恶液质患者。2018 年,Delphan 等[9]发表了一篇多中心前瞻性研究,共纳入 163 例新诊断的结直肠癌患者,追踪两年时间观察 BCAA 水平与结直肠癌患者能量平衡和生存期之间的关系,结果表明:尿中 BCAA 水平与 BMI、身体活动水平、骨骼肌面积没有明显的相关性,但与总体生存期呈显著相关。研究者认为尿中 BCAA 水平可作为结直肠癌患者生存期的独立预后指标。2017 年,一项纳入 51 例肝细胞性肝癌患者、平均跟踪时间为 3.9 年的随机对照试验发现:在能量摄入和蛋白质摄入相等的情况下(每日摄入能量:30~35kcal/kg;每日摄入蛋白质 1~1.3g/kg),补充 BCAA 的试验组(4.047g L-亮氨酸、3.845g L-异亮氨酸、3.204g L-缬氨酸)的并发症、无事件生存、生活质量和复发情况均优于对照组(正常饮食组)[10]。张洪伟等对 40 例直肠癌术后患者的肠外营养 RCT 显示,高支链复方氨基酸组(35.9%)较复方氨基酸溶液组(21.8%)恢复正氮平衡显著更快(4 天 vs 6 天),免疫细胞水平和体液免疫功能恢复显著更优[11]。

谷氨酰胺在肿瘤营养治疗中的作用目前仍存在争议。尽管一些生理学理论认为,在分解代谢状况下,机体内谷氨酰胺水平下降,此时应是条件必需氨基酸,但在体外研究中发现,相比正常细胞,肿瘤细胞更倾向于利用谷氨酰胺作为其营养物质和呼吸燃料,因此谷氨酰胺有刺激肿瘤细胞生长的潜在风险[4,12]。虽然存在争议,仍有大量研究发现谷氨酰胺可能具有改善胃肠道功能、降低抗肿瘤治疗不良反应、降低炎症反应等作用[4,12-14]。2010 年,Kuhn 等[11]发表了一篇关于补充谷氨酰胺对化疗毒性效应的综述,纳入的 36 项临床研究中,谷氨酰胺的用量一般在 10~30g/d 范围内,24 项口服/管饲谷氨酰胺的研究中,有 15 项研究证实有临床受益,12 项肠外补充的研究中有 9 项临床受益,获益内容包括改善化疗患者的口腔炎、黏膜炎、腹泻、胃肠道功能及住院时间等,其中谷氨酰胺改善肠道通透性的研究结果较为统一,而缓解黏膜炎的研究结果并不一致。另外,纳入的所有临床研究中均未发现谷氨酰胺具有促进肿瘤进展的风险。2017 年,ESPEN 发布的《肿瘤患者营养指南》中也提出:目前尚未有充足的临床证据证明谷氨酰胺具有预防或改善由于辐射导致的肠炎、腹泻、口腔炎、食管炎或皮肤反应,也缺乏一致的证据证明谷氨酰胺可以改善肿瘤化疗患者的临床结局[4]。2017 年,一项包含 13 篇随机对照试验的荟萃分析发现,补充谷氨酰胺有改善放射性肠炎严重程度的趋势,但差异并不具有统计学意义,并且谷氨酰胺无法改善与放射性肠炎相关的症状,如里急后重、腹部绞痛和便中带血[12]。另一项由 Rotovnik Kozjek 等[14]发表的随机双盲安慰剂对照研究发现:在接受术前放化疗的直肠癌患者中,连续五周给予每日 30g 肠内营养谷氨酰胺,可降低患者血浆 IL-6 和皮质醇水平。因此,研究者认为谷氨酰胺具有抗炎症反应和调节应激激素反应的作用。2019 年,一项前瞻性随机试验发现,经过平均 26.4 个月的随访,在接受同步放化疗的非小细胞肺癌患者中,每 8 小时口服 10g 谷氨酰胺可延缓放射性食管炎的发生,并降低其严重程度,可改善患者的生活质量和治疗效果[15]。

三、推荐意见

1. 肿瘤患者推荐提高蛋白质摄入量,尤其是提高优质蛋白摄入比例。肝肾功能无明显异常者,蛋白质供给量建议 1.2~1.5g/(kg·d),根据营养消耗程度和患者肝肾功能状态可达到 2.0g/(kg·d)。高消耗患者,推荐使用高浓度高 BCAA 溶液[16]。(B)

2. 绝大多数肿瘤患者仅短时期内进行营养治疗时,无需采用任何特定配方的氨基酸组件,推荐使用平衡型氨基酸。(C)

═══ 参考文献 ═══

[1] 中国营养学会.中国居民膳食营养素参考摄入[M].北京:科学出版社,2013.

[2] BOZZETTI F,BOZZETTI V. Is the intravenous supplementation of amino acid to cancer patients adequate? A critical appraisal of literature[J]. Clin Nutr,2013,32(1):142-146.

[3] 王艳莉,龚丽青,史双,等.蛋白质摄入量对头颈部肿瘤放化疗期间人体成分及生活质量的影响[J].肿瘤代谢与营养电子杂志,2017,4(4):414-420.

[4] ARENDS J,BACHMANN P,BARACOS V,et al. ESPEN guidelines on nutrition in cancer patients[J]. Clin Nutr,2017,36(1):11-48.

[5] ARENDS J,BARACOS V,BERTZ H,et al. ESPEN expert group recommendations for action against cancer-related malnutrition[J]. Clin Nutr,2017,36(5):1187-1196.

[6] ANANIEVA E A,WILKINSON A C. Branched-chain amino acid metabolism in cancer[J]. Curr Opin Clin Nutr Metab Care,2018,21(1):64-70.

[7] MAEBUCHI M,SAMOTO M,KOHNO M,et al. Improvement in the intestinal absorption of soy protein by enzymatic digestion to oligopeptide in healthy adult men[J]. Food Sci Technol Res,2007,13(1):45-53.

[8] TAYEK J A,BISTRIAN B R,HEHIR D J,et al. Improved protein kinetics and albumin synthesis by branched chain amino acid-enriched total parenteral nutrition in cancer cachexia. A prospective randomized crossover trial[J]. Cancer,1986,58:147-157.

［9］ DELPHAN M,LIN T,LIESENFELD D B,et al. Associations of branched-chain amino acids with parameters of energy balance and survival in colorectal cancer patients：results from the colocare study［J］. Metabolomics, 2018,（14）:22.

［10］ NOJIRI S,FUJIWARA K,SHINKAI N,et al. Effects of branched-chain amino acid supplementation after radiofrequency ablation for hepatocellular carcinoma：a randomized trial［J］. Nutrition,2017,33：20-27.

［11］ CAO D D,XU H L,QIAN X Y,et al. Therapeutic role of glutamine in management of radiation enteritis：a meta-analysis of 13 randomized controlled trials［J］. Oncotarget,2017,8（18）:30595-30605.

［12］ KUHN K S,MUSCARITOLI M,WISCHMEYER P,et al. Glutamine as indispensable nutrient in oncology：experimental and clinical evidence［J］. Eur J Clin Nutr,2010,49（4）:197-210.

［13］ ROTOVNIK KOZJEK N,KOMPAN L,ŽAGAR T,et al. Influence of enteral glutamine on inflammatory and hormonal response in patients with rectal cancer during preoperative radiochemotherapy［J］. Eur J Clin Nutr, 2017,71（5）:671-673.

［14］ CHANG S C,LAI Y C,HUNG J C,et al. Oral glutamine supplements reduce concurrent chemoradiotherapy-induced esophagitis in patients with advanced non-small cell lung cancer［J］. Medicine（Baltimore）,2019,98 （8）:e14463.

［15］ 张洪伟,丰帆,王为忠,等. 高浓度支链氨基酸对直肠癌术后病人免疫状态和氮平衡的影响［J］. 肠外与肠内营养,2007,14（2）:98-100.

［16］ ARENDS J,BARACOS V,BERTZ H,et al. ESPEN expert group recommendations for action against cancer-related malnutrition［J］. Clin Nutr,2017,36（5）:1187.

第四节　脂　　肪

一、背景

对于脂肪用于肿瘤患者营养支持的研究,主要集中在肠外营养时应用的脂肪乳剂。脂肪乳剂是肠外营养中重要的能量来源之一,20 世纪 60 年代已经在临床开始应用。目前使用的脂肪乳剂包括长链甘油三酯（long chain triglycerides,LCT）、中链甘油三酯（medium chain triglycerides,MCT）、结构甘油三酯（structural triglycerides,STG）、ω-3 PUFA 等。除了作为供能的手段之一,脂肪乳剂也能够提供必需脂肪酸,调节炎症反应,改善免疫功能。目前已有多项 RCT 表明,脂肪乳剂在改善患者术后炎症反应和免疫功能,减少术后并发症,以及缩短住院时间等方面发挥着重要功能[1,2]。此外,一系列的 RCT 结果提示,脂肪乳剂在临床使用中是安全可靠的[3,4]。

二、证据

对于需要肠外营养的肿瘤患者,脂肪乳剂与碳水化合物均对于患者蛋白质的合成具有极其重要的意义。研究发现,与健康人相比,肿瘤患者对不同脂肪乳剂的清除率及氧化率显著升高,提示肿瘤患者补充脂肪是必要的[5,6]。目前对肿瘤患者最佳的脂肪/碳水化合物比例尚未有定论。有学者认为,脂肪乳剂的剂量在 0.8~1.5g/（kg·d）范围内是安全的；为了防止高甘油三酯血症及并发症的出现,脂肪乳剂的剂量应控制在 2.6g/（kg·d）或 0.11g/（kg·h）以内[7]。此外,对于伴有胰岛素抵抗的肿瘤患者,由于其肌细胞对葡萄糖的摄取及氧化功能受损,而其对脂肪的利用能力是正常或提高的,因此,ESPEN 的肿瘤指南中,建议对伴有胰岛素抵抗的肿瘤患者提高脂肪的供能比,可至 50%[5]。在 ESPEN 肿瘤指南中指出,肿瘤患者的脂肪代谢能力增高较明显,甚至可以达到 0.7~1.9g/(kg·d)(即达到 REE 的 60%~80%)[5]。此外,国内的肠外营养指南建议对于有高脂血症(甘油三酯>3.5mmol/L)和脂代谢异常的患者,应根据患者的代谢状况决定是否使用脂肪乳剂;重度甘油三酯血症(≥5.6mmol/L)的患者中,应避免使用脂肪乳剂[8]。

目前已有多项 RCT 及 meta 分析对脂肪乳剂中 LCT、MCT 及 STG(长链脂肪酸及中链脂肪酸键合于同一甘油骨架)的功能进行了比较。一项对消化道肿瘤患者的 RCT 发现,与 LCT 脂肪乳剂(200g/L)相比,每升 100g 的 MCT 和 100g 的 LCT 联合应用显著升高了患者血浆中前白蛋白的水平,表明 MCT 和 LCT 乳剂联合使用较 LCT 乳剂能更好地改善消化道肿瘤患者的营养状况[9]。一项基于 RCT 的 meta 分析发现,在接受肝切除手术的患者中,与物理混合的 MCT 和 LCT 脂肪乳剂相比,STG 脂肪乳剂在促进患者肝功能及免疫功能恢复方面的效果更佳[10]。另一项基于 RCT 的 meta 分析发现,在术后和危重患者中,与物理混合的 MCT 和 LCT 脂肪乳剂相比,STG 脂肪乳剂能够显著改善累计氮平衡,升高前白蛋白及白蛋白的水平,减少对甘油三酯和肝酶的不良影响,缩短住院时间[11]。

多不饱和脂肪酸(polyunsaturated fatty acids,PUFA)是 ω 一类含有 2 个或 2 个以上双键的不饱和脂肪酸,主要包括 ω-3 PUFA 和 ω-6 PUFA 两大类,其中亚油酸(linoleic acid,LA,C18:2n-6)和 α-亚麻酸(α-linolenic acid,ALA,C18:3n-3)是人体无法自身合成的脂肪酸,需要通过食物供给,称为"必需脂肪酸"。常见的 ω-3 PUFA 主要包括 ALA、二十碳五烯酸(eicosapentaenoic acid,EPA,C20:5n-3)、二十二碳五烯酸(docosapentaenoic acid,DPA,C22:5n-3)和二十二碳六烯酸(docosahexaenoic acid,DHA,C22:6n-3)等。一项基于 RCT 的 meta 分析发现,ω-3 PUFA 的摄入能够降低血液中炎症因子 C 反应蛋白、TNF-α 以及 IL-6 的水平[12]。另一项基于前瞻性队列研究的 meta 分析发现,ω-3 PUFA 的摄入与乳腺肿瘤的发病风险呈显著负相关[13]。一项基于 8 万余人的大型前瞻性队列研究发现,ω-3 PUFA 的摄入与胰腺肿瘤的发病风险也呈显著负相关[14]。但是,对于传统的肠外营养方案而言,ω-3 PUFA 并没有得到足够的关注。直到近年来,随着多个 RCT 和系统评价证据的出现,ω-3 PUFA 强化的肠外营养方案得到了快速的发展。一项在胃肠道肿瘤患者中开展的 RCT 发现,在肠外营养中添加 ω-3 PUFA 能够有效预防患者术后淋巴细胞凋亡[15]。一项在术后胃肠道肿瘤患者中开展的前瞻性双盲 RCT 发现,ω-3 PUFA 强化的肠外营养能够有效改善患者的脂代谢并减轻炎症反应[3]。两项基于 RCT 的 meta 分析发现,在肠外营养中添加 ω-3 PUFA 能够有效改善术后胃肠道肿瘤患者的免疫功能,并能显著缩短住院时间[16,17]。另一项基于 RCT 的 meta 分析也发现,在肠内营养或肠外营养中添加 ω-3 PUFA 可有效减轻胃肠道肿瘤患者的术后并发症,如感染、炎症反应,并可缩短住院时间[18]。

ω-9 脂肪酸,例如油酸(C18:1n-9)以及神经酸(C24:1n-9),是中枢神经系统磷脂的重要组成部分、免疫活性细胞的重要能量底物,也是地中海饮食的重要组成部分。在慢性肠衰竭患者中,与 LCT、MCT 及鱼油的多种混合脂肪乳剂相比,仅富含油酸的橄榄油/LCT 脂肪乳剂显示出总胆红素与谷氨酰转肽酶水平的显著降低[19]。一项在家庭肠外营养患者中开展的 RCT 发现,与基于大豆油(富含 LA)和鱼油的家庭肠外营养相比,基于橄榄油的家庭肠外营养不会引起必需脂肪酸的缺乏[20],同时也可避免由 LA 的过量摄入而引起的类花生酸代谢异常及炎症反应。一项在接受腹部肿瘤手术的患者中开展的 RCT 发现,基于橄榄油的脂肪乳剂对患者 BMI、体温及生化参数的影响与基于大豆油的脂肪乳剂相似[21]。

三、推荐意见

1. 恶性肿瘤患者应用肠外营养时,其营养配方中应常规包括脂肪乳剂。(A)

2. 高脂血症(甘油三酯>3.5mmol/L)和脂代谢异常的患者,应根据患者的代谢状况决定是否使用脂肪乳剂;重度甘油三酯血症(甘油三酯>5.6mmol/L)的患者不推荐使用脂肪乳剂。(D)

3. 对伴有胰岛素抵抗的肿瘤患者应提高脂肪的供能比,可至50%。(D)

4. 推荐使用混合 MCT 和 LCT 替代单纯 LCT 供能。(C)

5. STG 在改善患者术后免疫和肝脏功能以及营养状况方面优于传统经物理混合的 MCT 和 LCT。(B)

6. 鱼油脂肪乳剂可降低接受外科治疗的胃肠道肿瘤患者的围手术期感染性并发症的发生率,并缩短住院时间。(B)

7. 富含脂肪,并增加了 ω-3 PUFA 含量的膳食、肠内或肠外营养制剂有益于肿瘤患者。(A)

8. 橄榄油脂肪乳剂在肿瘤患者营养治疗中表现出的作用与大豆油脂肪乳剂相似,并且可避免基于大豆油的肠外营养可能引起的 LA 摄入过量及其所引起的类花生酸代谢紊乱和炎症反应。(B)

========== 参考文献 ==========

[1] GONG Y,LIU Z,LIAO Y,et al. Effectiveness of omega-3 polyunsaturated fatty acids based lipid emulsions for treatment of patients after hepatectomy:a prospective clinical trial[J]. Nutrients,2016,8(6):357.

[2] ZHANG B,WEI G,LI R,et al. N-3 fatty acid-based parenteral nutrition improves postoperative recovery for cirrhotic patients with liver cancer:A randomized controlled clinical trial[J]. Clin Nutr,2017,36(5):1239-1244.

[3] MA C J,WU J M,TSAI H L,et al. Prospective double-blind randomized study on the efficacy and safety of an n-3 fatty acid enriched intravenous fat emulsion in postsurgical gastric and colorectal cancer patients[J]. Nutr J,2015,14(1):9.

[4] MA C J,SUN L C,CHEN F M,et al. A double-blind randomized study comparing the efficacy and safety of a composite vs a conventional intravenous fat emulsion in postsurgical gastrointestinal tumor patients[J]. Nutr Clin Pract,2012,27(3):410-415.

[5] ARENDS J,BACHMANN P,BARACOS V,et al. ESPEN guidelines on nutrition in cancer patients[J]. Clin Nutr,2017,36(1):11-48.

[6] KORBER J,PRICELIUS S,HEIDRICH M,et al. Increased lipid utilization in weight losing and weight stable cancer patients with normal body weight[J]. Eur J Clin Nutr,1999,53(9):740-745.

[7] WANTEN G J. Parenteral lipids:safety aspects and toxicity[J]. World Rev Nutr Diet,2015,112:63-70.

[8] 中国胆固醇教育计划委员会. 高甘油三酯血症及其心血管风险管理专家共识[J]. 中华心血管病杂志,2017,45(2):108-115.

[9] CHEN F M,WANG J Y,SUN L C,et al. Efficacy of medium-chain triglycerides compared with long-chain triglycerides in total parenteral nutrition in patients with digestive tract cancer undergoing surgery[J]. Kaohsiung J Med Sci,2005,21(11):487-494.

[10] ZHAO Y,WANG C. Meta-analysis of structured triglyceride versus physical mixture medium-and long-chain triglycerides for PN in liver resection patients[J]. Biomed Res Int,2017,2017:4920134.

[11] WU G H,EHM A,BELLONE M,et al. Pharmacoeconomics of parenteral nutrition in surgical and critically ill patients receiving structured triglycerides in China[J]. Asia Pac J Clin Nutr,2017,26(6):1021-1031.

[12] LI K,HUANG T,ZHENG J,et al. Effect of marine-derived n-3 polyunsaturated fatty acids on C-reactive protein,interleukin 6 and tumor necrosis factor alpha:a meta-analysis[J]. Plos One,2014,9(2):e88103.

[13] ZHENG J S,HU X J,ZHAO Y M,et al. Intake of fish and marine n-3 polyunsaturated fatty acids and risk of breast cancer:meta-analysis of data from 21 independent prospective cohort studies[J]. BMJ, 2013, 346:f3706.

[14] HIDAKA A,SHIMAZU T,SAWADA N,et al. Fish,n-3 PUFA consumption,and pancreatic cancer risk in Japanese:a large,population-based,prospective cohort study[J]. Am J Clin Nutr,2015,102(6):1490-1497.

[15] CURY-BOAVENTURA M F,TORRINHAS R S,DE GODOY A B,et al. Human leukocyte death after a preoperative infusion of medium/long-chain triglyceride and fish oil parenteral emulsions:a randomized study in gastrointestinal cancer patients[J]. J Parenter Enteral Nutr,2012,36(6):677-684.

[16] BAI H,LI Z,MENG Y,et al. Effects of parenteral omega-3 fatty acid supplementation in postoperative gastrointestinal cancer on immune function and length of hospital stay:a systematic review and meta-analysis[J]. Asia Pac J Clin Nutr,2018,27(1):121-128.

[17] WEI C,HUA J,BIN C,et al. Impact of lipid emulsion containing fish oil on outcomes of surgical patients: systematic review of randomized controlled trials from Europe and Asia[J]. Nutrition, 2010, 26 (5): 474-481.

[18] YU J,LIU L,ZHANG Y,et al. Effects of omega-3 fatty acids on patients undergoing surgery for gastrointestinal malignancy:a systematic review and meta-analysis[J]. BMC Cancer,2017,17(1):271.

[19] KLEK S,SZCZEPANEK K,SCISLO L,et al. Intravenous lipid emulsions and liver function in adult chronic intestinal failure patients:results from a randomized clinical trial[J]. Nutrition,2018,55-56:45-50.

[20] OSOWSKA S,KUNECKI M,SOBOCKI J,et al. Effect of changing the lipid component of home parenteral nutrition in adults[J]. Clin Nutr,2019,38(3):1355-1361.

[21] ONAR P,YILDIZ B D,YILDIZ E A,et al. Olive oil-based fat emulsion versus soy oil-based fat emulsion in abdominal oncologic surgery[J]. Nutr Clin Pract,2011,26(1):61-65.

第五节　维　生　素

一、背景

维生素是维持机体生命活动过程所必需的一类微量低分子有机化合物,在生理上既不是构成各种组织的主要原料,也不是体内能量来源物质,但在机体物质和能量代谢中起着重要作用。大多数维生素在体内不能合成,也不能大量储存,必须由食物提供。根据溶解性,可分为脂溶性(维生素 A、维生素 D、维生素 E、维生素 K)和水溶性(维生素 B_1、维生素 B_2、烟酸、维生素 B_6、叶酸、维生素 B_{12}、维生素 C、泛酸、生物素等)维生素;根据其生理功能命名,如抗坏血酸、抗干眼病因子和抗凝血维生素等;根据其化学结构,命名为视黄醇、硫胺素和核黄素等。在维生素与肿瘤的相关流行病与临床研究中,一方面,多种维生素缺乏与肿瘤的发生发展密切相关,并且可能加重肿瘤发展;另一方面,肿瘤患者因为营养摄入受限、机体消耗增加等诸多因素,有较大可能反过来导致维生素缺乏,引起维生素与其他营养素之间的失衡,进而引发系列代谢或功能紊乱。需要提出的是,在现阶段相关研究中,更多的报道是针对维生素缺乏与肿瘤发生展开的关联性研究;而本章节则主要针对维生素对肿瘤患者的效应展开阐述。同时,由于维生素种类较多,而各类维生素对肿瘤患者的作用研究相对较少,因此,我们选择了报道相对较多的维生素 C 和维生素 D 进行阐述。

二、证据

(一) 补充维生素 C 或维生素 D 是否对肿瘤具有治疗效果

关于维生素是否能够辅助肿瘤治疗,研究者们将更多的目光投向的是维生素 C 和维生素 D。近年来,陆续有研究报道在不同人群中,膳食中维生素 C 摄入水平与胃癌、肺癌的发生呈现负相关[1,2]。研究发现在晚期肿瘤患者中,维生素 C 的缺乏十分普遍,而且血浆中维生素 C 低浓度的患者生存期更短[3]。虽然也有文章报道肿瘤患者口服维生素 C 具有一定治疗作用[4],但是,更多研究则是集中针对高剂量静脉使用维生素 C 对肿瘤患者的作用进行报道,且一些研究发现高剂量静脉使用维生素 C 对肿瘤患者的治疗具有一定作用[5,6]。Jacobs 等[7]收集了 1946 年到 2014 年的研究文献,最终纳入 34 个文献进行相应的系统综述,包括了 5 个 RCT 研究、12 个 Ⅰ 期或 Ⅱ 期临床研究、6 个观察性研究和 11 个病例报道研究,结果提示缺乏高质量证据证实补充维生素 C 可以有效提高化疗效果或降低化疗毒性。Fritz 等[8]对静脉大剂量使用维生素 C 在肿瘤治疗中的作用进行了系统综述,共纳入 39 个研究,其中包括 2 个 RCT、15 个非对照性研究、6 个观察性研究以及 14 个病例报道,研究中每次静脉输注维生素 C 的剂量范围从 1g 到大于 200g,一般次数为每周 2~3 次,该研究没有发现静脉输注维生素 C 增加了化疗的不良反应或者对化疗药物的效应有任何干扰,此外,基于 1 个 RCT 研究和非对照性研究的数据,推测静脉输注维生素 C 和化疗药物结合使用可能改善肿瘤复发,并可能减缓肿瘤生长,提高患者生存时间。研究认为,静脉输注维生素 C 在肿瘤治疗中具有良好的安全性和潜在抗瘤效应,但确切的安全性和有效性尚有待进一步高质量的研究证据来证实。

与维生素 C 类似,研究表明膳食中的维生素 D 摄入水平与甲状腺癌、乳腺癌等多种肿瘤发生呈现负相关[9,10]。乳腺癌、头颈部肿瘤等患者的血清中维生素 D 水平均显著降低[11,12]。研究也发现血清中的高维生素 D 水平与结肠癌、乳腺癌等多种肿瘤患者的更好生存结果呈正相关[13-15]。目前,关于补充维生素 D 是否具有抗瘤效应仍存在争议。2019 年,*JAMA* 连续发表了两篇关于在肿瘤患者中进行维生素 D 补充后的效应研究。Ng 等[16]在晚期或转移的结直肠癌患者中对比了高剂量和标准剂量维生素 D 补充后的效果,结果发现高剂量组患者无进展生存(progression-free survival,PFS)为 13 个月,低剂量组则为 11 个月。Urashima 等[17]则对消化道肿瘤患者进行了维生素 D 补充(2 000IU/d,口服),结果发现与对照组(安慰剂)相比,两组患者 5 年无复发生存时间无明显差异。在另一项关于补充维生素 D 是否对前列腺癌患者具有效应的研究中,研究者纳入了 22 个研究进行了系统综述与 meta 分析,结果发现补充维生素 D 使得 19% 的患者前列腺特异性抗原在治疗结束后降低 50% 以上,这提示维生素 D 可能对前列腺癌治疗有益[18]。另一个 meta 分析则发现血清中维生素 D 的水平与乳腺癌患者的死亡率呈现负相关,提示乳腺癌患者充足维生素 D 摄入的重要性[19]。

(二) 维生素 C 或维生素 D 补充是否可以改善肿瘤患者的生活质量

如何提高肿瘤患者的生活质量在近年来越来越受到关注。多个研究通过有效问卷对静脉输注维生素 C 是否对肿瘤或化疗相关的生活质量具有改善作用进行了研究,结果发现静脉输注维生素 C 可以有效提高肿瘤患者的生活质量,显著改善患者的基本症状,比如疲惫、疼痛、恶心/呕吐、失眠、食欲降低等[20-23]。Yeom 等[21]在 1 周时间中对 39 例终末期肿瘤患者进行了每 3 天静脉输注 10g 维生素 C,同时每天口服补充 4g 维生素 C 的治疗方式,结果发现该治疗可以改善生活量表中的健康评分、提高功能量表中的身体、角色、情感和认知功能等评分、降低症状量表中的疲惫、恶心/呕吐、疼痛、食欲下降等评分,提示维生素 C 或可改善终末期肿瘤患者的生活质量。Vollbracht 等[22]对 53 例乳腺癌患者在标准的肿瘤治疗基础上,增加了静脉注射维生素 C(7.5g/d),疗程至少 4 周,结果发现:与仅采用标准方案的对照组相比,维生素 C 作用组可以明显降低化疗或放疗的并发症,特别是恶心、食欲降低、疲劳、抑郁、睡眠障碍、头晕等症状。在校正了年龄和基础条件之后,对照组在辅助治疗期间和治疗后症状的综合强度评分几乎是研究组的两倍,提示利用维生素 C 作为乳腺癌患者的补充治疗可以提高患者的生活质量。Stephenson 等[23]在对 17 例晚期肿瘤患者使用静脉输注大剂量维生素 C 的 I 期临床研究中,发现其可有效改善疲劳、疼痛、恶心/呕吐、失眠、食欲降低等症状评分。

补充维生素 D 在近年来同样也被证实可以有效改善肿瘤患者生活质量。Lewis 等[24]对 453 例结直肠癌患者的生活质量进行了问卷调查研究,结果发现补充维生素 D 组患者生活质量评分更高,并且维生素 D 联合钙剂补充可能共同影响患者生活质量。在另一个横断面研究中,Martínez-Alonso 等[25]在 30 例姑息治疗的晚期实体瘤患者中,发现 90% 患者具有维生素 D 缺乏。血清中维生素 D 浓度与患者自我报告的无疲劳感、良好的身体和机体功能等呈现正相关,提示维生素 D 补充可能是改善肿瘤患者生活质量的潜在治疗方式。Andersen 等[26]在 553 例乳腺癌患者/幸存者中,发现大约 30% 的患者维生素 D 缺乏,同时观察了补充维生素 D 对患者的 HRQOL 的影响,结果发现维生素 D 补充与自我报告的 HRQOL 改善密切关联。在接下来的 6 个月随访中预测了更好的 HRQOL。在随访中,血样中的维生素 D 充足水平也与更高的 HRQOL 密切关联。

三、推荐意见

1. 补充维生素 C 或维生素 D 可能对肿瘤具有一定治疗效果。(C)
2. 补充维生素 C 或维生素 D 能够改善肿瘤患者的生活质量。(C)

参考文献

[1] HOANG B V,LEE J,CHOI I J,et al. Effect of dietary vitamin C on gastric cancer risk in the Korean population[J]. World J Gastroenterol,2016,22(27):6257-6267.

[2] LUO J,SHEN L,ZHENG D. Association between vitamin C intake and lung cancer:a dose-response meta-analysis[J]. Sci Rep,2014,4:6161.

[3] MAYLAND C R,BENNETT M I,ALLAN K. Vitamin C deficiency in cancer patients[J]. Palliat Med,2005,19(1):17-20.

[4] ABDEL-LATIF M M M,BABAR M,KELLEHER D,et al. A pilot study of the impact of Vitamin C supplementation with neoadjuvant chemoradiation on regulators of inflammation and carcinogenesis in esophageal cancer patients[J]. J Cancer Res Ther. 2019,15(1):185-191.

[5] MA Y,CHAPMAN,LEVINE M,et al. High-dose parenteral ascorbate enhanced chemosensitivity of ovarian cancer and reduced toxicity of chemotherapy[J]. Sci Transl Med,2014,6(222):222ra18.

[6] RAYMOND Y C,GLENDA C S,MENG L K. Effects of high doses of vitamin C on cancer patients in singapore:nine cases[J]. Integr Cancer Ther,2016,15(2):197-204.

［7］ JACOBS C,HUTTON B,NG T,et al. Is there a role for oral or intravenous ascorbate（vitamin C）in treating patients with cancer? A systematic review［J］. Oncologist,2015,20(2):210-223.

［8］ FRITZ H,FLOWER G,WEEKS L,et al. Intravenous vitamin C and cancer:a systematic review［J］. Integr Cancer Ther,2014,13(4):280-300.

［9］ HU M J,ZHANG Q,LIANG L,et al. Association between vitamin D deficiency and risk of thyroid cancer:a case-control study and a meta-analysis［J］. J Endocrinol Invest,2018,41(10):1199-1210.

［10］ YAO S,AMBROSONE CB. Associations between vitamin D deficiency and risk of aggressive breast cancer in African-American women［J］. J Steroid Biochem Mol Biol,2013,36:337-341.

［11］ KARTHIKAYAN A,SURESHKUMAR S,KADAMBARI D,et al. Low serum 25-hydroxy vitamin D levels are associated with aggressive breast cancer variants and poor prognostic factors in patients with breast carcinoma ［J］. Arch Endocrinol Metab,2018,62(4):452-459.

［12］ BOCHEN F,BALENSIEFER B,KÖRNER S,et al. Vitamin D deficiency in head and neck cancer patients-prevalence,prognostic value and impact on immune function［J］. Oncoimmunology,2018,7(9):1-10.

［13］ MARKOTIC A,LANGER S,KELAVA T,et al. Higher post-operative serum vitamin d level is associated with better survival outcome in colorectal cancer patients［J］. Nutr Cancer,2019:1-8.

［14］ Yao S,Kwan M L,Ergas I J,et al. Association of serum level of vitamin D at diagnosis with breast cancer survival:a case-cohort analysis in the pathways study［J］. JAMA Oncol,2017,3(3):351-357.

［15］ ALKAN A,KÖKSOY E B. Vitamin D deficiency in cancer patients and predictors for screening（D-ONC study）. Curr Probl Cancer,2019,43(5):421-428.

［16］ NG K,NIMEIRI H S,MCCLEARY N J,et al. Effect of high-dose vs standard-dose vitamin d3 supplementation on progression-free survival among patients with advanced or metastatic colorectal cancer:the sunshine randomized clinical trial［J］. JAMA,2019,321(14):1370-1379.

［17］ URASHIMA M,OHDAIRA H,AKUTSU T,et al. Effect of vitamin D supplementation on relapse-free survival among patients with digestive tract cancers:the amaterasu randomized clinical trial［J］. JAMA,2019,321 (14):1361-1369.

［18］ SHAHVAZI S,SOLTANI S,AHMADI S M,et al. The effect of vitamin D supplementation on prostate cancer: a systematic review and meta-analysis of clinical trials［J］. Horm Metab Res,2019,51(1):11-21.

［19］ MOHR S B,GORHAM E D,KIM J,et al. Meta-analysis of vitamin D sufficiency for improving survival of patients with breast cancer. Anticancer Res［J］. 2014,34(3):1163-1166.

［20］ CARR A C,VISSERS M C,COOK J S. The effect of intravenous vitamin C on cancer-and chemotherapy-related fatigue and quality of life［J］. Front Oncol,2014,4:283.

［21］ YEOM C H,JUNG G C,SONG K J. Changes of terminal cancer patients' health-related quality of life after high dose vitamin C administration［J］. J Korean Med Sci,2007,22(1):7-11.

［22］ VOLLBRACHT C,SCHNEIDER B,LEENDERT V,et al. Intravenous vitamin C administration improves quality of life in breast cancer patients during chemo-/radiotherapy and aftercare:results of a retrospective, multicentre,epidemiological cohort study in Germany［J］. In Vivo,2011,25(6):983-990.

［23］ STEPHENSON C M,LEVIN R D,SPECTOR T,et al. Phase I clinical trial to evaluate the safety,tolerability, and pharmacokinetics of high-dose intravenous ascorbic acid in patients with advanced cancer［J］. Cancer Chemother Pharmacol,2013,72(1):139-146.

［24］ LEWIS C,XUN P,HE K. Vitamin D supplementation and quality of life following diagnosis in stage II color-ectal cancer patients:a 24-month prospective study［J］. Support Care Cancer,2016,24(4):1655-1661.

［25］ MARTÍNEZ-ALONSO M,DUSSO A,ARIZA G,et al. Vitamin D deficiency and its association with fatigue and quality of life in advanced cancer patients under palliative care:a cross-sectional study［J］. Palliat Med, 2016,30(1):89-96.

[26] ANDERSEN M R，SWEET E，HAGER S，et al. Effects of vitamin D use on health-related quality of life of breast cancer patients in early survivorship[J]. Integr Cancer Ther，2019，18：1534735418822056.

第六节　微量元素

一、背景

与维生素相似，微量元素广泛参与各种人体代谢过程，发挥不可或缺的生理作用。恶性肿瘤患者存在较高营养不良风险，包括由于代谢异常、进食受限等原因引发的包括多种微量元素在内的微量营养素缺乏。

二、证据

多项流行病学研究结果显示，微量元素与多种恶性肿瘤的发病有密切关系，消化道肿瘤、肺癌、肝癌、乳腺癌等常见恶性肿瘤患者的血硒、锌水平低于健康人群[1-3]。此外，在肿瘤治疗过程中，机体微量元素的水平与放化疗效果、耐药及药物不良反应也有密切联系。放疗患者补充锌、硒，能有效降低放疗相关的不良反应[4-5]；硒能通过激活细胞氧自由基清除系统，发挥一定的抗肿瘤作用[6]。一项在 18 例接受以顺铂为基础的新辅助化疗、同时接受肠外营养的食管癌患者中进行研究的发现，补充复合微量元素（锌、铁、锰、铜和碘）能有效预防血中相应微量元素的下降[7]。

现有研究多数集中在探索微量元素摄入量与恶性肿瘤发生率之间的关联，然而缺乏补充特定矿物质能够使患者获益的高质量临床研究证据。一项大型观察性研究甚至发现，患有早期前列腺癌的人群摄入 140μg/d 的硒会显著增加死亡率[8]。ESPEN 推荐，不论是经口进食，或通过肠内营养、肠外营养给予营养治疗时，都应给予符合膳食推荐量（recommended dietary intake，RDA）的维生素与矿物质，且在无明确缺乏症的情况下避免给予高剂量的微量营养素[9]。CSPEN 也建议肿瘤患者补充生理需要量的微量元素，并且避免使用大剂量的微量营养素[10]。ASPEN 建议将多种微量元素制剂中锰的补充量下调到 55μg/d，将铜摄入量下调为 0.3~0.5mg/d，而铬摄入目标量可降低为 0.14~0.87μg/d。另外，鉴于配制过程中铬污染的普遍存在，ASPEN 进一步建议多种微量元素生产厂家或应考虑从其产品中去除铬，推荐临床使用不含铬的微量元素静脉补充制剂，如多种微量元素注射液（Ⅰ）。根据ESPEN、ASPEN、AuSPEN 等国际营养学会推荐成人肠外营养多种微量元素日需要量，多种微量元素注射液（Ⅰ）日常用剂量 20ml 可满足成人每日对微量元素锌、铜、锰、硒、氟、碘的基本需要[11]。

三、推荐意见

1. 建议参考 2017 版《中国居民膳食营养素参考摄入量》，摄取符合生理需要量的矿物质，在无明确缺乏症的情况下避免使用高剂量矿物质补充剂。锌推荐膳食参考摄入量：成年男性 12.5mg/d，女性 7.5mg/d（对应能量摄入量 2 500kcal/d）；锌推荐膳食参考摄入量每天 12mg/d（对应能量摄入量 2 500kcal/d）。（D）

2. 肿瘤放化疗患者给予复合微量元素补充，可提高治疗耐受性，利于预后。（C）

━━━━━━━━━━━━━ 参考文献 ━━━━━━━━━━━━━

[1] SILVA M P,SOAVE D F,RIBEIRO-SILVA A,et al. Trace elements as tumor biomarkers and prognostic factors in brest cancer:a study through energy dispersive X-ray fluorescence[J]. BMC Res Notes,2012,5:194.

[2] KHANNA S S,KARJODKAR F R. Circulating immune complexes and trace elements(Copper,Iron and Selenium)as markers in oral precancer and cancer:a randomized,controlled clinical trial[J]. Head Face Med, 2006,2:33.

[3] 赵先文,韩存芝,荆洁线. 微量元素与肺癌的关系及临床应用[J]. 中华流行病学杂志,1998,19(5):3-5.

[4] ERTEKIN M V,KOC M,KARSLIOGLU I,et al. Zinc sulfate in the prevention of radiation-induced oropharyngeal mucositis:a prospective,placebo-controlled,randomized study[J]. Int J Radiat Oncol Biol Phys,2004,58 (1):167-174.

[5] MUECKE R,SCHOMBURG L,GLATZEL M,et al. Multicenter,phase 3 trial comparing selenium supplementation with observation in gynecologic radiation oncology[J]. Int J Radiat Oncol Biol Phys,2010,78(3):828-835.

[6] 白秀梅,蔄占禄,任智峰,等. 宫颈组织中微量元素改变与宫颈癌早期发病关系的探讨[J]. 中国实用妇科与产科杂志,1997,14(1):57-58.

[7] AKUTSU Y,KONO T,UESATO M,et al. Are additional trace elements necessary in total parenteral nutrition for patients with esophageal cancer receiving cisplatin-based chenotherapy?[J]. Biol Trace Elem Res,2012, 150(1-3):109-115.

[8] KENFIELD S A,VAN BLARIGAN E L,DUPRE N,et al. Selenium supplementation and prostate cancer mortality[J]. J Natl Cancer Inst,2014,107:360.

[9] ARENDS J,BACHMANN P,BARACOS V,et al. ESPEN guideline on nutrition in cancer patients[J]. Clin Nutr,2017,36(1):11-48.

[10] 吴国豪. 肿瘤患者营养支持指南[J]. 中华外科杂志,2017,55(11):801-829.

[11] 中华医学会肠外肠内营养学分会. 多种微量元素制剂临床应用专家共识. 2018,3(56):168-177.

第七节 膳食纤维

一、背景

在我国,膳食纤维的定义为植物中天然存在的、提取或合成的碳水化合物的聚合物,其聚合度(degree of polymerization,DP)≥3,不能被人体小肠消化吸收、对机体有健康意义。膳食纤维种类较多,其中可以通过选择性刺激肠道中一种或多种细菌的生长或活动,改善肠道微生态的膳食纤维也被称为益生元。根据膳食纤维水溶性不同,可分为水溶性膳食纤维(soluble dietary fiber,SDF)和不可溶性膳食纤维(insoluble dietary fiber,IDF)。膳食纤维的主要来源为全谷物、薯类、豆类、蔬菜、水果等植物性食物[1]。

膳食纤维由于其独特的生物学特性,对预防肿瘤的发生、发展起到了较好的作用。主要可能机制包括:①增强肠道蠕动,有利于粪便排出,从而稀释毒素和致癌物的浓度,并缩短其在肠道的滞留时间;②促进益生菌生长,抑制致病菌生长,从而抑制致癌物生成,并促进其肠内分解;③其肠道内酵解产物短链脂肪酸如丁酸盐等,具有抑制致病菌生长、营养结肠壁细胞、抑制肿瘤细胞增殖、诱导肿瘤细胞向正常细胞转化、抑制癌基因表达、改善脂质代谢等功能;④增加饱腹感,通过控制体重,降低由于超重或肥胖带来的患癌风险;⑤通过对胆汁酸的吸附,可降低胆固醇、脂肪酸及内源性毒素的吸收率。然而,过量食用膳食纤维可能会引发胀气、腹痛甚至腹泻等不适反应。美国膳食纤维专家委员会和美国食品药品监督管理局针对健康成人提出的"建议量"是 25~35g/d,《中国居民膳食营养素参考摄入量(2013 版)》建议成人膳食纤维摄入量应为 25~30g/d。ESPEN 建议接受肠内营养的患者膳食纤维摄入量应为 15~30g/d[2]。

二、证据

(一) 膳食纤维对恶性肿瘤的预防作用

目前绝大多数研究都支持充足的膳食纤维摄入有助于预防胰腺癌、结直肠癌、乳腺癌、食管癌等恶性肿瘤的[3-12]。然而,也有部分研究得出不同结果:Suzuki R[13] 和 Wang RJ[14] 等的研究认为,膳食纤维与前列腺癌的发病无关。还有研究者甚至发现膳食纤维的摄入与结直肠癌之间存在正相关关系[18]。

(二) 膳食纤维对肿瘤患者预后的影响

目前关于膳食纤维对肿瘤患者预后影响的证据较少,且结果存在显著差异。Henson CC[15] 等的 meta 分析显示调整膳食纤维摄入量对成人盆腔放射治疗造成的腹泻无明显改善作用。徐铭[16] 等的系统综述发现,膳食纤维的摄入与乳腺癌死亡率、复发率间存在负相关,但结果缺乏统计学意义。Jacobs ET[17] 等的研究结果显示,高膳食纤维可以降低男性患者大肠腺瘤复发率,但是女性患者未得到同样的结果。研究者认为,由于现有的随机对照试验证据等级较低,难以说明摄入膳食纤维可以减少大肠腺瘤复发,在西方饮食模式中增加膳食纤维并不能降低患肠癌的风险。相反,在干预 4 年后接受膳食纤维的受试者患肠癌的概率高于对照组[18]。

综上所述,虽然膳食纤维的摄入不足可能会增加恶性肿瘤发病率,但也应避免过量摄入,避免影响一些营养物质的吸收,降低胀气、腹痛、腹泻等不适症状发生风险。

三、推荐意见

建议通过饮食或肠内营养摄入 15~35g/d 的膳食纤维。(D)

===== 参考文献 =====

[1] 焦广宇,蒋卓勤. 临床营养学[M].3 版. 北京:人民卫生出版社,2015.

[2] LOCHS H,ALLISON S,MEIER R,et al. Introductory to the ESPEN guidelines on enteral nutrition:Terminology,definitions and general topics[J]. Clinical Nutrition,2006,25(2):180-186.

[3] LEI Q,ZHENG H,BI J,et al. Whole grain intake reduces pancreatic cancer risk:a meta-analysis of observational studies[J]. Medicine,2016,95(9):e2747.

[4] MAO Q Q,LIN Y W,CHEN H,et al. Dietary fiber intake is inversely associated with risk of pancreatic cancer:A meta-analysis[J]. Asia Pac J Clin Nutr,2017,26(1):89-96.

[5] WANG C H,QIAO C,WANG R C,et al. Dietary fiber intake and pancreatic cancer risk:A meta-analysis of epidemiologic studies[J]. Sci Rep,2015,5:10834.

[6] PARK S Y,WILKENS L R,KOLONEL L N,et al. Inverse associations of dietary fiber and menopausal hormone therapy with colorectal cancer risk in the multiethnic cohort study[J]. Int J Cancer,2016,139(6):1241-1250.

[7] FARVID M S,ELIASSEN A H,CHO E,et al. Dietary fiber intake in young adults and breast cancer risk[J].

Pediatrics,2016,137(3):e20151226.

[8] LIU Y,COLDITZ G A,COTTERCHIO M,et al. Adolescent dietary fiber,vegetable fat,vegetable protein,and nut intakes and breast cancer risk[J]. Breast Cancer Res Treat,2014,145(2):461-470.

[9] SUN L,ZHANG Z,XU J,et al. Dietary fiber intake reduces risk for Barrett′s esophagus and esophageal cancer [J]. Crit Rev Food Sci Nutr,2017,57(13):2749-2757.

[10] KRAJA B,MUKA T,RUITER R,et al. Dietary fiber intake modifies the positive association between n-3 PUFA intake and colorectal cancer risk in a Caucasian population[J]. J Nutr,2015,145(8):1709-1716.

[11] DE LUIS D A,DE LA FUENTE B,IZAOLA O,et al. Clinical effects of a hypercaloric and hyperproteic oral suplement enhanced with W3 fatty acids and dietary fiber in postsurgical ambulatory head and neck cancer patients[J]. Nutr Hosp,2014,31(2):759-763.

[12] BANDERA E V,KUSHI L H,MOORE D F,et al. Association between dietary fiber and endometrial cancer: a dose-response meta-analysis[J]. Am J Clin Nutr,2007,86(6):1730-1737.

[13] SUZUKI R,ALLEN N T,APPLEBY P,et al. A prospective analysis of the association between dietary fiber intake and prostate cancer risk in EPIC[J]. Int J Cancer,2009,124(1):245-249.

[14] WANG R J,TANG J E,CHEN Y,et al. Dietary fiber,whole grains,carbohydrate,glycemic index,and glycemic load in relation to risk of prostate cancer[J]. Onco Targets Ther,2015,8:2415-2426.

[15] HENSON C C,BURDEN S,DAVIDSON S E,et al. Nutritional interventions for reducing gastrointestinal toxicity in adults undergoing radical pelvic radiotherapy[J]. Cochrane Database Syst Rev,2013,11:CD009896.

[16] 徐铭,张彩霞.膳食纤维摄入与恶性肿瘤的关系[J].肿瘤代谢与营养电子杂志,2015,2(3):42-48.

[17] JACOBS E T,LANZA E,ALBERTS D S,et al. Fiber,sex,and colorectal adenoma:Results of a pooled analysis[J]. Am J Clin Nutr,2006,83:343-349.

[18] YAO Y,SUO T,ANDERSSON R,et al. Dietary fibre for the prevention of recurrent colorectal adenomas and carcinomas[J]. Cochrane Database Syst Rev,2017,1:CD003430.

第八节　免疫营养素

一、背景

常规的营养支持治疗虽然从某种程度上能改善肿瘤患者的营养状况,但是,并不能有效减轻由肿瘤治疗(手术、放疗、化疗等)引起的分解代谢与炎性反应导致的不良后果。研究发现,额外添加一些具有免疫调节作用的特殊营养物质,不仅能够改善肿瘤患者的营养状况,还能够激活免疫细胞、调节机体免疫功能、减轻有害或过度的炎症反应、维护肠黏膜屏障功能,从而减少感染性及非感染性并发症、缩短住院时间、提高治疗效果。这些具有调节机体免疫作用的营养物质被称为免疫营养素,主要包括 ω-3 PUFA、谷氨酰胺、精氨酸及核苷酸。

二、证据

(一) 肠内免疫营养制剂

与标准肠内营养制剂相比,围手术期使用添加多种免疫营养素(多数研究同时添加精氨酸、ω-3 PUFA 和核苷酸)的肠内免疫营养制剂(enteral immune nutrition,EIN)能降低腹部大手术患者术后并发症发生率、提高免疫功能和缩短住院时间,但不能降低术后死亡率[1-4]。此外,围手术期使用 EIN 可降低住院费用[5]。基于较多的证据支持,ESPEN、CSPEN 等多个学会均在指南中建议腹部大手术患者,特别是伴有营养不良的患者,围手术期合理使用EIN,可使患者获益[6,7]。

与单纯术前或术后使用 EIN 相比,研究发现围手术期使用 EIN 能更有效降低并发症发生率,缩短住院时间[8]。一项对全胃切除术后患者进行的 meta 分析结果还显示,与围手术期使用不超过 7 天 EIN 的患者相比,使用 EIN 超过 7 天能够增加患者 $CD4^+$ T 淋巴细胞、$CD4^+/CD8^+$ T 淋巴细胞的比例、IgM、IgG 和前白蛋白的水平,提示延长 EIN 使用时长有利于提升该人群的免疫功能和营养状态[9]。ASPEN 建议术前 5~7 天给予 EIN 能使伴营养不良的胃肠道手术患者获益[10]。中国抗癌协会肿瘤免疫营养治疗指南也建议,无论营养状况如何,接受胃肠道肿瘤手术的患者术前应使用 5~7 天的 EIN 治疗;术前已发生营养不良的患者,术后若无并发症,应继续使用 5~7 天的 EIN,或直至患者能通过经口进食满足 60% 的机体能量所需[11]。

(二) ω-3 PUFA

现有研究支持,通过肠外营养给予 ω-3 PUFA 能为消化道手术患者带来临床获益。Bai 等[12]研究者发现,通过肠外营养给予 ω-3 PUFA 能够降低胃肠道肿瘤术后感染并发症发生率、缩短住院时间、提高 $CD4^+$ T 淋巴细胞水平和 $CD4^+/CD8^+$ T 淋巴细胞比例、改善术后免疫功能和临床结局。Xie 等[13]也报告围手术期通过肠外营养给予 ω-3 PUFA 能减少感染发生率、降低 TNF-α 和 IL-6 水平、缩短住院时间,但并不能改善总并发症发生率及 $CD4^+/CD8^+$ T 淋巴细胞的比例。Zhao 等[14]研究者发现,通过肠外营养给予 ω-3 PUFA 能够调节细胞免疫功能和体液免疫、提高淋巴细胞计数、降低术后炎症因子和术后感染率。需要注意的是,各国 ω-3 PUFA 的供给量差异较大,不同研究之间存在异质性,数据存在系统偏差[15-17]。因此,多个指南中均不推荐肿瘤患者营养支持时常规补充 ω-3 PUFA[6,7]。CSPEN 推荐围手术期需要肠外营养的肿瘤患者,可通过添加 ω-3 PUFA 改善术后短期结局[7]。然而,对于接受食管次全切除和胃全切手术的患者,围手术期给予仅添加了 ω-3 PUFA 的 EIN 持续 7 天,尽管血浆 ω-3 PUFA 浓度增加,但并不能改善术后死亡率和住院时间等临床结局,提示仍需更多有力证据验证经肠道途径单独给予围手术期患者 ω-3 PUFA 所产生的临床获益[18]。

补充 ω-3 PUFA 可能为放化疗患者带来一些临床获益。一项 meta 分析结果显示,化疗期间补充 ω-3 PUFA 虽然无法缩小肿瘤体积或延长生存期,但有利于维持身体成分[19]。一些小样本临床研究[20,21]发现,化疗期间额外补充 ω-3 PUFA 能够改善口腔黏膜炎和腹泻的发生,减少厌食、疲劳和神经毒性等不良反应的发生。然而,还有不少研究[22,23]并没有发现化疗患者补充 ω-3 PUFA 获得有益的结果。尽管目前已有的临床证据质量较低,但 ESPEN 仍推荐接受化疗的进展期肿瘤患者,如存在体重丢失或营养不良风险,可通过补充 ω-3 PUFA 来改善食欲、增加经口进食量、维持体重及瘦体组织质量[6]。CSPEN 也推荐对于伴有营养不良或营养风险的进展期肿瘤患者,放化疗期间补充 ω-3 PUFA 能减少体重丢失、保持瘦体组织、改善机体的营养状态[7]。

此外,关于 ω-3 PUFA 能否改善肿瘤恶液质也存在争论。多数 meta 分析结果认为没有足够证据支持补充 ω-3 PUFA 能够改善肿瘤恶液质[24-26],但也有研究发现每天给予 1.5g 以上的 ω-3 PUFA 能够改善体重丢失肿瘤患者的食欲、体重、术后并发症和生活质量等[27]。Fearon 等[28]发现存在恶液质的晚期胰腺癌患者中,在保证能量和蛋白质摄入的情况下,至少需要每天给予 2g 的 EPA,才能够增加患者体重和瘦体组织,改善生活质量。考虑到临床证据质量较低,建议有条件的肿瘤恶液质患者可根据个体情况补充 ω-3 PUFA[29]。

ω-3 PUFA 具有良好的安全性,国外研究中肠内营养使用剂量多为 1~4g/d。我国的人群研究主要通过肠外营养给予 10g 鱼油脂肪乳剂或 0.2g/(kg·d)ω-3 PUFA[12-18]。CSPEN 推荐通过肠外营养给予 ω-3 PUFA 尽可能在疾病及应激的早期使用,推荐剂量为 0.1~0.2g/(kg·d)。

(三) 谷氨酰胺

已发表的研究中,多数结果表明通过肠外途径给予谷氨酰胺能够降低危重和外科患者的感染并发症发生率,缩短住院时间。ASPEN 建议需要肠外营养的腹部大手术患者,谷氨酰胺可能有益,应尽早给予 0.2~0.5g/(kg·d)的剂量[30]。然而,现有研究存在一些质量问题[30],因此需要更多更高质量的研究进行论证。

目前关于谷氨酰胺预防放化疗不良反应的作用还存在争议。有一项对接受化疗、放疗和放化疗同步的肿瘤患者进行的 meta 分析发现,口服谷氨酰胺有效降低黏膜炎的发生率、改善体重丢失,但是仅有 2 项 RCT 支持化疗患者使用谷氨酰胺能够获益[31]。此外,研究显示谷氨酰胺能够缩短腹泻的持续时间,但不能改善腹泻的严重程度[32,33]。现有研究中报告的谷氨酰胺的用量存在较大差异(通常为 3~40g/d[34])。考虑用量及研究结果存在异质性,ESPEN 和 CSPEN 均不推荐化疗期间常规应用谷氨酰胺[6,7]。

(四) 精氨酸和核苷酸

现有证据无法支持单独给予精氨酸能够为围手术期患者带来获益[37],多数证据来自于同时添加精氨酸及其他免疫营养素的 EIN,多数指南也仅对添加精氨酸的 EIN 作出了推荐[6,7]。研究发现,头颈部肿瘤手术患者在围手术期及术后应用富含精氨酸的 EIN,能够减少瘘的发生,缩短住院时间,但不能降低并发症的发生率[35]。

目前文献报道的精氨酸使用剂量通常为 5~20g/d。一项 RCT 研究表明,给予高剂量精氨酸(20g/d)的口腔癌和喉癌患者瘘管发生率低于中剂量精氨酸组(12.3g/d)[36]。但由于目前精氨酸的人群研究样本量较小、质量较低,还需更多大样本的随机双盲对照研究以提供更多的依据。

核苷酸通常与精氨酸、ω-3 PUFA 等共同作为 EIN 的主要免疫营养素成分应用,受到 ESPEN、CSPEN 指南的推荐。临床研究中添加剂量通常为 0.78~1.3g/L[6,7,38]。

三、推荐意见

(一) 免疫营养制剂

1. 腹部大手术肿瘤患者,围手术期应使用富含精氨酸、ω-3 PUFA 和核苷酸的免疫营养制剂,可改善免疫功能,减少术后感染并发症。(A)

2. 腹部大手术肿瘤患者,术前 5~7 天应给予富含精氨酸、ω-3 PUFA 和核苷酸的免疫营养制剂;术前营养不良的患者,术后若无并发症应继续应用 5~7 天的免疫营养制剂。(B)

(二) ω-3 PUFA

1. 肠外营养中添加 ω-3 PUFA 有助于降低腹部大手术肿瘤患者感染并发症发生率,缩短住院时间。(B)

2. 放化疗期间添加 ω-3 PUFA 可能维持肿瘤患者体重和瘦体组织质量。(C)

3. 晚期肿瘤患者使用 ω-3 PUFA 可能改善恶液质。(C)

4. 推荐 ω-3 PUFA 应用剂量为 0.1~0.2g/(kg·d)。(C)

（三）谷氨酰胺

1. 腹部大手术的肿瘤患者，如需肠外营养，给予谷氨酰胺可能获益，但不作为常规推荐，剂量为 0.2~0.5g/（kg·d）。（C）

2. 肿瘤患者化疗期间应用谷氨酰胺可能受益，但不作为常规推荐。（C）

（四）精氨酸和核苷酸

肿瘤患者围手术期单独给予精氨酸或核苷酸缺乏充分证据，不作为常规推荐。（D）

───────── 参考文献 ─────────

［1］MAUSKOPF J A，CANDRILLI S D，CHEVROU-S VERAC H，et al. Immunonutrition for patients undergoing elective surgery for gastrointestinal cancer：impact on hospital costs［J］. World J Surg Oncol，2012，10：136.

［2］GUAN H，CHEN S，HUANG Q. Effects of enteral immunonutrition in patients undergoing pancreaticoduodenectomy：a meta-analysis of randomized controlled trials［J］. Ann Nutr Metab，2018，74（1）：53-61.

［3］XU J，SUN X，XIN Q，et al. Effect of immunonutrition on colorectal cancer patients undergoing surgery：a meta-analysis［J］. Int J Colorectal Dis，2018，33（3）：273-283.

［4］SONG G M，TIAN X，ZHANG L，et al. Immunonutrition support for patients undergoing surgery for gastrointestinal malignancy：preoperative，postoperative，or perioperative？A Bayesian network meta-analysis of randomized controlled trials.［J］Medicine（Baltimore），2015，94（29）：e1225.

［5］CHEVROU-S VERAC H，PINGET C，CERANTOLA Y，et al. Cost-effectiveness analysis of immune-modulating nutritional support for gastrointestinal cancer patients［J］. Clin Nutr，2014，33（4）：1-6.

［6］ARENDS J，BACHMANN P，BARACOS V，et al. ESPEN guidelines on nutrition in cancer patients［J］. Clin Nutr，2017，36（1）：11-48.

［7］中华医学会肠外肠内营养学分会. 肿瘤患者营养支持指南［J］. 中华外科杂志，2017，55（11）：801-829.

［8］CERANTOLA Y，H BNER M，GRASS F，et al. Immunonutrition in gastrointestinal surgery［J］. Br J Surg，2011，98（1）：37-48.

［9］CHENG Y，ZHANG J，ZHANG L，et al. Enteral immunonutrition versus enteral nutrition for gastric cancer patients undergoing a total gastrectomy：a systematic review and meta-analysis［J］. BMC Gastroenterol，2018，18（1）：11.

［10］AUGUST D A，HUHMANN M B. American Society for Parenteral and Enteral Nutrition（A. S. P. E. N.）Board of Directors. A. S. P. E. N. clinical guidelines：nutrition support therapy during adult anticancer treatment and in hematopoietic cell transplantation［J］. JPEN J Parenter Enteral Nutr，2009，33（5）：472-500.

［11］崔久嵬，卓文磊，黄岚，等. 肿瘤免疫营养治疗指南［J］. 肿瘤代谢与营养电子杂志，2016，3（4）：224-228.

［12］BAI H，LI Z，MENG Y，et al. Effects of parenteral ω-3 fatty acid supplementation in postoperative gastrointestinal cancer on immune function and length of hospital stay：a systematic review and meta-analysis［J］. Asia Pac J Clin Nutr，2018，27（1）：121-128.

［13］XIE H，CHANG Y N. Omega-3 polyunsaturated fatty acids in the prevention of postoperative complications in colorectal cancer：a meta-analysis［J］. Onco Targets Ther，2016，9：7435-7443.

［14］ZHAO Y，WANG C. Effect of ω-3 polyunsaturated fatty acid-supplemented parenteral nutrition on inflammatory and immune function in postoperative patients with gastrointestinal malignancy：a meta-analysis of randomized control trials in China［J］. Medicine（Baltimore），2018，97（16）：e0472.

［15］LIANG B，WANG S，YE Y J，et al. Impact of postoperative omega-3 fatty acid-supplemented parenteral nutrition on clinical outcomes and immunomodulations in colorectal cancer patients［J］. World J Gastroenterol，2008，14（15）：2434-2439.

[16] CHEN B,ZHOU Y,YANG P,et al. Safety and efficacy of fish oil-enriched parenteral nutrition regimen on postoperative patients undergoing major abdominal surgery:a meta-analysis of randomized controlled trials [J]. JPEN J Parenter Enteral Nutr,2010,34(4):387-394.

[17] YU J,LIU L,ZHANG Y,et al. Effects of omega-3 fatty acids on patients undergoing surgery for gastrointestinal malignancy:a systematic review and meta-analysis[J]. BMC Cancer,2017,17(1):271.

[18] SULTAN J,GRIFFIN S M,DI FRANCO F,et al. Randomized clinical trial of omega-3 fatty acid-supplemented enteral nutrition versus standard enteral nutrition in patients undergoing oesophagogastric cancer surgery [J]. Br J Surg,2012,99(3):346-355.

[19] DE AGUIAR PASTORE SILVA J,EMILIA DE SOUZA FABRE M,WAITZBERG D L. Omega-3 supplements for patients in chemotherapy and/or radiotherapy:a systematic review[J]. Clin Nutr,2015,4(3):359-366.

[20] HASHEMIPOUR M A,BARZEGARI S,KAKOIE S,et al. Effects of omega-3 fatty acids against chemotherapy-induced mucositis:a double-blind randomized clinical trial[J]. Wounds,2017,29(12):360-366.

[21] MIYATA H,YANO M,YASUDA T,et al. Randomized study of the clinical effects of ω-3 fatty acid-containing enteral nutrition support during neoadjuvant chemotherapy on chemotherapy-related toxicity in patients with esophageal cancer[J]. Nutrition,2017,33:204-210.

[22] SORENSEN L S,THORLACIUS-USSING O,SCHMIDT E B,et al. Randomized clinical trial of perioperative omega-3 fatty acid supplements in elective colorectal cancer surgery[J]. Br J Surg,2014,101(2):33-42.

[23] HANAI N,TERADA H,HIRAKAWA H,et al. Prospective randomized investigation implementing immunonutritional therapy using a nutritional supplement with a high blend ratio of ω-3 fatty acids during the perioperative period for head and neck carcinomas[J]. Jpn J Clin Oncol,2018,48(4):1-6.

[24] DEWEY A,BAUGHAN C,DEAN T,et al. Eicosapentaenoic acid (EPA,an omega-3 fatty acid from fish oils) for the treatment of cancer cachexia[J]. Cochrane Database Syst Rev,2007,1:CD004597.

[25] MAZZOTTA P,JENEY C M. Anorexia-cachexia syndrome:a systematic review of the role of dietary polyunsaturated fatty acids in the management of symptoms,survival,and quality of life[J]. J Pain Symptom Manage,2009,37(6):1069-1077.

[26] RIES A,TROTTENBERG P,ELSNER F,et al. A systematic review on the role of fish oil for the treatment of cachexia in advanced cancer:an EPCRC cachexia guidelines project[J]. Palliat Med,2012,26(4):294-304.

[27] COLOMER R,MORENO-NOGUEIRA J M,GARC A-LUNA P P,et al. N-3 fatty acids,cancer and cachexia:a systematic review of the literature[J]. Br J Nutr,2007,97(5):823-831.

[28] FEARON K C,VON MEYENFELDT M F,MOSES A G,et al. Effect of a protein and energy dense N-3 fatty acid enriched oral supplement on loss of weight and lean tissue in cancer cachexia:a randomised double blind trial[J]. Gut,2003,52(10):1479-1486.

[29] LAVRIV D S,NEVES P M,RAVASCO P. Should omega-3 fatty acids be used for adjuvant treatment of cancer cachexia? [J]. Clin Nutr ESPEN,2018,25:18-25.

[30] MCRAE MP. Therapeutic benefits of glutamine:An umbrella review of meta-analyses[J]. Biomed Rep,2017,6(5):576-584.

[31] SAYLES C,HICKERSON S C,BHAT R R,et al. Oral glutamine in preventing treatment-related mucositis in adult patients with cancer:a systematic review[J]. Nutr Clin Pract,2016,31(2):171-179.

[32] SUN J,WANG H,HU H. Glutamine for chemotherapy induced diarrhea:a meta-analysis[J]. Asia Pac J Clin Nutr,2012,21(3):380-385.

[33] CAO D D,XU H L,XU M,et al. Therapeutic role of glutamine in management of radiation enteritis:a meta-analysis of 13 randomized controlled trials[J]. Oncotarget,2017,8(18):30595-30605.

[34] VANEK V W,MATARESE L E,ROBINSON M,et al. A. S. P. E. N. position paper:parenteral nutrition gluta-

mine supplementation[J]. Nutr Clin Pract,2011,26:479-494.

[35] VIDAL-CASARIEGO A,CALLEJA-FERN NDEZ A,VILLAR-TAIBO R,et al. Efficacy of arginine-enriched enteral formulas in the reduction of surgical complications in head and neck cancer:a systematic review and meta-analysis[J]. Clin Nutr,2014,33(6):951-957.

[36] DE LUIS D A,IZAOLA O,CUELLAR L,et al. A randomized double-blind clinical trial with two different doses of arginine enhanced enteral nutrition in postsurgical cancer patients[J]. Eur Rev Med Pharmacol Sci, 2010,14(11):941-945.

[37] WEIMANN A,BRAGA M,CARLI F,et al. ESPEN guideline:clinical nutrition in surgery[J]. Clin Nutr, 2017,36:623-650.

[38] HEYLAND D K,NOVAK F,DROVER J W,et al. Should immunonutrition become routine in critically ill patients? A systematic review of the evidence[J]. JAMA,2001,286(8):944-953.

第六章

其他功能物质

第一节　植物化学物质

一、背景

植物化学物质(phytochemicals)是来自于植物性食物中的生物活性成分,是植物能量代谢过程中产生的中间或末端低分子量次级代谢产物。其中大部分为非传统营养素成分,也有个别是维生素前体物(如 β-胡萝卜素等)。植物化学物质对于植物本身而言,能保护其免受杂草、昆虫及微生物的侵害;调节自身生长发育;形成色素和气味,吸引昆虫或动物前来助其传粉和传播种子,维系植物与生态环境之间的平衡。其种类繁多,通过摄入植物性食物,就能摄取到各种各样植物化学物质,混合膳食情况下,每人每天可以摄入约 1.5g 植物化学物质,素食者相对摄入量还要更高[1]。尽管其摄入量相对于常量营养素来说微乎其微,但对维护人体健康、预防疾病发挥重要作用。早在 20 世纪 50 年代,Winter 等人就提出植物化学物质对人类有药理作用,现在越来越多的研究开始对其进行系统深入分析,揭示其在促进人体健康和预防疾病方面的机制。

植物化学物质按照其化学结构和功能特点进行分类,总体包括:多酚(polyphenols)(黄酮类化合物、儿茶素等)、植物甾醇(phytosterols)、有机硫化物(organosulfur compounds, OSCs)、类胡萝卜素(carotenoids)、吲哚类(indoles)及萜类化合物(terpenes)。植物化学物质具有多种生物活性功能,主要表现为抗肿瘤、抗氧化、免疫调节、抑制微生物生长及降胆固醇等作用,其中抗肿瘤作用已被众多研究证实。人群调查发现,日常蔬菜和水果摄入多的人群恶性肿瘤发生率比摄入少的人群低 50% 左右。新鲜水果和蔬菜沙拉也可以明显降低恶性肿瘤的发生风险,尤其是胃肠道、肺及口腔等部位的肿瘤[1]。抗肿瘤机制研究方面,植物化学物质能够通过诱导肿瘤细胞凋亡、抑制肿瘤血管生成及调控肿瘤细胞的信号转导等发挥抗肿瘤作用。尽管如此,植物化学物质在肿瘤营养治疗上的应用还罕有记载,更多是作为一般人群的保健食品。

二、证据

(一) 黄酮类化合物

在抗肿瘤方面,黄酮类化合物的研究还集中在体外细胞实验和动物实验上。既往研究证实,黄酮类化合物主要通过阻滞细胞分裂周期、诱导肿瘤细胞凋亡及抑制肿瘤血管生成等机制发挥抗肿瘤作用。陈恬等[2]研究发现黄酮类化合物木犀草素可以通过诱导细胞凋亡和自噬抑制骨髓瘤细胞的增殖。另有研究证实,川陈皮素和木犀草素均可提高肿瘤细胞对化疗药物的敏感性[3,4]。流行病学研究中,Chang H 等[5]对膳食中黄酮类化合物的摄入量与结直肠癌患病风险之间的关联进行了 meta 分析,表明摄入大量黄酮醇(如槲皮素)可降低结肠癌的患病风险,黄酮(如芹菜素)的高摄入量可以降低直肠癌的患病风险,上述结论主要出自病例对照研究,目前尚无前瞻性研究证实二者的明确相关性。综上所述,膳食中黄酮类化合物可以起到一定的抗肿瘤作用,但用于肿瘤的临床治疗尚需进一步研究证实。

(二) 茶多酚与儿茶素

茶是我国及全球范围内常见的饮品,既往研究证实其有多种生物学功能。茶多酚是茶叶中多酚类物质的总称,儿茶素类化合物为其主体成分,尤其是表没食子儿茶素没食子酸酯(epigallocatechin gallate,EGCG)已在体内体外研究中被证实具有抑制侵袭转移、抑制血管生成及诱导细胞凋亡等多种抗肿瘤作用。Yee 等[6]研究表明,右旋儿茶素可通过破坏铜稳态,介导其抗肿瘤血管生成活性。Bimonte 等[7]通过体内体外研究证实,EGCE 可调控胰腺癌相关的不同信号通路诱导细胞凋亡,进而抑制肿瘤进展。另有研究表明,EGCG 既可诱导细胞凋亡、抑制细胞增殖,也可抑制肿瘤细胞的侵袭和转移[8]。流行病学调查亦显示,EGCG 可降低前列腺癌等恶性肿瘤的发病风险,具有良好的抗肿瘤效果[9,10],且安全性高,在 200mg/d 剂量上耐受性良好[11]。但通过膳食补充远远达不到效应剂量,同时较低的生物利用率也是限制其临床应用的关键因素,近年来利用纳米颗粒作为抗癌药物载体进行靶向治疗为 EGCG 的临床应用提供了新的途径,将极大提高其抗肿瘤功效[12]。

(三) 植物甾醇

植物甾醇普遍存在于植物组织和细胞中,通过调控肿瘤细胞内信号转导和诱导细胞凋亡等机制发挥抗肿瘤作用[13,14]。目前关于植物甾醇与肿瘤的流行病学研究和临床研究有限,且不同植物甾醇对肿瘤的作用表现各异。Huang J 等[15]在病例对照研究中发现,高植物甾醇摄入与结直肠癌患病风险降低相关,但豆甾醇摄入量增多却导致结直肠癌发病率升高,而 β-谷甾烷醇则未发现明确相关性。因此,对于植物甾醇的抗肿瘤临床疗效及推荐剂量,目前还没有明确的说法。

(四) 萝卜硫素

萝卜硫素主要通过抑制细胞增殖、诱导细胞凋亡及抑制肿瘤血管生成发挥抗肿瘤效应[16,17],但目前多数研究都限于细胞和动物实验,人群数据较少。一项在正常健康人群的试验中发现,受试者摄入 68g 花椰菜 3~6 小时后,外周血单核细胞组蛋白去乙酰化酶(histone deacetylase,HDAC)活性明显下降 50%,乙酰化组蛋白 H3 和 H4 升高[18],提示其在抗肿瘤方面具有积极作用,但大规模人群试验数据缺乏。

(五) 其他植物化学物质

吲哚类中重要代表长春碱,萜类中重要代表紫杉醇,都已作为药物广泛应用于抗肿瘤治疗。灵芝酸、熊果酸、雷公藤甲素、靛玉红等也都在抗肿瘤细胞实验中取得进展,但都缺乏临床数据,在此不作为推荐。

三、推荐意见

1. 膳食摄入高剂量黄酮类化合物可降低肿瘤发病率,起到预防肿瘤的作用,但应用在肿瘤营养治疗上尚缺乏足够证据。(C)

2. 儿茶素能通过多种机制发挥抗肿瘤作用,安全剂量在 200mg/d,能起到抗肿瘤作用的临床推荐量尚不明确。(C)

3. 不同植物甾醇对肿瘤作用表现各异,其临床疗效及推荐剂量尚无定论。(D)

4. 萝卜硫素在肿瘤预防方面有积极作用,但缺乏大规模人群试验证据。(D)

5. 吲哚类和萜类中部分药物(长春碱及紫杉类药物)已广泛应用于抗肿瘤治疗,其他药物在抗肿瘤方面研究广泛,但临床证据不明确,不作推荐。(D)

(刘英华)

参考文献

[1] 孙长颢. 营养与食品卫生学(第 8 版)[M]. 北京:人民卫生出版社,2017.

[2] 陈恬,李希凡,王俊峰,等. 木犀草素对人骨髓瘤细胞 RPMI-8226 增殖与程序性死亡的影响[J]. 中国实验血液学杂志,2018,26(5):1425-1429.

[3] LI N,ZHANG Z,JIANG G,et al. Nobiletin sensitizes colorectal cancer cells to oxaliplatin by PI3K/Akt/MTOR pathway[J]. Front Biosci (Landmark Ed),2019,24:303-312.

[4] WANG H,LUO Y,QIAO T,et al. Luteolin sensitizes the antitumor effect of cisplatin in drug-resistant ovarian cancer via induction of apoptosis and inhibition of cell migration and invasion[J]. J Ovarian Res,2018,11(1):93.

[5] CHANG H,LEI L,ZHOU Y,et al. Dietary Flavonoids and the Risk of Colorectal Cancer:an updated meta-analysis of epidemiological studies[J]. Nutrients,2018,10(7):950.

[6] YEE E M H,BRANDL M B,PASQUIER E,et al. Dextran-Catechin inhibits angiogenesis by disrupting copper homeostasis in endothelial cells[J]. Sci Rep,2017,7(1):7638.

[7] BIMONTE S,CASCELLA M,LEONGITO M,et al. An overview of pre-clinical studies on the effects of EGCG,a catechin found in green tea,in treatment of pancreatic cancer[J]. Recenti Prog Med,2017,108(6):282-287.

[8] LUO K W,WEI C,LUNG W Y,et al. EGCG inhibited bladder cancer SW780 cell proliferation and migration both in vitro and in vivo via down-regulation of NF-κB and MMP-9[J]. J Nutr Biochem,2017,41:56-64.

[9] GEE J R,SALTZSTEIN D R,KIM K,et al. A phase Ⅱ randomized,double-blind,presurgical trial of polyphenon E in bladder cancer patients to evaluate pharmacodynamics and bladder tissue biomarkers[J]. Cancer Prev Res (Phila),2017,10(5):298-307.

[10] LEE P M Y,NG C F,LIU Z M,et al. Reduced prostate cancer risk with green tea and EGCG intake among Hong Kong Chinese men[J]. Prostate Cancer Prostatic Dis,2017,20(3):318-322.

[11] KUMAR N B,POW-SANG J,SPIESS PE,et al. Randomized,placebo-controlled trial evaluating the safety of one-year administration of green tea catechins[J]. Oncotarget,2016,7(43):70794-70802.

[12] TYAGI N,DE R,BEGUN J,et al. Cancer therapeutics with EGCG encapsulated in biopolymeric nanoparticles[J]. Int Journal Pharm,2017,518(1-2):220-227.

[13] SHAHZAD N,KHAN W,MD S,et al. Phytosterols as a natural anticancer agent:current status and future perspective[J]. Biomed Pharmacother,2017,88:786-794.

[14] XU H,LI Y,HAN B,et al. Anti-breast-cancer activity exerted by beta-Sitosterol-d-glucoside from sweet potato via upregulation of MicroRNA-10a and via the PI3K-Akt signaling pathway[J]. J Agric Food Chem. 2018,66(37):9704-9718.

[15] HUANG J,XU M,FANG Y J,et al. Association between phytosterol intake and colorectal cancer risk:a case-control study[J]. Br J Nutr,2017,117(6):839-850.

[16] 马林伟,徐红涛,赵聪俐,等. 萝卜硫素对 A375 黑色素瘤增殖、生长、凋亡和血管生成的影响及其机制

　　　　［J］. 沈阳药科大学学报,2017,34（8）:680-685.

［17］ 朱涛,张吉桂. 萝卜硫素对人结肠癌 HT-9 细胞增殖、凋亡及 PI3K/Akt 信号通路的影响［J］. 天津中医
　　　　药,2018,35（10）:774-777.

［18］ MYZAK M C,TONG P,DASHWOOD W M,et al. Sulforaphane retards the growth of human PC-3 xenografts
　　　　and inhibits HDAC activity in human subjects［J］. Exp Bio Med（Maywood）,2007,232（2）:227-234.

第二节　益　生　菌

一、背景

　　近年来,相关学者已逐渐认识到肠道微生态与多种恶性肿瘤的发生相关,且通过益生菌干预调节肠道微生态已取得了显著效果[1]。1989 年,益生菌的现代概念由 Fuller[2] 首先提出:"益生菌是通过改善肠道菌群平衡而对宿主有益的活性微生物添加剂"。当前对益生菌的定义则普遍认为是:通过摄取足够的量,能对宿主身体健康发挥有益作用的活微生物[3]。当前临床研究最多的益生菌是双歧杆菌和乳酸杆菌,粪肠球菌、某些非致病性芽孢杆菌及兼性厌氧地衣芽孢杆菌也有所涉及。益生菌目前已广泛应用于各种胃肠道疾病的治疗[4],在免疫和心血管系统疾病等方面亦能发挥显著疗效。

二、证据

（一）手术患者

　　1. 减轻肿瘤患者术后炎症反应　既往有研究发现,结直肠癌患者术后致病微生物如大肠埃希菌会明显增多,而益生菌则明显减少。手术的创伤性变化会造成术后严重的肠道菌群失衡,破坏了由类杆菌、双歧杆菌等构建的肠道黏膜特异性生物屏障,诱发菌群移位,产生内毒素血症,而内毒素血症会刺激肝巨噬细胞分泌并释放大量炎症因子如 IL-6、IL-2 等[5],提示肠道手术后患者多会出现菌群失调及炎症反应。夏阳等[6] 报道的临床对照试验研究发现,术前添加肠道益生菌联合快速肠道准备,可避免传统肠道准备对肠道黏膜上皮的直接刺激和破坏,维护肠道微生态环境,保护肠黏膜屏障,对减轻术后早期全身炎性反应起到积极作用。对胃肠肿瘤术后患者的研究发现,由婴儿双歧杆菌、嗜酸乳杆菌、粪肠球菌、蜡样芽孢杆菌组成的多种益生菌复合制剂显著降低了白细胞等炎症指标,改善了淋巴细胞、白蛋白和总蛋白等指标的水平;同时,服用四联活菌制剂大大降低了厚壁菌门/拟杆菌门的比例,显著增加了拟杆菌、粪杆菌和枯草杆菌的数量,降低了链球菌的丰富度[7]。

　　2. 减少术后并发症的发生　消化道肿瘤患者术后使用益生菌（主要是乳酸杆菌）可重新填充受损的肠道微生物群,从而重新建立共生细菌的水平和功能,改善患者术后炎性状态和免疫功能,减少术后感染性及其他并发症的发生[8,9]。何彦坤等[10] 研究表明:术后肠道微生态制剂干预组肠道菌群中双歧杆菌、乳酸杆菌和肠球菌数量明显高于对照组,大肠埃希菌、葡萄球菌数明显低于对照组;免疫学指标白介素-2（IL-2）、IgA、IgG、IgM、CD3⁺、CD4⁺、CD8⁺水平明显高于对照组;其术后并发症、胃肠道恢复时间、住院时间、治疗费用均低于对照组。Stavrou 等[11] 研究显示,益生菌联合肠内营养更有助于术后患者康复,减少感染性并发症的发生。上述研究提示:结直肠癌患者术后早期微生态制剂联合肠内营养能有效纠正肠道菌群失调,改善术后免疫功能,减少并发症,促进胃肠道功能的早期恢复,提高患者免

疫力。

围手术期补充的益生菌既可在肠道内定植,维持肠道微生态平衡;又可直接作用于宿主免疫系统,诱发肠道免疫,刺激胸腺、脾脏等免疫器官,提高巨噬细胞活性,刺激 T 淋巴细胞及 B 淋巴细胞的成熟,诱导产生代谢素,促进机体免疫球蛋白的产生,从而提高患者的免疫力[12]。

(二)化疗患者

化疗是肿瘤治疗的主要手段之一。研究发现肠道内益生菌可产生 Toll 样受体激动剂,从而促进氧化应激及肿瘤细胞的凋亡。化疗后肠道微生态失调,微生物群依赖性活性氧簇减少,从而导致肿瘤细胞对化疗敏感性的逐渐下降[13]。

化疗的不良反应相对较多,其中胃肠道反应最为常见,主要表现为恶心、呕吐、食欲不振等,目前认为与脑肠轴的激活相关,可降低肿瘤患者的依从性以及化疗疗效,进而影响肿瘤患者的生活质量和总体预后[14]。Donovan 等[15]研究表明,益生菌可通过调节脑肠轴来控制胃肠道不良反应,可改善患者化疗后生活质量,对提高患者依从性及增加化疗疗效具有重要意义。化疗相关性腹泻(chemotherapy-induced diarrhea,CID)是化疗引起的另一种常见消化道不良反应。CID 可导致患者水电解质紊乱、营养不良、感染,严重可致休克、死亡,显著影响患者的生活质量[16]。Stringer 等[17]研究表明,益生菌可与胃肠道上皮细胞及黏液层结合,竞争性抑制多种致病菌株,防止病原体定植,恢复肠道正常菌群,重建肠道免疫功能和防御屏障。有研究发现,双歧杆菌四联活菌片与止泻药物洛哌丁胺联用有助于提高止泻疗效[18]。

化疗相关便秘:化疗相关便秘临床常见。化疗止吐药物 5-羟色胺 3 受体拮抗剂(5-hydroxytryptamine receptor antagonists,5-HT3RA)常见便秘不良反应;另外,化疗可能影响肠道微生物群,亦与便秘有关。目前的治疗方法主要集中在饮食调整、训练排便习惯、使用润滑剂或泻药等。使用由婴儿双歧杆菌、嗜酸乳杆菌、粪肠球菌、蜡样芽孢杆菌组成的多种益生菌复合制剂 4 周可能有助于改善化疗相关便秘症状,且没有明显不良反应[19]。

腹泻也是放疗后并发症之一。Delia 等[20]的双盲安慰剂对照研究发现,乙状结肠癌、直肠癌或宫颈癌放疗患者补充益生菌制剂 VSL#3,可有效降低患者 3 级或 4 级腹泻的发生率(安慰剂组 55.4%、VSL#3 组 1.4%)和排便次数[安慰剂组(14.7±6)次/d、VSL#3 组(5.1±3)次/d],2017 年的一项 meta 分析结果也得到相似结论[21]。

三、推荐意见

1. 消化道肿瘤患者术前添加肠道益生菌联合快速肠道准备。(B)
2. 对于结直肠癌患者,推荐术后早期口服益生菌联合肠内营养治疗。(A)
3. 没有证据表明围手术期应用益生菌的具体种类及剂量的利弊与否。(C)
4. 肿瘤患者化疗期间可应用益生菌。(A)

============================ 参考文献 ============================

[1] GARRETT W S. Cancer and the microbiota[J]. Science,2015,348:80-86.

[2] FULLER R. Probiotics in man and animals[J]. J Appl Bacteriol,1989,66(5):365-378.

[3] FAO WHO. Health and nutritional properties of probiotics in food including powder milk with live lactic acid bacteria[R]. Report of a Joint FAO/WHO Expert Consultation,2001.

［4］ BENNETT W E J R. Quantitative risk-benefit analysis of probiotic use for irritable bowel syndrome and inflammatory bowel disease［J］. Drug Saf,2016,39(4):295-305.

［5］ YU H. Clinical studies in colorectal cancer after intestinal flora, changes in immune function and intestinal probiotics treatment of postoperative intestinal microflora disorders［D］. Central south university, 2011, 3(10):57-59.

［6］ 夏阳,杨喆,陈红旗.联合益生菌的快速肠道准备对结直肠癌术后肠道黏膜屏障功能的影响［J］.中华胃肠外科杂志,2010,13(7):528-531.

［7］ ZHENG C,CHEN T,WANG Y,et al. A randomised trial of probiotics to reduce severity of physiological and microbial disorders induced by partial gastrectomy for patients with gastric cancer［J］. J Cancer,2019,10(3):568-576.

［8］ ZITVOGEL L,MA Y,RAOULT D,et al. The microbiome in cancer immunotherapy:Diagnostic tools and therapeutic strategies［J］. Science,2018,359:1366-1370.

［9］ 李东正,周建农.肠道微生态制剂对结直肠癌患者术后免疫功能及并发症的影响［J］.中国医药导报,2016,13(35):106-109.

［10］ 何彦坤,孙晨阳,张帆.结直肠癌术后早期微生态肠内营养对肠道菌群及免疫功能的影响［J］.临床医药实践,2017,26(3):182-186.

［11］ STAVROU G,KOTZAMPASSI K. Gut microbiome, surgical complications and probiotics［J］. Ann castroenterol,2017,30(1):45-53.

［12］ GOPALAKRISHNAN V,HELMINK B A,SPENCER C N,et al. The influence of the gut. Microbiome on cancer,immunity,and cancer immunotherapy［J］. Cancer Cell,2018,33(4):570-580.

［13］ IIDA N,DZUTSEV A,STEWART C A,et al. Commensal bacteria control cancer response to therapy by modulating the tumor microenvironment［J］. Science,2013,342:967-970.

［14］ CHASE D,GOULDER A,ZENHAUSERN F,et al. The vaginal and gastrointestinal microbiomes in gynecologic cancers:a review of applications in etiology,symptoms and treatment［J］. Gynecol Oncol,2015,138(1):190-200.

［15］ DONOVAN H S,HAGAN T L,CAMPBELL G B,et al. Nausea as a sentinel symptom for cytotoxic chemotherapy effects on the gut-brain axis among women receiving treatment for recurrent ovarian cancer:an exploratory analysis［J］. Support Care Cancer,2016,24(6):2635-2642.

［16］ SHARMA A,CHAUDHARY S P,RAINA V,et al. Final results of a phase Ⅱ/Ⅲ,randomized,double blind, placebo-controlled study to investigate the efficacy of a high potency multistrainprobiotic,on chemotherapy induced diarrhea in cancer patients receiving fluropyrimidines and/or irinotecan-based therapy［J］. Ann Oncol,2018,29(supp 8):mdy424. 085.

［17］ STRINGER A M,GIBSON R J,LOGAN R M,et al. Gastrointestinal microflora and mucins may play a critical role in the development of 5-Fluorouracil-induced gastrointestinal mucositis［J］. ExpBiol Med,2009,234:430-441.

［18］ 张素芳.益生菌治疗消化道肿瘤化疗相关性腹泻的疗效观察［J］.中国实用医药,2014,9(30):138-139.

［19］ LIU J,HUANG X E. Efficacy of bifidobacterium tetragenous viable bacteria tablets for cancer patients with functional constipation［J］. Asian Pac J Cancer Prev,2014,15(23):10241-10244.

［20］ DELIA P,SANSOTTA G,DONATO V,et al. Use of probiotics for prevention of radiation-induced diarrhea［J］. World J Gastroenterol. 2007,13(6):912-915.

［21］ LIU M M,LI S T,SHU Y,et al. Probiotics for prevention of radiation-induced diarrhea:a meta-analysis of randomized controlled trials［J］. PLoS One,2017,12(6):e0178870.

第三节 益 生 元

一、背景

世界胃肠病组织将益生元定义为"可被选择性发酵利用,通过改变肠道菌群的组成或活力,从而对宿主健康产生有利效果的成分"[1,2]。据此定义,作为益生元的膳食成分需要满足以下标准:①耐胃酸,不被哺乳动物来源的酶分解,也不被消化道吸收;②能被肠道菌群发酵;③可选择性刺激对宿主健康或舒适感有益的肠道菌群生长及其活力。根据该标准,益生元包含菊粉(inulin)、低聚半乳糖、低聚果糖、乳果糖和母乳低聚糖[1]。

益生元的作用机制可能包括:通过调节代谢活化和/或解毒改变外源致癌物的活性,或刺激短链脂肪酸和丁酸盐的产生[3]。Lim 等[4]认为,与益生菌的短暂作用相比,作为益生元的可发酵碳水化合物可能起到持续调节肠道微生物群活性的作用。由于安全、稳定,能够促进肠道有益细菌生长、维护肠道的微生态,益生元已越来越多地被纳入西方饮食[5,6]。比如,菊粉和低聚果糖在许多欧洲国家被官方认定为天然食品成分,在美国也被普遍认定为安全食品。据估计,美国人菊粉和低聚果糖的日均消费量为 1~4g,欧洲人菊粉和低聚果糖的日均消费量为 3~11g[7,8]。水果和蔬菜中都含有大量菊粉和低聚果糖,最常见的来源是小麦、洋葱、香蕉、大蒜和韭菜[7]。

二、证据

(一) 菊粉

Roberfroid 等[9]将菊粉类益生元归为功能性食品,包括天然菊粉、酶解菊粉或低聚果糖,以及合成的低聚果糖。菊粉是一种可溶性膳食纤维,可被发酵成短链脂肪酸,降低肠道 pH,引起潜在有益的粪便菌群变化,从而调节炎症反应,防治肠道疾病。Welters 等[10]的随机、双盲、交叉研究发现,与安慰剂相比,饮食中连续 3 周添加 24g 菊粉可增加肠道丁酸盐浓度、降低 pH、减少脆弱拟杆菌的数量、降低粪便中次级胆汁酸的浓度。内镜和组织学结果显示回肠黏膜的炎症减少。

Peitsidou 等[11]发现,菊粉对结直肠肿瘤患者放疗引起的腹泻有保护作用,益生元的补充有望提高结肠切除术后与胃肠道相关的生活质量。Garcia-Peris P 等[12,13]的随机双盲安慰剂对照研究以 50%菊粉+50%果聚糖(12g/d,放疗前 1 周至放疗后 3 周)干预妇科肿瘤术后放疗患者,发现 4 周后益生元组的乳酸菌和双歧杆菌数量均较对照组明显增高,放疗后腹泻等不良反应较对照组明显改善。

既往研究证实,益生元发酵可选择性刺激双歧杆菌和乳酸杆菌的生长,有助于降低结直肠癌发病风险[9,14-16]。通过使用益生元改变肠道微生物群的组成或代谢活性,对降低结直肠癌的发病率至关重要。Fotiadis 等[17]对益生元抑制结肠癌发病的机制进行了系统综述,发现菊粉型果聚糖可提高肠道内双歧杆菌的水平,并增加短链脂肪酸的浓度。健康的肠道微生态有助于降低炎症因子的释放,减少脂多糖引起的内毒素血症,进而发挥积极的抗肿瘤作用。短链脂肪酸(即醋酸盐、丙酸盐、丁酸盐和乳酸盐)是由益生元等生物活性碳水化合物在肠道细菌发酵下产生的[18],尤其是丁酸盐通过加强肠道黏膜屏障、降低氧化应激反应进而发挥抑制炎症及抗肿瘤作用[19]。

（二）低聚果糖

益生元通过固有的选择性发酵改变肠道微生态是其营养特性的关键，β 果聚糖通过改善大肠表面各种生理过程、降低疾病风险（标志物）来改善健康状况[20]。Tsai 等[21] 就益生元对肠道微生态的改善作用进行了系统回顾，认为低聚糖、菊粉等益生元可促进机体肠道益生菌的增殖，改善肠道健康，维持肠道微生态平衡，提高肠道蠕动力。

2018 年美国学者就肠道微生态和儿童肿瘤的关系进行了系统综述发现：益生元（低聚果糖）使用可改善儿童化疗期间 1 个月左右（4~5 周）的肠道微生态，可降低儿童抗肿瘤治疗过程中的相关不良反应（如感染和发病风险）[22]。

另外一项研究发现，β(2,1)果聚糖和相应的发酵产物通过抑制细胞生长，调节分化，降低癌细胞转移活性等机制降低了结肠癌的发病风险[23]。

（三）乳果糖

乳果糖的作用机制与低聚果糖、菊粉等相似，可直接或间接促进短链脂肪酸和乳酸菌的生长。Macfarlane 等[24] 回顾性分析发现，饮食中摄取相对少量（5~20g/d）乳果糖时，可增加肠道内双歧杆菌和乳酸杆菌的数量，维护肠道微生态的平衡。一项在健康人群的随机对照双盲临床研究发现，长期摄入低剂量（10g/d）益生元（乳果糖）可以增加粪便双歧杆菌和乳酸菌含量，可能起到预防结肠癌的作用[25]。

（四）益生元与益生菌联合使用

含有益生菌和益生元的制剂被称为合生元，越来越多的研究肯定了益生元、益生菌联合使用的优势。益生元和/或益生菌联合使用可调节肠道微生态，能积极地影响免疫系统和微生物群之间的相互作用，有利于预防炎症和结直肠癌[26-28]。一项随机、双盲、安慰剂对照试验表明合生元干预可导致粪便菌群发生显著变化：双歧杆菌和乳酸菌增多，产气荚膜杆菌及梭菌减少；显著降低息肉切除术后患者结直肠细胞的增殖，减少粪水诱导的结肠细胞坏死，维护上皮屏障功能；抑制结肠癌切除术后患者外周血单核细胞 IL-2 分泌的增加；增加结肠癌患者干扰素的产生等[27]。此外多项系统综述结果类似，提示益生元与益生菌联合使用可通过调节肠道微生物群、减少结直肠细胞增殖、改善上皮屏障功能、调节机体免疫等一系列因素改善肿瘤患者的预后和降低肿瘤发病风险[17,29,30]。

三、推荐意见

1. 结直肠癌高危人群推荐日常增加富含益生元食物的摄入，必要时可补充益生元制剂。（A）

2. 菊粉、低聚果糖、乳果糖等益生元可调节肠道微生态和免疫功能，有助于降低结直肠癌发病风险。（A）

3. 益生元单独或与益生菌联合使用，可改善放化疗期间肠道微生态，缓解放化疗相关的胃肠道不良反应（如腹泻、便秘）。（A）

─────────── 参考文献 ───────────

[1] World Gastroenterology Organisation Global Guidelines：probiotics and prebiotics. WGO Review. February 2017.

[2] 郭本恒. 益生菌[M]. 北京：化学工业出版社，2016.

[3] CHONG E S. A potential role of probiotics in colorectal cancer prevention：review of possible mechanisms of

action[J]. World J Microbiol Biotechnol,2014,30(2):351-374.

[4] LIM C C,FERGUSON L R,TANNOCK G W. Dietary fibres as "prebiotics":Implications for colorectal cancer [J]. Mol Nutr Food Res,2005,49(6):609-619.

[5] MACFARLANE G T,STEED H,MACFARLANE S. Bacterial metabolism and health-related effects of galacto-oligosaccharides and other prebiotics[J]. J Appl Microbiol,2010,104(2):305-344.

[6] SALMINENS,BOULEY C,BOUTRON-RUAULT M C,et al. Functional food science of gastrointestinal physiology and function[J]. Br J Nutr,1998,80 Suppl 1(S1):S147-S171.

[7] VAN LOO J,COUSSEMENT P,DE LEENHEER L,et al. On the presence of inulin and oligofructose as natural ingredients in the Western diet[J]. Crit Rev Food Sci Nutr,1995,35:525-552.

[8] MOSHFEGH A J,FRIDAY J E,GOLDMAN J P,et al. Presence of inulin and oligofructose in the diets of Americans[J]. J Nutr,1999,129:1407S-1411S.

[9] ROBERFROID M. Prebiotics and probiotics:are they functional foods? [J]. Am J Clin Nutr,2000,71(6 Suppl):1682S-1687S.

[10] WELTERS C F,HEINEMAN E,THUNNISSEN F B,et al. Effect of dietary inulin supplementation on inflammation of pouch mucosa in patients with an ileal pouch-anal anastomosis. Dis Colon Rectum,2002,45(5):621-627.

[11] PEITSIDOUK, KARANTANOS T, THEODOROPOULOS G E. Probiotics, prebiotics, synbiotics:is there enough evidence to support their use in colorectal cancer surgery? [J]. Dig Surg,2012,29(5):426-438.

[12] GARCÍA-PERIS,VELASCO C,LOZANO M A,et al. Effect of a mixture of inulin and fructo-oligosaccharide on Lactobacillus and Bifidobacterium intestinal microbiota of patients receiving radiotherapy:a randomised, double-blind,placebo-controlled trial[J]. Nutr Hosp,2012,27(6):1908-1915.

[13] GARCIA-PERIS P,VELASCO C,HERNANDEZ M,et al. Effect of inulin and fructo-oligosaccharide on the prevention of acute radiation enteritis in patients with gynecological cancer and impact on quality-of-life:a randomized,double-blind,placebo-controlled trial[J]. Eur J Clin Nutr,2016,70(2):170-174.

[14] SALMINENS,BOULEY C,BOUTRON-RUAULT M C,et al. Functional food science of gastrointestinal physiology and function[J]. Br J Nutr,1998,80 Suppl 1(S1):S147-S171.

[15] MACFARLANE S,MACFARLANE G T,CUMMINGS J H. Review article:prebiotics in the gastrointestinal tract[J]. Aliment Pharmacol Ther,2006,24(5):701-714.

[16] MACFARLANE GT,STEED H,MACFARLANE S. Bacterial metabolism and health-related effects of galacto-oligosaccharides and other prebiotics[J]. J Appl Microbiol,2010,104(2):305-344.

[17] FOTIADIS,CONSTANTINE-IOSIF. Role of probiotics,prebiotics and synbiotics in chemoprevention for colorectal cancer[J]. World J Gastroenterol,2008,14(42):6453.

[18] WOLLOWSKI I,RECHKEMMER G,POOL-ZOBEL B L. Protective role of probiotics and prebiotics in colon cancer[J]. Am J Clin Nutr,2001,73(2 Suppl):451S.

[19] HAMER H M,JONKERS D,VENEMA K,et al. Review article:the role of butyrate on colonic function[J]. Aliment Pharmacol Ther,2007,27:104-119.

[20] VAN LOO J A. Prebiotics promote good health:the basis,the potential,and the emerging evidence[J]. J Clin Gastroenterol,2004,38(6 Suppl):70-75.

[21] TSAI Y L,LIN T L,CHANG C J,et al. Probiotics,prebiotics and amelioration of diseases[J]. J Biomed Sci,2019,26(1):3.

[22] BAI J,BEHERA M,BRUNER D W. The gut microbiome,symptoms,and targeted interventions in children with cancer:a systematic review[J]. Support Care Cancer,2018,26(2):427-439.

[23] POOL-ZOBEL,BEATRICE L. Inulin-type fructans and reduction in colon cancer risk:review of experimental and human data[J]. Br J Nutr,2005,93(S1):S73.

［24］ MACFARLANE S,MACFARLANE G T,CUMMINGS J H. Review article:prebiotics in the gastrointestinal tract［J］. Aliment Pharmacol Ther,2006,24(5):701-714.

［25］ BOUHNIK Y,ATTAR A,JOLY F A,et al. Lactulose ingestion increases faecal bifidobacterial counts:a randomised double-blind study in healthy humans［J］. Eur J Clin Nutr,2004,58(3):462-466.

［26］ ROLLER M,CLUNE Y,COLLINS K,et al. Consumption of prebiotic inulin enriched with oligofructose in combination with the probiotics Lactobacillus rhamnosus and Bifidobacterium lactis has minor effects on selected immune parameters in polypectomised and colon cancer patients［J］. Br J Nutr, 2007, 97 (4): 676-684.

［27］ RAFTER J,BENNETT M,CADERNI G,et al. Dietary synbiotics reduce cancer risk factors in polypectomized and colon cancer patients［J］. Am J Clin Nutr,2007,85(2):488-496.

［28］ BURNS A J,ROWLAND I R. Anti-carcinogenicity of probiotics and prebiotics［J］. Curr Issues Intest Microbiol,2000,1(1):13-24.

［29］ KNIGHT D,GIRLING K J. Gut flora in health and disease［J］. Lancet,2003,361(9371):1.

［30］ WORTHLEY D L,LE LEU R K,WHITEHALL V L,et al. A human,double-blind,placebo-controlled,crossover trial of prebiotic,probiotic,and synbiotic supplementation:effects on luminal,inflammatory,epigenetic, and epithelial biomarkers of colorectal cancer［J］. Am J Clin Nutr,2009,90(3):578-586.

第四节　β-羟基-β-甲基丁酸盐

一、背景

肿瘤恶液质是一种导致虚弱的多因素疾病,其特征是全身炎症、负蛋白平衡和非自愿的瘦体组织丢失(肌肉减少症),伴有或不伴有脂肪组织的消耗。约一半的肿瘤患者最终发展成恶液质,其中胃癌和胰腺癌的发病率最高[1]。恶液质对患者的生活质量有显著的负面影响,因为恶液质导致骨骼肌量的丧失,从而导致虚弱程度不断加重,行动能力下降。肌肉量较少的肿瘤患者化疗毒性发生率较高,术后并发症较多,总体生存率较低[2-4]。

肿瘤恶液质患者骨骼肌量的降低与肌肉蛋白分解增加、合成减少有关[5]。但增加总能量摄入并非治疗恶液质的有效策略,因为增加能量带来的体重增加往往由脂肪量增加或水分潴留引起[6]。因此,需要有针对维持肌肉量的营养策略。β-羟基-β-甲基丁酸盐(β-hydroxy-β-methylbutyrate,HMB)是亮氨酸的代谢产物。HMB 抑制蛋白酶体活性,激活蛋白质合成和骨骼肌生长。HMB 除了对肌肉健康有益处,还有证据表明 HMB 可以促进术后恢复,减轻化疗和放疗的一些不良反应,甚至可以减轻肿瘤负荷,提高生存率。

二、证据

(一) HMB 在肿瘤恶液质方面的临床研究

在 32 名结肠癌、卵巢癌、肺癌、胰腺癌等晚期实体瘤(Ⅳ期)恶液质的患者中,补充 HMB 3g/d 联合精氨酸(Arg)和谷氨酰胺(Gln)可逆转肿瘤相关的肌肉丢失。补充 HMB/Arg/Gln 后,受试者平均体重增加(0.95±0.66)kg,去脂体重增加 1.12kg,而安慰剂组补充等氮的非必需氨基酸,患者在同一时间内的去脂体重丢失了 1.34kg。补充 4 周后就可以观察到补充 HMB/Arg/Gln 的益处,并且这些益处在整个 24 周的研究中一直存在。HMB 与精氨酸和谷氨酰胺联合应用还能改善人的情绪,减轻虚弱,改善血液学指标[7]。在另一项临床研究中,

472 名晚期肺癌和其他肿瘤患者补充了 HMB/Arg/Gln 或等氮、等能量物质作为对照。患者补充 HMB/Arg/Gln 后 FFM 和 BM 升高趋势明显,但由于大多数患者(63%)没有完成研究,因此难以评估 HMB/Arg/Gln 逆转或预防肿瘤恶液质的有效性[8]。

(二) HMB 对肿瘤负荷的影响

迄今为止,所有关于 HMB 对肿瘤负荷影响的研究都在动物身上进行。接种 AH-130 肿瘤细胞到 Wistar 大鼠,发现 HMB 通过防止肌肉和体重减少来减少肿瘤恶液质[9]。HMB 能缓解 Walker 256 荷瘤大鼠的恶液质,减轻肿瘤重量和离体肿瘤细胞的增殖[10,11]。在同一模型上用 HMB 干预后,发现延长了动物生存时间,促进代谢的改变,干预效果存在时间依赖性[12]。在胰腺导管腺癌(PDAC)小鼠模型中,HMB 显著增加肌纤维和 mTOR 信号传导,减小肿瘤体积;HMB 与吉西他滨协同可抑制 PDAC 生长,促进肿瘤免疫监视的作用[13]。

(三) HMB 促进术后恢复

HMB 可以减少手术患者术后并发症的发生率,加快伤口愈合和恢复。虽然手术应激反应会影响肿瘤患者的恢复,但近期在人类肿瘤细胞的体外实验证明,HMB 通过抑制 TE-1 细胞中的 NF-κB 活化和 IL-6 来减轻 TNF-α 介导的炎症反应,有助于调节这些应激反应[14]。临床应用中,补充 HMB 可以改善危重创伤患者的炎症反应和氮平衡[15]。18 名在重症监护室超过 7 天的吸氧 COPD 患者补充 HMB 后,炎症减轻,肺功能得到改善[16]。除了减轻炎症,HMB 还可以减轻术后恢复期卧床休息的消极影响,补充 HMB 能维持完全卧床 10 天的老人的肌肉量[17]。在创伤愈合方面,37 名老人补充 HMB/Arg/Gln 后,创伤愈合指标提高 67%[18]。对糖尿病患者的回顾性研究中,也观察到与这些发现相一致的功效[19]。

(四) HMB 减轻化疗/放疗不良反应的潜力

虽然化疗会进一步导致恶液质,但化疗对肌肉流失的影响并不通过骨骼肌蛋白水解系统,骨骼肌蛋白水解通常与其他以肌肉萎缩为特征的疾病有关[20]。抗肿瘤药物导致肌浆和线粒体的改变是肌肉流失的主要机制[21,22]。化疗引起线粒体衰竭,活性氧(ROS)释放,ERK1/2 和 p38 MAPKs 依赖通路激活,AKT-依赖合成代谢下降[23-25]。因此,化疗的使用会加剧肿瘤相关的肌肉流失。有证据表明,缓解肌肉流失可以提高生活质量,减少化疗毒性,从而耐受更高和更有效的药物剂量,在肿瘤存在的情况下延长寿命[26,27]。由于补充 HMB 可以有效预防荷瘤小鼠炎症和肌生成抑制素相关的肌肉流失,因此可以将 HMB 用于化疗的辅助治疗[28]。

人类和动物研究同样支持 HMB 能积极减少放疗辐射导致的不良反应。HMB/Arg/Gln 治疗逆转了大鼠放疗引起的口腔黏膜炎症和上皮萎缩[29]。HMB/Arg/Gln 可以减轻辐射对肠表面上皮平滑程度、绒毛萎缩、固有层炎症、隐窝炎和隐窝变形、再生异型性、血管扩张和充血以及纤维化的影响,提示联合使用 HMB/Arg/Gln 可以预防辐射引起的急性肠毒性[30]。

HMB 在接受放疗或放化疗的肿瘤患者的临床研究中显示的作用一致。一项在 35 名头颈部肿瘤患者进行的 HMB/Arg/Gln 补充对放化疗所致口腔黏膜炎的 II 期研究表明,HMB/Arg/Gln 降低了严重口腔黏膜炎(临床检查评定 ≥3 级)的发生率,并与较严重口腔黏膜组织更快改善有关[31]。另一项 II 期临床研究评估了 HMB/Arg/Gln 对 40 名同时接受放化疗的头颈部肿瘤患者放射性皮炎的疗效。HMB/Arg/Gln 组 ≥2 级皮炎发生率低于对照组(63% vs. 94%),HMB/Arg/Gln 组 ≥1 级和 ≥2 级皮炎的持续时间也缩短明显,这些数据表明 HMB 可以预防和促进辐射性皮炎的恢复[32]。

（五）剂量推荐

HMB 功效研究显示,每天使用 320mg/kg HMB,可延长 Walker256 荷瘤大鼠的寿命[10]。然而,此剂量大约是人类常用剂量的 4 倍。后期研究表明,125mg/(kg·d)(相当于人类每日 1.3g HMB)的剂量足以显著降低 MAC 16 荷瘤小鼠体内肿瘤的生长,并减轻肿瘤恶液质症状[33]。HMB 在临床研究中使用的剂量范围为 38~76mg/(kg·d),相当于每天 2.4~3g 的 HMB。在健康受试者阻力训练期间,HMB 补充剂量高达 6g/d 的情况下,并未造成肝肾功能、免疫系统或血脂代谢损伤[34,35]。尽管高于 3g/d 的 HMB 是否能增加肿瘤患者的疗效还有待研究,但鉴于 HMB 具良好的安全性,可以考虑在肿瘤患者中增加 HMB 的剂量。

HMB 每日剂量应分成 2~3 个等量,并在一天内服用。可以通过 CaHMB(钙盐形式)或者 HMB-FA(游离酸形式)补充 HMB。与接受 CaHMB 胶囊的受试者相比,接受 HMB-FA 的受试者血浆 HMB 峰值出现更快、浓度更高,并且 HMB 清除率更高,这表明游离酸形式提高了 HMB 的生物利用度和功效[36]。此外,对于临床上部分适应证,使用 HMB/Arg/Gln 联合进行补充具有协同效应,效果优于 HMB 单独补充。

HMB 的功效与补充时间长短有关,当 HMB 有足够的时间发挥作用时,效果会更好[12]。因此,在可能的情况下,HMB 应在手术、化疗或放疗前开始补充,并在整个康复过程中持续补充。已有许多研究证明长期服用 HMB 的安全性,因此,可以在确诊后就开始补充 HMB,目前没有证据表明需要停止补充 HMB。在健康人群中进行的 HMB 研究表明,与训练计划联合使用,HMB 的积极影响会更加显著[35]。

三、推荐意见

1. HMB 可以防止肌肉分解,增加肌肉合成,从而增加骨骼肌量。（A）
2. 恶液质及肌肉减少症患者推荐使用 HMB。（A）

===== 参考文献 =====

[1] FEARON K,ARENDS J,BARACOS V. Understanding the mechanisms and treatment options in cancer cachexia[J]. Nat Rev Clin Oncol,2013,10(2):90-99.

[2] PRADO C M,LIEFFERS J R,MCCARGAR L J,et al. Prevalence and clinical implications of sarcopenic obesity in patients with solid tumours of the respiratory and gastrointestinal tracts:a population-based study[J]. Lancet Oncol,2008,9(7):629-635.

[3] WARREN S. The immediate causes of death in cancer[J]. Am J Med Sci,1932,184(5),610-615.

[4] Fearon K,Strasser F,Anker S D,et al. ANKER. Definition and classification of cancer cachexia:an international consensus[J]. Lancet Oncol,2011,12(5):489-495.

[5] EMERY P W,EDWARDS R H,RENNIE M J,et al. Protein synthesis in muscle measured in vivo in cachectic patients with cancer[J]. Br Med J (Clin Res Ed),1984,289(6445):584-586.

[6] KIM J S,KHAMOUI A V,JO E,et al. β-Hydroxy-β-methylbutyrate as a countermeasure for cancer cachexia:a cellular and molecular rationale[J]. Anticancer Agents Med Chem,2013,13(8):1188-1196.

[7] MAY P E,BARBER A,D'OLIMPIO J T,et al. Reversal of cancer-related wasting using oral supplementation with a combination of beta-hydroxy-beta-methylbutyrate, arginine, and glutamine[J]. Am J Surg,2002,183(4):471-479.

[8] BERK L,JAMES J,SCHWARTZ A,et al. A randomized,double-blind,placebo-controlled trial of a beta-hydroxyl beta-methyl butyrate,glutamine,and arginine mixture for the treatment of cancer cachexia(RTOG

0122)[J]. Support Care Cancer,2008,16(10):1179-1188.

[9] AVERSA Z,BONETTO A,COSTELLI P,et al. β-hydroxy-β-methylbutyrate (HMB) attenuates muscle and body weight loss in experimental cancer cachexia[J]. Int J Oncol,2011,38(3):713-720.

[10] KUCZERA D,PARO DE OLIVEIRA HH,FONSECA GUIMAR ES FDE S,et al. Bax/Bcl-2 protein expression ratio and leukocyte function are related to reduction of Walker-256 tumor growth after β-hydroxy-β-methylbutyrate (HMB) administration in Wistar rats[J]. Nutr Cancer,2012,64(2):286-293.

[11] NUNES E A,KUCZERA D,BRITO G A,et al. Beta-hydroxy-beta-methylbutyrate supplementation reduces tumor growth and tumor cell proliferation ex vivo and prevents cachexia in Walker 256 tumor-bearing rats by modifying nuclear factor-kappa B expression[J]. Nutr Res,2008,28(7):487-493.

[12] CAPERUTO E C,TOMATIELI R V,COLQUHOUN A,et al. Beta-hydoxy-beta-methylbutyrate supplementation affects Walker 256 tumor-bearing rats in a time-dependent manner[J]. Clin Nutr,2007,26(1):117-122.

[13] COLEMAN M,LIU K,TANG X H,et al. β-Hydroxy-β-Methylbutyrate supplementation preserves muscle mass and reduces tumor growth in obese mice[J]. Cancer Res,2020(Supplement 2):313.

[14] MIYAKE S,OGO A,KUBOTA H,et al. β-Hydroxy-β-methylbutyrate suppresses NF-κB activation and IL-6 production in TE-1 cancer cells[J]. In Vivo,2019,33(2):353-358.

[15] KUHLS D A,RATHMACHER J A,MUSNGI M D,et al. Beta-hydroxy-beta-methylbutyrate supplementation in critically ill trauma patients[J]. J Trauma,2007,62(1):125-132.

[16] HSIEH L C,CHIEN S L,HUANG M S,et al. Anti-inflammatory and anticatabolic effects of short-term beta-hydroxy-beta-methylbutyrate supplementation on chronic obstructive pulmonary disease patients in intensive care unit[J]. Asia Pac J Clin Nutr,2006,15(4):544-550.

[17] DEUTZ N E,PEREIRA S L,HAYS N P,et al. Effect of β-hydroxy-β-methylbutyrate (HMB) on lean body mass during 10 days of bed rest in older adults[J]. Clin Nutr,2013,32(5):704-712.

[18] WILLIAMS J Z,ABUMRAD N,BARBUL A. Effect of a specialized amino acid mixture on human collagen deposition[J]. Ann Surg,2002,236(3):369-375.

[19] SIPAHI S,GUNGOR O,GUNDUZ M,et al. The effect of oral supplementation with a combination of beta-hydroxy-beta-methylbutyrate,arginine and glutamine on wound healing:a retrospective analysis of diabetic haemodialysis patients[J]. BMC Nephrol,2013,14:8.

[20] LECKER S H,JAGOE R T,GILBERT A,et al. Multiple types of skeletal muscle atrophy involve a common program of changes in gene expression[J]. FASEB J,2004,18(1):39-51.

[21] SHUM A M,MAHENDRADATTA T,TAYLOR R J,et al. Disruption of MEF2C signaling and loss of sarcomeric and mitochondrial integrity in cancer-induced skeletal muscle wasting[J]. Aging (Albany NY),2012,4(2):133-143.

[22] GILLIAM L A A,FISHER-WELLMAN K H,LIN C T,et al. The anticancer agent doxorubicin disrupts mitochondrial energy metabolism and redox balance in skeletal muscle[J]. Free Radic Biol Med,2013,65:988-996.

[23] DAMRAUER J S,STADLER M E,ACHARYYA S,et al. Chemotherapy-induced muscle wasting:association with NF-κB and cancer cachexia[J]. Eur J Transl Myol,2018,28(2):7590.

[24] KEFALOYIANNI E,GAITANAKI C,BEIS I. ERK1/2 and p38-MAPK signalling pathways,through MSK1,are involved in NF-kappaB transactivation during oxidative stress in skeletal myoblasts[J]. Cell Signal,2006,18(12):2238-2251.

[25] BARRETO R,WANING D L,GAO H,et al. Chemotherapy-related cachexia is associated with mitochondrial depletion and the activation of ERK1/2 and p38 MAPKs[J]. Oncotarget,2016,7(28):43442-43460.

[26] WANG H,LI T L,HSIA S,et al. Skeletal muscle atrophy is attenuated in tumor-bearing mice under chemo-

therapy by treatment with fish oil and selenium[J]. Oncotarget,2015,6(10):7758-7773.

[27] CHEN J A,SPLENSER A,GUILLORY B,et al. Ghrelin prevents tumour-and cisplatin-induced muscle wasting:characterization of multiple mechanisms involved[J]. J Cachexia Sarcopenia Muscle,2015,6(2):132-143.

[28] KORNASIO R,RIEDERER I,BUTLER-BROWNE G,et al. beta-hydroxy-beta-methylbutyrate (HMB) stimulates myogenic cell proliferation,differentiation and survival via the MAPK/ERK and PI3K/Akt pathways [J]. Biochim Biophys Acta,2009,1793(5):755-763.

[29] YAVAS C,YAVAS G,ACAR H,et al. Amelioration of radiation-induced acute inflammation and mucosal atrophy by beta-hydroxy-beta-methylbutyrate, L-glutamine, and L-arginine:results of an experimental study [J]. Support Care Cancer,2013,21(3):883-888.

[30] YAVAS C,YAVAS G,CELIK E,et al. Beta-Hydroxy-Beta-Methyl-Butyrate,L-glutamine,and L-arginine supplementation improves radiation-induce acute intestinal toxicity[J]. J Diet Suppl,2019,16(5):576-591.

[31] YOKOTA T,HAMAUCHI S,YOSHIDA Y,et al. A phase Ⅱ study of HMB/Arg/Gln against oral mucositis induced by chemoradiotherapy for patients with head and neck cancer[J]. Support Care Cancer,2018,26 (9):3241-3248.

[32] IMAI T,MATSUURA K,ASADA Y,et al. Effect of HMB/Arg/Gln on the prevention of radiation dermatitis in head and neck cancer patients treated with concurrent chemoradiotherapy[J]. Jpn J Clin Oncol,2014,44 (5):422-427.

[33] SMITH H J,MUKERJI P,TISDALE M J. Attenuation of proteasome-induced proteolysis in skeletal muscle by b-hydroxy-b-methylbutyrate in cancer-induced muscle loss[J]. Cancer Res,2005,65(1):277-283.

[34] GALLAGHER P M,CARRITHERS J A,GODARD M P,et al. Beta-hydroxy-beta-methylbutyrate ingestion, part Ⅱ:effects on hematology, hepatic and renal function[J]. Med Sci Sports Exerc,2000,32(12):2116-2119.

[35] GALLAGHER P M,CARRITHERS J A,GODARD M P,et al. b-Hydroxy-b-methylbutyrate ingestion,Part Ⅰ:Effects on strength and fat free mass[J]. Med Sci Sports Exerc,2000,32(12):2109-2115.

[36] FULLER J C J R,SHARP R L,ANGUS H F,et al. Free acid gel form of beta-hydroxy-beta-methylbutyrate (HMB) improves HMB clearance from plasma in human subjects compared with the calcium HMB salt[J]. Br J Nutr,2011,105(3):367-372.

第七章

营养治疗途径

第一节 概 述

　　肿瘤患者处于慢性消耗状态,当不能或不愿意进食以满足营养需求时,应考虑经各种途径行营养治疗[1]。营养治疗是指为患者提供适宜的营养素以满足机体营养需求,纠正营养不良状态。根据营养成分是否经由肠道吸收进入人体,营养治疗途径可分为肠内营养及肠外营养。肠内营养符合人体营养素吸收的生理过程、并发症少,是营养治疗的首选,其营养通路可以分为符合生理的口服(经口摄入)和管饲两大类。管饲途径从置管入口可以分为经鼻置管、咽造瘘置管、胃造瘘及空肠造瘘置管等,从营养管末端所在的部位又可分为胃管和空肠管,其中经鼻置管主要用于4周以内的临时置管,包括鼻胃管(naso-gastric tube,NGT)和鼻肠管(naso-intestinal tube,NIT);而各种造瘘技术主要用于长期管饲(预计置管时间在4周以上),主要包括外科手术造瘘,以及内镜、X线、超声等技术辅助的经皮消化道造瘘[2-4]。肠外营养主要指经静脉输液的方式输入营养物质,主要包括经外周静脉置管及经中央静脉置管。除静脉外,也有采用腹腔、骨髓腔及皮下等其他途径输注液体的方式(图7-1)。如果患者所需的营养物质全部经肠外供给,则称为全肠外营养。

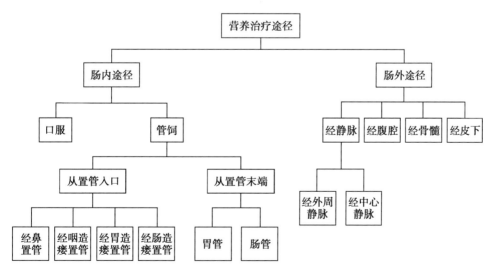

图7-1 主要营养治疗途径分类

营养治疗的途径应根据患者病情进行个体化选择[5]。营养治疗应该遵循阶梯原则,首先选择营养教育和饮食指导,合理经口进食,在强化饮食指导仍无法经口摄入足够营养时,鼓励 ONS;对经口进食受限者,应积极开放并维持经口进食通路;口服不足或不能时,用管饲补充或替代;管饲仍然不能满足营养需求时,应加用肠外营养以补充肠内营养的不足;完全不能肠内营养时使用全肠外营养。

===== 参考文献 =====

[1] BOULLATA J I,GILBERT K,SACKS G,et al. ASPEN clinical guidelines:parenteral nutrition ordering,order review,compounding,labeling,and dispensing[J]. J Parenter Enteral Nutr,2014,38(3):334-377.

[2] TOUSSAINT E,VAN GOSSUM A,BALLARIN A,et al. Enteral access in adults[J]. Clin Nutr,2015,34(3):350-358.

[3] FARRAG K,SHASTRI Y M,BEILENHOFF U,et al. Percutaneous endoscopic gastrostomy(PEG):a practical approach for long term management[J]. BMJ,2019,364:k5311.

[4] VEITCH A M,VANBIERVLIET G,GERSHLICK A H,et al. Endoscopy in patients on antiplatelet or anticoagulant therapy,including direct oral anticoagulants:British Society of Gastroenterology(BSG)and European Society of Gastrointestinal Endoscopy(ESGE)guidelines[J]. Endoscopy,2016,48(4):385-402.

[5] HEYLAND D K,LEMIEUX M,SHU L,et al. What is "best achievable" practice in implementing the enhanced protein-energy provision via the enteral route feeding protocol in intensive care units in the United States? Results of a multicenter,quality improvement collaborative[J]. JPEN J Parenter Enteral Nutr,2018,42(2):308-317.

第二节　经鼻胃/肠管途径

一、背景

肿瘤、创伤等慢性消耗疾病患者,当不能或不愿意进食以满足营养需求时,应考虑经各种途径行营养支持(nutrition support,NS)。营养支持指经口、肠道或肠外途径为患者提供较全面营养素,包括肠内营养和肠外营养。肠内营养指经消化道给予营养素,可分为整蛋白型肠内营养和短肽/氨基酸型肠内营养,是营养治疗的首选方案[1]。肠内营养路径可分为口服和管饲,其中,管饲路径包括鼻胃管(nasogastric tube,NGT)、鼻肠管(nasointestinal tube,NIT)、咽造瘘、胃造瘘与十二指肠或空肠造瘘等[2]。NGT/NIT 具有置管方便、经济、无创等优点,是短期肠内营养的首选途径[3]。但对于头咽部肿瘤、脑卒中及重型颅脑损伤等长期置管患者,存在胃潴留、食管炎及吸入性肺炎风险[4]。所以,营养支持路径仍需基于循证医学原则进行个体化选择。

二、证据

2006 年 ESPEN 发布的肿瘤患者肠内营养指南中,明确了 ONS 途径对肿瘤患者的作用,并将 ONS 和强化营养咨询作为肿瘤放疗患者首选的营养支持方式[5]。2013 年 Philipson 等[6]发现,4 400 万成年住院患者中,使用 ONS 的患者较非 ONS 者,可缩短住院时间、降低医疗费用及 30 天内再入院率。ONS 具有更好的依从性,但若患者存在不宜行 ONS 的因素(如昏迷、中枢性吞咽障碍和严重口腔咽喉黏膜炎等),ONS 途径并不能取代管饲或静脉输注。

NGT/NIT 是临床中最常用的管饲途径[3]，但对咽喉黏膜存在刺激，可导致黏膜糜烂、溃疡出血。头颈部肿瘤患者放化疗后，大多会出现口腔和咽喉部黏膜的化学或物理性损伤，经鼻管饲可能对患者已有的口腔黏膜炎症产生进一步的机械刺激，加重损伤，故推荐经皮内镜下胃-空肠造瘘术（percutaneous endoscopic gastrojejunostomy，PEG-J）为头颈部放疗患者肠内营养的首选途径。

由于头咽部肿瘤、脑卒中及重型颅脑损伤患者常见误吸和吸入性肺炎等并发症[4,7]，采用 NGT 管饲行短期肠内营养治疗时应将患者的头胸部抬高 30°~45°[8]。多项 RCT 对比经 NGT 和 NIT 两种途径早期肠内营养的优缺点，发现 NIT 在减少胃潴留和误吸等并发症方面优于 NGT[9,10]，而在耐受性、安全性、住院天数、达成临床目标和并发症发生率等方面基本相同[11]。胃术后患者因局部解剖异常，胃管放置难度和风险较高。胃瘫、严重胃食管反流高误吸风险、十二指肠梗阻、胃瘘、十二指肠瘘和重症急性胰腺炎等患者，都不适合通过 NGT 行肠内营养支持[12]。对于此类患者可选择由 NIT 经空肠或 PEG-J 行肠内营养支持[13,14]。

存在胃排空障碍（常见于术后）者，行 NIT 经小肠喂饲可降低恶心、呕吐和急性胃扩张的风险，进而减少反流、误吸和吸入性肺炎发生率[15,16]。在行机械通气的患者中，NGT/NIT 均可用于营养支持。Ibanez 等[17]观察 30 例无法经口进食患者采用不同直径 NGT 行短期（1个月）肠内营养的胃食管反流和呼吸道误吸情况，发现细直径 NGT 的胃食管反流和呼吸道误吸发生率较低，可作为防止机械通气相关性肺炎的简单方法。国内临床研究则显示，NIT 在降低机械通气患者的呼吸机相关性肺炎发生率上优于 NGT[18,19]。

居家肠内营养是病情趋于平稳且需要长期肠内营养患者的首选方式。一项 RCT 研究纳入 105 例需要居家肠内营养的晚期肿瘤患者，分别采取 PEG-J 与 NIT 途径，发现 6 个月后 PEG-J 组的并发症发生率明显低于 NIT 组，且 PEG-J 组患者的肠内营养支持率高于 NIT 组[20]。

三、推荐意见

1. 接受放疗且有肠内营养适应证的肿瘤患者，尽可能通过经口进食或 ONS 方式，不推荐常规应用管饲。（A）

2. 需要短期经管饲（时间<4 周）接受肠内营养治疗的肿瘤患者，推荐经 NGT 行管饲；管饲时患者头胸部抬高 30°~45°，以减少误吸和吸入性肺炎的发生。（A）

3. 接受头部放疗且有肠内营养适应证的患者，当无法经口进食或进食量不足时，不推荐经鼻管饲，可考虑实施 PEG。（A）

4. 对于多数患者，NGT 与 NIT 途径营养效果并无显著差异；但对于有胃潴留和胃蠕动较差，存在反流和误吸高风险的患者，推荐选择 NIT。（A）

5. NIT 或细直径 NGT 更适合应用于重症监护病房中行机械通气的患者，可降低胃食管反流和呼吸道误吸风险。（B）

6. PEG-J 较 NGT/NIT 更适合伴有长期吞咽困难的肿瘤患者行家庭肠内营养。（A）

━━━━━━━━━━━━━━━━━━━━━ 参考文献 ━━━━━━━━━━━━━━━━━━━━━

[1] 何振扬. 欧洲肠外肠内营养学会重症患者肠外肠内营养指南简介[J]. 中华普通外科学文献（电子版），2010，（2）：173-175.

［2］汪志明.肠内营养支持途径的建立与管理［J］.肠外与肠内营养,2017,24(2):68-69.

［3］TOUSSAINT E,VAN GOSSUM A,BALLARIN A,et al. Enteral access in adults［J］. Clin Nutr,2015,34(3): 350-358.

［4］曾玉琼.重型颅脑外伤患者行鼻胃管与鼻肠管肠内营养的对比研究［J］.中国医学创新,2016,(8): 125-128.

［5］ARENDS J,BODOKY G,BOZZETTI F,et al. ESPEN Guidelines on Enteral Nutrition:Non-surgical oncology ［J］. Clin Nutr,2006,25(2):245-259.

［6］PHILIPSON T J,SNIDER J T,LAKDAWALLA D N,et al. Impact of oral nutritional supplementation on hospital outcomes［J］. Am J Manag Care,2013,19(2):121-128.

［7］PRYOR L N,WARD E C,CORNWELL P L,et al. Impact of nasogastric tubes on swallowing physiology in older,healthy subjects:a randomized controlled crossover trial［J］. Clin Nutr,2015,34(4):572-578.

［8］蒋朱明.临床诊疗指南:肠外肠内营养学分册(2008版)［M］.北京:人民卫生出版社,2008.

［9］徐微懿.危重老年患者应用鼻胃管与鼻空肠管疗效比较［J］.温州医科大学学报,2015,45(3):215-217.

［10］WHITE H,SOSNOWSKI K,TRAN K,et al. A randomized controlled comparison of early post-pyloric versus early gastric feeding to meet nutritional targets in ventilated intensive care patients［J］. Crit Care,2009,13 (6):R187.

［11］JIANG N,SONG X W,LIN J J,et al. Risk of gastrointestinal complications in breast cancer patients treated with neratinib:a meta-analysis［J］. Expert Opin Drug Saf,2017,16(10):1-9.

［12］ITKIN M,DELEGGE M H,FANG J C,et al. Multidisciplinary practical guidelines for gastrointestinal access for enteral nutrition and decompression from the Society of Interventional Radiology and American Gastroenterological Association(AGA)Institute,with endorsement by Canadian Interventional Radiological Association (CIRA)and Cardiovascular and Interventional Radiological Society of Europe(CIRSE)［J］. Gastroenterology,2011,141(2):742-765.

［13］AXELSSON L,SILANDER E,NYMAN J,et al. Effect of prophylacticpercutaneous endoscopic gastrostomy tube on swallowing in advanced head and neck cancer:A randomized controlled study［J］. Head Neck,2017, 39(5):908-915.

［14］冯金周,曾俊,孙明伟,等.早期经皮内镜下胃造口置管行肠内营养对重型颅脑损伤病人临床结局的影响［J］.肠外与肠内营养,2011,18(6):331-334.

［15］ACOSTA-ESCRIBANO J,FERNANDEZ-VIVAS M,GRAU C T,et al. Gastric versus transpyloric feeding in severe traumatic brain injury:a prospective randomized trial［J］. Intensive Care Med,2010,36(9): 1532-1539.

［16］WAN B,FU H Y,YIN J T. Early jejunal feeding by bedside placement of a nasointestinal tube significantly improves nutritional status and reduces complications in critically ill patients versus enteral nutrition by a nasogastric tube［J］. Asia Pac J Clin Nutr. ,2015,24(1):51-57.

［17］IBANEZ J,PENAFIEL A,MARSE P,et al. Incidence of gastroesophageal reflux and aspiration in mechanically ventilated patients using small-bore nasogastric tubes［J］. J Parenter Enteral Nutr,2000,24(2): 103-106.

［18］李镇,郑辉才.鼻肠管与鼻胃管营养预防呼吸机相关性肺炎效果对比分析［J］.临床肺科杂志,2017, 22(3):473-475.

［19］张宗雪,毛秀莲,徐振虎,等.鼻肠管和鼻胃管在有创机械通气患者营养支持中的不良反应比［J］.广东医学院学报,2014,32(6):849-850.

［20］孙大力,徐鹏远,岑云云,等.PEJ和鼻肠管置管在晚期上消化道恶性肿瘤患者家庭肠内营养的应用 ［J］.肠外与肠内营养,2016,23(2):103-106.

第三节 经皮内镜下胃/肠造瘘途径

一、背景

鼻胃/肠管用于临床已超过 200 年,但因长期带管易引起鼻咽部、食管黏膜糜烂甚至溃疡,且不便参加日常活动,一定程度影响患者生活质量。因此,目前推荐将经皮内镜下胃造瘘术(percutaneous endoscopic gastrostomy,PEG)作为不能经口进食且需长时间肠内营养患者的首选通路[1]。

PEG 的基本操作方法主要包括 Ponsky-Gauderer 拖出(pull)法、Sacks-Vine 推入(push)法以及 Russell 插入(introducer)法。前两者经皮穿刺进入胃腔的操作步骤基本相同,差别在于 pull 法经腹壁置入牵引线,经内镜自口腔引出,与造瘘管系线固定后将管反向拖出体表,而 push 法经腹壁置入导丝,造瘘管顺向沿导丝经口腔推出体表;introducer 法则是以专用套管针(trocar)先将胃壁与腹壁固定后直接经体表插入造瘘管。

当存在 PEG 禁忌证时,临床可以选择经皮内镜下空肠造瘘术(percutaneous endoscopic jejunostomy,PEJ)建立肠内营养通路。包括直接法经皮内镜空肠造瘘术(direct percutaneous endoscopic jejunostomy,DPEJ)及经皮内镜下胃-空肠造瘘术(percutaneous endoscopic gastrojejunostomy,PEG-J),即所谓间接法经皮内镜下空肠造瘘术。

随着内镜技术的发展及操作熟练程度的提高,内镜造瘘技术的并发症发生率大大下降。与传统手术胃/肠造瘘相比,PEG-J 操作简单,具有无需特殊麻醉、可在床边放置等优点,且置管隐蔽,可解决鼻胃/肠管无法克服的外表美观问题,提高患者生活质量。

限制患者接受 PEG 的胃肠道因素主要包括:术后胃或残胃排空障碍;患者无法耐受胃内喂养(如难治性恶心呕吐、胃食管反流症状或由此导致的吸入性肺炎);胃壁无法获得穿刺点及各种良恶性疾病导致胃流出道(幽门、十二指肠或术后胃肠吻合口)梗阻。若因无法获得合适的胃壁穿刺点行 PEG,PEG-J 亦无法顺利完成,这部分患者可考虑行 DPEJ。

二、证据

(一)围手术期抗菌药物应用

在 pull 法/push 法 PEG 操作中,造瘘管需经口腔置入,存在感染的风险(发生率约 26%~35%)。尽管有研究发现,在一些婴幼儿、儿童患者中使用抗生素对预防局部感染没有帮助[2],但总体而言,预防性使用抗菌药物可使 PEG 术后局部感染发生率下降至约 7%~14%[3],因此预防性使用抗生素是有益的。具体用药方案可参照 2015 年抗菌药物临床应用指导原则执行。

introducer 法 PEG 操作时造瘘管直接通过腹壁进入胃腔,感染机会明显下降,而预防性使用抗菌药物更可将感染发生率控制在 0.0%~3.3%[2]。新近一项随机双盲研究发现,采用 introducer 法 PEG 操作时,预防性使用抗生素组与未使用组在术后 3 天内造瘘口感染的发生率无显著性差异,因此认为不必预防性使用抗生素[2]。

需要指出的是,术后 3~7 天造瘘口或总体感染发生率增加更可能与 PEG 患者本身营养状况差、容易发生感染有关,在操作规范、经验丰富的条件下,ESPEN 指南亦不强制常规预防性使用抗生素,很多临床中心仅在具有感染高危因素的患者中使用。因此,PEG 术前预防性使用抗生素应考虑造瘘方式、患者基础情况,遵循个体化原则。

(二) 术前抗凝药物调整

2016 年英国胃肠病学会(British Society of Gastroenterology,BSG)和欧洲胃肠道内镜学会(European Society of Gastrointestinal Endoscopy,ESGE)共同发布的《口服抗血小板药物或抗凝患者的消化内镜诊治指南》[2]指出,PEG-J 均属于高出血风险的内镜操作,对于未接受冠脉支架植入术的缺血性心脏病、脑血管及周围血管疾病、主动脉瓣金属瓣膜置换术后、异种心脏瓣膜移植术后及静脉血栓栓塞后治疗 3 个月以上的低风险患者,建议内镜操作前 7 天停用氯吡格雷、普拉格雷、替格瑞洛、华法林,达比加群、利伐沙班等至少停用 48 小时,阿司匹林可继续使用。对于接受冠脉支架手术等高风险患者,需与心内科医师共同商议抗栓治疗策略,全面评估内镜治疗的获益和风险。

(三) DPEJ 的技术难点及解决方案

DPEJ 较 PEG-J 有更高的技术难度和设备要求,因此在肠内营养中的应用不如 PEG-J 普遍。

现有最大样本量(n = 307)的文献报道 DPEJ 操作成功率为 68%,远低于 PEG-J 的 89.7%~92.5%。DPEJ 操作的关键难点在于穿刺部位定位。约 1/2 的 DPEJ 失败病例是由于无法获得内镜光源的腹壁透照[4],即使可发现体表腹壁透照部位,由于空肠的游离度高,穿刺过程中仍可能因肠管移位导致操作失败。对腹壁透照阴性病例可采用安全通路法尝试穿刺[5],但此做法盲目、低效,且增加了损伤其他腹内脏器(如结肠、大血管)的风险。

与采用普通胃镜或小儿肠镜进行 DPEJ 相比,采用单气囊小肠镜(single-balloon enteroscopy,SBE)或双气囊小肠镜(double-balloon enteroscopy,DBE)可以在更大范围的肠段寻找穿刺部位,成功概率更高,小样本研究中 SBE-DPEJ 成功率达 92%[4],DBE-DPEJ 成功率可达 90%~100%[2]。然而受限于小肠镜的技术及设备要求,目前仅作为常规内镜 DPEJ 失败时的补救措施。利用透视或超声等影像学手段辅助可提高 DPEJ 操作成功率[2]。通过 X 线透视确认内镜镜身位置不适合床边完成,且操作过程往往需要血管钳等不透光器械配合按压法反复定位,增加了操作时间和 X 线辐射防护的需求[2]。球囊辅助体表超声定位法[6]经内镜活检孔道送入球囊扩张导管,球囊注液膨胀后,内镜吸气至前端肠管与球囊相贴,经体表超声探及长条状液性暗区定位获取穿刺点,可以有效提高定位成功率。

(四) 固定器包埋综合征的预防

固定器包埋综合征多由于内外固定器间压力过大致内固定器向外移行,嵌入胃前壁或腹前壁,发生率约 0.3%~2.4%[7],危险因素包括老人、肥胖、慢性咳嗽、营养不良及人为操作不当等,未及时处理可能有胃肠出血、穿孔、腹膜炎甚至死亡风险。临床早期发现可通过内镜处理,严重病例可能需外科手术移除造瘘管,亦有采用 L 型钩刀[8]、乳头切开刀[9]于内镜下腔内切开取出包埋造瘘管的成功报道。

造瘘术后的日常护理中,经体表将造瘘管左右旋转 90°以上是发现固定器包埋的常用做法,如果发现造瘘管无法旋动需及时进一步处理。

三、推荐意见

1. 需建立长期肠内营养途径的患者若存在胃瘫、胃内喂养耐受不良、胃流出道梗阻等 PEG 禁忌证,推荐 PEG-J/DPEJ 建立肠内营养途径。(B)

2. 接受 Pull 法/Push 法 PEG 置管的患者推荐术前预防性使用抗生素。(B)

3. 接受抗血小板治疗的患者,在 PEG/J 术前,噻吩吡啶类药物(如氯吡格雷)至少停用 7 天,或换成阿司匹林单药治疗,直到可安全地恢复噻吩吡啶类药物。(B)

4. 单气囊或双气囊小肠镜可提高 DPEJ 成功率。(C)

5. 为了预防固定器包埋综合征,在胃造瘘管放置后应允许其外固定器相对于腹壁有 5mm 的自由活动范围。(B)

━━━━━━━━━━━━━━ **参考文献** ━━━━━━━━━━━━━━

[1] FARRAG K,SHASTRI Y M,BEILENHOFF U,et al. Percutaneous endoscopic gastrostomy(PEG):a practical approach for long term management[J]. BMJ,2019,364:k5311.

[2] VEITCH A M,VANBIERVLIET G,GERSHLICK A H,et al. Endoscopy in patients on antiplatelet or anticoagulant therapy,including direct oral anticoagulants:British Society of Gastroenterology(BSG)and European Society of Gastrointestinal Endoscopy(ESGE)guidelines[J]. Endoscopy,2016,48(4):385-402.

[3] LIPP A,LUSARDI G. Systemic antimicrobial prophylaxis for percutaneous endoscopic gastrostomy[J]. Cochrane Database Syst Rev,2013(11):CD005571.

[4] SIMOES P K,WOO K M,SHIKE M,et al. Direct percutaneous endoscopic jejunostomy:procedural and nutrition outcomes in a large patient cohort[J]. JPEN J Parenter Enteral Nutr,2018,42(5):898-906.

[5] FOUTCH P G,TALBERT G A,WARING J P,et al. Percutaneous endoscopic gastrostomy with prior abdominal surgery:virtues of the safe tract[J]. Am J Gastroenterol,1988,83(2):147-150.

[6] YANG Z Y,WEI J J,ZHUANG Z H,et al. Balloon-assisted ultrasonic localization:a novel technique for direct percutaneous endoscopic jejunostomy[J]. Eur J Clin Nutr,2018,72(4):618-622.

[7] CYRANY J,REJCHRT S,KOPACOVA M,et al. Buried bumper syndrome:a complication of percutaneous endoscopic gastrostomy[J]. World J Gastroenterol,2016,22(2):618-627.

[8] WOLPERT L E,SUMMERS D M,TSANG A. Novel endoscopic management of buried bumper syndrome in percutaneous endoscopic gastrostomy:the olympus hookknife[J]. World J Gastroenterol,2017,23(35):6546-6548.

[9] MUELLER-GERBES D,HARTMANN B,LIMA J P,et al. Comparison of removal techniques in the management of buried bumper syndrome:a retrospective cohort study of 82 patients[J]. Endosc Int Open,2017,5(7):E603-E607.

第四节　手术胃造瘘途径

一、背景

胃造瘘是患者无法经口摄食或摄食不足时接受肠内营养的一种有创途径。Witzel 等[1]于 1891 年介绍了隧道式胃造瘘,Stamm 等[1]于 1894 年首先报道了目前广泛使用的荷包式胃造瘘手术。目前,临床基于 Stamm 等描述的术式,发展出管式胃造瘘和活瓣管式胃造瘘等。

手术胃造瘘主要用于需要长期肠内营养支持,且远端胃肠道功能完整的患者。与传统开腹手术相比,腹腔镜手术胃造瘘具有一定的优势[2,3]。

适应证包括:①中枢神经系统病变及面部外伤引起的吞咽困难和吞咽功能障碍;②恶性肿瘤,如口腔、咽喉及食管癌本身及治疗引起的吞咽障碍、食管狭窄及梗阻;③大面积烧伤、囊性纤维化及炎症性肠病引起的吞咽困难、食管狭窄及梗阻;④患者长期摄入不足或消耗过度,需要额外长期肠内营养支持[4-6]。

主要禁忌证包括:①胃的结构或功能异常(胃排空障碍、幽门或十二指肠不全梗阻、胃壁肿瘤或胃壁受肿瘤侵犯等);②患者全身状态或基础疾病无法耐受手术(如凝血功能障碍、放射性损伤、腹水、免疫功能障碍和腹腔广泛粘连等)。

严重并发症包括:腹膜炎、出血、误吸和胃瘫等;轻微并发症包括:切口感染、导管移位、造瘘旁渗漏、导管堵塞和切口血肿等。

二、证据

头颈部恶性肿瘤是实施手术胃造瘘的主要适应证人群[7]。Pisano 等[8]研究发现,在 PEG 无法实施而改行手术胃造瘘的患者中,患有头颈部恶性肿瘤者占患者总数的 81.1%,手术胃造瘘无论在有效性、死亡率及并发症方面的表现均令人满意。Bravo 等[9]的荟萃分析发现,在头颈部肿瘤、中枢神经系统疾病及其他需要行营养支持的患者中,手术胃造瘘与 PEG 在死亡率与并发症比例上无显著性差异。

Bora 等[10]的研究显示,肿瘤引起消化道梗阻、肥胖及既往剖腹手术是无法实施 PEG 的主要原因,占 86.2%。对于此类患者,手术胃造瘘及手术空肠造瘘是一种安全的营养通路建立方式。

手术胃造瘘亦可用于克罗恩病患者的长期营养支持。Mahajan 等[11]回顾性分析了使用手术胃造瘘或 PEG 实施长期肠内营养的 25 名克罗恩病患者,均获得成功,患者在营养支持完毕拔除造瘘管后,96% 的患者顺利愈合。

Miyata 等[12]对儿童数据库的回顾性分析发现,在共 1 456 名需要营养支持的婴幼儿中,PEG 与手术胃造瘘在术后并发症及死亡率方面无显著性差异。

三、推荐

1. 对于需要术后长期接受肠内营养治疗的胃肠道肿瘤手术的患者,推荐采用手术胃造瘘或空肠造瘘的方式,建立肠内营养途径。(B)

2. 放疗期间需接受肠内营养的肿瘤患者,如存在食管狭窄或梗阻,无法实施 PEG 或 PEJ,推荐用手术胃造瘘建立肠内营养途径。(C)

3. 对需要肠内营养治疗 ≥4 周的患者,如存在食管狭窄或梗阻,无法实施 PEG 或 PEJ,推荐用手术胃造瘘建立肠内营养途径。(B)

═══════════════ 参考文献 ═══════════════

[1] MINARD G. The history of surgically placed feeding tubes[J]. Nutr Clin Pract,2006,21(6):626-633.

[2] M LLER P,LINDBERG CG,ZILLING T. Gastrostomy by various techniques:evaluation of indications,outcome,and complications[J]. Scand J Gastroenterol,1999,34(10):1050-1054.

[3] LIU R,JIWANE A,VARJAVANDI A,et al. Comparison of percutaneous endoscopic,laparoscopic and open gastrostomy insertion in children[J]. Pediatr Surg Int,2013,29(6):613-621.

[4] ANSELMO C B,TERCIOTI JUNIOR V,LOPES L R,et al. Surgical gastrostomy:current indications and complications in a university hospital[J]. Rev Col Bras Cir,2013,40(6):458-462.

[5] 黎介寿,吴孟超. 手术学全集:普通外科卷:2003 版[M]. 北京:人民军医出版社,2003.

[6] BLUMENSTEIN I,SHASTRI Y M,STEIN J. Gastroenteric tube feeding:techniques,problems and solutions[J]. World J Gastroenterol,2014,20(26):8505-8524.

［7］ PALERI V,PATTERSON J. Use of gastrostomy in head and neck cancer:a systematic review to identify areas for future research[J]. Clin Otolaryngol,2010,35(3):177-189.

［8］ PISANO G,CAL P G,TATTI A,et al. Surgical gastrostomy when percutaneous endoscopic gastrostomy is not feasible:indications,results and comparison between the two procedures[J]. Chir Ital,2008,60(2):261-266.

［9］ BRAVO J G,IDE E,KONDO A,et al. Percutaneous endoscopic versus surgical gastrostomy in patients with benign and malignant diseases:a systematic review and meta-analysis[J]. Clinics (Sao Paulo),2016,71(3):169-178.

［10］ BORA YILMAZ K,DOGAN L,AKINCI M,et al. In which cases surgical gastrostomy and jejunostomy techniques are inevitable[J]. J BUON,2013,18(3):708-712.

［11］ MAHAJAN L,OLIVA L,WYLLIE R,et al. The safety of gastrostomy in patients with Crohn's disease[J]. Am J Gastroenterol,1997,92(6):985-988.

［12］ MIYATA S,DONG F,LEBEDEVSKIY O,et al. Comparison of operative outcomes between surgical gastrostomy and percutaneous endoscopic gastrostomy in infants[J]. J Pediatr Surg,2017,52(9):1416-1420.

第五节　手术空肠造瘘途径

一、背景

手术空肠穿刺造瘘主要是为下一步的营养支持而采取的附加手术,由于穿刺造瘘管相对较细,因此使用穿刺造瘘可以减少普通插管造瘘带来的损伤。Delany 等[1]于 1973 年首先报道了空肠造瘘技术。20 世纪 80 年代开始,中国亦逐步开展空肠穿刺造瘘技术。随着腹腔镜技术的发展,经腹腔镜下空肠穿刺造瘘术也逐步得到认同。小肠功能在术后 12 小时即可恢复,术后患者可经空肠造瘘补充营养,因此经空肠穿刺造瘘是临床早期肠内营养可取的途径之一。手术空肠穿刺造瘘的适应证[2,3]包括:①幽门梗阻、十二指肠瘘、胃肠吻合口瘘合并营养不良者,且营养支持需要 4 周以上;②食管狭窄,不能进食,而狭窄又不能手术解除,且胃排空障碍或胃动力弱者;③胰头、壶腹癌致梗阻性黄疸,无法施行切除术,行胆道内引流术又无条件时,胆汁可经胆道外引流,再经空肠造瘘返入肠腔;④急性重型胰腺炎术后估计短期内不能进食,实施胰腺炎手术时可术中造瘘;⑤上腹部大手术后,拟早期实施肠内营养;⑥因神经系统病变存在吞咽、咀嚼和胃动力功能障碍的患者;⑦上消化道肿瘤患者伴有中重度营养不良,术后拟行进一步放化疗等综合治疗;⑧合并食管、胃疾病或神经症状的儿科患者。

手术空肠穿刺造瘘的绝对禁忌证为小肠远端梗阻。其他相对禁忌证包括:①拟行穿刺段肠管存在显著水肿;②拟行穿刺段肠管存在放射性肠损伤;③慢性小肠炎性疾病患者,如克罗恩病;④凝血功能障碍患者,可能并发出血和肠壁血肿;⑤腹水;⑥存在严重免疫缺陷的患者;⑦腹腔广泛粘连者。

手术穿刺空肠造瘘的严重并发症包括腹膜炎、肠瘘、肠梗阻及肠扭转、出血、小肠缺血坏死和门静脉积气等;轻微并发症包括切口感染、导管移位、造瘘旁渗漏、导管堵塞和切口血肿、肠壁积气和肠壁脓肿等。

二、证据

CSPEN 指南[4]认为,对于实施腹部手术,且在术后需要长时间肠内营养的患者,可以考虑术中进行空肠造瘘,放置空肠营养管;实施近端胃肠道吻合术且需要肠内营养治疗的患者,应当经吻合口远端进行空肠造瘘喂养[4]。手术穿刺空肠造瘘并发症较少,是较为理想的空肠造瘘途径。Myers 等[5]观察了 16 年间 2 022 例次手术空肠穿刺造瘘的患者,其术后并发症发生率仅为 1.5%,在 29 名患者中出现了 34 例次并发症,死亡率为 0.14%。最常见的并发症是导管移位和堵塞,共 15 例,皮下脓肿 4 例,肠瘘、小肠肠壁积气、腹壁感染、小肠梗阻和扭转以及肠缺血各 3 例。Sarr[6]的 10 年经验总结结果与上述报道相似。这些并发症主要与操作技巧相关,若实施空肠穿刺造瘘的病例数大于 150 例,手术空肠穿刺造瘘的并发症不会高于 3%。

由于手术空肠穿刺造瘘风险相对较低,国外大量临床研究报道了该操作在上腹部大手术[7]、减肥手术[8]中的应用,特别是在食管肿瘤[9-11]术后患者中的应用。国内学者亦报道了其在食管肿瘤、贲门肿瘤及胃部肿瘤患者术后[12-14]的应用,研究发现经手术空肠穿刺造瘘实施肠内营养可显著提高肿瘤患者术后及术后辅助化疗期间的营养和免疫状态。

但目前手术空肠穿刺造瘘的研究多为单中心的观察性研究,缺乏临床 RCT 证据,其与其他营养途径建立方式的优缺点仍缺乏高级别的证据,临床医生在临床工作中应根据患者的客观情况,特别是上腹部粘连情况、无创营养途径建立的难易程度及有无小肠远端梗阻等情况进行评估,以决定是否在手术中实施空肠穿刺造瘘。

三、推荐

1. 对需要术后长期接受肠内营养治疗的上消化道肿瘤患者,手术空肠穿刺造瘘是建立肠内营养途径的推荐方式之一。(B)

2. 对需要≥4 周肠内营养治疗的非手术肿瘤患者,如果上消化道梗阻短期内不能解决,手术空肠穿刺造瘘是建立肠内营养途径的推荐方式之一。(B)

═══════════ 参考文献 ═══════════

[1] DELANY H,CARNAVALE N,GARVEY J. Jejunostomy by a needle catheter technique[J]. Surg,1973,73(5):786-90.

[2] TAPIA J,MURGUIA R,GARCIA G,et al. Jejunostomy:techniques,indications,and complications[J]. World J Surg,1999,23(6):596-602.

[3] 黎介寿,吴孟超.手术学全集:普通外科卷:2003 版[M].北京:人民军医出版社,2003.

[4] 蒋朱明.临床诊疗指南:肠外肠内营养学分册(2008 版)[M].北京:人民卫生出版社,2008.

[5] MYERS J G,PAGE C P,STEWART R M,et al. Complications of needle catheter jeunostomy in 2,022 consecutive applications[J]. Am J Surg,1995,170(6):547-550.

[6] SARR M G. Appropriate use,complications and advantages demonstrated in 500 consecutive needle catheter jejunostomies[J]. Br J Surg,1999,86(4):557-561.

[7] HEBERER M,BODOKY A,IWATSCHENKO P,et al. Indications for needle catheter jejunostomy in elective abdominal surgery[J]. Am J Surg,1987,153(6):545-552.

[8] FLANAGAN L J R. The needle catheter jejunostomy:a useful and cost-effective adjunct in bariatric surgery[J]. ObesSurg,1991,1(3):299-303.

[9] MARTIN L,LAGERGREN J,JIA C,et al. The influence of needle catheter jejunostomy on weight development after oesophageal cancer surgery in a population-based study[J]. Eur J Surg Oncol,2007,33(6):713-717.

[10] RYAN A M,ROWLEY S P,HEALY L A,et al. Post-oesophagectomy early enteral nutrition via a needle

catheter jejunostomy：8-year experience at a specialist unit[J]. Clin Nutr,2006,25(3):386-393.

[11] SICA G S,SUJENDRAN V,WHEELER J,et al. Needle catheter jejunostomy at esophagectomy for cancer [J]. J Surg Oncol,2005,91(4):276-279.

[12] 杨丹宁、张光远、李鸿雁,等. 经空肠穿刺造瘘营养管在贲门癌、食管癌术后的应用[J]. 中国肿瘤外科杂志,2009,1(3):167-168.

[13] 揭志刚,李正荣,谢小平,等. 延期留置空肠穿刺造口管肠内营养在老年胃癌患者术后营养状态恢复中的应用[J]. 江西医学院学报,2008,48(2):64-66.

[14] 戎祯祥,方驰华,朱达坚. 延期留置空肠穿刺造口管间断肠内营养在进展期胃癌术后辅助化疗中的应用[J]. 中国实用外科杂志,2007,27(1):90-92.

第六节 经外周静脉途径

一、背景

经外周静脉肠外营养是指经外周静脉置入输液导管,且导管尖端仍位于外周静脉中的临床输注技术[1]。经外周静脉肠外营养是全肠外营养及部分肠外营养的方式之一,具有以下优势:①能够较快建立静脉通路行肠外营养输注;②静脉通路的建立不需经过特殊培训,病房护士即可完成;③输注及穿刺部位护理方便、简洁,所需费用较中心静脉途径低;④避免了中心静脉途径所致的导管相关性血行感染、气胸等并发症。已有许多临床试验及研究证实经外周静脉肠外营养对于住院患者,特别是围手术期患者是安全、有效的[2-4]。

二、证据

(一) 适应证

对于需要营养治疗的患者,经外周静脉肠外营养是一种安全、有效的肠外营养方式。其适应证[5,6]包括:

1. 部分肠外营养 营养治疗原则是"应用全营养治疗,首选肠内营养,必要时将肠内营养与肠外营养联合应用"。若患者已恢复部分肠内营养或由于疾病限制(如处于严重应激、烧伤、大手术)导致无法耐受高能量营养治疗,则无需通过肠外营养提供高能量及高氮量,以减少大量液体、高渗透压及低 pH 对周围血管的损伤。在仅需肠外营养提供低能量营养摄入时,经外周静脉肠外营养为首选途径。

2. 短期全肠外营养 若患者需要全肠外营养,经外周静脉肠外营养给予全量营养制剂及高渗透压制剂将受到限制,这时应评估可能给予肠外营养的时限,若为短期,则经外周静脉肠外营养作为选择之一,若为长期,则需经中心静脉途径。

3. 无法行中心静脉途径肠外营养 既往多次行经中心静脉肠外营养,再次穿刺置管困难,无法建立深静脉通路;或出现导管相关性血行感染,已拔除中心静脉导管时,应避免即刻再次行深静脉置管,可予经外周静脉肠外营养数日,防止血中致病菌于中心静脉导管上定植。

(二) 经外周静脉肠外营养的使用时间

经外周静脉肠外营养的使用时间不宜过长,多数文献报道为小于 2 周,一般为 7~10 天[7-9]。

（三）经外周静脉肠外营养输注方式的选择

1. 推荐使用静脉输液泵　经外周静脉途径输注营养液时,可使用重力滴注法或输液泵。但重力滴注法的输注速度不易控制,且在使用瓶装液体时易致空气栓塞。输液泵因其具有气体进入报警装置,可防止空气进入并能使营养液均匀、恒速地持续输入。研究表明,采用输液泵法还有利于降低静脉炎的发生率[10]。

2. 控制滴注速度　肠外营养液输注时,速度不宜过快,否则将对血管壁造成较强刺激,易导致静脉炎。对于经经外周静脉肠外营养的"全合一"型(all in one,AIO)营养液,将滴速控制在 50~60 滴/min(平均滴速小于 52 滴/min)可减少静脉炎的发生[11-13]。

3. 交替性或持续性输注　经外周静脉肠外营养可采用持续性输注或交替性输注(即交替使用两条静脉通路,保证其中一条静脉有一定的休息时间)。对于静脉条件允许的患者,推荐使用交替性输注,该法可降低血栓性静脉炎的发生风险和严重程度[14]。

（四）经外周静脉肠外营养营养治疗方案

将人体所需的七大营养素按比例配制于同一营养袋的 AIO 营养液输液系统是经外周静脉肠外营养营养治疗方案首选[15-18]。

AIO 强调全部营养素的同时给予,使氨基酸不作为能量被消耗,达到营养治疗的最佳效果。一项多中心前瞻性研究纳入了 189 例 AIO 肠外营养输注患者与 194 例单瓶肠外营养输注患者,结果显示单瓶输注营养制剂增加了患者的肾脏与肝脏负担,血肌酐较营养治疗前明显升高(P<0.05)。单瓶输注组静脉炎、局部疼痛、局部组织水肿发生率均高于 AIO 输注组(P<0.05)[11]。一项系统评价结果显示,AIO 可以减少医护人员工作时间、人力成本和营养治疗成本费用[19]。

AIO 多用于全肠外营养治疗,营养液渗透压较高、pH 较低。周围静脉由于管径小、管壁薄、血流缓慢等特点,不能耐受高浓度及大剂量的液体输注。营养液渗透压增高,血栓性静脉炎的发生率将随之增加。虽然目前尚未有明确的经外周静脉肠外营养的营养液安全渗透压范围,但是渗透压较低的制剂可安全用于经外周静脉肠外营养的观点广为临床接受。有研究认为,经外周静脉肠外营养的营养液渗透压不宜超过 900mOsm/L,同时,氨基酸浓度不宜超过 3%,葡萄糖浓度不宜超过 10%[20]。2014 年 ASPEN 的肠外营养临床指南建议,经外周静脉肠外营养的营养液渗透压可达 900mOsm/L[21]。2009 年 ESPEN 临床营养指南建议,经外周静脉肠外营养的营养液渗透压可达 850mOsm/L[22]。CSPEN 药学协作组在《规范肠外营养液配制》中指出,经周围静脉途径,输注的 AIO 营养液渗透压≤900mOsm/L[23]。

（五）经外周静脉肠外营养静脉炎的防治及处理

静脉炎是由于物理、化学或生物等因素对血管内壁的刺激而导致血管壁的炎症表现[24]。根据病因可分为机械性静脉炎、化学性静脉炎、感染性静脉炎及血栓性静脉炎等。按其严重程度可分为 0~Ⅳ级[25]:0 级:无症状;Ⅰ级:局部疼痛、红斑或水肿,静脉无条索状改变,未触及硬结;Ⅱ级:局部疼痛、红斑或水肿,静脉有条索状改变,未触及硬结;Ⅲ级:局部疼痛、红斑或水肿,静脉条索状改变,可触及硬结;Ⅳ级:局部疼痛、红斑或水肿,静脉条索状改变,可触及硬结长度大于 2.5cm,可伴有脓液。经外周静脉肠外营养最主要的并发症为血栓性周围静脉炎。避免、减少血栓性周围静脉炎的发生需要注意几点:

1. 选择正确的穿刺部位　静脉炎的发生率与静脉管径有密切关系,大管径静脉很少被导管堵塞,因而选择直径大的静脉进行营养治疗可维持较大的血流以保证对营养液的混合稀释,从而减少对血管内皮的损伤,有效预防静脉炎的发生。《静脉治疗护理技术操作规范》

中指出,外周静脉导管穿刺宜选用上肢静脉作为穿刺部位,对于上肢静脉应优先选择前臂的静脉,其次是手背静脉,避开静脉瓣、关节部位以及有瘢痕、炎症、硬结等处的静脉;成年人不宜选择下肢静脉进行穿刺[1]。

2. 控制营养制剂的浓度及渗透压　肠外营养制剂的浓度不宜太高,避免高能量、高蛋白及大剂量液体输注。营养液最终葡萄糖及氨基酸的浓度尽量分别不超过 10% 及 3%,以便较好地控制营养液渗透压。脂肪乳剂渗透压较低,约为 300mOsm/L,可有效降低营养液的渗透压,有利于经外周静脉肠外营养的应用。加入脂肪乳剂,不仅可降低渗透压,还可减少葡萄糖用量,达到双能源供能[5]。

3. 加强对穿刺、输注部位的观察　经外周静脉肠外营养期间加强对穿刺、输注部位的观察,是预防静脉炎发生的有效护理措施。在置管期间应每日查看穿刺部位、输注部位情况,当出现如输液部位疼痛、组织红肿、静脉内可触及条索状物等症状,及时处理[1]。

4. 静脉炎的处理

(1) 抬高患肢,促进静脉回流:血栓性静脉炎避免按压炎症部位,防止栓子脱落形成栓塞。

(2) 使用多磺酸黏多糖乳膏:多磺酸黏多糖的主要作用为促进纤维蛋白溶解、抗血栓形成、抑制代谢酶产生,以发挥抗炎作用。一项系统评价纳入了有关多磺酸黏多糖乳膏防治微血管循环障碍的 25 个 RCT,结果显示多磺酸黏多糖乳膏可明显减少静脉炎的发生率,而且治疗效果显著优于硫酸镁[26],在对肿瘤患者化学性静脉炎观察中也得到相同结论[27]。

(3) 芦荟外敷:芦荟具有消炎、杀菌及对受损细胞有较强的修复再生作用。一项纳入 7 个 RCT 或临床对照试验的 meta 分析认为,芦荟外敷治疗静脉炎优于传统的硫酸镁湿敷[28]。一项 Cochrane 系统评价纳入 35 个 RCT 和 8 个准随机对照试验(quasi-randomized control trials,QRCT)的 7 465 例患者,发现芦荟对静脉炎的治疗效果优于 33% 或 50% 的硫酸镁[29]。

三、推荐意见

1. 经外周静脉肠外营养是一种安全、有效的肠外营养方式,使用时间不宜超过 2 周。(D)

2. 经外周静脉肠外营养时推荐使用静脉输液泵。(D)

3. 将滴速控制在 50~60 滴/min,平均滴速小于 52 滴/min。(C)

4. 可采用交替性输注或持续性输注的方式,静脉条件良好的患者推荐使用交替性输注。(B)

5. 经外周静脉肠外营养应首选上肢静脉穿刺,且优先选择前臂的静脉,其次是手背静脉。(A)

6. 渗透压较低的肠外营养制剂可安全用于经外周静脉肠外营养。经周围静脉途径输注的 AIO 营养液渗透压≤900mOsm/L。(D)

7. 经外周静脉肠外营养的营养液中加入脂肪乳剂可降低渗透压,还可减少葡萄糖用量,达到双能源供能。(B)

8. 经外周静脉肠外营养的营养液中葡萄糖及氨基酸的浓度尽量分别不超过 10% 及 3%。(D)

9. 经外周静脉肠外营养期间加强对穿刺、输注部位的观察,是预防静脉炎发生的有效护理措施。(D)

10. 对静脉炎发生局部可采用多磺酸黏多糖乳膏、芦荟外敷进行治疗。（B）

================================ 参考文献 ================================

［1］静脉治疗护理技术操作规范：WS/T233-2013［S］.北京：中华人民共和国国家卫生和计划生育委员会，2013.

［2］LU C Y，CHUANG H Y，YU F J，et al. Hypocaloric peripheral parenteral nutrition with lipid emulsion in postoperative gastrointestinal cancer patients［J］. World J Gastrointest Oncol，2010，2（1）：51-55.

［3］SAITO K，NAKAJIMA Y，KAWADA K，et al. Is a central venous catheter necessary for the perioperative management of esophagectomy? A prospective randomized pilot study comparing two different perioperative regimens［J］. Dig Surg，2016，33（6）：478-487.

［4］YI D Y，YANG H R. Comparison of a three-in-one total nutrient mixture with conventional peripheral parenteral nutrition in children［J］. Asia Pac J Clin Nutr，2015，24（1）：44-50.

［5］樊跃平，石汉平.经外周静脉肠外营养治疗再认识［J］.肿瘤代谢与营养电子杂志，2017，4（1）：17-20.

［6］李磊，李欣，朱明炜.肠外营养静脉输注途径的规范应用［J］.中华临床营养杂志，2018，26（2）：115-118.

［7］HSIEH C E，LIN K H，LIN C C，et al. Comparative factor analysis of the effect of postoperative peripheral parenteral nutrition on recovery of right lobe liver donors［J］. Exp Clin Transplant，2015，13（2）：157-162.

［8］LIU M Y，TANG H C，HU S H，et al. Influence of preoperative peripheral parenteral nutrition with micronutrients after colorectal cancer patients［J］. Biomed Res Int，2015，2015：535431.

［9］HUANG H H，WU P C，KANG S P，et al. Postoperative hypocaloric peripheral parenteral nutrition with branched-chain-enriched amino acids provides no better clinical advantage than fluid management in nonmalnourished colorectal cancer patients［J］. Nutr Cancer，2014，66（8）：1269-1278.

［10］杨茜，金元娥，胡明丽.携带式微量输液泵在肿瘤病房中的应用及护理［J］.齐鲁护理杂志，2012，18（29）：133-134.

［11］李雪娇.单瓶输注营养制剂不良反应及危险因素分析：一项多中心前瞻性研究［D］.蚌埠医学院，2016.

［12］韦翠英，陆珊珊，陈东亮，等.智能输液泵经深静脉控制性持续输注营养的临床研究［J］.广西医学，2007，29（10）：1506-1507.

［13］陈丽，彭南海.全营养混合液渗透浓度对周围浅静脉的影响［J］.肠外与肠内营养，2011，18（4）：253-254.

［14］IDVALL E，GUNNINGBERG L. Evidence for elective replacement of peripheral intravenous catheter to prevent thrombophlebitis：a systematic review［J］. J Adv Nurs，2006，55（6）：715-722.

［15］安龙，王汝涛，赵雯，等.不同浓度脂肪乳注射液在全合一营养液中的稳定性研究［J］.中国药业，2011，20（21）：16-18.

［16］陆丽娜，汤庆娅，刘晓曼，等.不同葡萄糖浓度全合一营养液体外稳定性评估［J］.中华临床营养杂志，2014，22（1）：18-22.

［17］李杨."全合一"营养液发展及计算机化应用［J］.医学研究生学报，2013，26（3）：326-329.

［18］郭翠翠，陈亚军，肖慧娟，等.门冬氨酸钾镁对全合一营养液稳定性的影响［J］.山东医药，2014，54（9）：70-72.

［19］ALFONSO J E，BERLANA D，UKLEJA A，et al. Clinical，ergonomic，and economic outcomes with multichamber bags compared with（Hospital）pharmacy compounded bags and multibottle systems：a systematic Literature Review［J］. J Parenter Enteral Nutr，2017，41（7）：1162-1177.

［20］GURA K M. Is there still a role for peripheral parenteral nutrition［J］. Nutr Clin Pract，2009，24（6）：709-717.

［21］BOULLATA J I，GILBERT K，SACKS G，et al. ASPEN clinical guidelines：parenteral nutrition ordering，order review,compounding,labeling,and dispensing[J]. J Parenter Enteral Nutr,2014,38(3):334-377.

[22] PITTIRUTI M,HAMILTON H,BIFFI R,et al. ESPEN guidelines on parenteral nutrition:central venous catheters（access,care,diagnosis and therapy of complications）[J]. Clin Nutr,2009,28(4):365-377.

[23] 中华医学会肠外肠内营养学分会药物协作组.规范肠外营养液配制[J].协和医学杂志,2018,9(4):320-331.

[24] 李小寒.基础护理学[M].北京:人民卫生出版社,2012.

[25] GORSKI L A. Infusion Nursing Standards of Practice[J]. J Infus Nurs,2007,30(3):151.

[26] 唐惠林,翟所迪.喜辽妥软膏防治微血管循环障碍效果的系统评价[J].中国循证医学杂志,2010,10(8):946-951.

[27] 刘卫娟,邵霞,温丽云.喜疗妥软膏防治肿瘤患者化疗性静脉炎效果的 meta 分析[J].中华全科医学,2012,10(5):810-812.

[28] 李娜.芦荟外敷与硫酸镁湿敷治疗静脉炎效果比较 meta 分析[J].齐鲁护理杂志,2011,17(33):3-5.

[29] ZHENG G H,YANG L,CHEN H Y,et al. Aloe vera for prevention and treatment of infusion phlebitis[J]. Cochrane Database Syst Rev,2014,6(6):CD009162.

第七节　经中心静脉导管

一、背景

肠外营养是胃肠道功能障碍患者接受营养支持的重要方式[1,2]。肠外营养输注的静脉通路可采用外周静脉导管(peripheral venous catheter,PVC)和中心静脉导管(central venous catheter,CVC),而 CVC 置管包括 PICC、经锁骨下静脉、颈内静脉(internal jugular vein,IJV)、股静脉(femoral vein,FV)置管和输液港等。CVC 可长期输注肠外营养、化疗药物和血制品,避免反复外周静脉穿刺、减少患者痛苦,为慢性病长期输液患者(尤其是肠道功能障碍,需要部分或全肠外营养的患者),提供了安全、方便、美观和可长时间使用的血管通道,并且较少影响患者的日常生活及运动,具有较高的舒适度、患者满意度和良好的生活质量,因此在临床中应用越来越普遍[3,4]。但是 CVC 也不可避免地存在一些缺点,如:静脉血栓、置管技术复杂、置管和管路维护成本较高等。具体选择何种置管方式,尚需综合考虑患者的病情、预计营养支持持续时间、血管条件及操作者的熟练程度、护理环境等因素。

二、证据

肠外营养输液途径的选择一直是临床研究争论的焦点。近年来,CVC 的应用越来越普遍,随着多项相关临床研究的发表[5-11],其临床循证医学基础更得到了进一步夯实。目前认为,经 CVC 肠外营养首选右侧锁骨下静脉途径,并且其导管尖端应接近上腔静脉,以降低血栓形成的风险[12-14]。和锁骨下静脉通路相比,FV 与 IJV 置管的感染和血栓发生率显著升高[6,10]。近年来,虽然 PICC 的临床应用日益广泛,但几个 RCT 和非 RCT 的研究结果表明,其血栓性静脉炎、未达到预定穿刺部位的概率、导管折断/渗漏发生率及穿刺难度均较 CVC 更高,而在感染的发生率方面则各有不同的结果[15-20]。中心静脉置管后,应常规接受影像学检查,明确导管尖端的位置[21]。另外,在置管和导管的维护费用方面 CVC 也更具有优势,成本-效应比良好,更加适用于经济欠发达的地区和人群。

输液港在临床应用已有 30 余年,置入的途径包括经锁骨下静脉、IJV、颈外静脉、头静脉和贵要静脉等。与 X 线引导下经锁骨下静脉途径相比，超声引导下经颈内静脉置入途径的并发症发生率更低，且无 X 线辐射，术后导管尖端的位置较好，因此输液港的首选置入途径为超声引导下经右侧颈内静脉途径[22,23]。如果锁骨下的皮肤因放疗、近期手术或感染而受到损伤，置输液港的位置可以选择经斜方肌途径[28]。导管置入至开始使用的时间间隔大于 1 周，可明显降低并发症的发生率和导管移除率[24]。输液港的临床应用研究表明，与 PICC 及 CVC 相比，其留置时间更长，感染性并发症的发生率更低[29,30]；与 Hohn 导管和隧道式 Groshong 导管相比，导管相关血行感染并发症的发生率和导管移除率也均较低[25]。预防性应用抗生素并不能减少输液港相关并发症的发生，因此，在输液港置入前不推荐常规预防性应用抗生素[26]。由于儿童患者依从性差，应用 PICC 和 CVC 被拔出的可能性增加，而输液港的管理相对容易，且护理频率较 PICC 和 CVC 低，故小儿及儿童患者需要长期化疗或肠外营养时，可选择置入输液港[27]。输液港置入费用较高是制约其广泛应用的主要原因。输液港适用于长期间歇性静脉输注的患者，若单纯为输注肠外营养，通常不推荐采用输液港[31]。

综上所述，肿瘤患者肠外营养治疗途径的选择需综合考虑患者的病情、血管条件、预计输液天数、操作者的熟练程度以及患者的经济条件谨慎决定。

三、推荐意见

1. 预计肠外营养治疗时间>7 天，应采用 CVC 或 PICC 途径。（B）

2. 经中心静脉实施肠外营养时，首选锁骨下静脉置管途径。（B）

3. 建议中心静脉置管后应常规行影像学检查，确定导管位置，并除外气胸。（A）

4. 锁骨下静脉穿刺应该首选右侧入路。（C）

5. 不推荐经股静脉实施肠外营养。（A）

6. PICC 导管可作为住院肿瘤患者进行化疗药物或肠外营养的输入途径。（A）

7. 如有专业人员监督与随诊，PICC 可作为出院重症患者肠外营养的输入途径。（B）

8. 推荐使用 PICC 导管作为新生儿药物/营养治疗的输入途径，但应注意预防并发症，尤其是血栓症。（A）

9. 超声引导下右胸前锁骨下经颈内静脉途径置入输液港是可行和安全的。（B）

10. 输液港置入至开始使用的时间间隔应>24 小时，如果>1 周，可进一步降低并发症的发生。（B）

11. 不推荐输液港置入前预防性应用抗生素。（A）

12. 不推荐仅为输注肠外营养而专门建立输液港途径。（D）

13. 若同时需要化疗和肠外营养治疗，推荐有条件者使用输液港。（C）

参考文献

[1] DHALIWAL R, CAHILL N, LEMIEUX M, et al. The Canadian critical care nutrition guidelines in 2013: an update on current recommendations and implementation strategies[J]. Nutr Clin Pract, 2014, 29 (1): 29-43.

[2] GUENTER P, WORTHINGTON P, AYERS P, et al. Standardized competencies for parenteral nutrition administration: the ASPEN model[J]. Nutr Clin Pract, 2018, 33 (2): 295-304.

[3] PIRONI L, ARENDS J, BOZZETTI F, et al. ESPEN guidelines on chronic intestinal failure in adults[J]. Clin Nutr, 2016, 35 (2): 247-307.

[4] ARENDS J, BACHMANN P, BARACOS V, et al. ESPEN guidelines on nutrition in cancer patients[J]. Clin Nutr, 2017, 36 (1): 11-48.

[5] SAITO K,NAKAJIMA Y,KAWADA K,et al. Is a central venous catheter necessary for the perioperative management of esophagectomy? A prospective randomized pilot study comparing two different perioperative regimens[J]. Dig Surg,2016,33(6):478-487.

[6] GE X,CAVALLAZZI R,LI C,et al. Central venous access sites for the prevention of venous thrombosis,stenosis and infection[J]. Cochrane Database Syst Rev,2012,(3):CD004084.

[7] BIFFI R,ORSI F,POZZI S,et al. A best choice of central venous insertion site for the prevention of catheter-related complications in adult patients who need cancer therapy:a randomized trial[J]. Ann Oncol,2009,20(5):935-940.

[8] SAFDAR N,MAKI D G. Risk of catheter-related bloodstream infection with peripherally inserted central venous catheters used in hospitalized patients[J]. Chest,2005,128(2):489-495.

[9] KOVACEVICH D S,CORRIGAN M,ROSS V M,et al. American society for parenteral and enteral nutrition guidelines for the selection and care of central venous access devices for adult home parenteral nutrition administration[J]. JPEN J Parenter Enteral Nutr,2019,43(1):15-31.

[10] MERRER J,DE JONGHE B,GOLLIOT F,et al. Complications of femoral and subclavian venous catheterization in critically ill patients:a randomized controlled trial[J]. JAMA,2001,286(6):700-707.

[11] COWL C T,WEINSTOCK J V,AL-JURF A,et al. Complications and cost associated with parenteral nutrition delivered to hospitalized patients through either subclavian or peripherally-inserted central catheters[J]. Clin Nutr,2000,19(4):237-243.

[12] VERSO M,AGNELLI G,KAMPHUISEN P W,et al. Risk factors for upper limb deep vein thrombosis associated with the use of central vein catheter in cancer patients[J]. Intern Emerg Med,2008,3:117-122.

[13] PETERSEN J,DELANEY J H,BRAKSTAD M T,et al. Silicone venous access devices positioned with their tips high in the superior venacava are more likely to malfunction[J]. Am J Surg,1999,178:38-41.

[14] CADMAN A,LAWRANCE J A,FITZSIMMONS L,et al. To clot or not to clot? that is the question in central venous catheters[J]. Clin Radio,2004,59(4):349-355.

[15] DUERKSEN D R,PAPINEAU N,SIEMENS J,et al. Peripherally inserted central catheters for parenteral nutrition:a comparison with centrally inserted catheters[J]. JPEN J Parenter Enteral Nutr,1999,23(2):85-89.

[16] GAO Y,LIU Y,MA X,et al. The incidence and risk factors of peripherally inserted central catheter-related infection among cancer patients[J]. Ther Clin Risk Manag,2015,11:863-871.

[17] LIU Y,GAO Y,WEI L,et al. Peripherally inserted central catheter thrombosis incidence and risk factors in cancer patients:a double-center prospective investigation[J]. Ther Clin Risk Manag,2015,11(1):153-160.

[18] COTOGNI P,BARBERO C,GARRINO C,et al. Peripherally inserted central catheters in non-hospitalized cancer patients:5-year results of a prospective study[J]. Support Care Cancer,2015,23:403-409.

[19] SCHNEIDER L V,DURON S,ARNAUD F O,et al. Evaluation of PICC complications in orthopedic inpatients with bone infection for long-term intravenous antibiotics therapy[J]. J Vasc Access,2015,16(4):299-308.

[20] AUSTIN R E,SHAHROKHI S,BOLOURANI S,et al. Peripherally inserted central venous catheter safety in burn care:a single-center retrospective cohort review[J]. J Burn Care Res,2014,36(1):111-117.

[21] ASPEN Board of Directors and the Clinical Guidelines Task Force. Guideline for the use of parenteral and enteral nutrition in adult and pediatric patients. JPEN J Parenter Enteral Nutr,2002,26(1 Suppl):1SA-137SA.

[22] PLUMHANS C,MAHNKEN A H,OCKLENBURG C,et al. Jugular versus subclavian totally implantable access ports:catheter position,complications and intrainterventional pain perception[J]. Eur J Radiol,2011,79(3):338-342.

[23] ZHOU J,QIAN S,HE W,et al. Implanting totally implantable venous access port via the internal jugular vein guided by ultrasonography is feasible and safe in patients with breast cancer[J]. World J Surg Oncol,2014, 12:378.

[24] NARDUCCI F,JEAN-LAURENT M,BOULANGER L,et al. Totally implantable venous access port systems and risk factors for complications:a one-year prospective study in a cancer center[J]. Eur J Surg Oncol, 2011,37(10):913-918.

[25] COTOGNI P,PITTIRUTI M,BARBERO C,et al. Catheter-related complications in cancer patients on home parenteral nutrition:a prospective study of over 51,000 catheter days[J]. JPEN J Parenter Enteral Nutr, 2013,37(3):375-383.

[26] KARANLIK H,KURUL S,SAIP P,et al. The role of antibiotic prophylaxis in totally implantable venous access device placement:results of a single-center prospective randomized trial[J]. Am J Surg,2011,202(1): 10-15.

[27] SHANKAR G,JADHAV V,RAVINDRA S,et al. Totally implantable venous access devices in children requiring long-term chemotherapy:analysis of outcome in 122 children from a single institution[J]. Indian J Surg Oncol,2016,7(3):326-331.

[28] HILL S. Trapezius placement of implanted ports:understanding the procedure[J]. Br J Nurs,2016,25(Suppl 2):S9-S15.

[29] MAKI D G,KLUGER D M,CRNICH C J. The risk of bloodstream infection in adults with different intravascular devices:a systematic review of 200 published prospective studies[J]. Mayo Clin Proc,2006,81(9): 1159-1171.

[30] LOVEDAY H P,WILSON J A,PRATT R J,et al. epic3:National evidence-based guidelines for preventing healthcare-associated infections in NHS hospitals in England[J]. J Hosp Infect,2014,86(Suppl 1): S1-S70.

[31] KOLETZKO B,GOULET O,HUNT J,et al. Guidelines on paediatric parenteral nutrition of the European Society of Paediatric Gastroenterology,Hepatology and Nutrition(ESPGHAN)and the European Society for Clinical Nutrition and Metabolism(ESPEN),Supported by the European Society of Paediatric Research (ESPR)[J]. J Pediatr Gastroenterol Nutr,2005,41 Suppl 2:S1-87.

第八章

营养治疗方法

营养治疗方法包括营养教育、肠内营养及肠外营养。营养教育是肿瘤患者营养治疗的必需措施,肠内营养是肿瘤患者营养治疗的首选手段,ONS 是肿瘤患者最常用的营养治疗方法。恶性肿瘤患者如无法经消化道摄取营养或经消化道摄取的营养已不能满足代谢需要时,多采用肠外营养的方式给予临床营养支持。肠外营养作为营养不良的恶性肿瘤患者的重要营养支持途径广泛应用于临床医学的多个领域。

根据患者的能量和蛋白质是否全部由肠外营养供给,可把肠外营养分为补充性肠外营养和全肠外营养。

第一节 营养教育

一、背景

营养咨询是由营养师根据患者的营养需要,对影响营养摄入的问题进行分析和评估的过程,从而指导患者应用正常的食物和饮料,帮助患者改善进食,达到营养治疗的目的[1]。ESPEN 在针对肿瘤相关营养不良采取行动专家组建议提到,营养咨询是第一个,也是最常用的干预措施,用于管理营养不良的肿瘤患者[2]。营养学家可以根据患者的 REE、生活方式、疾病状况、食物摄入量和食物偏好,提供个性化的建议,以实现能量和营养平衡。各国营养学会在相关指南中均指出,对于存在营养不良或营养风险的肿瘤患者,如果经口进食无法满足机体的营养需求,只要患者肠道功能正常,首先推荐通过强化营养咨询来增加经口进食。积极回答患者、家属及照护人的问题,为他们答疑解惑,澄清认识误区,传播科学知识,引导合理营养,是肿瘤患者营养教育的最基本、最重要的内容,是肿瘤患者五阶梯营养治疗的第一阶梯,是促进肿瘤患者顺利康复的有效措施[3]。

二、证据

强化营养咨询(intensive nutritional counseling)是传统营养咨询理念的进一步发展,目前在临床营养领域还处于起始阶段。与一般性的营养咨询或基础性营养咨询相比,其最大的特点是系统性地评估咨询者的需要并提出干预建议。在一定时期内频繁地对咨询者进行评估和干预或教育,以达到培养良好的营养饮食习惯、改善机体营养状况的目的。一些 RCT 和回顾性分析的结果显示,强化营养咨询能明显增加患者的营养摄入量,增加体重并改善生活质量,进而避免后续治疗的中断,使患者获益。最近一项纳入了 5 项 RCT 共 488 例患者的系统评价研究结果显示,强化营养咨询较未进行强化营养咨询的营养支持能提高肿瘤患者的生活质量评分。Langius 一项纳入了 10 项 RCT 的系统评价研究结果显示,对头颈部肿瘤患者放化疗期间进行个体化的强化营养咨询,能显著改善患者的营养状态和生活质量[4](A)。Lee JL 等系统回顾了 11 项 RCT 结果表明,营养咨询联合或未联合 ONS 均与多项营养状况改善有关:包括体重增加、BMI 增加、PG-SGA 评分改善[5]。

临床营养团队需要多学科人员构成,在肿瘤患者的营养治疗上,多学科人员的合作非常重要,包括医生、临床专科护士、临床营养师、药师等,以维持肿瘤患者良好的营养状况[6](C)。ESPEN 发布的非手术肿瘤患者肠内营养指南中,强烈推荐将强化营养教育作为营养咨询的一种可行方法。不仅依靠管饲或者肠外营养的手段,还需要重视临床营养师对患者的教育与咨询,并邀请专科医师的介入。

ACS[7] 在 2012 年《肿瘤幸存者营养和体力活动指南》里提到,提供个性化的营养建议可以改善饮食摄入,并可能减少一些与肿瘤治疗相关的毒性。Ravasco P 等[8] 将 111 例结直肠癌放疗患者均分为 3 组:第 1 组患者接受个体化营养咨询和教育,第 2 组患者接受饮食补充并摄入常规食物,第 3 组摄入常规食物,结果发现,第 1 组患者的能量及蛋白质摄入量显著增加,不良事件发生率显著减少,生存时间显著延长,与第 2、3 组比较,差异显著。营养教育的内容应该包括以下几个方面:①回答患者的问题;②告知营养诊断目的;③完成饮食、营养与功能评价;④查看实验室及仪器检查结果;⑤提出饮食、营养建议;⑥宣教肿瘤的病理生理知识;⑦讨论个体化营养干预方案;⑧告知营养干预可能遇到的问题及对策;⑨预测营养干预效果;⑩规划并实施营养随访[9]。

患者的随访一直以来都是医疗服务评估中重要的组成部分。2009 年卫生部医政司在其已发布的《标准化临床营养科工作流程》中,明确地提出了患者的营养随访是所有临床营养科的工作内容之一。营养治疗成功与否,其关键部分是营养师及其他医护人员进行定期的营养随访[10]。营养随访是确定营养治疗有效性和饮食摄入是否充足的重要方法。ESPEN 在其最新的肿瘤营养指南中推荐[11],术后营养不良的肿瘤患者出院后应继续接受营养支持,但具体的营养支持方式应综合患者的肠道功能、营养状态、疾病种类等进行个体化选择(A)。随访应该在固定的时间,由固定的营养支持治疗小组成员负责实施。出院后 1 个月内,建议每周随访 1 次;出院后 2~3 个月,建议每 2 周随访 1 次;出院后 3~6 个月,建议每月随访 1 次;出院 6 个月后,每 3 个月随访 1 次;出现任何问题不能自行解决时,及时去医院就诊。

国内一项 meta 分析比较了常规护理和个体化营养干预两种方法对肿瘤患者的作用,结果发现个体化营养干预患者的生活质量明显提高[12](A)。ASC 最新发布的营养指南[7] 特别强调营养随访的内容应该包括:①需要具有肿瘤相关营养治疗经验的注册营养师的帮助;②如果营养师没有相关经验,应该与肿瘤主治医师取得交流;③保持健康的体重;④适当的运动;⑤保证日常摄入蔬菜、水果和谷物等(C)。ACS 还提供了更为细致的内容,包括怎样的运动是受推荐的、如何确保食物的安全性、不同类型的肿瘤的注意要点等。总之,随访的内容不仅局限在肿瘤治疗内容,还包括了患者个体化和生活化的内容。随访方式可有电话随访、短信提醒、家庭访诊、定期开展术后教育等。电话随访或复诊,遵医率及依从性更高[13]。

三、推荐意见

1. 强化营养咨询与饮食营养教育是肿瘤综合治疗的重要组成部分,有利于改善肿瘤患

者的营养状况。（A）

2. 营养治疗需要有营养师的参与,基于团队的模式定期开展,可能有益于患者的营养状况改善。（B）

3. 营养教育应满足患者个体化的需要,这有助于改善患者的营养状况,提高生活质量,从而保证治疗的顺利进行。（C）

4. 营养随访是肿瘤患者综合营养治疗方案的重要组成部分,应定期对肿瘤患者进行随访。（A）

5. 营养随访应视肿瘤患者的具体情况(如病情、依从性、营养治疗方式等)制订个体化的营养随访方案。（B）

（胡　雯）

参考文献

[1] KONDRUP J,ALLISON S P,ELIA M,et al. ESPEN guidelines for nutrition screening 2002[J]. Clin Nutr. 2003,22(4):415-421.

[2] ARENDS J,BARACOS V,Bertz H,et al. ESPEN expert group recommendations for action against cancer-related malnutrition[J]. 2017.

[3] 石汉平,许红霞,李苏宜,等.营养不良的五阶梯治疗[J].肿瘤代谢与营养电子杂志,2015,2(1):29-33.

[4] LANGIUS J A,ZANDBERGEN M C,EERENSTEIN S E,et al. Effect of nutritional interventions on nutritional status,quality of life and mortality in patients with head and neck cancer receiving(chemo)radiotherapy:a systematic review[J]. Clin Nutr,2013,32(5):671-678.

[5] HEBERT J R,EBBELING C B,OLENDZKI B C,et al. Change in women's diet and body mass following intensive intervention for early-stage breast cancer[J]. J Am Diet Assco,2001,101(4):421-431.

[6] LEE J L,LEONG L P,LIM S L. Nutrition intervention approaches to reduce malnutrition in oncology patients:a systematic review[J]. Support Care Cancer,2016,24(1):469-480.

[7] ROCK C L,DOYLE C,DEMARK-WAHNEFRIED W,et al. Nutrition and physical activity guidelines for cancer survivors[J]. CA Cancer J Clin,2012,62(4):243-274.

[8] RAVASCO P,MONTEIRO-GRILLO I,CAMILO M. Individualized nutrition intervention is of major benefit to colorectal cancer patients:longterm follow-up of a randomized controlled trial of nutritional therapy[J]. Am J Clin Nutr. 2012,96(6):1346-1353.

[9] 石汉平,杨剑,张艳.肿瘤患者营养教育[J].肿瘤代谢与营养电子杂志,2017,4(1):1-6.

[10] BERNSTEIN M,LUGGEN A S. 老年营养学[M].孙建琴,黄承钰,莫宝庆,等译.上海:复旦大学出版社,2012.

[11] ARENDS J,BACHMANN P,BARACOS V,et al. ESPEN guidelines on nutrition in cancer patients. Clin Nutr,2017,36(1):11-48.

[12] 郭苗苗,袁玲,陈湘玉.护士参与的个体化营养干预对癌症患者生命质量影响 meta 分析[J].中国实用护理杂志,2016,32(11):868-871.

[13] 张国霞,谭丽萍.电话随访在脑肿瘤术后患者后续服务中的应用体会[J].临床护理杂志,2007,6(1):67-68.

第二节　口服营养补充

一、背景

口服营养补充(oral nutritional supplements,ONS)作为一种常见的日常饮食外营养补充手段,被广泛地应用于 COPD、肿瘤以及艾滋病等慢性消耗性疾病患者的营养补充。近年来,典型的要素型肠内营养制剂和整蛋白型肠内营养制剂在临床实践中都被用于 ONS,为患者提供普通饮食外的能量和营养素。ESPEN 高度肯定了 ONS 对肿瘤患者的作用,并在其指南中作为肿瘤放疗患者的首要营养治疗途径予以推荐[1]。在临床实践中,ONS 适用于经口营养摄入不足、消化吸收障碍的患者,除外昏迷、中枢性吞咽障碍、严重的口腔咽喉黏膜炎以及喂养受到局限(如能量密度不高、无法持续性喂养)等情况。由于医务工作者对于 ONS 的认识程度较低、患者通常受 ONS 等同于"保健品"等错误观念的影响,过去 ONS 在临床的实际应用率较低,这些年伴随临床营养教育的普及以及工作的推动,大大地提升了 ONS 的使用率。需要注意的是,对于营养状况良好的患者,常规的营养补充与正常膳食相比,并非更有益于患者。ONS 制剂并不能取代饮食摄入或肠内营养,仅可作为饮食摄入不足或不全的补充[2]。

二、证据

(一) ONS 临床使用的必要性

Baldwin 等[3]对入选的 45 项临床试验(包含了 3 186 名疾病相关营养不良的研究对象)进行了 meta 分析,对比了有饮食指导与无饮食指导的患者(1 053 人),饮食指导与整蛋白型 ONS 组(332 人),单纯饮食指导和既有饮食指导又有 ONS(731 人),有饮食指导和膳食补充剂与既无饮食指导又无膳食补充剂(1 070 人)四种情况。结果发现,在发病率和死亡率上组间没有显著性差异。几种干预间最大的差距表现在体重方面。有饮食指导和无饮食指导的组间体重最大差异可以达到 3.75kg(最长干预 12 个月的情况下)。类似的情况也发生在有饮食指导必要时给予 ONS 和单纯的饮食指导间,体重可以相差 2.2kg。在饮食指导的基础上给予 ONS 能增加患者三头肌皮褶厚度、上臂肌围、握力等[4]。

Elia 等[5]在一个纳入包含头颈部、腹部、乳腺等肿瘤患者在内的 4 项 RCT 研究的 meta 分析中指出,与没有接受营养治疗的对照组相比,ONS 并不能显著降低患者死亡率。Bruns 等[6]对包含 583 名患者在内的 5 项随机对照临床研究和 1 项对照研究进行了荟萃分析,发现术前 ONS 含有整蛋白的制剂(营养素或者非全营养素型)并不会降低结直肠肿瘤患者的总体并发症发生率、切口感染和吻合口瘘发生率。所有 ONS 剂的碳水化合物供能占到约 50%,而不同剂型中每日蛋白质的含量从 18g 到 67.2g 不等,其中三项研究包含了免疫营养成分,包含精氨酸、鱼油等。该研究结论受到了入选研究异质性较大的限制,主要体现在各个研究给予患者使用的 ONS 剂的剂型和剂量差异很大,因此,研究者也提出需要进一步扩大样本研究。Baldwin 等[7]对 13 项 RCT(包含 1 414 名存在营养不良或者营养风险的肿瘤患者)进行了 meta 分析,对比 ONS 和没有营养治疗的常规治疗对于患者生活质量、体重、能量摄入、死亡率等的差异。结果显示,ONS 仅对改善患者生活质量(情绪反应、食欲等)有益,而对其他没有改善。

Strattona 等[8]对 9 项临床研究(包含 1 190 名患者)进行了系统评价和 meta 分析,与临床常规的治疗相比,ONS 可以显著降低患者的再入院率,即便是患者存在因不同疾病引起的营养不良以及不同的营养状况下,这个结论仍然成立。值得注意的是,入选的研究中 75% 的患者年龄超过 65 岁,因此,ONS 对老年患者再入院率的下降尤为重要。

(二) ONS 的制剂类型和成分

de van der Schueren MAE 等[9]的最新 meta 分析结果显示,富含鱼油的高蛋白 ONS 可以减少肿瘤放化疗患者的瘦体组织损失,改善某一阶段的生活质量。近年来,有研究[10]提示 EPA 对于肿瘤患者减慢体重丢失甚至增加体重有益,尽管部分 RCT 报道了不同剂量的 EPA 相对于安慰剂对肿瘤患者体重和临床症状的作用,而针对该问题的 meta 分析[11]在纳入了包含 587 名研究对象的 5 个临床试验结果后发现尚且没有足够的证据证明 EPA 的使用对肿瘤恶液质患者的体重有显著改善效果。对 EPA 胶囊补充的个体研究表明,接受骨髓移植(BMT)的患者的生存率、并发症和炎症标志物有所改善[12]。在接受 EPA 或鱼油强化 ONS 或胶囊的姑息治疗患者中,其对生存率和生活质量的作用报道不一致[13-16]。

大多数肝癌患者有营养不良和肝硬化的并发症。Chen 等[17]在对 11 项研究(包含 974 名患者)的 meta 分析中发现,与对照组相比,ONS BCAA 制剂可以改善 Child 分级 B 级的病死率,但对于改善肝癌复发、降低肝酶水平(ALT、AST)没有显著作用。对于肝癌患者维持血清白蛋白水平、减少腹水和水肿的发生也有显著的益处。

Cawooda 等[18]在对 36 项随机对照研究(包含 3 790 名患者,平均年龄 74 岁,83% 以上的患者大于 65 岁)的 meta 分析中发现,使用蛋白质供能超过 20% 的高蛋白型 ONS 剂可以减少患者的并发症、降低再入院率、增加患者握力、增加体重、增加蛋白质和能量摄入情况。但没有足够的证据将高蛋白型 ONS 剂与非高蛋白型制剂进行比较。

(三) ONS 的适用人群

Elia 等[5]的 meta 分析中对使用 ONS 的 3 项临床研究进行的分析(患有不同肿瘤并接受放疗的患者,ONS 使用时间为 6~70 天)显示,接受 ONS 组患者每日的能量摄入超过没有接受营养治疗的对照组(可以达到 381kcal/d)。Bounous 等[19]的研究显示 ONS 对于放疗患者的体重有显著的改善。

三、推荐意见

1. 在饮食指导基础上给予的 ONS 比单纯的饮食指导对患者更有益。经强化营养教育和咨询指导后,通过经口摄食仍然不能达到目标营养摄入量的患者,推荐使用 ONS。(A)

2. ONS 仅可以改善有营养不良和营养风险的肿瘤患者的生活质量。ONS 对存在营养不良和处于营养不良风险的患者是有益的。ONS 对住院、社区和家居患者均有益,BMI<18.5 的患者比 BMI>20 的患者获益更多。(A)

3. ONS 是胃肠功能正常肿瘤患者接受肠内营养的首选途径。(A)

4. 口服鱼油可以改善进展期肿瘤患者食欲、进食量、瘦体组织和体重。强化鱼油的 ONS 或者胶囊对于姑息治疗的肿瘤患者的生存率和生活质量没有明确的作用。(B)

5. 富含鱼油的高蛋白 ONS 可以减少肿瘤放化疗患者的瘦体组织损失,改善某一阶段的生活质量。(A)

6. ONS BCAA 制剂可以维持肝癌患者的血清白蛋白水平,减少腹水和水肿的发生率。(A)

7. 高蛋白型 ONS 剂可以让患者特别是老年患者受益。(A)

8. ONS 可以降低患者,特别是 65 岁以上老年患者的再入院率。(A)

9. 不论是 ONS 还是管饲营养,与没有营养治疗的常规治疗相比,均不能显著降低放疗/化疗/手术患者的死亡率。(A)

10. ONS 可以显著增加放疗患者的饮食摄入量。ONS 对于放疗患者的体重有显著的改善。(A)

========================== 参考文献 ==========================

[1]　ARENDS J,BODOKY G,BOZZETTI F,et al. ESPEN guidelines on enteral nutrition:non-surgical oncology [J]. Clin Nutr,2006,25(2):245-259.

[2]　ROBERGE C,TRAN M,MASSOUD C,et al. Quality of life and home enteral tube feeding:a French prospective study in patients with head and neck or oesophageal cancer [J]. Br J Cancer,2000,82(2):263-269.

[3]　BALDWIN C,WEEKS C E. Dietary advice with or without oral nutritional supplements for disease-related malnutrition in adults[J]. Cochrane Database Syst Rev,2011,7(9):CD002008.

[4]　GILLIS C,BUHLER K,BRESEE L,et al. Effects of nutritional prehabilitation,with and without exercise,on outcomes of patients who undergo colorectal surgery:a systematic review and meta-analysis[J]. Gastroenterology,2018,155(2):391-410.

[5]　ELIA M,VAN BOKHORST-DE VAN DER SCHUEREN M A,GARVEY J,et al. Enteral (oral or tube administration) nutritional support and eicosapentaenoic acid in patients with cancer:a systematic review[J]. Int J Oncol,2006,28(1):5-23.

[6]　BRUNS E R J,ARGILLANDER T E,VAN DEN HEUVEL B,et al. Oral nutrition as a form of pre-operative enhancement in patients undergoing surgery for colorectal cancer:a systematic review[J]. Surg Infect (Larchmt),2018,19(1):1-10.

[7]　BALDWIN C,SPIRO A,AHERN R,et al. Oral nutritional interventions in malnourished patients with cancer:a systematic review and meta-analysis[J]. J Natl Cancer Inst,2012,104:371-385.

[8]　STRATTON R J,H BUTERNE X,ELIA M. A systematic review and Meta-analysis of the impact of oral nutritional supplements on hospital readmissions[J]. Ageing Res Rev,2013,12(4):884-897.

[9]　DE VAN DER SCHUEREN M A E,LAVIANO A,BLANCHARD H,et al. Systematic review and meta-analysis of the evidence for oral nutritional intervention on nutritional and clinical outcomes during chemo(radio)therapy:current evidence and guidance for design of future trials[J]. Ann Oncol,2018,29(5):1141-1153.

[10]　TRABAL J,LEYES P,FORGA M,et al. Potential usefulness of an EPA-enriched nutritional supplement on chemotherapy tolerability in cancer patients without overt malnutrition[J]. Nutr Hosp,2010,25(5):736-740.

[11]　DEWEY A,BAUGHAN C,DEAN T,et al. Eicosapentaenoic acid (EPA,an omega-3 fatty acid from fish oils) for the treatment of cancer cachexia. Eicosapentaenoic acid (EPA,an omega-3 fatty acid from fish oils) for the treatment of cancer cachexia[J]. Cochrane Database Syst Rev,2007(1):CD004597.

[12]　Takatsuka H,Takemoto Y,Iwata N,et al. Oral eicosapentaenoic acid for complications of bone marrow transplantation[J]. Bone Marrow Transplant,2001,28:769-774.

[13]　MOSES A W,SLATER C,PRESTON T,et al. Reduced total energy expenditure and physical activity in cachectic patients with pancreatic cancer can be modulated by an energy and protein dense oral supple menten-riched with N-3 fatty acids[J]. Br J Cancer,2004,90:996-1002.

[14]　VAN DER MEIJ B S,LANGIUS J A,SPREEUWENBERG M D,et al. Oral nutritional supplements containing N-3 polyunsaturated fatty acids affect quality of life and functional status in lung cancer patients during multimodality treatment:an RCT[J]. Eur J Clin Nutr,2012,66(3):399-404.

[15]　MURPHY R A,MOURTZAKIS M,CHU Q S,et al. Nutritional intervention with fish oil provides a benefit over standard of care for weight and skeletal muscle mass in patients with nonsmall cell lung cancer receiving chemotherapy[J]. Cancer,2011,117(8):1775-1782.

[16]　SNCHEZ-LARA K,TURCOTT J G,JU REZ-HERN NDEZ E,et al. Effects of an oral nutritional supplement containing eicosapentaenoic acid on nutritional and clinical outcomes in patients with advanced non-small cell lung cancer:randomised trial[J]. Clin Nutr,2014,33(6):1017.

[17] CHEN L,CHEN Y,WANG X,et al. Efficacy and safety of oral branched-chain amino acid supplementation in patients undergoing interventions for hepatocellular carcinoma:a Meta-analysis[J]. Nutr J,2015,14:67.

[18] CAWOOD A L,ELIA M,STRATTON R J. Systematic review and Meta-analysis of the effects of high protein oral nutritional supplements[J]. Ageing Res Rev,2012,11(2):278-296.

[19] BOUNOUS G,LE BEL E,SHUSTER J,et al. Dietary protection during radiation therapy[J]. Strahlentherapie,1975,149(5):476-483.

第三节　管　饲

一、背景

管饲是指向消化道管腔置入导管进行肠内营养。恰当的置管方法、合适的置管位置和正确的管路维护是管饲成功的重要因素,管路选择失当、误置和移位是管饲失败的常见原因。

管饲管路的选择应综合考虑患者的疾病状态、胃肠道解剖(既往手术史)、胃肠道功能以及预期的肠内营养时长。一般而言,胃内喂养适用于胃功能良好的患者,对无胃排空延迟、胃出口梗阻或胃瘘等情况的患者,应首选胃内喂养;胃流出道梗阻、严重胃瘫以及有胃内容物反流或误吸史的患者,则适合小肠内喂养;如果同时还需要胃腔减压,则更适合选用双腔或多腔营养管,自不同的管腔同时完成空肠肠内营养和胃腔内减压,避免在同一侧鼻腔或双侧鼻腔同时置入胃减压管和空肠营养管,以减少并发症风险,减轻患者的不适。

误置是指置管时管路前端位于不宜进行肠内营养的解剖位置,移位则是指置管后管尖因意外或其他原因移动,以致无法达到原置管肠内营养的目的。恰当管饲有助于防止肠内营养过程的误吸、倾倒综合征和其他不良事件。良好的管饲管理尽管不能完全消除并发症发生的风险,但可以很大程度上降低并发症的发生率并改善患者预后。

二、证据

(一)管路的选择

经鼻或经口置管通常用于预计管饲时间不超过4~6周的肠内营养患者,但具备良好自我护理条件的长期肠内营养患者也可以选择每日自行置入鼻胃管,完成肠内营养后拔除,这种做法特别适合存在经皮造瘘并发症高危因素的患者,在克罗恩病长期家庭肠内营养患者中常有应用。

长期肠内营养的置管选择应考虑预期肠内营养的时间、患者的意向及照护条件。PEG是目前中长期肠内营养的普遍选择[1]。大量研究证明经鼻置管的并发症发生率高于PEG[2,3]。随机对照研究证明,使用经鼻胃管喂养及PEG喂养的患者中,后者的肠内营养量显著高于前者,且患者体重增加更多[4,5]。

置管的禁忌证包括全身性和机械性因素,其中有一些情况是绝对禁忌证,但多数属于相对禁忌证,通过改变局部条件仍可以实现置管。管饲的绝对禁忌证包括胃肠道的机械性梗阻、急性腹膜炎、未纠正的凝血功能障碍或肠缺血等,头面颈部的创伤及近期的经蝶窦显微手术史可能妨碍经鼻置管。近期胃肠道出血、血流动力学不稳定、腹水、呼吸功能衰竭以及某些特定的解剖结构改变等则属于管饲的相对禁忌证[6]。

（二）提高床旁置管安全性的措施

床边置管尽管最为方便，但 X 线透视或内镜下置管可能更为安全。置管前进行患者状况评估是预防置管相关损伤的重要步骤，包括禁忌证评估、识别误入气管风险及出血、穿孔风险等。出血风险评估一般包括凝血功能检测，以及通过病史、内镜或影像学检查了解食管静脉曲张情况。某些解剖因素可增加经鼻置管的穿孔风险，包括食管裂孔疝、Zenker 憩室和减肥手术史等[7]。

（三）导管位置的确定

经鼻或经口置管常在床边盲放。尽管盲放的误置率仅为 1.3%～2.4%[7,8]，但 28% 的误置患者会出现肺部并发症，并可能因此导致死亡。导管误置于气道时患者多有明显的呼吸道症状，但并非都会出现。检测管中抽取液体的 pH 可以在很大程度上帮助判断是否发生了误置。抽出液体的 pH 在 7 或以上时，可能提示误入气道；而 pH≤5.5 则可以证明管的前端在胃内。即使是使用抑酸药物，胃液的 pH 也很少在 5 以上[9-11]。

采用内镜或 X 线辅助置管较盲置更为安全，但显然便利性较差。采用电磁定位装置（electromagnetic placement device，EMPD）、以带摄像头的导管直接可视化置管以及采用二氧化碳传感器防止误入气道，也可以大大降低误置的风险[12,13]。目前普遍采用 X 线检查来确认盲放的营养管位置[14,15]。单纯依靠听诊分辨置管位置是在胃内或气管内是不可靠的[16]。使用二氧化碳浓度监测或 pH 传感器排除误入气管的敏感度和特异度可达 86% 和 99%[17]。对需要多次置管的患者，每次置管都用 X 线确认是不现实的，推荐联用 2 种方法验证置管位置，如准确测量置管长度和 pH 检测[18]。

（四）导管移位与预防

经鼻置管移位是管饲的常见并发症，可带来误吸的风险。Mion LC 等[19]纳入 49 个研究的荟萃分析显示，使用鼻胃管时，每 1 000 患者日发生 22.1 次管道移位，发生率为 28.9%。移位与患者躁动、定向力障碍、坐立不安、院内感染、格拉斯哥意识评分≤9 分及用药相关[19-21]。

经鼻导管通常以胶带缠绕后贴在鼻上，但要尽量避免固定后导管和胶带对周围组织的压迫。有一些专用的导管固定装置可以减少导管移位及置管局部并发症。一项纳入 205 例患者的研究发现，与常用的胶带固定相比，使用商品化的鼻胃管专用管架固定 14F 和 16F 导管可能减少鼻部压迫性溃疡[22]。以系带固定喂养管也被证明有益。一项随机对照研究比较了 80 名使用经鼻系带固定或胶带粘贴固定患者，结果显示系带固定组导管移位更少，但有 5 例出现轻度鼻出血，4 例出现鼻部浅溃疡[23]。已出现一种帮助系带置放的专用装置，该装置以两根前端有磁铁的软管分别自两侧鼻孔插入，两管绕过鼻中隔后因磁力相吸而连接，继而自一侧鼻腔拉出，从而引出系带，用于固定导管。该装置国内尚未上市，但采用普通的细软导管也可以达到相似的效果：将两根细软导管分别自两侧鼻孔插入，在口腔内连接后自一侧鼻孔拉出并引出系带，即可与导管连接并固定。

PEG 管均有垫片、球囊等体表及腔内固定装置，移位较经鼻置管更少，但也可能发生。Rosenberger LH 等[24]发现，4.1% 的 PEG 管在置入 7 天内发生早期移位，使用期内意外移位的发生率为 12.8%（72/563）。固定 PEG 管时，应允许导管能够轻微转动，但外固定片过松时，营养管会向内或向外移位，可能导致造瘘开口处胃内容物渗漏，引发皮肤损伤及其他并发症。

护理宣教对预防导管移位有重要意义。对拔管的高危患者可考虑使用腹带体表固定。尽管手腕约束带或连指手套常用于防止患者拔管,但也有研究发现,约束身体可能加重患者的谵妄和/或躁动,从而增加管道移位的风险[20]。

（五）PEG 置管后的喂养时机

PEG 置管后应何时开始喂养尚无共识。Bechtold 等[25]综合 6 项随机对照研究结果发现,PEG 置管后早期喂养(1~4 小时内)和延迟喂养的并发症发生率以及前 72 小时死亡率没有统计学差异。纳入 5 项随机对照研究的一项荟萃分析对比了 PEG 置管后早期喂养(≤3 小时)和延迟或次日喂养的患者,发现并发症发生率、前 72 小时死亡率及首日胃残余量等指标均无显著差异[26]。

（六）导管的更换

管饲管路的换管指征包括:老化、意外脱出、发生相关并发症(渗漏、堵管无法疏通、PEG管的垫片包埋综合征)、瘘管破裂、瘘周组织感染等[6]。

管路更换的需求主要见于长期置管的患者。PEG 管的并发症多见于造瘘通道尚未成熟的置管初期。PEG 置管后一般在 7~10 天造口开始成熟,胃壁与腹膜的融合则需要几周,在营养不良或免疫力低下患者需要的时间更长[26]。保证安全换管的最短时间间隔尚不明确,一般建议术后至少 2 或 3 个月[27]。

在 PEG 置管后 10 天内发生的管路移位可能使胃内容物进入腹膜腔,而盲目回插则存在误入腹膜腔的风险。发现及时、没有感染征象的患者可以立即在 X 线或内镜引导下重新插入,否则需要拔管后禁食、鼻胃管吸引减压及应用抗生素 7~10 天后重新插管,严重的情况下需要开腹手术。

目前国内使用最多的是带有内固定垫片的 PEG 管,通常需采用内镜辅助更换。以可膨胀球囊为内固定装置的球囊 PEG 管,由于更换时可直接经皮插入,无需内镜辅助,应用正在逐渐增多,但此类 PEG 管需要经常监测球囊功能,护理相对复杂。有一些非球囊 PEG 管配有类似雨伞原理的可开闭固定装置,其更换也无需内镜辅助,但国内尚未上市。如果护理得当,大多数带支撑固定装置的 PEG 管可以正常使用达 1~2 年或以上[6],但长时间使用可能发生内固定装置断裂脱落,有堵塞胃肠道的风险,因此导管制造商一般推荐在内固定装置变形能力降低之前,每隔 6 个月更换。

三、推荐意见

1. 管饲置管方法应根据患者胃肠道的解剖、功能和预期的肠内营养时间等条件进行个性化选择。（A）

2. 检测经管抽吸物的 pH 在很大程度上能反映置管的位置。（B）

3. 仅靠听诊来区分导管位置在胃内、小肠内或气管内是不可靠的。（C）

4. X 线检查是确定营养管位置的金标准。（B）

5. PEG 置管后 4 小时内可以开始喂养。（A）

6. 尽管常规定期更换养护良好的管饲管路可能并不必要,但一般建议按照制造商说明书建议的时间更换。（D）

7. 更换经皮造口管应在瘘管完全成熟(首次置管后 30~90 天)后进行。（B）

═══════════════ 参考文献 ═══════════════

[1] L SER C,ASCHL G,H BUTERNE X,et al. ESPEN guidelines on artificial enteral nutrition—percutaneous en-

doscopic(PEG)[J]. Clin Nutr,2005,24(5):848-861.

[2] JAAFAR MH,MAHADEVA S,TAN KM,et al. Long-Term Nasogastric Versus Percutaneous Endoscopic Gastrostomy Tube Feeding in Older Asians With Dysphagia:A Pragmatic Study[J]. Nutr Clin Pract,2019,34(2):280-289.

[3] TABRIZI R,HOSSEINPOUR S,TAGHIZADEH F. Feeding in Oral Cancer Patients After Massive Ablative Surgery:Percutaneous Endoscopic Gastrostomy or Nasogastric Tube[J]. J Craniofac Surg,2016,27(4):1010-1011.

[4] NORTON B,HOMER-WARD M,DONNELLY MT,et al. A randomized prospective comparison of percutaneous endoscopic gastrostomy and nasogastric tube feeding after acute dysphagic stroke[J]. BMJ,1996,312(7022):13-16.

[5] PARK RHR,ALLISON MC,LANG J,et al. Randomized comparison of percutaneous endoscopic gastrostomy and nasogastric tube feeding in patients with persisting neurological dysphagia[J]. BMJ,1992,304(6839):1406-1409.

[6] ITKIN M,DELEGGE MH,FANG JC,et al. Multidisciplinary practical guidelines for gastrointestinal access for enteral nutrition and decompression from the Society of Interventional Radiology and American Gastroenterological Association(AGA)Institute,with Endorsement by Canadian Interventional Radiological Association(CIRA)and Cardiovascular and Interventional Radiological Society of Europe(CIRSE)[J]. Gastroenterology,2011,141(2):742-765.

[7] BOULLATA JI,CARRERA AL,HARVEY L,et al. ASPEN Safe Practices for Enteral Nutrition Therapy[J]. JPEN J Parenter Enteral Nutr,2017,41(1):15-103.

[8] SPARKS DA,CHASE DM,COUGHLIN LM,et al. Pulmonary complications of 9931 narrow-bore nasoenteric tubes during blind placement:a critical review[J]. JPEN J Parenter Enteral Nutr,2011,35(5):625-629.

[9] GRIFFITH DP,MCNALLY AT,BATTEY CH,et al. Intravenous erythromycin facilitates bedside placement of postpyloric feeding tubes in critically ill adults:a double-blind,randomized,placebo-controlled study[J]. Crit Care Med,2003,31(1):39-44.

[10] BOEYKENS K,STEEMAN E,DUYSBURGH I. Reliability of pH measurement and the auscultatory method to confirm the position of a nasogastric tube[J]. Int J Nurs Stud,2014,51(11):1427-1433.

[11] KEMPER C,HANEY B,OSCHMAN A,et al. Acidity of enteral feeding tube aspirate in neonates:Do pH values meet the cutoff for predicting gastric placement? [J]. Adv Neonatal Care,2019,19(4):333-341.

[12] KRENITSKY J. Blind placement of feeding tubes:treatment or threat? [J]. Practical gastroenterology,2011,35(5):32-42.

[13] KOOPMAN M C. A team-based protocol and electromagnetic technology eliminate feeding tube complications[J]. Ann Surg,2011,253(2):297-302.

[14] FARRINGTON M,LANG S,CULLEN L,et al. Nasogastric tube placement verification in pediatric and neonatal patients[J]. Pediatr Nurs,2009,35(1):17-24.

[15] IRVING S Y,REMPEL G,LYMAN B,et al. Pediatric Nasogastric Tube Placement and Verification:Best Practice Recommendations From the NOVEL Project[J]. Nutr Clin Pract,2018,33(6):921-927.

[16] TURGAY A S,KHORSHID L. Effectiveness of the auscultatory and pH methods in predicting feeding tube placement[J]. J Clin Nurs,2010,19(11-12):1553-1559.

[17] MUNERA-SEELEY V,OCHOA J B,BROWN N,et al. Use of a colorimetric carbon dioxide sensor for nasoenteric feeding tube placement in critical care patients ompared with clinical methods and radiography[J]. Nutr Clin Pract,2008,23(3):318-321.

[18] GILBERTSON H R,ROGERS E J,UKOUMUNNE O C. Determination of a practical pH cutoff level for reliable confirmation of nasogastric tube placement[J]. JPEN J Parenter Enteral Nutr,2011,35(4):540-544.

[19] MION L C,MINNICK A F,LEIPZIG R,et al. Patient-initiated device removal in intensive care units:a national prevalence study[J]. Crit Care Med,2007,35(12):2714-2720.

[20] CHANG L,WANG K K,CHAO Y. Influence of physical restraint on unplannedextubation of adult intensive care patients:a case-control study[J]. Am J Crit Care,2008,17(5):408-415.

[21] GALAZZI A,ADAMINI I,CONSONNI D,et al. Accidental removal of devices in intensive care unit:An eight-year observational study[J]. Intensive Crit Care Nurs. 2019 Oct;54:34-38.

[22] AMBUTAS S,STAFFILENO B A,FOGG L. Reducing nasal pressure ulcers with an alternative taping device [J]. Medsurg Nurs,2014,23(2):96-100.

[23] SEDER C W,STOCKDALE W,HALE L,et al. Nasal bridling decreases feeding tube dislodgment and may increase caloric intake in the surgical intensive care unit:a randomized controlled trial[J]. Crit Care Med, 2010,38(3):797-801.

[24] ROSENBERGER L H,NEWHOOK T,SCHIRMER B,et al. Late accidental dislodgement of a percutaneous endoscopic gastrostomy tube:an underestimated burden on patient and the health care system[J]. Surg Endosc,2011,25(10):3307-3311.

[25] BECHTOLD M L,MATTESON M L,CHOUDHARY A,et al. Early versus delayed feeding after placement of a percutaneous endoscopic gastrostomy:a meta-analysis[J]. Am J Gastroenterol, 2008, 103(11): 2919-2924.

[26] SZARY N M,MURTAZA A,MATTESON M L,et al. Enteral feeding within three hours after percutaneous endoscopic gastrostomy placement:a meta-analysis[J]. J Clin Gastroenterol,2011,45(4):e34-e38.

[27] KIM A H,MIAO C L,JOHAL A S,et al. Determining the safety and efficacy of an immediate use strategy following percutaneous endoscopic gastrostomy(PEG) tube placement[J]. GastrointestEndosc, 2015, 18 (5S):AB231.

第四节 补充性肠外营养

一、背景

补充性肠外营养(supplemental parenteral nutrition,SPN)是指患者胃肠道虽然有一定的消化功能,但是肠内营养不能完全满足其对营养素的需求,且这种状态在相当长的时间内无法改善,因此需要使用肠外营养作为对于肠内营养不足部分的补充[1]。

二、证据

很多肿瘤患者可能存在放射性肠炎、慢性肠梗阻、短肠综合征、腹膜恶性肿瘤或乳糜胸等情况,造成肠功能不全,因此虽能耐受一定量的肠内营养,但肠内营养通常不能满足其对营养的需要,此时考虑加用肠外营养以满足患者的营养需求。ESPEN肿瘤营养指南认为:患者无法进食超过1周或估计能量摄入<60%的目标需求值时,应被认为是摄入受限,需要改变或添加喂养途径以避免能量不足造成的临床风险[1]。一些小样本的临床研究显示,肠内营养无法满足患者的能量和蛋白质需求时,通过补充性肠外营养提供额外的能量和蛋白质的补充,不仅可以保证足够的营养物质供给,同时也能减少并发症的发生,改善临床预后[2-5]。Chao PC 等[2]对接受全肠外营养和补充性肠外营养(肠内营养每日额外添加250kcal)的恶性肿瘤患者进行回顾分析,发现补充性肠外营养能够改善患者多项功能恢复指标、避免体重减少,提示补充性肠外营养能够改善患者的临床预后。类似的,胃肠道肿瘤

患者术后的营养治疗研究结果显示,与单纯的全肠外营养或肠内营养相比,补充性肠外营养能够促进患者的术后肠道功能恢复,缩短住院时间,减少手术并发症[3,4]。此外,在接受了胰十二指肠切除手术(大部分为胰腺肿瘤)的患者中,采用补充性肠外营养进行术后营养治疗,与单纯的肠内营养相比,可以显著减少患者腹胀的发生率且提高患者对肠内营养的耐受性,而导管相关感染的发生率未见显著增加[5]。

目前,补充性肠外营养的启动时机是基于 ICU 危重症患者的循证医学证据。2017 年发布的《成人补充性肠外营养中国专家共识》中认为,NRS 2002 或 NUTRIC 评分为高风险的患者,若肠内营养在 48~72 小时内无法达到 60% 的目标能量和蛋白质需求量,推荐早期实施补充性肠外营养[6]。然而,不同的指南对此存在不同的推荐意见:ESPEN 指南认为,实施肠内营养 2~3 天未能达到目标能量时,应在接下来的 24~48 小时内启动补充性肠外营养;而 ASPEN 指南则认为即便是第 1 周肠内营养无法达到目标量的 60%,也不需要进行补充性肠外营养,建议超过 1 周后再行补充性肠外营养[7,8]。

2011 年 Casaer MP 等[9]发表的 EpaNIC 研究发现,进入 ICU 第 8 天启动补充性肠外营养比第 3 天更有益于患者预后,如 ICU 转入率、感染发生率、器官衰竭发生率等都有一定程度降低,住院时间和住院费用也相应减少。2013 年 Heidegger CP 等[10]的多中心研究则显示:在第 4~8 天予以补充性肠外营养,同单纯给予肠内营养相比,感染率显著降低,临床预后明显改善。近年来,一些小样本研究显示:胃肠道肿瘤术后早期采用补充性肠外营养相对于单独的肠外营养或肠内营养,能够改善患者肠道功能并减少住院时间[3,4,11]。

考虑到已有的证据所呈现出的不同结果,CSPEN 成人补充性肠外营养专家共识认为:合理的时机应根据患者营养风险来决定,针对 NRS 2002≥5 分或 NUTRIC≥6 分的患者,在 48~72 小时内无法达到目标能量和蛋白质需要量的 60% 时,应早期启动补充性肠外营养[6]。因此,综合现有的证据和指南意见,我们认为:经过营养筛查和评估,营养风险较高或营养不良的患者,若存在肠内营养摄入不能满足 60% 的目标需要量的情况超过 3 天,则应考虑在接下来的 24~48 小时内实施补充性肠外营养。

肿瘤患者对肠内营养的耐受情况是决定补充性肠外营养用量的关键性指标,特别是对于某些重症患者尤为如此。许媛等[12]对重症患者早期肠内营养的研究发现,肠内营养耐受不良与疾病状态、疾病严重程度、肠内营养的输注速度和用量、血清白蛋白水平等因素相关;部分重症患者需要采用肠内营养+肠外营养的形式实现营养治疗目标。补充性肠外营养可根据肠内营养的实际情况,补充肠内营养患者所需的能量、蛋白质以及其他营养素,并制订合理的治疗方案。2018 年 ESPEN 的 ICU 临床营养指南中推荐患者在接受肠外营养治疗时,可采用含 EPA+DHA[鱼油剂量 0.1~0.2g/(kg·d)]脂肪乳剂配方[13]。不同于传统大豆来源的长链脂肪乳剂,中长链脂肪乳剂、含有橄榄油或鱼油的脂肪乳剂在代谢、节氮、减少氧化应激、下调炎性反应及维护脏器功能等方面的优势,可以作为补充性肠外营养配方中较为理想的能量来源[6]。

由于补充性肠外营养的用量取决于患者对肠内营养的耐受情况,当患者的肠道功能逐渐恢复,则逐步增加肠内营养而减少补充性肠外营养使用。结直肠肿瘤手术患者术后早期给予肠内营养后,腹胀、腹泻等肠道耐受不良的发生率为 10%~20%[14]。2011 年,国内一项胃肠道手术后补充性肠外营养序贯治疗研究,早期少量慢速给予氨基酸型制剂的肠内营养,逐日增加肠内营养供给速度和容量,并从氨基酸型逐步过渡至要素型和整蛋白型制剂;肠内营养不足部分全部采用肠外营养补充[15]。该治疗方案能够有效减少患者术后并发症发生率、缩短患者的康复时间、减少住院费用。CSPEN 专家共识也认为:患者的肠道功能逐渐恢复时,逐步增加肠内营养量的同时逐步减少补充性肠外营养用量,并努力恢复到口服饮食[6]。

三、推荐意见

1. 需要接受营养治疗的患者,若肠内营养提供的能量和蛋白质低于目标需要量的 60% 时,应考虑通过补充性肠外营养增加能量和蛋白质的摄入量。(A)

2. 需要接受营养治疗的患者,若肠内营养超过 3 天,依然不能满足目标需要量的 60%,应考虑在随后的 24~48 小时内实施补充性肠外营养。(C)

3. 肠内营养与肠外营养之间的分配主要取决于患者对肠内营养的耐受情况,肠内营养耐受越好则补充性肠外营养的比例越低。(B)

4. 相较于长链大豆油脂肪乳剂,含有 EPA+DHA 的鱼油脂肪乳剂、橄榄油或中长链脂肪乳剂可以作为较为理想的能量来源。(D)

5. 补充性肠外营养期间,若患者肠道功能逐渐恢复,逐步增加肠内营养的同时逐步减少补充性肠外营养,当肠内营养摄入量达到目标量的 80% 或以上时,应停止补充性肠外营养。(A)

6. 所有接受补充性肠外营养的患者应采用"全合一"的方式进行静脉输注,可以选择工业化多腔袋或药房配制。(A)

====================== 参考文献 ======================

[1] ARENDS J,BARACOS V,BERTZ H,et al. ESPEN guidelines on nutrition in cancer patients[J]. Clin Nutr, 2017,36(5):1187-1196.

[2] CHAO P C,LIN C F,CHUANG H J. Parenteral nutrition combined with enteral feeding improves the outcome of cancer patients[J]. Asia Pac J Clin Nutr,2017,26(6):1032-1038.

[3] 沈文龙,王钰全. 术后早期肠内与肠外联合营养在胃肠道肿瘤患者中的应用[J]. 中华胃肠外科杂志, 2016,19(12):1424-1426.

[4] HUANG D,SUN Z,HUANG J,et al. Early enteral nutrition in combination with parenteral nutrition in elderly patients after surgery due to gastrointestinal cancer[J]. Int J Clin Exp Med,2015,8(8):13937-13945.

[5] NAGATA S,FUKUZAWA K,IWASHITA Y,et al. Comparison of enteral nutrition with combined enteral and parenteral nutrition in post-pancreaticoduodenectomy patients:a pilot study[J]. Nutr J,2009,8:24.

[6] 中华医学会肠外肠内营养学分会. 成人补充性肠外营养中国专家共识[J]. 中华胃肠外科杂志,2017, (1):9-13.

[7] SINGER P,BERGER M M,VAN DEN BERGHE G,et al. ESPEN guidelines on parenteral nutrition:intensive care[J]. Clin Nutr,2009,28(4):387-400.

[8] TAYLOR B E,MCCLAVE S A,MARTINDALE R G,et al. Society of critical care medicine:American society of parenteral and enteral nutrition. Guidelines for the provision and assessment of nutrition support therapy in the adult critically ill patient:Society of Critical Care Medicine(SCCM) and American Society for Parenteral and Enteral Nutrition(ASPEN)[J]. Crit Care Med,2016,44(2):390-438.

[9] CASAER M P,MESOTTEN D,HERMANS G,et al. Early versus late parenteral nutrition in critically ill adults [J]. N Engl J Med,2011,365(6):506-517.

[10] HEIDEGGER C P,BERGER M M,GRAF S,et al. Optimisation of energy provision with supplemental parenteral nutrition in critically ill patients:a randomised controlled clinical trial[J]. Lancet,381(9864):

385-393.

[11] 魏柏,熊枝繁,陈景三.肠内联合肠外营养支持用于老年晚期消化道恶性肿瘤化疗患者的观察[J].中华临床营养杂志,2013,21(2):72-76.

[12] 许媛,何伟,葛庆岗,等.外科重症患者肠内营养相关并发症分析[J].肠外与肠内营养,2001,8(3):151-154.

[13] SINGER P,BLASER A R,BERGER M M,et al. ESPEN guideline on clinical nutrition in the intensive care unit[J]. Clin Nutr,2019,38(1):48-79.

[14] 胡石奇,陈熙文,刘振邦,等.结直肠肿瘤围术期早期肠内营养起始时间临床观察[J].中华普通外科学文献(电子版),2010,4(6):45-47.

[15] 康维明,于健春,马志强,等.胃肠道手术后规范化序贯肠内肠外营养支持疗法与肠外营养支持的临床随机对照研究[J].中华临床营养杂志,2011,19(3):148-153.

第五节　全肠外营养

一、背景

全肠外营养是指对肠内营养存在禁忌证或重度肠功能衰竭的患者,通过胃肠道以外的途径,即周围静脉或中心静脉将营养液以浓缩的形式输给患者,营养液应含有患者所需的全部营养物质,包括丰富的能量、必需和非必需的氨基酸、脂肪酸、维生素、电解质和微量元素,以达到预防和纠正营养不良,增强患者体质和对疾病及创伤的抵抗力,促进早日康复的目的[1,2]。

二、证据

肠外营养的适应证包括:①预防并治疗营养不良/恶液质;②提高患者对抗肿瘤治疗的耐受性;③降低抗肿瘤治疗中的某些不良反应[3];④改善患者生活质量[4];⑤存在重度营养不良、严重胃肠道功能障碍等肠内营养禁忌证、不能耐受肠内营养或肠内营养不能达到60%目标量>7~10天时,应考虑肠外营养或补充性肠外营养[5];⑥对于肠道功能不全或丧失(如放射性肠炎和消化道肿瘤切除术后等)的患者,肠外营养是早期、甚至长期营养素摄入的唯一途径,必须考虑采用合理的肠外营养治疗策略,以维持患者的营养需求[6]。

间接测热法测定REE目前已被认为是临床测定能量需求的金标准[7]。2010年发表的一项调查报告显示,采用间接测热法测定恶性肿瘤患者的REE,46.7%的患者呈高代谢,43.5%的患者为正常代谢,仅9.8%的患者为低代谢。肿瘤的类型、病理分期以及病程情况可影响患者的REE[8]。另外的一些研究则提示,胃肠道肿瘤患者相较于胰腺或肺癌患者有更高的REE。亦有研究指出,采用间接测热法制订患者个体化的补充性肠外营养营养目标,能够显著降低病死率,改善患者预后[9]。因此,为准确测量肿瘤患者的实际能量需求,应尽量采用间接测热法测定个体的REE,以指导肠外营养的临床实施。

由于经济条件和医疗发展水平差异,若无法采用间接测热法测定患者的REE,则通常采用一般健康人群的25~30kcal/(kg·d)进行估算。CSPEN专家共识认为,无法测定患者REE时,非肥胖患者能量摄入目标值为25kcal/(kg·d)[7]。ESPEN肿瘤患者营养指南中也有类似的观点,认为通用的25~30kcal/(kg·d)是适合于肿瘤患者的能量目标。

与接受其他营养治疗方法(ONS和肠内营养)类似,肠外营养患者的目标蛋白质摄入量应在 1.0g/(kg·d)以上,并尽可能达到 1.5g/(kg·d),甚至 2.0g/(kg·d)[7]。多项临床营养指南推荐肿瘤患者的蛋白质摄入量应达到 1.2~1.5g/(kg·d)[10];亦有研究建议对于肿瘤恶液质的患者,肠外营养的目标应设定在 1.8~2.0g/(kg·d)[11]。若患者肾功能正常,摄入 2.0g/(kg·d)甚至更高剂量的蛋白质都是安全的;但对于存在慢性肾功能不全的患者,应根据肾脏病的分期、是否接受透析确定蛋白质摄入量。此外,证据显示大多数存在慢性疾病的老年患者,1.2~1.5g/(kg·d)的蛋白质摄入是适宜的[12,13]。

现有证据显示,恶性肿瘤患者采用较高的脂肪供能比例(占非蛋白供能的50%)具有较好的节氮效能,有助于改善患者的预后[14]。因此,ESPEN 和 ASPEN 均认为,恶性肿瘤患者若需要长时间肠外营养时,可优先考虑含有较高脂肪供能比例(葡萄糖:脂肪酸=1:1)的供能策略[15]。但应限制饱和脂肪酸摄入,增加 ω-3 PUFA 和单不饱和脂肪酸(monounsaturated fatty acid,MUFA)摄入[16]。有证据显示,接受肠外营养的恶性肿瘤患者,使用 ω-3 PUFA(鱼油)和谷氨酰胺治疗还可减少感染、降低术后炎性反应及缩短住院时间[17]。使用谷氨酰胺还有助于保护肠道黏膜[17],尤其对于术后肠内营养供给不足、需长期肠外营养的患者,可以经肠外途径补充谷氨酰胺,剂量通常为 0.3~0.5g/(kg·d)[18]。对于术前存在营养不良或营养风险的患者,可考虑术前5~7天,甚至提前至术前14天,进行增强免疫类特殊应用配方的肠外营养[19]。胃肠道肿瘤患者无论术前营养状况如何,均推荐术前应用免疫营养治疗5~7天[20]。有高脂血症和脂代谢异常的患者,应根据患者的代谢状况决定是否使用脂肪乳剂;而在重度甘油三酯血症患者中,应避免使用脂肪乳剂[21]。临床研究表明,中长链脂肪乳剂、含橄榄油或鱼油的脂肪乳剂在代谢、省氮、防止氧化过激、下调炎性反应及维护脏器功能等方面要优于传统的大豆油来源的长链脂肪乳剂[22]。恶性肿瘤患者的蛋白质摄入量应在 1.0g/(kg·d)以上,若体力活动下降且存在炎症状态,蛋白质可增至 1.2~1.5g/(kg·d)[7,16];肾功能正常者,可给予 1.5g/(kg·d)蛋白质[23]。

家庭肠外营养适用于临床病情稳定、但消化或吸收营养不良,口服或肠内营养不能完全满足其营养需求的患者。虽然家庭肠外营养在改善患者的生活质量方面尚缺乏高质量的证据,但对于需要数月甚至数年持续肠外营养的肿瘤患者,家庭肠外营养是应当加以考虑的治疗策略[24]。长期队列研究显示,家庭肠外营养的长期使用是安全有效的,且有益于改善放射性肠炎相关症状,改善临床预后[25]。胃肠道肿瘤患者中使用家庭肠外营养的前瞻性研究显示,28天的家庭肠外营养可提升患者的生活质量、增加体重及降低营养风险筛查评分[26]。对于肠道功能不全,以及出现肠衰竭的患者,家庭肠外营养可能是唯一有效的营养摄入途径。ESPEN 的指南中明确提出:①肠内营养无法充分满足患者的需要;②预期生存时间超过2~3个月;③预期肠外营养治疗能够持续稳定地进行或可以改善患者营养状况和生活质量;④患者愿意接受家庭肠外营养的情况下,可以长时间给予家庭肠外营养。有文献指出,晚期肿瘤患者存在肠衰竭的情况下,家庭肠外营养可能出现感染性休克、代谢异常以及导管相关的并发症,因此,需要经过训练的专业医务人员指导后进行[27]。

放疗过程中,出现严重的肠道黏膜炎症、放射性肠炎、短肠综合征、腹膜原发或转移癌及乳糜胸等,均会导致严重肠道功能不全,应该考虑应用肠外营养[23]。长期肠外营养对于亚急性和慢性放射性肠炎也是可以接受的营养治疗策略[4];对于骨髓移植患者,有证据显示:肠外营养可能提高同种异体基因造血干细胞移植患者的长期存活,能够增加患者体重以及宏量营养素的累积[28]。

目前,国内外多项指南和共识均要求,需要接受肠外营养的患者应采用"全合一"形式进行静脉输注[29,30]。最新的 ESPEN 外科临床指南认为:肠外营养应使用三腔袋或药剂科配制的全合一制剂取代多瓶系统。ASPEN 临床指南中推荐采用全营养混合(TNA)形式进行外周肠外营养输注,有助于限制肠外营养制剂的渗透压,确保营养素输注的安全性[30]。国内的相关指南与规范中也不推荐临床使用单瓶输注和多瓶输注系统,肠外营养的静脉输注应选用规范化的"全合一"输注系统。因此,肿瘤患者接受补充性肠外营养同样也需要采用"全合一"模式。然而,目前国内仍然存在着大量单瓶或多瓶输注肠外营养制剂的状况。国内一项纳入 2 248 例肿瘤患者的大样本临床营养调查发现,接受单瓶输注肠外营养制剂的患者为 21.9%,占接受肠外营养患者的 46.2%。进一步的多元 logistic 回归分析发现,单瓶输注系统是不良反应发生的重要危险因素,同时也与体重丢失显著相关;与肠外营养组相比,单瓶输注系统体重丢失的风险是肠外营养组的 3.9 倍[31]。

此外,2014 年 ASPEN 的肠外营养指南中认为,二合一(葡萄糖、氨基酸预先混合,再与脂肪乳剂一起输注)输注系统与三合一(葡萄糖、氨基酸、脂肪乳剂共同输注)输注系统相比,其感染相关并发症无差异[29]。但是,Stattery 等[32]对两种输注方式进行了系统回顾,认为二合一的输注系统中脂肪乳剂仍然是分开输注的,而多项研究已经证实单独输注脂肪乳剂是预后不良的独立危险因素。基于现有证据和临床实践,我们建议所有接受肠外营养的患者应采用葡萄糖、氨基酸和脂肪乳剂共同混合的"全合一"形式进行静脉输注。

"全合一"的肠外营养输注系统主要包括了工业化的多腔袋产品和医院配制的肠外营养制剂。工业化的多腔袋产品,能够显著减少肠外营养的配制时间,更适合于在科室内使用,同时一定程度上避免处方和配制上产生的差错[33]。医院配制的"全合一"肠外营养制剂则可以根据患者病情发展,对肠外营养配方进行调整,进行个体化配制。于健春等[34]的一项多中心 RCT 研究对比了接受中长链脂肪乳剂三腔袋肠外营养制剂和医院配制肠外营养制剂的外科术后患者,两者在住院时间、30 天死亡率、安全性实验室参数和术后不良事件上无差异;但三腔袋能够节省时间、可简化肠外营养的制备和实施过程。一项胃肠道恶性肿瘤患者的前瞻性随机对照研究[35]显示,与长链脂肪乳剂三腔袋相比,使用中长链脂肪乳剂三腔袋可进一步改善患者营养状况、提高血浆前白蛋白和胰岛素水平。Alfonso 等[36]对多腔袋肠外营养制剂、医院/药房配制肠外营养制剂以及多瓶系统在临床、工效和经济学结果上进行了系统性文献回顾,认为多腔袋系统最具有潜在的临床、工效和经济学效益。虽然目前 RCT 研究尚且有限,但多腔袋在减少感染性并发症、缩短住院时间以及减少人力和时间成本上都显示出更多的优势。

CSPEN 临床营养诊疗指南中认为,70%以上的患者外周静脉能够耐受"全合一"肠外营养制剂,但治疗时间超过 10~14 天,外周静脉则较难耐受[37]。欧美肠外营养指南中认为外周静脉通常能够耐受渗透压不高于 900mOsm/L 的肠外营养制剂;采用更高渗透压的肠外营养制剂时需要考虑采用中心静脉导管途径[34]。部分重症患者可能已经建立了中心静脉通道,则肠外营养可以通过已有途径进行实施。由于中心静脉途径对操作者的临床技能以及导管维护要求更高,并且导管相关感染和血栓发生风险也更高,因此肠外营养是否需要选择中心静脉通道也应考虑具体的临床条件。

三、推荐意见

1. 通过经口进食或肠内营养即可达到正常营养需要量的恶性肿瘤患者,不推荐常规应用全肠外营养。(A)

2. 不推荐放疗和化疗过程中常规使用全肠外营养。(A)

3. 化疗患者如发生了化疗相关严重胃肠道黏膜损伤,或不能耐受肠内营养,可以采用短期全肠外营养。(B)

4. 尽量采用间接测热法测定患者的实际能量需求;若无法测定患者个体能量需求,通常采用一般健康人群的 25~30kcal/(kg·d) 进行总目标能量估算,补充性肠外营养摄入目标量取决于肠内营养实际摄入量与总目标量的缺口。(B)

5. 接受补充性肠外营养的患者,蛋白质摄入量应在 1.0g/(kg·d) 以上,在肾功能正常的前提下,建议达到 1.5g/(kg·d)。(C)

6. 恶性肿瘤患者若需要长时间肠外营养时,可优先考虑较高脂肪供能比例(葡萄糖:脂肪酸=1:1)。但高脂血症(甘油三酯>3.5mmol/L)和脂代谢异常的患者,应根据患者的代谢状况决定是否使用脂肪乳剂;在重度甘油三酯血症(>4~5mmol/L)的患者中,应避免使用脂肪乳剂。(C)

7. 长时间肠外营养需要补充适量的谷氨酰胺以保护肠道黏膜屏障(A);有条件时,可以使用 ω-3 PUFA、橄榄油或中长链脂肪乳剂进行治疗(B)。

8. 出现严重的肠道黏膜炎症或放射性肠炎时,应考虑采用肠外营养。(B)

9. 骨髓移植者可使用肠外营养。(C)

10. 家庭肠外营养对肠内营养摄入不足且预期生存期较长(>3 个月)的恶性肿瘤患者是安全有效的(B);家庭肠外营养对肠衰竭患者是安全有效的(C);家庭肠外营养的实施需要由专业培训的医务人员负责(B)。

11. 对于非终末期化疗患者,短期肠外营养应选择标准配方;对于需要长达几星期以上肠外营养或有明显恶液质的肿瘤患者,尤其是未合并肝功能障碍患者,推荐高脂肪低碳水化合物配方,糖/脂比例可以达到 1:1。(D)

12. 病情稳定的营养不良或高风险患者,肠外营养推荐多腔袋系统;对于病情特殊或多变的患者,推荐使用药房配制系统。(C)

13. 中/长链脂肪乳剂三腔袋可能更加适合肿瘤患者,尤其是肝功能障碍患者[38]。(C)

--- 参考文献 ---

[1] 中华医学会肠外肠内营养学分会.肿瘤患者营养支持指南[J].中华外科杂志,2017,55(11):801-829.

[2] 中国抗癌协会肿瘤营养与支持治疗专业委员会.肿瘤恶液质营养治疗指南[J].肿瘤代谢与营养电子杂志,2015,2(3):27-31.

[3] GUNST J,VANHOREBEEK I,CASAER M P,et al. Impact of early parenteral nutrition on metabolism and kidney injury[J]. J AmSoc Nephrol,2013,24(6):995-1005.

[4] BOZZETTI F,ARENDS J,LUNDHOLM K,et al. ESPEN guidelines on parenteral nutrition:non-surgical oncology[J]. Clin Nutr,2009,28(4):445-454.

[5] MCCLAVE S A,TAYLOR B E,MARTINDALE R G,et al. Guidelines for the provision and assessment of nutrition support therapy in the adult critically ill patient:Society of Critical Care Medicine(SCCM)and American Society for Parenteral and Enteral Nutrition(ASPEN)[J]. JPEN J Parenter Enteral Nutr,2016,40(2):159-211.

[6] WEIMANN A,BRAGA M,CARLI F,et al. ESPEN guideline:clinical nutrition in surgery[J]. Clin Nutr,2017,36(3):623-650.

[7] 中华医学会肠外肠内营养学分会.成人补充性肠外营养中国专家共识[J].中华胃肠外科杂志,2017,

（1）:9-13.

[8] CAO D X,WU G H,ZHANG B,et al. Resting energy expenditure and body composition in patients with newly detected cancer[J]. Clin Nutr,2010,29(1):72-77.

[9] SINGER P,ANBAR R,COHEN J,et al. The tight calorie control study(TICACOS):a prospective,randomized,controlled pilot study of nutritional support in critically ill patients[J]. Intensive Care Med,2011,37(4):601-609.

[10] MCCLAVE S A,DIBAISE J K,MULLIN G E,et al. ACG clinical guideline:nutrition therapy in the adult hospitalized patient[J]. Am J Gastroenterol,2016,111(3):315-334.

[11] BOZZETTI F,BOZZETTI V. Is the intravenous supplementation of amino acid to cancer patients adequate? A critical appraisal of literature[J]. Clin Nutr,2013,32(1):142-146.

[12] DEUTZ N E P,BAUER J M,BARAZZONI R,et al. Protein intake and exercise for optimal muscle function with aging:recommendations from the ESPEN Expert Group. Clin Nutr,2014,33(6):929-936.

[13] BONNEFOY M,GILBERT T,BRUY RE O,et al. Protein supplementation to prevent loss in muscle mass and strength in frail older patients:a review[J]. Geriatr Psychol Neuropsychiatr Vieil,2019,17(2):137-143.

[14] ARENDS J,ZUERCHER G,DOSSETT A,et al. Non-surgical oncology-Guidelines on Parenteral Nutrition,Chapter 19[J]. Ger Med Sci,2009,7:Doc09.

[15] AUGUST D A,HUHMANN M B. ASPEN clinical guidelines:nutrition support therapy during adult anticancer treatment and in hematopoietic cell transplantation[J]. JPEN J Parenter Enteral Nutr,2009,33(5):472-500.

[16] LI N N,ZHOU Y,QIN X P,et al. Does intravenous fish oil benefit patients post-surgery? A meta-analysis of randomised controlled trials[J]. Clin Nutr,2014,33(2):226-239.

[17] ZHU M W,TANG D N,HOU J,et al. Impact of fish oil enriched total parenteral nutrition on elderly patients after colorectal cancer surgery[J]. Chin Med J(Engl),2012,125(2):178-181.

[18] THOMPSON K L,ELLIOTT L,FUCHS-TARLOVSKY V,et al. Oncology evidence-based nutrition practice guideline for adults[J]. J Acad Nutr Diet,2017,117(2):297-310.

[19] 崔久嵬,卓文磊,黄岚,等. 肿瘤免疫营养治疗指南[J]. 肿瘤代谢与营养电子杂志,2016,3(4):224-228.

[20] 中华医学会肠外肠内营养学分会. 成人围手术期营养支持指南[J]. 中华外科杂志,2016,54(9):641-657.

[21] 蒋朱明. 临床诊疗指南:肠外肠内营养学分册(2008版)[M]. 北京. 人民卫生出版社,2008.

[22] EDMUNDS C E,BRODY R A,PARROTT J S,et al. The effects of different IV fat emulsions on clinical outcomes in critically ill patients[J]. Crit Care Med,2014,42(5):1168-1177.

[23] ARENDS J,BACHMANN P,BARACOS V,et al. ESPEN guidelines on nutrition in cancer patients[J]. Clin Nutr,2017,36(1):11-48.

[24] NITENBERG G,RAYNARD B. Nutritional support of the cancer patient:issues and dilemmas[J]. Crit Rev Oncol Hematol,2000,34(3):137-168.

[25] SCOLAPIO J S,FLEMING C R,KELLY D G,et al. Survival of home parenteral nutrition-treated patients:20 years of experience at the Mayo Clinic[J]. Mayo Clin Proc,1999,74(3):217-222.

[26] SENESSE P,TADMOURI A,CULINE S,et al. A prospective observational study assessing home parenteral nutrition in patients with gastrointestinal cancer:benefits for quality of life[J]. J Pain Symptom Manage,2015,49(2):183-191.

[27] MUSCARITOLI M,MOLFINO A,LAVIANO A. Parenteral nutrition in advanced cancer patients[J]. Crit Rev Oncol Hematol,2012,84(1):26-36.

[28] SEGUY D,DUHAMEL A,REJEB M B,et al. Better outcome of patients undergoing enteral tube feeding after

myeloablative conditioning for allogeneic stem cell transplantation [J]. Transplantation, 2012, 94(3): 287-294.

[29] BOULLATA J I, GILBERT K, SACKS G, et al. ASPEN clinical guidelines: parenteral nutrition ordering, order review, compounding, labeling, and dispensing[J]. JPEN J Parenter Enteral Nutr, 2014, 38(3): 334-377.

[30] WEIMANN A, BRAGA M, CARLI F, et al. ESPEN guideline: clinical nutrition in surgery[J]. Clin Nutr, 2017, 36(3): 623-650.

[31] PAN H, CAI S, JI J, et al. The impact of nutritional status, nutritional risk, and nutritional treatment on clinical outcome of 2248 hospitalized cancer patients: a multi-center, prospective cohort study in Chinese teaching hospitals[J]. Nutr Cancer, 2013, 65(1): 62-70.

[32] SLATTERY E, RUMORE M M, DOUGLAS J S, et al. 3-in-1 vs 2-in-1 parenteral nutrition in adults: a review [J]. Nutr Clin Pract, 2014, 29(5): 631-635.

[33] 中华医学会. 临床技术操作规范-肠外肠内营养学分册[M]. 北京: 人民军医出版社, 2012.

[34] YU J, WU G, TANG Y, et al. Efficacy, safety, and preparation of standardized parenteral nutrition regimens: three-chamber bags vs compounded monobags—a prospective, multicenter, randomized, single-blind clinical trial[J]Nutr Clin Pract, 2017, 32(4): 545-551.

[35] CHEN F M, WANG J Y, SUN L C, et al. Efficacy of medium-chain triglycerides compared with long-chain triglycerides in total parenteral nutrition in patients with digestive tract cancer undergoing surgery[J]. Kaohsiung J Med Sci, 2005, 21(11): 487-494.

[36] ALFONSO J E, BERLANA D, UKLEJA A, et al. Clinical, ergonomic, and economic outcomes with multichamber bags compared with (Hospital) pharmacy compounded bags and multibottle systems: A systematic literature review[J]. JPEN J Parenter Enteral Nutr, 2017, 41(7): 1162-1177.

[37] PITTIRUTI M, HAMILTON H, BIFFI R, et al. ESPEN guidelines on parenteral nutrition: central venous catheters (access, care, diagnosis and therapy of complications)[J]. Clin Nutr, 2009, 28(4): 365-377.

[38] 中国抗癌协会, 中国抗癌协会肿瘤营养与支持治疗专业委员会, 中国抗癌协会肿瘤康复与姑息治疗专业委员会, 等. 肿瘤营养治疗通则[J]. 肿瘤代谢与营养电子杂志, 2016, 3(1): 28-33.

第九章

接受不同治疗的患者的营养治疗

第一节 化疗患者的营养治疗

一、背景

肿瘤患者往往由于多种原因,更易发生负能量平衡和骨骼肌丢失,如肿瘤相关症状和心理压力等导致其摄入减少;肿瘤组织分泌一些细胞因子、神经肽、激素等可引起代谢紊乱(静息代谢率升高、胰岛素抵抗、脂肪和蛋白质水解增加等);系统性炎症加剧患者的代谢紊乱。因此,恶性肿瘤患者营养不良发生率高,40%~80%的患者存在营养不良,约20%的患者直接死于营养不良。化疗既可以通过抗肿瘤作用从根本上改善肿瘤患者的营养不良,又可能因其不良反应引起或加重患者的营养不良[1,2]。化疗药物可以直接影响新陈代谢,或引起恶心、呕吐、腹泻、口腔炎、味觉改变、胃肠道黏膜损伤、食欲减退以及厌食而间接影响营养物质的摄入,在肿瘤引起代谢异常的基础上进一步加重机体营养不良[3-6]。

营养不良会降低患者对化疗的耐受程度,影响生活质量、治疗效果及预后[7-13]。一方面,营养不良影响中性粒细胞的水平,使化疗药物导致的白细胞下降更为明显,甚至导致无法完成化疗计划,从而影响抗肿瘤治疗效果[3];另一方面,营养不良时,血浆蛋白水平降低,化疗药物的吸收、分布、代谢及排泄出现障碍,明显影响化疗药物的药代动力学,化疗药物的不良反应增加,机体对化疗的耐受能力降低,化疗效果显著降低[4]。目前已有多项研究证实,化疗前及化疗期间出现的营养不良、体重丢失、肌肉量减少均与患者的不良反应增加和预后不良相关[11-16]。营养治疗能够提高肿瘤化疗患者的生活质量、体重、瘦体组织,提高患者对化疗的耐受性,保证化疗完成率,从而改善临床预后[17,18]。

非终末期肿瘤化疗患者的营养治疗目标是[19]:①维持或改善膳食摄入;②减轻代谢紊乱;③重视维持和增加骨骼肌肌肉量,维持体能状态;④降低抗肿瘤治疗过程中因营养不良导致的剂量减低或治疗中断的风险;⑤改善生活质量。

二、证据

(一)化疗患者营养治疗的适应证

1. 对肿瘤化疗患者的营养筛查和评估应在肿瘤诊断时及治疗期间进行,并在后续的每一次随访中重新评估。

肿瘤患者营养不良发生率高,影响患者的预后[20,21],通常能够通过营养治疗得到纠正[22]。营养风险筛查有助于早期发现和治疗有营养风险的患者。肿瘤化疗患者,由于疾病本身的原因,以及化疗的不良反应,普遍存在食物摄入减少和营养素摄入不平衡,对这些患者进行营养筛查和评估,以及适当的营养治疗可能改善患者的临床预后。

在肿瘤确诊时即应开始定期评估患者的营养摄入、体重变化和 BMI,并根据临床状况的变化进行再次评估;对筛查异常的患者,应进行更全面的临床综合评估,了解其营养和代谢紊乱的原因及严重程度,制订合理的营养治疗策略和实施计划。

有前瞻性的队列研究表明:营养筛查可能改善患者的临床结局[22],但尚缺乏随机临床研究的证据证实。

2. 已存在营养不良或营养风险的化疗患者,推荐给予营养治疗[23-29]。

体重丢失≥20%、PG-SGA 定性评估为重度营养不良、PG-SGA 评分≥9 分的非终末期患者是营养治疗的绝对指征;体重丢失 10%~19%、PG-SGA 定性评估为中度营养不良、PG-SGA 评分 4~8 分者是营养治疗的相对指征[30]。

3. 化疗严重影响摄食时,如每日摄入能量低于 60% 目标需要量超过 1~2 周、预计患者将有 7 天及以上不能进食、因摄入不足导致患者体重丢失,建议启动营养治疗。

化疗导致的不良反应,如消化道黏膜损伤、骨髓抑制、感染等,严重影响患者食欲或进食量,在肿瘤导致的代谢异常的基础上进一步加重机体营养不良[14]。

营养治疗能够增加化疗患者能量和蛋白质的摄入,提高化疗患者的生活质量、体重、瘦体组织,提高患者对化疗的耐受性,保证化疗完成率,从而改善临床预后[17,18,25,31]。目前认为,患者不能进食超过 1 周或估计能量摄入量低于 60% 目标需要量超过 1~2 周,即为食物摄入不足[19]。

4. 对经口摄入较少的肿瘤化疗患者,推荐通过个体化营养教育和膳食指导结合口服营养的调整,确保充分的营养摄入。

多数肿瘤化疗患者很可能出现厌食、胃肠道功能受损或体重丢失。化疗前体重丢失与剂量限制性毒性增加、体力及精神状态差、生活质量低及生存期缩短相关[32]。肌肉减少也与化疗不良反应增加相关[33]。营养治疗能提高肿瘤化疗患者的生活质量、体重、瘦体组织含量,并改善临床预后[25,31]。稳定体重可显著延长胃肠道和肺部肿瘤患者的生存期[20]。当患者出现经口摄入明显减少所致的营养不良时,营养教育和膳食指导结合调整 ONS 可以改善营养摄入、提高生活质量以及稳定体重[17]。一项针对 628 例接受化疗的结直肠癌患者的大型研究结果显示:接受营养教育和膳食指导、ONS 剂及甲地孕酮等营养治疗的患者生存期更长[34]。两项系统回顾和 meta 分析证实了营养治疗对改善临床结局的作用[17,35]。其中,Halfdanarson 等[35]研究了营养指导对生活质量的影响,接受营养指导的患者生活质量有改善,虽未达到统计学意义($P=0.06$),但提示对口服摄入量较低或存在体重丢失的患者进行营养指导是合理的。

在患者接受化疗期间,需常规评估患者的营养摄入及体力活动情况,及时发现体重丢失、肌肉量减少和功能降低,早期进行干预。对化疗引起的医源性营养状态恶化,应进行预防或对症支持治疗。推荐通过个体化营养教育和膳食指导结合 ONS,确保充分的营养摄入,以维持稳定的体重和一般状况。

5. 头颈部肿瘤合并吞咽困难、严重口腔黏膜炎患者,经口摄入不足时,管饲比口服更有效,建议尽早管饲给予肠内营养。需要长期管饲时(>4 周),建议行内镜下经皮胃造瘘术等支持通路。

对于因肿瘤导致经口摄食困难或食物难以通过消化道而导致的能量摄入不足的患者，可以通过肠内营养管饲来维持营养状态。研究证实，食物摄入不足的患者应用肠内管饲比经口喂养更有效，早期给予肠内营养与延迟或不给予肠内营养相比，患者体重明显增加，治疗中断和再入院率均降低[36]。

6. 对接受高剂量化疗的患者，入院时应进行营养筛查和评估，并每周进行评估监测，有营养风险或营养不良时，尽早开始营养教育和膳食指导、ONS、肠内营养和/或肠外营养的营养治疗，保证充足的营养摄入。

对接受高剂量化疗的患者，部分患者在入院时已有营养不良，化疗后不良反应（包括恶心、呕吐、黏膜炎、腹泻和感染等）严重且发生率高，会进一步影响患者经口进食，引起体重丢失，对临床预后有不良影响[37,38]。推荐这部分患者入院时应进行营养筛查和评估，并每周评估，有营养风险或营养不良时，尽早开始包括营养教育和膳食指导、ONS、肠内营养和/或肠外营养的营养治疗，保证充足的营养摄入[19]。需要接受肠外营养的患者，推荐请专业团队制订个体化肠外营养方案[39]。

7. 在化疗期间，推荐患者在可耐受范围内保持体力活动，保持适量的有氧运动和/或抗阻力训练以维持肌肉量。

肿瘤患者活动减少会增强分解代谢信号，使肌肉对合成代谢因子不敏感，导致肌肉萎缩。低运动量、不运动和接受抗肿瘤治疗，都会严重影响肿瘤患者的肌肉量[19]。研究显示，体力活动对调节胰岛素相关通路，改善循环胰岛素水平及炎症指标有益[40]。运动可以维持或明显改善肿瘤患者的有氧代谢能力，降低肌细胞分解代谢，增强肌细胞合成代谢，增加肌肉强度，减轻炎症反应，减少疲劳和焦虑，改善生活质量，延缓恶液质的发展[41]。

多个基于 RCT 的 meta 分析结果认为：运动适用于各个分期的肿瘤患者且具有良好的耐受性和安全性，包括晚期肿瘤患者[42]。因此，运动应整合到肿瘤综合治疗方案之中。我们建议接受化疗的肿瘤患者避免久坐的生活方式，根据自身体力状况选择合适的运动方式和运动量，如每天步行，可降低不运动引起的肌肉萎缩风险，或专业教练指导下的体能锻炼。每次持续 10~60min，每周 3~5 次。有氧运动和抗阻运动比一般运动更能改善肌肉力量，在这一方面抗阻运动似乎更优于有氧运动[41]。

8. 对存在体重丢失风险或营养不良的晚期肿瘤化疗患者，EPA（鱼油或 ω-3 PUFA）的加入可能对改善患者食欲、维持患者体重和瘦体组织有效。

鱼油中含有丰富的 ω-3 PUFA。ω-3 PUFA 不是单一的化合物，它是一组化学物质，主要包含三种物质：EPA、DHA 和 α-亚麻酸（ALA）。EPA 是产生 3 类和 5 类花生酸（几乎没有炎症活性）的环氧合酶和脂氧合酶的底物，可竞争性拮抗 ω-6 花生四烯酸（可转换为有强促炎作用的 2 类和 4 类花生酸）的产生。适当的 ω-6/ω-3 PUFA 比例对维持内环境稳定、正常生长发育、保持健康、预防和治疗慢性疾病极其重要。较低的 ω-6/ω-3 PUFA 比例或较高的 ω-3 PUFA 水平均可降低促炎因子的产生。鱼油（常用剂量为 4~6g/d）以及 ω-3 PUFA（常用剂量为 1~2g/d）可以减少肿瘤患者炎症反应[43]。Sanchez Lara 等[44]在 92 例接受化疗的晚期肺癌患者中观察到，摄入含鱼油 ONS 剂（EPA 2.2g/d）的患者更好地保持了体重、瘦体组织，增加了能量和蛋白质的摄入，且厌食、乏力和神经毒性症状减少。同样，在其他研究中也观察到鱼油可以改善肿瘤化疗患者体能和生活质量[45]。当用常规剂量补充鱼油和 ω-3 PUFA 时患者耐受性良好，并且鱼油可能减轻化疗的不良反应[44]。ω-3 PUFA 未降低化疗疗效，甚至可增强多种细胞毒药物的疗效[46]。

虽然对于鱼油作用的报道结论尚不统一,但鉴于近年来多项临床试验的阳性结果,对存在体重丢失风险或营养不良的晚期肿瘤化疗患者,建议鱼油或 ω-3 PUFA 的使用。

9. 头颈部肿瘤或食管癌患者应定期评估吞咽困难,有吞咽困难的患者(包括管饲期间),鼓励和指导其进行吞咽练习。

在接受高强度的头颈部肿瘤放(化)疗的患者中,30%~50%的患者会出现吞咽困难,其风险受放疗剂量、放疗范围和是否联合化疗影响[47]。对有吞咽困难风险的患者应定期评估吞咽困难,有吞咽困难的患者应在专业人员指导下进行吞咽练习。如果需要肠内营养(管饲),应该鼓励患者继续锻炼和保持吞咽功能,吞咽功能恢复后应尽快脱离管饲营养。相对于鼻胃管,患者 PEG 耐受和使用时间更长,故 PEG 肠内营养患者出现吞咽困难的概率更高,对此类患者,应定期对吞咽困难进行评估、预防及治疗[48]。

(二) 化疗患者营养治疗的时机

当判断患者适宜进行营养治疗时,应尽早开始营养治疗。当疾病已发展到恶液质或终末期,此时营养治疗的效果往往很难令人满意。相反,还会得出营养治疗无效的错误结论,因此当判断患者存在营养治疗指征时,应尽早进行营养治疗。

(三) 化疗患者营养治疗的途径

建议营养教育和膳食指导要贯穿于肿瘤患者化疗全程,以帮助患者改善症状,维持或改善营养状态。营养教育和膳食指导可由经培训的营养师、专科医师实施[49],包括能量和营养素的计算,食物性质或营养素组成的建议,通过少食多餐增加进餐频率以保证摄入营养总量,鼓励患者摄入高能量和高蛋白质的食物等。

化疗患者营养治疗的途径选择遵循"只要肠道功能允许,应首先使用肠道途径"的原则,优先选择肠内营养。肠内营养首选 ONS,口服不足或不能时,用管饲补充或替代。管饲营养可分为无创途径和有创途径,前者指经鼻途径放置 NGT、鼻十二指肠管或鼻空肠管,主要用于短期喂养患者(≤4 周);后者指经微创手术和外科手术的胃肠造瘘,微创手术指内镜辅助下经皮胃/空肠造瘘术(percustanous endoscopic gastrostomy/jejunostomy,PEG/PEJ)或透视辅助下经皮胃/空肠造瘘术(percutaneous fluoroscopic gastrostomy/jejunostomy,PFG/PFJ),适用于长时间肠内营养(>4 周)的患者。因食管梗阻导致鼻饲管或各种经皮造瘘管无法放置时,可采取针刺导管空肠造瘘(needle catheter jejunostomy,NCJ)、手术胃造瘘、手术空肠造瘘等。

相对于肠外营养,肠内营养有助于维护肠黏膜的屏障功能、维持肠道微生态平衡、恢复肠蠕动、促进肠绒组织康复、调控免疫功能、改善门静脉系统血流及肝胆功能等,弥补了肠外营养的不足。此外,肠内营养还具有感染率低、价格低廉且使用方便等优点。

对化疗患者,不建议进行常规的肠外营养[26,50]。但是,一些特定情况下,化疗患者需要使用肠外营养。尽管一项针对 21 岁以下化疗患者的研究表明,肠外营养并不优于肠内营养[51],但是,肠外营养在某些方面具有优势。2014 年发表于新英格兰杂志的英国 33 个中心的 CALORIES 研究提示:肠外营养和肠内营养在重症患者中的 30 天死亡率、90 天死亡率、感染并发症发生率均无差异,但肠外营养的低血糖、呕吐等不良反应的发生率更低[52]。2011 年的 TICACOS 研究证实,与单纯肠内营养相比,肠外营养联合肠内营养的患者,能量和蛋白质摄入量更接近目标值,肠外营养组死亡率更低[53]。总之,对没有胃肠道功能障碍的患者,肠外营养甚至是有害的[54];化疗后如果出现了严重黏膜炎或严重胃肠道功能受损,经口进食和肠内营养仍不能满足营养需要时,应考虑肠内营养联合肠外营养;对肠内营养不可行或耐受不良的患者,推荐全肠外营养[19,55],此时应用肠外营养更有效。肠外营养推荐采用全合一或预装工业化多腔袋制剂。

同时,应注重对恶心呕吐、早饱感、厌食、口腔溃疡等可能影响食物摄入的症状的干预;采取各种措施改善患者经口进食,如使用胰酶促进消化、使用延缓胃肠道快速蠕动的药物以促进肠吸收等[17]。

不伴严重代谢紊乱的营养受损经营养治疗后易于纠正;伴有严重代谢紊乱的患者,营养治疗可减轻代谢紊乱的严重程度,但难以完全逆转,建议给予患者包括营养治疗在内的多学科综合治疗[19]。

(四) 化疗患者营养治疗能量

肿瘤患者的 TEE 可通过量热计(calorimeter)测量法直接测量,或通过代谢车间接测量法(metabolic cart)来测定每日能量消耗,但直接测热法既昂贵又复杂,只能在实验研究中使用,而间接测热法在基层医院难以普及。那么也可通过公式推算得到患者的能量消耗,由 REE 的标准公式及体力活动水平(physical activity level,PAL)的标准值推算得到;也可假定肿瘤患者的 TEE 与健康人群类似,以 $25\sim30$ kcal/(kg·d)来估算患者的能量需要量,但是这种方法往往会高估肥胖患者的 TEE,低估严重营养不良患者的 TEE,因此在治疗过程中需根据患者体重和肌肉量进行调整[19]。

(五) 化疗患者营养治疗的制剂选择及实施

1. 营养配方　一般情况下,化疗患者的营养治疗选择标准配方,也可根据具体情况选择特殊营养配方。高能量密度配方可减少摄入量,可能有更好的依从性。ω-3 PUFA 强化型肠内营养配方对改善恶液质可能有益[56]。短肽制剂如小分子肽全营养粉[65]含水解蛋白无需消化,吸收较快,适合消化功能受损的患者,如手术后早期、放化疗患者、老年患者。

2. 碳水化合物　肿瘤患者饮食中碳水化合物和脂肪的最佳比例尚未确定。目前认为可参考健康人群标准,中国营养学会建议居民膳食碳水化合物供能占总能量的 55%~65%。对体重丢失伴胰岛素抵抗的患者,碳水化合物过高会加重血糖负荷、增加感染风险,应减少碳水化合物供能,如占总能量的 30%~50%。

应关注食物的血糖指数(glycemic index,GI)和血糖负荷(glycemic load,GL)。GI 指含 50g 碳水化合物的食物与等量的葡萄糖在一定时间(一般为 2 小时)引起体内血糖反应水平的百分比值,以葡萄糖的 GI 值为 100 来确定其他食物的 GI,GI≤55 为低 GI 食物,在 55~75 的为中等 GI 食物,≥75 为高 GI 食物。低 GI 食物引起血糖变化小,高 GI 食物引起血糖升高幅度大。GL=GI×摄入该食物的实际碳水化合物含量/100。GL≥20 为高负荷饮食,对血糖影响很大;10≤GL≤19 为中负荷饮食,对血糖影响不大;GL<10 为低负荷饮食,对血糖影响很小。GL 与 GI 结合使用,可以帮助患者科学地选择饮食。

3. 氨基酸制剂　高龄、缺乏运动和系统性炎症反应可诱导肿瘤患者"合成代谢障碍",如蛋白质合成对于合成代谢刺激的反应下降。ESPEN 的非手术肿瘤患者肠外营养指南中推荐氨基酸补充量范围是 1.0g/(kg·d)到 1.2~2.0g/(kg·d)[55],现有研究显示增加蛋白质摄入促进了肿瘤患者肌肉蛋白质的合成代谢[57],氨基酸供给量接近 2.0g/(kg·d)才能够为肿瘤患者提供正氮平衡[58],高氨基酸血症可能逆转蛋白质合成代谢障碍[59]。肾功能正常的人群,摄入 2.0g/(kg·d)及以上的氨基酸是安全的;急性或慢性肾功能衰竭的患者,氨基酸的补充分别不应超过 1.0g/(kg·d)或 1.2g/(kg·d)[19]。

推荐接受肠内及肠外营养的化疗患者应用含有全面氨基酸种类的复方氨基酸制剂,氨基酸摄入量应超过 1.0g/(kg·d),建议达到 1.5~2.0g/(kg·d)。富含 BCAA 的氨基酸制剂对改善肿瘤患者的肌肉减少、维护肝脏功能、平衡芳香族氨基酸、改善厌食与早饱等有益,尤其对存在肝性脑病风险的患者,推荐使用[60]。

4. 脂肪乳剂　①LCT/MCT 脂肪乳剂可能更加适合接受肠外营养的肿瘤患者,尤其是合并肝功能障碍者。LCT/MCT 是指中链和长链甘油三酯各占 50% 的一类脂肪乳剂。MCT 由于分子量小,水溶性高,其血清廓清和氧化速率均高于 LCT,已有研究证实中/长链脂肪乳剂较长链脂肪乳剂更易为人体摄取,安全性也较好[61]。如果 LCT 输注量大于 2.6g/(kg·d)的极量,会出现不良反应。对需要长期使用肠外营养的恶液质肿瘤患者,建议提高脂肪供能比例(可达总能量的 50%)[50]。②橄榄油脂肪乳剂对免疫功能及肝功能影响较小,其维生素 E 的含量适中,降低了脂质过氧化反应。③富含 ω-3 PUFA 的鱼油脂肪乳剂,有助于降低心血管疾病风险、抑制炎症反应、平衡免疫功能,甚至可能抑制肿瘤生长。

5. 免疫调节剂　目前临床研究于肠内营养中添加的与免疫调节相关的成分主要包括谷氨酰胺、精氨酸、核苷酸、ω-3 PUFA 和小分子肽。较多的研究结果显示:免疫调节配方对肿瘤患者有正面影响。有研究报道,化疗后患者抗感染能力下降,加之化疗药物对胃肠道黏膜的损伤导致患者极易合并肠道感染,应用谷氨酰胺能够明显减轻黏膜炎和腹泻的发生率[62];添加免疫调节成分的(精氨酸、核苷酸和 ω-3 PUFA 的混合物)肠内营养有益于接受较大手术的营养不良患者,可增强其免疫力、改善临床预后;补充外源性谷氨酰胺、精氨酸能提高肿瘤组织局部化疗药物的浓度、提高正常组织谷胱甘肽水平,从而增强化疗药物的选择性、减轻化疗带来的不良反应,并提高生存率[63]。何时开始应用肠内免疫调节剂,目前尚无定论。免疫调节剂应联合应用,目前没有临床结果证实单独应用效果[64]。当化疗患者发生严重感染等重度应激情形时,免疫调节配方的应用参照危重病相关指南。

6. 代谢调节剂　糖皮质激素和孕激素类被推荐用于增强食欲(避免体重丢失)、调节代谢紊乱和减少生活质量下降,尤其对于化疗后有明显食欲下降、恶心呕吐严重的患者可考虑应用。糖皮质激素在应用前要权衡利弊,并短期应用。应用孕激素时,应考虑治疗过程中血栓的风险。

雄激素可使体重增加,其不良反应少于糖皮质激素,与孕激素相似,但在刺激食欲和经口摄入量方面的作用不如糖皮质激素和孕激素。

三、推荐意见

1. 对肿瘤化疗患者的营养筛查和评估应在肿瘤诊断时及治疗期间进行,并在后续的每一次随访中重新评估。(C)

2. 化疗前及化疗期间有营养风险或营养不良的患者,建议营养治疗。(B)

3. 化疗期间应保证机体充足的营养摄入,对口服摄入较低的肿瘤患者,推荐通过个体化营养教育和膳食指导结合 ONS,确保充分的营养摄入。(C)

4. 对治疗期间出现严重不良反应导致无法进食或进食量明显减少的患者,应及时给予营养治疗。(B)

5. 对接受高剂量化疗的患者,入院时应进行营养筛查和评估,并每周评估,有营养风险或营养不良时,尽早开始包括营养教育和膳食指导、ONS、肠内营养和/或肠外营养的营养治

疗,保证充足的营养素摄入。(C)

6. 化疗患者营养治疗途径的选择,只要肠道功能允许,优先选择肠内营养。肠内营养首选 ONS。口服不足或不能时,用管饲补充或替代。化疗后如果出现了严重黏膜炎或严重胃肠道功能受损,经口进食和肠内营养仍不能满足营养素的需求,应考虑肠内营养联合肠外营养。对肠内营养不可行或耐受不良的患者,推荐全肠外营养。肠外营养推荐采用全合一或预装工业化多腔袋制剂。(A)

7. 推荐患者于化疗期间在可耐受范围内保持体力活动,保持适量的有氧运动和/或抗阻训练以维持肌肉量。(A)

8. 头颈部肿瘤合并吞咽困难、严重口腔黏膜炎患者,经口摄入不足时,管饲比口服更有效,建议尽早管饲给予肠内营养。需要长期管饲时(>4 周),建议行内镜下经皮胃造瘘(PEG)等。(C)

9. 对存在体重丢失风险或营养不良的晚期肿瘤化疗患者,EPA 的加入(鱼油或 ω-3PUFA),或给予富含 EPA(鱼油或 ω-3 PUFA)的肠内营养制剂,可能对改善患者食欲、维持患者体重、瘦体组织有效。(C)

10. 肠内免疫调节配方(含有谷氨酰胺、精氨酸、核苷酸和 ω-3 PUFA 等)可能会减轻化疗所致黏膜炎、腹泻发生率,减轻化疗不良反应。(D)

================= 参考文献 =================

[1] SPIRO A,BALDWIN C,PATTERSON A,et al. The views and practice of oncologists towards nutritional support in patients receiving chemotherapy[J]. Br J Cancer,2006,95(4):431-434.

[2] MCCREERY E,COSTELLO J. Providing nutritional support for patients with cancer cachexia[J]. Int J Palliat Nurs,2013,19(1):32-37.

[3] CAILLET P,LIUU E,RAYNAUD SIMON A,et al. Association between cachexia,chemotherapy and outcomes in older cancer patients:A systematic review[J]. Clin Nutr,2017,36(6):1473-1482.

[4] 石汉平. 化疗患者营养治疗指南[J]. 肿瘤代谢与营养电子杂志,2016,3(3):158-163.

[5] 赵明,李勇. 消化道肿瘤化疗患者的营养状况及其对生活质量的影响[J]. 中国全科医生,2009,12(3):222-224.

[6] 赵亮,于永福,李慧. 肠内营养支持治疗在肺癌化疗病人中的临床应用[J]. 肠外与肠内营养,2011,18(5):281-283.

[7] LIS C G,GUPTA D,LAMMERSFELD C A,et al. Role of nutritional status in predicting quality of life outcomes in cancer—a systematic review of the epidemiological literature[J]. Nutr J,2012,11:27.

[8] TONG H,ISENRING E,YATES P. The prevalence of nutrition impact symptoms and their relationship to quality of life and clinical outcomes in medical oncology patients[J]. Support Care Cancer,2009,17(1):83-90.

[9] ARRIETA O,MICHEL ORTEGA R M,VILLANUEVA-RODR GUEZ G,et al. Association of nutritional status and serum albumin levels with development of toxicity in patients with advanced non-small cell lung cancer treated with paclitaxel-cisplatin chemotherapy:a prospective study[J]. BMC Cancer,2010,10:50.

[10] PAN H,CAI S,JI J,et al. The impact of nutritional status,nutritional risk,and nutritional treatment on clinical outcome of 2248 hospitalized cancer patients:a multi-center,prospective cohort study in Chinese teaching hospitals[J]. Nutr Cancer,2013,65(1):62-70.

[11] KLUTE K A,BROUWER J,JHAWER M,et al. Chemotherapy dose intensity predicted by baseline nutrition assessment in gastrointestinal malignancies:A multicentre analysis[J]. Eur J Cancer,2016,63:189-200.

[12] BAKITAS M A,TOSTESON T D,LI Z,et al. Early Versus Delayed Initiation of Concurrent Palliative Oncolo-

gy Care:Patient Outcomes in the ENABLE Ⅲ Randomized Controlled Trial[J]. J Clin Oncol,2015,33
(13):1438-1445.

[13] KIMURA M,NAITO T,KENMOTSU H,et al. Prognostic impact of cancer cachexia in patients with advanced
non-small cell lung cancer[J].Support Care Cancer,2015,23(6):1699-1708.

[14] SANDERS K J,HENDRIKS L E,TROOST E G,et al. Early weight loss during chemoradiotherapy has a det-
rimental impact on outcome in NSCLC[J].J ThoracOncol,2016,11(6):873-879.

[15] RUTTEN I J,VAN DIJK D P,KRUITWAGEN R F,et al. Loss of skeletal muscle during neoadjuvant chemo-
therapy is related to decreased survival in ovarian cancer patients[J].J Cachexia Sarcopenia Muscle,2016,7
(4):458-466.

[16] ARRIETA O,DE LA TORRE-VALLEJO M,L PEZ-MAC AS D,et al. Nutritional Status,Body Surface,and
Low Lean Body Mass/Body Mass Index Are Related to Dose Reduction and Severe Gastrointestinal Toxicity
Induced by Afatinib in Patients With Non-Small Cell Lung Cancer[J].Oncologist,2015,20(8):967-974.

[17] BALDWIN C,SPIRO A,AHERN R,et al. Oral nutrition interventions in malnourished patients with cancer:a
systematic review and meta-analysis[J].J Natl Cancer Inst,2012,104(5):371-385.

[18] BOURDEL-MARCHASSON I,BLANC-BISSON C,DOUSSAU A,et al. Nutritional advice in older patients at
risk of malnutrition during treatment for chemotherapy:a two-year randomized controlled trial[J].PLoS One,
2014,9(9):e108687.

[19] ARENDS J,BACHMANN P,BARACOS V,et al. ESPEN guidelines on nutrition in cancer patients[J].Clin
Nutr,2017,36(1):11-48.

[20] MARTIN L,SENESSE P,GIOULBASANIS I,et al. Diagnostic criteria for the classification of cancer-associ-
ated weight loss[J].J Clin Oncol,2015,33(1):90-99.

[21] MCMILLAN D C. The systemic inflammation-based Glasgow Prognostic Score:a decade of experience in pa-
tients with cancer[J].Cancer Treat Rev,2013,39(5):534-540.

[22] PAN H,CAI S,JI J,et al. The impact of nutritional status,nutritional risk,and nutritional treatment on clini-
cal outcome of 2248 hospitalized cancer patients:a multi-center,prospective cohort study in Chinese teaching
hospitals[J].Nutr Cancer,2013,65(1):62-70.

[23] AUGUST D A,HUHMANN M B. ASPEN clinical guidelines:nutrition support therapy during adult antican-
cer treatment and in hematopoietic cell transplantation.[J].JPEN J Parenter Enteral Nutr,2009,33(5):
472-500.

[24] 王越华,李兆元,阮晓峰.乳腺癌化疗中的营养治疗[J].临床外科杂志,2007,15(6):384-386.

[25] HASENBERG T,ESSENBREIS M,HEROLD A,et al. Early supplementation of parenteral nutrition is capa-
ble of improving quality of life,chemotherapy-related toxicity and body composition in patients with advanced
colorectal carcinoma undergoing palliative treatment:results from a prospective,randomized clinical trial[J].
Colorectal Dis,2010,12(10 Online):e190-199.

[26] MUSCARITOLI M,MOLFINO A,LAVIANO A,et al. Parenteral nutrition in advanced cancer patients[J].
Crit Rev Oncol Hematol,2012,84(1):26-36.

[27] PACCAGNELLA A,MORASSUTTI I,ROSTI G. Nutritional intervention for improving treatment tolerance in
cancer patients[J].Curr Opin Oncol,2011,23(4):322-330.

[28] 蒋朱明.临床诊疗指南:肠外肠内营养学分册(2008 版)[M].北京:人民卫生出版社,2009.

[29] MUELLER C,COMPHER C,ELLEN D M. ASPEN clinical guidelines:nutrition screening,assessment,and
intervention in adults[J].JPEN J Parenter Enteral Nutr,2011,35(1):16-24.

[30] BAUER J,CAPRA S,FERGUSON M. Use of the scored Patient-Generated Subjective Global Assessment
(PG-SGA) as a nutrition assessment tool in patients with cancer[J].Eur J Clin Nutr,2002,56(8):
779-785.

[31] BAUER J D, CAPRA S. Nutrition intervention improves outcomes in patients with cancer cachexia receiving chemotherapy—a pilot study[J]. Support Care Cancer, 2005, 13(4):270-274.

[32] ASLANI A, SMITH R C, ALLEN B J, et al. The predictive value of body protein for chemotherapy-induced toxicity[J]. Cancer, 2000, 88(4):796-803.

[33] PRADO C M, BARACOS V E, MCCARGAR L J, et al. Body composition as an independent determinant of 5-fluorouracil-based chemotherapy toxicity[J]. Clin Cancer Res, 2007, 13(11):3264-3268.

[34] DOBRILA-DINTINJANA R, TRIVANOVIC D, ZELIĆM, et al. Nutritional support in patients with colorectal cancer during chemotherapy: does it work? [J]. Hepatogastroenterology, 2013, 60(123):475-480.

[35] HALFDANARSON T R, THORDARDOTTIR E, WEST C P, et al. Does dietary counselling improve quality of life in cancer patients? A systematic review and meta-analysis[J]. J Support Oncol, 2008, 6(5):234-237.

[36] LEWIS SL, BRODY R, TOUGER-DECKER R, et al. Feeding tube use in patients with head and neck cancer [J]. Head Neck, 2014, 36(12):1789-1795.

[37] URBAIN P, BIRLINGER J, LAMBERT C, et al. Longitudinal follow-up of nutritional status and its influencing factors in adults undergoing allogeneic hematopoietic cell transplantation[J]. Bone Marrow Transplant, 2013, 48(3):446-451.

[38] URBAIN P, BIRLINGER J, IHORST G, et al. Body mass index and bioelectrical impedance phase angle as potentially modifiable nutritional markers are independent risk factors for outcome in allogeneic hematopoietic cell transplantation[J]. Ann Hematol, 2013, 92(1):111-119.

[39] MOUSAVI M, HAYATSHAHI A, SARAYANI A, et al. Impact of clinical pharmacist-based parenteral nutrition service for bone marrow transplantation patients: a randomized clinical trial[J]. Support Care Cancer, 2013, 21(12):3441-3448.

[40] BALLARD-BARBASH R, FRIEDENREICH C M, COURNEYA K S, et al. Physical activity, biomarkers, and disease outcomes in cancer survivors: a systematic review[J]. J Natl Cancer Inst, 2012, 104(11):815-840.

[41] STENE G B, HELBOSTAD J L, BALSTAD T R, et al. Effect of physical exercise on muscle mass and strength in cancer patients during treatment—a systematic review[J]. Crit Rev Oncol Hematol, 2013, 88(3):573-593.

[42] JONES L W, ALFANO C M. Exercise-oncology research: past, present, and future[J]. Acta Oncol, 2013, 52(2):195-215.

[43] MOCELLIN M C, CAMARGO C Q, NUNES E A, et al. A systematic review and meta-analysis of the n-3 polyunsaturated fatty acids effects on inflammatory markers in colorectal cancer[J]. Clin Nutr, 2016, 35(2):359-369.

[44] S NCHEZ-LARA K, TURCOTT J G, JU REZ-HERN NDEZ E, et al. Effects of an oral nutritional supplement containing eicosapentaenoic acid on nutritional and clinical outcomes in patients with advanced non-small cell lung cancer: randomised trial[J]. Clin Nutr, 2014, 33(6):1017-1023.

[45] VAN DER MEIJ B S, LANGIUS J A, SPREEUWENBERG M D, et al. Oral nutritional supplements containing n-3 polyunsaturated fatty acids affect quality of life and functional status in lung cancer patients during multimodality treatment: an RCT[J]. Eur J Clin Nutr, 2012, 66(3):399-404.

[46] MURPHY R A, CLANDININ M T, CHU Q S, et al. A fishy conclusion regarding n-3 fatty acid supplementation in cancer patients[J]. Clin Nutr, 2013, 32(3):466-467.

[47] SCHINDLER A, DENARO N, RUSSI E G, et al. Dysphagia in head and neck cancer patients treated with radiotherapy and systemic therapies: literature review and consensus[J]. Crit Rev Oncol Hematol, 2015, 96(2):372-384.

[48] WANG J, LIU M, LIU C, et al. Percutaneous endoscopic gastrostomy versus nasogastric tube feeding for patients with head and neck cancer: a systematic review[J]. J Radiat Res, 2014, 55(3):559-567.

[49] BROWN T,FINDLAY M,VON DINCKLAGE J,et al. Using a wiki platform to promote guidelines internationally and maintain their currency:evidence-based guidelines for the nutritional management of adult patients with head and neck cancer[J]. J Hum Nutr Diet,2013,26(2):182-190.

[50] ARENDS J,BODOKY G,BOZZETTI F,et al. ESPEN Guidelines on Enteral Nutrition:Non-surgical oncology [J]. Clin Nutr,2006,25(2):245-259.

[51] JONES L,WATLING R M,WILKINS S,et al. Nutritional support in children and young people with cancer undergoing chemotherapy[J]. Cochrane Database Syst Rev,2010,(7):CD003298.

[52] HARVEY S E,PARROTT F,HARRISON D A,et al. Trial of the route of early nutritional support in critically ill adults[J]. N Engl J Med,2014,371(18):1673-1684.

[53] SINGER P,ANBAR R,COHEN J,et al. The tight calorie control study(TICACOS):a prospective,randomized,controlled pilot study of nutritional support in critically ill patients[J]. Intensive Care Med,2011,37 (4):601-609.

[54] AMERICAN GASTROENTEROLOGICAL ASSOCIATION. American Gastroenterological Association medical position statement:parenteral nutrition[J]. Gastroenterology,2001,121(4):966-969.

[55] BOZZETTI F,ARENDS J,LUNDHOLM K,et al. ESPEN Guidelines on Parenteral Nutrition:non-surgical oncology[J]. Clin Nutr,2009,28(4):445-454.

[56] COLOMER R,MORENO-NOGUEIRA J M,GARC A-LUNA P P,et al. N-3 fatty acids,cancer and cachexia: a systematic review of the literature[J]. Br J Nutr,2007,97(5):823-831.

[57] BARACOS V E. Skeletal muscle anabolism in patients with advanced cancer[J]. Lancet Oncol,2015,16 (1):13-14.

[58] BOZZETTI F,BOZZETTI V. Is the intravenous supplementation of amino acid to cancer patients adequate? A critical appraisal of literature[J]. Clin Nutr,2013,32(1):142-146.

[59] WINTER A,MACADAMS J,CHEVALIER S. Normal protein anabolic response to hyperaminoacidemia in insulin-resistant patients with lung cancer cachexia[J]. Clin Nutr,2012,31(5):765-773.

[60] NISHIKAWA H,OSAKI Y,INUZUKA T,et al. Branched-chain amino acid treatment before transcatheter arterial chemoembolization for hepatocellular carcinoma[J]. World J Gastroenterol,2012,18(12):1379-1384.

[61] CARPENTIER Y A,SIDEROVAV,BRUYNS J,et al. Long-term TPN and liver dysfunction[J]. Clin Nutr, 1989,8(Suppl):31.

[62] 于健春. 免疫营养素在胃癌营养治疗中的意义[J]. 外科理论与实践,2008,13(5):402-404.

[63] GAURAV K,GOEL R K,SHUKLA M,et al. Glutamine:A novel approach to chemotherapy-induced toxicity [J]. Indian J Med PaediatrOncol,2012,33(1):13-20.

[64] DE LUIS D A,IZAOLA O,CUELLAR L,et al. Randomized clinical trial with an enteral arginine-enhanced formula in early postsurgical head and neck cancer patients[J]. Eur J Clin Nutr,2004,58(11):1505-1508.

第二节　放疗患者的营养治疗

一、背景

作为恶性肿瘤最重要也是效价比最高的治疗手段之一,放射治疗(以下简称"放疗")对患者的营养状况具有正面和负面双向影响。一方面,放疗可减少肿瘤负荷、缓解肿瘤压迫和梗阻,改善患者营养摄入和营养状况;但另一方面,头颈部放疗所致的味觉敏感度降低、放射性口腔黏膜炎和放射性口干等,胸部放疗所致的放射性食管炎,腹部、盆腔放疗所致的放射性肠炎、肠衰竭等,均会影响营养物质摄入、消化、吸收和代谢等全过程,导致营养不良的发生或营养状况的恶化。营养不良是恶性肿瘤放疗患者最常见的并发症之一。营养不良会对恶性肿瘤放疗患者造成不良影响,包括降低肿瘤细胞的放射敏感性、影响放疗摆位的精确性、增加放疗不良反应、降低放疗的耐受性、延长总住院时间等。恶性肿瘤放疗患者进行规范、有效的营养治疗具有重要的意义,有利于保持患者体重,降低放疗不良反应,提高放疗的完成率和治疗疗效[1]。

放疗患者进行营养治疗的目的包括:①诊断和治疗患者放疗前、中、后的营养不良;②降低患者的放疗不良反应,增强放疗耐受性,减少放疗非计划性中断,提高放疗完成率;③增加肿瘤细胞对放疗的敏感性,提高放疗精确度,提高患者的近远期疗效;④提高患者生活质量。

二、证据

(一) 恶性肿瘤放疗患者的营养状况

恶性肿瘤放疗患者治疗前及治疗过程中体重丢失是营养不良的主要表现之一。Mallick 等[1]的研究发现,接受根治性放疗的头颈部恶性肿瘤患者在放疗过程中体重平均丢失 3.8%,其中体重丢失>5% 的患者占 37.9%。Vangelov B 等[2]回顾性分析 134 例行放疗±同步化疗±手术的口咽癌患者放疗前、放疗中的体重变化,发现严重体重丢失(1 个月内下降≥5%)的发生率为 67%,其中有 26% 的患者体重丢失≥10%。同步放化疗患者相对于单纯放疗患者有更多的体重丢失($P=0.001$)。Qiu C 等[3]的研究纳入 159 例初诊鼻咽癌放疗患者,56% 的患者在治疗前 3 个月体重丢失超过 5%,而治疗后患者体重平均丢失 6.9kg(2.1~12.6kg)。Jiang N 等[4]发现,对于中晚期食管癌患者,40.3% 患者在放疗过程中体重丢失≥5%。膳食咨询、肿瘤分期早和总能量摄入≥1 441.3kcal/d 是体重丢失的保护性因素。Di 等[5]也发现,食管癌同步放化疗患者在治疗期间体重、BMI 和血清白蛋白水平均明显下降,患者体重的丢失程度与肿瘤 T 分期明显相关。Kiss N 等[6]回顾性分析了 96 例接受姑息或根治性放疗的小细胞和非小细胞肺癌患者从放疗前到放疗开始后 90 天的体重丢失情况,发现患者体重平均减轻 8%(范围 5%~19%),而体重丢失≥5% 的患者占 31%。同期化疗和疾病分期晚是体重丢失≥5% 的危险因素。Cacicedo J 等[7]评估了 129 例不同部位肿瘤患者放疗期间和治疗后 1 个月体重变化情况,发现其平均体重丢失分别为 0.68kg 和 1.6kg。放疗过程中,头颈部肿瘤相对于其他部位肿瘤有更高的平均体重丢失(2.6kg vs 0.7kg,$P=0.028$)。放疗后的 1 个月中,头颈部肿瘤患者的平均体重丢失为 3.7kg,其余患者为 1.1kg($P=0.034$)。

SGA、PG-SGA 是肿瘤患者营养状况评估的重要工具。Unsal D 等[8]采用 SGA 对 207 例不同部位的恶性肿瘤患者放疗前和放疗后营养状况进行了评估发现,放疗前患者营养不良的发生率为 31%,放疗后营养不良的发生率上升至 43%。其中头颈部肿瘤患者放疗后更容易发生营养不良,由放疗前的 24% 增加到放疗后的 88%。Hill A 等[9]对 73 例胃肠道肿瘤放疗患者行 PG-SGA 评估,发现 75.5% 的患者出现不同程度的体重丢失。放疗非计划中断和不能完成计划化疗周期数的患者有更多的体重丢失。放射不良反应与 PG-SGA 评分密切相关($P<0.001$)。

营养不良可以降低肿瘤细胞的放射敏感性,增加患者放疗摆位误差,降低治疗耐受性和近期疗效。同时,营养不良还是肿瘤局部复发和生存率低的危险因素。因此,对所有恶性肿瘤放疗患者常规进行营养风险筛查和营养评估,以便及时给予营养治疗具有重要的意义。

（二）恶性肿瘤放疗患者营养风险筛查和营养评估

ESPEN 推荐采用 NRS 2002 筛查一般成年住院患者的营养风险[10]。NRS 2002 总分≥3 说明营养风险存在，需进一步进行营养评估。营养评估主要判断患者有无营养不良及其严重程度。常用的营养评估量表有 SGA、PG-SGA 等。SGA 是 ASPEN[11] 推荐的临床营养评估工具，其目的是发现营养不良，并对营养不良进行分级。PG-SGA 是 ADA 和中国抗癌协会肿瘤营养与支持治疗专业委员会推荐用于肿瘤患者营养状况评估的首选方法。

PG-SGA 评分与放疗患者的放疗不良反应和长期生存相关。Bahl A 等[12] 对 50 例拟行根治性放化疗的局部晚期头颈部肿瘤患者行 PG-SGA 评估，放疗前的中位得分为 8（范围 2~14）；PG-SGA<9 分的患者 3~4 级放射性黏膜炎的发生率明显低于 PG-SGA≥9 分者（21.8% vs. 55.5%，$P=0.01$）；PG-SGA<9 分的患者有更高的 CR 率（32% vs. 8%，$P=0.05$）和更长的中位生存期[（17±2.9）月 vs.（16±2.8）月，$P=0.49$]；多因素分析显示，PG-SGA 评分小于 <9 与较好的局部控制率和较低的急性放射性不良反应有关。

Barthelemy N 等[13] 对肺癌放疗患者采用 NRS 2002 筛查和 PG-SGA 评估患者营养状况并进行对比分析，结果显示两种量表得出的结果具有一致性。Isenring E 等[14] 对 60 例恶性肿瘤放疗患者采用 PG-SGA 和 SGA 评估，发现两种量表评估的患者营养状况结果一致，均较放疗前有明显下降，并与患者的生活质量明显相关。

目前尚无专门针对肿瘤放疗患者的营养风险筛查和营养评估工具，《恶性肿瘤放疗患者肠内营养治疗专家共识》[15] 和《肿瘤放疗患者口服营养补充专家共识》[16] 均推荐：恶性肿瘤放疗患者的营养风险筛查采用 NRS 2002 量表，营养评估采用 PG-SGA 量表。

（三）恶性肿瘤放疗患者的营养治疗路径

PG-SGA 评分是判断患者是否存在营养不良及严重程度的重要工具，而美国肿瘤放射治疗协作组（Radiation Therapy Oncology Group，RTOG）急性放射损伤分级既是评估放疗患者放射损伤严重程度的标准，也是评估放疗患者营养状况包括患者对营养物质摄入、消化吸收和代谢状况的重要参考因素。因此，在对恶性肿瘤放疗患者进行营养治疗前，需要综合评估每名患者的营养状况（PG-SGA 评分）及患者在放疗过程中的急性放射损伤（RTOG 分级）。放疗过程中，患者的营养状况和放射性损伤分级会不断发生变化，需要不断进行再评价，以便及时调整治疗方案和路径（图 9-1）。

（四）恶性肿瘤放疗患者肠内营养的途径

国内外营养指南均推荐 ONS 作为放疗患者首选营养治疗方式。对于 ONS 不能满足目标营养需求时应进行管饲营养，但管饲的最佳时机以及放疗前预防性置管是否有益，目前还缺乏足够的证据。对绝大多数恶性肿瘤患者来说，放疗前常规预先置入营养管在提高患者营养状况和治疗疗效、减少患者放疗中断方面并没有优势，反而增加患者负担。Vangelov B 等[17] 回顾性研究了 131 例行放疗±化疗的晚期口咽癌患者的营养管置入情况，分为放疗前预防性置入营养管（预防性管饲）和治疗过程中根据患者反应情况置管（反应性管饲）两种情况。研究发现，双侧颈部淋巴结照射（$P=0.001$）和同步放化疗（$P=0.038$）的患者接受反应性管饲的比例更高。预防性管饲的患者体重丢失（5.2%±4.7%）明显低于反应性管饲的患者（9.5%±3.4%，$P<0.001$），但在 5 年生存率没有差异。因此，双侧颈部淋巴结照射和同步放化疗的患者可考虑行预防性管饲。Jiang W 等[18] 的前瞻性 RCT 纳入了 100 例接受放化疗的局部晚期鼻咽癌患者，分为 ONS 组和对照组，ONS 的使用时间从放化疗的第一天到放化疗结束。结果显示，接受 ONS 组患者在减少体重丢失、减少 BMI 下降和增加蛋白质摄入

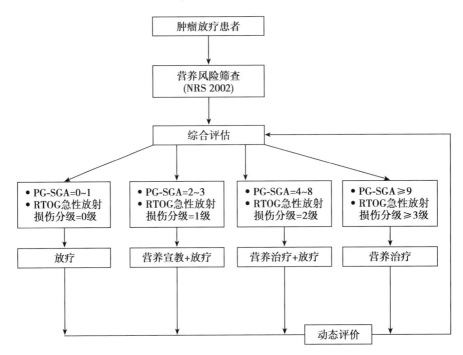

图 9-1　恶性肿瘤放疗患者营养治疗路径

量方面均具有明显优势。Yokota T 等[19]开展的一项研究共纳入 14 例西妥昔单抗联合放疗治疗局部晚期头颈部鳞状细胞癌患者,12 例(85.7%)患者出现≥3 级的口腔黏膜炎,其中 11 名(78.6%)需接受营养治疗。虽然缺乏更多的数据支持,但对于存在以下一种或多种情况的恶性肿瘤患者可以考虑放疗前预防性置入营养管:明显体重丢失(1 个月内大于 5%或者 6 个月内大于 10%)、BMI<18.5、严重吞咽梗阻或疼痛、严重厌食、头颈部恶性肿瘤预期将发生严重放射性口腔或食管黏膜炎者。

PEG-J 和 NGT 是管饲的主要方法,两者在维持患者体重方面没有明显差异。NGT 较PEG-J 对吞咽功能影响小、置管的花费更少,但 NGT 使用时间较短,通常不超过 1 个月,且可能对患者的外观、家庭生活和社交活动造成一定的负面影响,因此患者的依从性更差。PEG-J 较 NGT 使用时间更长,可以从数月至数年,移位风险低,患者的生活质量可能更好,但置管花费更高[20]。另外,PEG-J 有发生造瘘口感染、疼痛,造瘘口周围皮肤损伤的风险,还可能延迟患者放疗后恢复正常饮食的时间。对于恶性肿瘤放疗患者,通常首先选择 NGT,对于 NGT无法满足营养需求或需要长期人工喂养的患者,则应选 PEG-J[21]。由于放射性口腔炎、食管黏膜炎的影响,对于头颈部肿瘤放疗患者的管饲肠内营养以及需要长时间(>30 天)肠内营养的患者,可以优先考虑 PEG-J。

(五)恶性肿瘤放疗患者部分或全肠外营养的时机

当患者胃肠道有功能时,应首选肠内营养。ESPEN[10]和 ASPEN[22]均认为,对于放疗患者不推荐常规使用肠外营养。然而,在肠内营养不充分或不可实施时,应联合部分或全肠外营养,以增加能量及蛋白质的摄入量,减少或避免负氮平衡和喂养不足的发生。《恶性肿瘤患者的营养治疗专家共识》[23]推荐肠外营养用于需要营养治疗且不能耐受肠内营养的患者,如放疗后严重黏膜炎和严重放射性肠炎。肠外营养开始的时机仍存在争议。《成人补充性肠外营养中国专家共识》[24]推荐,对于 NRS 2002≥5 分或危重患者营养风险评分(nutrition risk in the critically ill score,NUTRIC)≥6 分的高风险患者,如果肠内营养在 48~72 小时无法达到目标能量和蛋白质需要量的 60% 时,推荐早期给予肠外营养治疗。而对于 NRS 2002≤5 分或 NUTRIC≤6 分的低风险患者,如果肠内营养未能达到目标能量和蛋白质需要量的 60% 超过 7 天时,才启动补充性肠外营养治疗。

(六) 恶性肿瘤放疗患者能量和蛋白质需求

恶性肿瘤住院患者目标能量的确定推荐参考间接能量测定法所获得的基础代谢率能量水平,并且结合患者的活动强度和疾病应激状况进行判断。《中国肿瘤营养治疗指南 2015 版》[25]和中国临床肿瘤学会(Chinese Society Of Clinical Oncology,CSCO)肿瘤营养治疗专家委员会制定的《恶性肿瘤患者的营养治疗专家共识》[23]、ESPEN 指南[10]均推荐,放疗患者如果无法进行个体化的 TEE 测量,建议每天应给予 25~30kcal/kg 的能量。

放疗患者能量需求随放疗进行和放射不良反应发生而变化[26-28]。研究发现,头颈部恶性肿瘤放疗患者,在放疗实施的前 3 周,随着肿瘤负荷减少和高代谢状态的抑制,能量需求呈逐渐下降的趋势。放疗开始后第 4~9 周,随着放射不良反应的发生,能量需求逐渐增加。当放疗结束后,如果肿瘤得到有效控制,放射不良反应逐渐消失,患者所需的能量逐渐恢复正常。因此,放疗患者的能量摄入目标量需要根据肿瘤负荷、应激状态和急性放射损伤个体化给予并进行动态调整。

肿瘤患者蛋白质合成和分解代谢均存在异常。对于进展期患者,蛋白质分解大于合成,部分患者还并发恶液质状态。蛋白质的需要量取决于代谢应激因素和蛋白质消耗的程度,对于恶性肿瘤放疗患者推荐提高蛋白质摄入量。ESPEN[10]指南推荐,肿瘤患者蛋白质最低摄入量 1.0g/(kg·d),目标需要量为 1.2~2.0g/(kg·d),进一步提高蛋白质摄入量对临床结局的影响还不明确。对于并发恶液质的放疗患者,骨骼肌量持续下降,蛋白质及能量负平衡,应进一步提高蛋白质的摄入量,可达到 2.0g/(kg·d)[29]。放射线影响机体蛋白质的代谢,当肌肉受到放射线照射后,会出现急性萎缩反应,表现为肌球蛋白含量减少、肌球蛋白重链比例变化等,并且与放射线剂量有关。放疗后肌肉含量减少与患者的预后显著相关[30],但放疗患者是否需要更高的蛋白摄入量[>2.0g/(kg·d)]目前还缺乏依据。

(七) 免疫营养素

Eda K 等[31]开展的纳入 40 例乳腺癌放疗患者的 RCT 发现,谷氨酰胺组 2 级放射性皮肤损伤发生率为 11.1%,明显低于安慰剂组的 80%(P<0.001),谷氨酰胺组和安慰剂组 3 级放射性皮肤损伤发生率分别为 0% 和 20%(P<0.001)。Imai T 等[32]的研究发现,对于头颈部肿瘤放疗患者,放疗同时补充 β-羟基甲基丁酸/精氨酸/谷氨酰胺(干预组),相比不补充的患者(对照组),≥3 级放射性皮炎发生率无差异,但 2 级放疗性皮炎发生率显著降低(62.6% vs. 94.4%,P<0.05)。干预组≥1 级和≥2 级放射性皮炎的持续时间明显短于对照组(P<0.05)。Lopez-Vaquero D 等[33]的一项双盲 RCT 则认为,谷氨酰胺不能减少头颈部肿瘤放疗或放化疗患者口腔黏膜炎的发生率,但对放射性皮炎的发生率有明显降低作用(84% vs.100%,P=0.038)。

Leung HW 等[34]纳入 5 项研究、234 例头颈部肿瘤放疗患者的荟萃分析发现,谷氨酰胺相对于安慰剂组及空白对照组在减轻放射性口腔黏膜炎的程度和风险上有优势。Pattanayak L 等[35]对比了给予或不给予谷氨酰胺的 162 例头颈部鳞癌放疗患者不良反应发生情况,结果发现,谷氨酰胺组 3 级放射性口腔黏膜炎的发生率明显降低,疼痛、吞咽困难、恶心、水肿、咳嗽等不良反应的发生率以及使用镇痛药和管饲的比例,均明显低于对照组。Sayles C 等[36]纳入 15 项研究的系统评价发现,与对照组相比,口服 7.5~30g/d 谷氨酰胺使化疗和/或放疗患者的口腔黏膜炎的程度显著降低,持续时间和发作次数更少,而两组患者的恶心、呕吐、口干和厌食等不良反应的发生率相似。

一项纳入 46 名肺癌放疗患者的 RCT 研究发现,给予预防性口服谷氨酰胺(30g/d)的患者放射性食管炎的分级显著低于不使用谷氨酰胺的对照组[37]。Topkan E 等[38]回顾性分析 41 例经胸部照射治疗的 Ⅲ 期肺癌患者,其中 22 例(53.6%)患者预防性口服谷氨酰胺(10g/8h),在发生 2 级或 3 级放射性食管炎的 20 例(48.8%)患者中,使用谷氨酰胺者 7 例,未服用谷氨酰胺者 13 例($P=0.002$),所有 7 例严重放射性食管炎患者均为未补充谷氨酰胺者,且补充谷氨酰胺明显延迟了放射性食管炎的发生时间(22 天 vs. 16 天,$P=0.002$)。

Urbina J 等[39]的双盲 RCT 纳入 43 名腹部放疗患者,分别服用 30g/d 的谷氨酰胺或酪蛋白,结果发现,谷氨酰胺可以降低腹部放疗所致的炎症反应和自噬反应,但没有肯定其对肠道黏膜的保护作用。而 Vidal-Casariego A 等[40]的双盲 RCT 纳入 69 名接受放疗的盆腔或腹腔恶性肿瘤患者,同样分别服用 30g/d 的谷氨酰胺或酪蛋白。结果发现,相对于对照组,谷氨酰胺组放射性肠炎的发生率反而更高(55.9% vs. 22.0%,$P=0.002$)。Cao DD 等[41]的系统评价纳入 13 项 RCT 共 979 例患者,发现谷氨酰胺治疗放射性肠炎的有效性高于对照组,但差异无统计学意义($OR=3.07$,95% CI:0.79~11.96,$P>0.05$),谷氨酰胺也未能显著改善放射性肠炎、腹部绞痛和便血的症状($P>0.05$)。

ω-3 PUFA 包括 ALA、EPA 和 DHA。放疗期间补充 ω-3 PUFA 有利于保持或增加体重,提高免疫力,降低炎性反应,提高患者生活质量[42,43]。Fietkau R 等[44]发现,富含 ω-3PUFA 的肠内营养配方相对于标准营养配方更能改善食管癌和头颈部肿瘤患者的营养状况和生活质量。de Aguiar 等[42]就 ω-3PUFA 在肿瘤化疗或联合放疗患者中应用的系统评价显示,ω-3PUFA 对保持患者体重有益,但是对于缩小肿瘤体积和延长患者生存时间并无优势。

三、推荐意见

1. 恶性肿瘤放疗患者营养不良发生率高,对治疗的疗效和不良反应影响大,应常规进行营养风险筛查和营养评估。(A)

2. 恶性肿瘤放疗患者营养风险筛查推荐采用 NRS 2002 量表,营养评估推荐采用 PG-SGA 量表。(A)

3. 不需要对所有恶性肿瘤放疗患者常规进行营养治疗,而是应该在综合评估患者的营养状况(PG-SGA 评分)和放射损伤(RTOG 分级)的基础之上,进行及时和合理的营养治疗。(A)

4. ONS 是恶性肿瘤放疗患者首选营养治疗方式。不推荐放疗前常规预防性置入营养管。如果头颈部及胸部肿瘤放疗患者存在以下一种或多种情况时可以考虑预防性置入营养管:明显体重丢失(1 个月内大于 5% 或者 6 个月内大于 10%)、BMI<18.5、严重吞咽梗阻或疼痛、严重厌食、头颈部肿瘤预期将发生严重放射性口腔或食管黏膜炎者。(B)

5. 对于管饲营养患者,首选 NGT。当 NGT 无法满足营养需求或患者需要长期人工喂养(>30 天)或头颈部肿瘤放疗患者,可优先选择 PEG/PEJ。(B)

6. 对于肠内营养可达到正常营养需要量的恶性肿瘤放疗患者,不推荐常规进行肠外营养治疗。当患者无法通过肠内营养(如严重放射性黏膜炎、放射性肠炎或肠衰竭)获得足够的营养需要时,则需联合部分肠外或全肠外营养。(A)

7. 恶性肿瘤放疗患者能量摄入目标量推荐为 25~30kcal/(kg·d)。在放疗过程中,需要个体化给予能量摄入目标量并进行动态调整。(B)

8. 肿瘤放疗患者推荐的蛋白质摄入量应为 1.0~2.0g/(kg·d)。(B)

9. 谷氨酰胺对降低恶性肿瘤放疗患者放射性皮肤损伤、放射性口腔黏膜炎、放射性食管黏膜炎的发生率和严重程度有益,但对于放射性肠炎的预防和治疗作用缺乏足够的临床证据。(A)

10. 恶性肿瘤放疗患者补充富含 ω-3PUFA 的肠内营养制剂可能对减少患者炎症反应、保持患者体重有益,但对肿瘤消退和患者生存时间的影响证据不足。(B)

参考文献

[1] MALLICK I,GUPTA S K,RAY R,et al. Predictors of weight loss during conformal radiotherapy for head and neck cancers-how important are planning target volumes?〔J〕. Clin Oncol(R Coll Radiol),2013,25(9):557-563.

[2] VANGELOV B,VENCHIARUTTI R L,SMEE R I. Critical Weight Loss in Patients With Oropharynx Cancer During Radiotherapy(+/−Chemotherapy)〔J〕. Nutr Cancer,2017,69(8):1211-1218.

[3] QIU C,YANG N,TIAN G,et al. Weight loss during radiotherapy for nasopharyngeal carcinoma:a prospective study from northern China〔J〕. Nutr Cancer,2011,63(6):873-879.

[4] JIANG N,ZHAO J Z,CHEN X C,et al. Clinical determinants of weight loss in patients with esophageal carcinoma during radiotherapy:a prospective longitudinal view〔J〕. Asian Pac J Cancer Prev,2014,15(5):1943-1948.

[5] DI FIORE A,LECLEIRE S,GANGLOFF A,et al. Impact of nutritional parameter variations during definitive chemoradiotherapy in locally advanced oesophageal cancer〔J〕. Dig Liver Dis,2014,46(3):270-275.

[6] KISS N,ISENRING E,GOUGH K,et al. The prevalence of weight loss during(chemo)radiotherapy treatment for lung cancer and associated patient-and treatment-related factors〔J〕. Clin Nutr,2014,33(6):1074-1080.

[7] CACICEDO J,CASQUERO F,MARTINEZ-INDART L,et al. Detection of risk factors that influence weight loss in patients undergoing radiotherapy〔J〕. Rep PractOncolRadiother,2012,17(5):269-275.

[8] UNSAL D,MENTES B,AKMANSU M,et al. Evaluation of nutritional status in cancer patients receiving radiotherapy:a prospective study〔J〕. Am J Clin Oncol,2006,29(2):183-188.

[9] HILL A,KISS N,HODGSON B,et al. Associations between nutritional status,weight loss,radiotherapy treatment toxicity and treatment outcomes in gastrointestinal cancer patients〔J〕. Clin Nutr 2011,30(1):92-98.

[10] ARENDS J,BACHMANN P,BARACOS V,et al. ESPEN guidelines on nutrition in cancer patients〔J〕. Clin Nutr,2017,36(1):11-48.

[11] MUELLER C,COMPHER C,ELLEN D M,et al. A. S. P. E. N. clinical guidelines:Nutrition screening,assessment,and intervention in adults〔J〕. JPEN J Parenter Enteral Nutr,2011,35(1):16-24.

[12] BAHL A,ELANGOVAN A,KAUR S,et al. Pre-treatment nutritional status and radiotherapy outcome in patients with locally advanced head and neck cancers〔J〕. Gulf J Oncolog,2017,1(25):61-63.

[13] BARTHELEMY N,STREEL S,DONNEAU A F,et al. Screening for malnutrition in lung cancer patients undergoing radiotherapy〔J〕. Support Care Cancer,2014,22(6):1531-1536.

［14］ ISENRING E,BAUER J,CAPRA S. The scored Patient-generated Subjective Global Assessment(PG-SGA) and its association with quality of life in ambulatory patients receiving radiotherapy[J]. Eur J Clin Nutr, 2003,57(2):305-309.

［15］ 李涛,吕家华,郎锦义,等.恶性肿瘤放射治疗患者肠内营养专家共识[J].肿瘤代谢与营养电子杂志, 2017,4(3):272-279.

［16］ 中华医学会放射肿瘤治疗学分会.肿瘤放疗患者口服营养补充专家共识(2017)[J].中华放射肿瘤学杂志,2017,26(11):1239-1247.

［17］ VANGELOV B,SMEE R I. Clinical predictors for reactive tube feeding in patients with advanced oropharynx cancer receiving radiotherapy+/-chemotherapy[J]. Eur Arch Otorhinolaryngol,2017,274(10):3741-3749.

［18］ JIANG W,DING H,LI W,et al. Benefits of oral nutritional supplements in patients with locally advanced nasopharyngeal cancer during concurrent chemoradiotherapy:an exploratory prospective randomized trial. Nutr Cancer. 2018,70(8):1299-1307.

［19］ YOKOTA T,ONOE T,OGAWA H,et al. Distinctive mucositis and feeding-tube dependency in cetuximab plus radiotherapy for head and neck cancer[J]. Jpn J Clin Oncol,2015,45(2):183-188.

［20］ LYU J,LI T,XIE C,et al. Enteral nutrition in esophageal cancer patients treated with radiotherapy:a Chinese expert consensus 2018[J]. Future Oncol,2019,15(5):517-531.

［21］ 吕家华,李涛,谢丛华,等.食管癌放疗患者肠内营养专家共识[J].肿瘤代谢与营养电子杂志,2015,2 (4):29-32.

［22］ WORTHINGTON P,BALINT J,BECHTOLD M,et al. When Is Parenteral Nutrition Appropriate? [J]. JPEN J Parenter Enteral Nutr,2017,41(3):324-377.

［23］ CSCO肿瘤营养治疗专家委员会.恶性肿瘤患者的营养治疗专家共识[J].临床肿瘤学杂志,2012,17 (1):59-73.

［24］ 中华医学会肠外肠内营养学分会.成人补充性肠外营养中国专家共识[J].中华胃肠外科杂志,2017, 20(1):9-13.

［25］ 中国抗癌协会营养与支持治疗专业委员会.中国肿瘤营养治疗指南[M].北京:人民卫生出版社,2015.

［26］ LANGIUS J A,KRUIZENGA H M,UITDEHAAG B M,et al. Resting energy expenditure in head and neck cancer patients before and during radiotherapy[J]. Clin Nutr,2012,31(4):549-554.

［27］ GARCIA-PERIS P,LOZANO M A,VELASCO C,et al. Prospective study of resting energy expenditure changes in head and neck cancer patients treated with chemoradiotherapy measured by indirect calorimetry[J]. Nutrition,2005,21(11-12):1107-1112.

［28］ 中国营养学会.中国居民膳食指南(2016)[M].北京:人民卫生出版社,2016.

［29］ 石汉平.肿瘤恶液质病人的蛋白质应用[J].肿瘤代谢与营养电子杂志,2014,1(2):1-5.

［30］ GROSSBERG A J,CHAMCHOD S,FULLER C D,et al. Association of[J]. JAMA Oncol,2016,2(6): 782-789.

［31］ EDA K,UZER K,MURAT T,et al. The effects of enteral glutamine on radiotherapy induced dermatitis in breast cancer[J]. Clin Nutr,2016,35(2):436-439.

［32］ IMAI T,MATSUURA K,ASADA Y,et al. Effect of HMB/Arg/Gln on the prevention of radiation dermatitis in head and neck cancer patients treated with concurrent chemoradiotherapy[J]. Jpn J Clin Oncol,2014,44 (5):422-427.

［33］ LOPEZ-VAQUERO D,GUTIERREZ-BAYARD L,RODRIGUEZ-RUIZ J A,et al. Double-blind randomized study of oral glutamine on the management of radio/chemotherapy-induced mucositis and dermatitis in head and neck cancer[J]. Mol Clin Oncol,2017,6(6):931-936.

[34] LEUNG H W,CHAN A L. Glutamine in ysis[J]. Nutr Cancer,2016,68(5):734-742.

[35] PATTANAYAK L,PANDA N,DASH M K,et al. Management of chemoradiation-induced mucositis in head and neck cancers with oral glutamine[J]. J Glob Oncol,2016,2(4):200-206.

[36] SAYLES C,HICKERSON S C,BHAT R R,et al. Oral glutamine in preventing treatment-related mucositis in adult patients with cancer:a systematic review[J]. Nutr Clin Pract,2016,31(2):171-179.

[37] TUTANC OD,AYDOGAN A,AKKUCUK S,et al. The efficacy of oral glutamine in prevention of acute radio-therapy-induced esophagitis in patients with lung cancer[J]. ContempOncol(Pozn),2013,17(6):520-524.

[38] TOPKAN E,YAVUZ M N,ONAL C,et al. Prevention of acute radiation-induced esophagitis with glutamine in non-small cell lung cancer patients treated with radiotherapy:evaluation of clinical and dosimetric parame-ters[J]. Lung Cancer,2009,63(3):393-399.

[39] DE URBINA J JO,SAN-MIGUEL B,VIDAL-CASARIEGO A,et al. Effects Of Oral Glutamine on Inflamma-tory and Autophagy Responses in Cancer Patients Treated With Abdominal Radiotherapy:A Pilot Random-ized Trial[J]. Int J Med Sci,2017,14(11):1065-1071.

[40] VIDAL-CASARIEGO A,CALLEJA-FERNANDEZ A,D E URBINA-GONZALEZ JJ,et al. Efficacy of gluta-mine in the prevention of acute radiation enteritis:a randomized controlled trial[J]. JPEN J Parenter Enteral Nutr,2014,38(2):205-213.

[41] CAO D D,XU H L,XU M,et al. Therapeutic role of glutamine in management of radiation enteritis:a meta-analysis of 13 randomized controlled trials[J]. Oncotarget,2017,8(18):30595-30605.

[42] DE AGUIAR PASTORE SILVA J,EMILIA DE SOUZA FABRE M,WAITZBERG DL. Omega-3 supplements for patients in chemotherapy and/or radiotherapy:A systematic review[J]. Clin Nutr,2015,34(3):359-366.

[43] PILKINGTON S M,MASSEY K A,BENNETT S P,et al. Randomized controlled trial of oral omega-3 PUFA in solar-simulated radiation-induced suppression of human cutaneous immune responses[J]. Am J Clin Nutr,2013,97(3):646-652.

[44] FIETKAU R,LEWITZKI V,KUHNT T,et al. A disease-specific enteral nutrition formula improves nutritional status and functional performance in patients with head and neck and esophageal cancer undergoing chemora-diotherapy:results of a randomized,controlled,multicenter trial[J]. Cancer,2013,119(18):3343-3353.

第三节　手术患者的营养治疗

一、背景

围手术期(perioperative period)是指患者从决定接受手术到痊愈出院的整个过程,包括术前、术中和术后三个阶段。营养治疗是恶性肿瘤患者手术前后的常规治疗手段,在规范化应用的背景下,营养治疗使更多的外科患者受益。

营养不良是围手术期肿瘤患者经常伴随的并发疾病,其原因主要是各种疾病导致的摄入不足、胃肠功能损伤或减退、手术创伤应激、术后并发症以及其他治疗的不良反应如肿瘤患者的放化疗等。蒋朱明等[1]对15 098例成人住院患者的调查发现,普外科患者营养风险发生率为33.9%,朱明炜等[2,3]研究发现成人住院患者营养风险和中度以上营养不良发生率分别为40.12%和26.45%,其中肿瘤外科患者中度以上营养不良发生率为32.4%。

术前营养不良可使体内多种蛋白质水平降低,如白蛋白、前白蛋白、血红蛋白等,进而影响机体器官功能和免疫功能。手术创伤引起机体应激反应,产生炎症反应和免疫抑制,分解代谢旺盛而合成代谢能力显著下降,影响细胞组织修复和器官功能恢复。创伤还可致肠黏膜萎缩、屏障功能损伤、通透性增加,不但影响消化吸收功能,还可导致细菌和毒素移位,增加感染,严重者致多器官功能衰竭,增加住院病死率。朱明炜等[2]的前瞻性多中心调查研究发现:存在营养风险者(NRS 2002 评分≥3 分)比没有营养风险者(NRS 2002 评分<3 分),总并发症发生率分别为 6.90%和 1.52%,感染并发症发生率分别为 3.15%和 1.75%,ICU 住院时间分别为 3.93 天和 2.61 天,总住院时间分别为 14.02 天和 13.09 天,组间比较差异显著(P<0.001);总医疗费用分别为 3.39 万元和 3.00 万元(P=0.005)。Sun Z 等[4]纳入 9 个研究的系统评价,也证实有营养风险者总并发症、感染并发症和死亡率显著高于没有营养风险者,住院时间也明显延长。

营养治疗是围手术期肿瘤患者常用的治疗手段之一,其目的在于改善肿瘤患者的营养状态和免疫功能,合理的营养治疗还可减轻术后应激反应程度,减少蛋白质分解代谢和瘦组织丢失,改善氮平衡,维护肠屏障功能,进而达到改善临床结局的目标。Jie B 等[5]发现,存在营养风险的患者给予营养治疗可使总并发症发生率减少 7.8%(从 28.1%降至 20.3%)、感染并发症发生率减少 8.4%(从 18.9%降至 10.5%);近年包括 15 项研究 3 831 例手术患者的系统评价[6]证实,对于营养不良患者,营养治疗可显著减少术后并发症(Z=3.47,P=0.000 5)和感染并发症(Z=2.82,P=0.005)。因此,建立在筛查和评定基础上的规范营养治疗,可减少外科患者因营养风险或营养不良带来的危害,优化其临床结局,部分患者还可达到节约医疗费用的卫生经济学目标。

国内外多个指南把营养诊疗规范化过程分为以下三个关键步骤:"筛查、评定和干预",这些步骤同样适用于围手术期肿瘤患者[7,8]。"筛查"就是发现存在营养不良风险的患者;"评定"分为两方面内容,一是使用综合营养评估工具评定患者的营养状态,二是评定患者的疾病状态(包括肿瘤分期)、器官功能(主要是胃肠、肝肾和心肺功能等)和代谢能力(是否存在糖尿病、高脂血症或氮质血症等);"干预"就是根据患者的耐受情况选择肠外营养或肠内营养(包括 ONS 和管饲)。中国抗癌协会发布的肿瘤营养治疗指南中认为,对营养不良患者实施营养治疗时,应该遵循五阶梯治疗模式:第 1 阶梯,饮食+营养教育;第 2 阶梯,饮食+ONS;第 3 阶梯,全肠内营养;第 4 阶梯,部分肠内营养+部分肠外营养;第 5 阶梯,全肠外营养;当上一阶梯不能满足 60%目标能量需求 3~5 天时,应该选择下一阶梯[8]。

二、证据

恶性肿瘤患者的营养不足源于摄入不足、过度炎症反应和抑制食欲的神经信号紊乱,乳酸循环增多的糖代谢异常也是原因之一。不同恶性肿瘤患者的营养风险或营养不良发生率不尽相同,朱明炜等[9]调查 2 402 例 14 类临床常见恶性肿瘤患者,51.7%的患者入院时存在营养风险(NRS 2002 评分≥3 分);其中胰腺为 66.3%、胆系为 65.8%、胃为 65.4%、小肠为 64.1%、食管为 62.3%、泌尿系为 58.8%、结直肠为 54.5%、腹膜后为 51.4%、肝为 43.7%、头颈部为 42.9%、妇科为 36.8%、肺为 34.7%、血液为 21.1%、纵隔为 16.7%;存在营养风险的恶性肿瘤患者,其感染并发症和其他并发症明显多于没有营养风险者(P<0.01)。通过营养筛查或评价准确识别出合并营养风险或营养不良的肿瘤患者,继而制订围手术期营养治疗计划,有助于达到改善临床结局的目的。

NRS 2002[10]是建立在循证医学基础上的、简便易行的营养风险筛查工具。Kondrup J

等[10]采用 NRS 2002 分析了 128 个有关营养治疗的随机对照研究,结果显示:经 NRS 2002 评估发现的存在营养风险患者,在给予营养治疗后,临床预后优于无营养风险的患者。Johansen N 等[11]的研究证实,采用 NRS 2002 预测临床结局,对有营养风险的患者进行营养治疗,能缩短患者住院时间。朱明炜等[9]应用 NRS 2002 调查了 10 184 例中国老年患者,发现大医院不同专科患者的营养风险发生率不一致,其中消化内科为 64.6%、呼吸内科为 58.3%、普外科 53.7%、胸外科 46.6%、神经内科 44.4%、心内科 28.5%、骨科 22.9%;相关性分析显示,与没有营养风险的老年患者相比,存在营养风险者的死亡率和感染率更高、住院时间更长和医疗花费更多($P < 0.01$)。揭彬等[5]发现,对于存在营养风险的患者,营养治疗(特别是肠内营养)可明显减少总并发症和感染并发症的发生。CSPEN 指南推荐住院患者(包括恶性肿瘤患者)应进行 NRS 2002[12]。

SGA 是 ASPEN 推荐的临床营养状况评价工具,主要调查患者的病史和体征,8 项评价指标的结果均分为 A、B 和 C 3 个等级。根据总评结果,至少 5 项属于 B 或 C 级者,可分别被评定为中度或重度营养不良。一般认为中重度营养不良患者需要给予营养治疗。SGA 的信度和效度已经通过许多研究[13]得到检验,不同研究者间一致性信度为 81%,敏感度和特异度分别为 0.82 和 0.72。研究[14]显示,通过 SGA 评估发现的营养不良患者中,并发症的发生率是营养良好患者的 3~4 倍。朱明炜等[2]包括 7 122 例住院患者(其中 1/3 为恶性肿瘤患者)的调查研究发现中度以上营养不良的发生率为 26.45%(SGA B+C)。PG-SGA 是在 SGA 的基础上专门针对肿瘤患者研发的营养评估工具,包括体重、营养摄入、营养相关症状、功能和体格检查 5 个方面内容,评价等级同 SGA,该方法被 CSCO 肿瘤营养治疗专家委员会推荐使用[15]。

对于营养状况良好或低营养风险患者,术前营养治疗并无益处[16]。国内外多数指南对此观点是明确和一致的。ESPEN 指南建议对存在以下重度营养不良表现之一:近 6 个月体重丢失超过 10%、BMI<18、SGA 评级为 C 或血浆白蛋白低于 3g/L(除外肝肾功能不全)者,应予以 7~14 天的术前营养治疗,推迟手术时间,以期减少术后并发症。加拿大肿瘤协会(Canadian Cancer Society,CCS)的研究结果[17]显示:非急症的老年结肠肿瘤患者在确诊后即使推迟 6 周进行手术,最终的病死率或总体生存率不会受到影响。

术前因中、重度营养不良而接受营养治疗的肿瘤患者,尽管从术前营养治疗中获益,但需要接受大手术,尤其是重大、复杂手术者,往往不能耐受长时间营养缺乏,手术后需要继续接受营养治疗[18]。对于严重营养不良由于各种原因术前未进行营养治疗的患者,进行术后营养治疗可有效地降低并发症的发生率和病死率,缩短住院时间[19]。大部分手术患者如果在手术后 7 天内能够自主进食(>60%能量目标需要量),和接受营养治疗者相比其临床结局无明显差别。相反,无法进食超过 10 天且无营养治疗患者的病死率、住院时间均明显增加。术后足量(>60%能量和蛋白质目标需要量)和术后早期(48 小时内)营养治疗能明显降低术后住院时间和费用[20]。对外科重症患者进行回顾性分析[21]发现,入院后接受<60%目标能量需要量的患者较≥60%者死亡风险明显升高。

能量摄入不足或过多都可影响肿瘤患者临床预后;蛋白质供给大于 1.2g/(kg·d)比少于 1.2g/(kg·d)可减少危重患者围手术期病死率[22]。手术患者每天的能量摄入量应尽可能接近机体能量消耗值,以保持能量平衡。采用间接测热法测定机体 REE 值是判断患者能量需要量的理想方法,可通过测定患者实际能量消耗值以指导患者的能量供给[23]。但国内使用间接测热法仅限于能量研究,临床上大多数采用体重公式计算法估算机体的能量需要量,25~30kcal/(kg·d)能满足大多数肿瘤患者的围手术期能量需求[18]。

肠内营养是有胃肠道功能的围手术期肿瘤患者首选的营养治疗手段,只有肠道不能耐受或无法进行肠内营养时,才考虑选用肠外营养。多项研究证实[7],与肠外营养相比,肠内营养可显著减少外科危重患者的病死率($Z=2.32$,$P=0.02$)和感染并发症发生率($Z=4.16$,$P<0.0001$)。标准整蛋白配方适合大多数患者的需要,氨基酸和短肽类的肠内营养制剂则适合部分胃肠吸收功能不全(如胰腺炎、炎性肠病等)的患者,即作为整蛋白耐受不良的二线治疗。

ONS是指以增加营养摄入为目的,应用能够为患者提供多种宏量营养素和微量元素等的液体、半固体或粉剂的营养制剂,加入饮食中或单独服用的营养治疗方式。ONS具有简单、方便、价格较低的特点,特别是能满足患者口服进食的心理愿望,是普通饮食不能满足机体需求时首选的营养治疗方式。多数情况下,ONS建议使用全营养产品,国内指以药品管理的肠内营养制剂或FSMP。ONS既可以在饮食中代替部分食物,也可作为加餐以增加摄入,而每日提供400~600kcal、餐间分次口服(如10am、3pm、8pm等)被认为是标准的ONS营养治疗做法。许多研究证实,对于恶性肿瘤围手术期的各种营养不良人群,ONS在改善营养状态、提高生活质量和减少并发症方面有积极的作用。崔红元等[24]对胃癌患者的前瞻性研究显示,ONS可减少患者的体重丢失、改善营养状态。Philipson TJ等[25]从2000年至2010年美国46 100 000例住院患者中找到810 589例使用ONS患者,并匹配对照样本1 160 088例,使用工具变量进行回归分析发现,ONS组降低了平均住院时间2.3天(95% CI=2.4~2.2天)或21.0%,减少医疗费用$4 734(95% CI=$4 754~$4 714)或21.6%。一项meta分析显示,ONS可提高髋部手术患者的血浆蛋白质浓度,降低切口和肺部等部位的感染并发症发生率[26]。

结直肠手术前肠道准备的目的是清洁肠腔内粪便,减少肠道内致病菌以降低并发症。既往的术前肠道准备可分为机械和药物肠道准备两部分,包括口服导泻药、抗生素降低肠道内细菌总量以及各种形式的灌肠。过度的肠道准备不但加重患者的痛苦,影响营养摄入,而且损伤了肠黏膜屏障功能。肠上皮细胞是机体内增生最快的细胞之一,其表面的黏液层和液磷脂层有重要的保护作用。机械灌肠和强烈腹泻均能明显破坏该屏障的构成;过度腹泻和应用抗生素可杀灭肠道内的部分或大部分细菌,破坏肠内菌群原有的平衡,导致肠道微生态屏障损伤和致病菌的移位。肠道是人体内最大的免疫器官之一,机械性肠道准备可明显破坏此免疫屏障的微妙调节作用,还可导致炎症介质的过度释放,造成局部以至全身组织的破坏。结直肠手术对肠道清洁度的要求低于结肠镜检查,因此近年来,权衡术中污染风险和肠道准备对肠屏障的损伤后,不鼓励过度肠道准备。术前应用口服肠内营养制剂替代标准肠道准备的方法,既可满足围手术期肿瘤患者对营养和液体的摄入,又可保护肠黏膜屏障、满足手术对肠道准备的要求,正被更多医生所接受。朱明炜等[27]的研究发现,60例结直肠癌患者术前3天仅口服整蛋白肠内营养制剂(无膳食纤维)和水1 500~2 000ml,术中发现肠道清洁度与传统肠道准备相近,但术后感染并发症和住院时间显著低于对照组。一项关于肠内营养在69例围手术期患者的研究发现,术前口服谷氨酰胺/膳食纤维/低聚糖可以有效预防肠道黏膜损伤,提高肠道免疫活性,提高患者术后淋巴细胞、前白蛋白水平,减少术后并发症发生率[28]。一项关于肠内营养在术前肠道准备中疗效和安全性的系统评价[29]纳入12项RCT和617例患者,其中使用肠内营养作为结直肠癌术前肠道准备的有308例,使用机械性肠道准备的有309例,结果显示术前肠内营养具有与机械性肠道准备相似的肠道清洁率和肛门恢复排气时间,且可提高患者术后淋巴细胞、前白蛋白、白蛋白、血红蛋白和转铁蛋白的水平,减少术后并发症发生率。由此可见,对于拟接受手术治疗的结直肠肿瘤患者,术前 3天口服不含膳食纤维的肠内营养制剂替代传统肠道准备是完全可行的。

管饲是围手术期肠内营养的主要方法。研究显示,管饲肠内营养可保证患者的能量和蛋白质供给,改善营养状态。管饲途径的选择原则包括:满足肠内营养需要、置管方式尽量简单方便、尽量减少对患者损伤、舒适和有利于长期带管。鼻胃管是最常使用的肠内营养途径,具有无创、简便和经济等优点,其缺点是鼻咽部刺激、溃疡形成、易脱出和吸入性肺炎等,对于仅需要 2~3 周的肠内营养患者,首选经鼻胃管饲,抬高患者头部 30°~45°可以减少吸入性肺炎的发生[7]。对于接受腹部大手术需要进行肠内营养的患者,建议在术中放置空肠造瘘管或鼻胃管。对于接受近端胃肠道吻合的患者,空肠造瘘管留置在吻合口远端能减少对胃肠吻合口的影响,有利于进行早期肠内营养。

肠外营养是指通过静脉途径为患者提供全部或部分营养素的治疗方法,其内容包括各种类型的脂肪乳剂和氨基酸、碳水化合物(主要是葡萄糖)、电解质(主要是钾、钠、氯、钙、镁、磷等)、维生素(水溶性和脂溶性)、微量元素(主要是锌、铜、锰、硒、氟、碘)和水等。围手术期胃肠道功能严重障碍常见于严重腹腔感染、重症胰腺炎、肠梗阻、重度炎性肠病、高位肠瘘、短肠综合征和肠道缺血的患者,以及胃肠道具备基本消化吸收功能但不能使用的患者。在上述情况下,肠外营养成为肿瘤患者获得营养素和维持生命的唯一手段。

多数外科患者术后伴有不同程度的胃肠道功能损伤或不能使用,对肠内营养的耐受性较差,导致肠内营养不能实施或能量供给严重不足,Heyland DK[30]等对 201 个中心 3 390 例ICU 患者的调查发现,74.0%患者的能量摄入未能达到目标量的 80%,同时蛋白质的供给只有目标量的 57.6%;国内 26 家 ICU 进行的多中心调查发现,如果仅给予肠内营养,只有31.8%的外科患者能够达到目标喂养量[31]。外科重症患者长时间能量及蛋白质供给不足,可导致机体瘦组织群消耗,影响合成代谢,损伤组织器官功能,进而恶化临床预后。能量摄入不足的危重患者,与正常摄入者比较,院内感染发生率和死亡率更高[32,33]。

补充性肠外营养是指肠内营养不足时,部分能量和蛋白质需求由肠外营养来补充的混合营养治疗方式,与既往的联合营养治疗的概念基本一致。补充性肠外营养的优点是在肠内营养维护肠屏障功能的基础上,通过肠外营养满足患者对能量和蛋白质的需求,促进机体蛋白质合成,快速纠正营养不足或维持营养状态,以期达到降低术后并发症、改善临床结局的目标。一项前瞻性队列研究中[23],将 843 例接受机械通气患者按能量供给达到目标量的比例分为四组:<80%、80%~90%、90%~100%和>100%,结果发现,能量供给在 80%~90%组的病死率最低;按每日蛋白质摄入量不同分为四组:<0.8g/(kg·d)、0.8~1.0g/(kg·d)、1.0~1.2g/(kg·d)和 1.2≥g/(kg·d),结果发现,蛋白质供给≥1.2g/(kg·d)的患者病死率最低,提示适量的能量和蛋白质补充是改善临床结局的重要因素。Heidegger CP[34]等的RCT 研究发现,对肠内营养不能达到目标喂养量 60%的危重患者,进入 ICU 后的 4~8 天给予补充性肠外营养,能量供给近 100%达标;与继续肠内营养比较,补充性肠外营养组的 28天院内感染率显著降低(P=0.033 8)。近年更多的研究得到类似结论,可能由于肠内营养能量供给少于目标量的 60%,直接影响外科患者营养状态和器官功能,继而导致并发症增加。此种情况下,补充性肠外营养突显其较快提高能量和蛋白质供给的优点,进而有利于促进机体蛋白质合成代谢,维护组织细胞器官功能,促进重症状态下自噬的修复。

营养状态良好的肿瘤围手术期患者,通常可以耐受一段时间(如 7 天)的摄入不足。鉴于肠外营养的并发症较多,过早给予肠外营养可能得不偿失。对于术前存在中等以上营养不足的肿瘤患者,如 6 个月内体重丢失>10%~15%、BMI<18、SGA 为 C 级、血清白蛋白<30g/L(除外肝肾功能损伤情况)等,入院后因各种原因不能实施肠内营养者,术前应立即给予肠外营养;术后肠内营养虽可实施,但是,如果肠内营养不能提供 60% 以上能量需求者,应在 72 小时内开始肠外营养。肿瘤患者的营养不良多为摄入不足导致,胃肠功能减退也影响营养素的消化吸收,肠内营养虽然是首选的营养治疗手段,但实施中无论是口服还是管饲,往往存在实际应用困难,如希望较短时间达到目标喂养量,补充性肠外营养是较为理想的营养治疗方法。多个研究证实,及时启动肠外营养有助于减少并发症和缩短住院时间[1]。

对于外科危重患者补充性肠外营养的益处,多项临床研究带来不同的结果。Casaer MP[35]的研究结果显示,术后 8 天启动补充性肠外营养与术后 48 小时启动相比,多种并发症和住院时间减少,但由于该研究 60% 为心脏手术患者且排除了 BMI<20 的患者,其结论存在争议。随后进行的 2 个研究提示对于肠内营养供给少于 60% 的危重患者,较早实施补充性肠外营养可减少感染等并发[34,36]。研究结果的相互矛盾,实际上与疾病类型、严重程度和术前营养状态的不同相关。Jie B 等[36,37]发现对 NRS 2002 评分在 3~4 分的低营养风险患者给予营养治疗,临床受益不明显;而对于 NRS 2002 评分≥5 分的高营养风险患者给予营养治疗,其感染和非感染性并发症均显著降低。Heyland DK 等[38]的研究显示,Nutric 评分≥6 分的危重患者,其营养治疗疗效也明显优于 5 分以下的患者。因此,病情程度不同和营养状态决定了补充性肠外营养的启动时间,合理应用的益处在于改善外科大手术后患者的临床结局。

"全合一"是将患者所需的全部营养素混合后输注的方法,具有符合生理、促进机体蛋白质合成、降低单个营养素浓度和渗透压、减少肝肾等器官代谢负荷和减少代谢并发症等优点。研究证实[39],与单瓶输注比较,"全合一"模式可使治疗相关不良事件的发生率下降 44%。"全合一"模式包括医生处方后在静脉药物配置中心(pharmacy intravenous admixture services,PIVAS)完成的"自配型"和工业化生产的"多腔袋"两种形式,后者有减少处方和配置差错、少杂质和微生物污染、节省人力资源和使用方便等优点。一个超过 7 万例患者的队列研究[40]发现,多腔袋对比自配型,前者可显著减少血流感染的发生率(P<0.01);另一项前瞻随机对照多中心研究(EPICOS 研究)发现,多腔袋组血液感染、中央导管相关血液感染人数均显著低于配制组(P=0.03 和 P<0.000 1)[41]。可见多腔袋这种标准化的肠外营养解决方案,对于病情较为稳定和需要短期肠外营养治疗的外科患者,更能够保障安全、改善临床便利性,使营养治疗效果最大化。

谷氨酰胺是合成氨基酸、蛋白质、核酸和许多其他生物分子的前体物质,是在机体内各器官间转运氨基酸和氮的主要载体,也是所有快速增殖细胞如小肠黏膜细胞、淋巴细胞等生长和修复的主要能量来源;对维护肠道黏膜结构和功能的完整性,以及机体免疫功能起着十分重要的作用。各种创伤或严重感染等应激状态下,血浆与骨骼肌内谷氨酰胺含量明显下降,加重肠屏障和免疫功能损伤。研究[42]发现手术后血浆谷氨酰胺水平下降可超过 20%,在肠外营养中添加谷氨酰胺双肽,可提高血浆谷氨酰胺水平、促进蛋白质合成,改善机体免疫抑制状态,减轻氧化应激损伤,调控细胞因子、炎性介质的产生和释放,减轻肠黏膜通透性,减少肠道细菌及内毒素移位,进而改善肿瘤患者的临床结局。李明泉等[43]的系统评价纳入 51 项 RCT,发现研究组病死率合并 RR 为 0.88,95%CI=0.73~1.06(P>0.05);院内感染合并 RR 为 0.82,5% CI=0.74~0.91(P<0.05);住院时间约缩短 1.55 天,95%CI=-1.92~-1.19(P<0.01),

提示对危重症患者,谷氨酰胺强化肠外营养治疗能降低院内感染的发生率,缩短住院时间。另外一项近年的系统评价证实,外科术后患者的肠外营养处方中添加药理剂量的谷氨酰胺双肽[0.5g/(kg·d)],可减少死亡率和感染并发症,缩短住院时间[44]。

虽然关于肠外营养中添加谷氨酰胺双肽的许多研究证实了在改善临床结局方面的益处,但也有无效的研究结果。发表在新英格兰杂志的 REDOX 研究[45]显示,对于存在多器官功能衰竭或血流动力学不稳定而需要升压药支持的休克患者,应用较高剂量谷氨酰胺[>0.5g/(kg·d)],可能增加病死率;Mcclave SA 等[46]的 meta 分析纳入 5 项 RCT 共 2 463 例危重患者,结果显示添加谷氨酰胺较无添加者病死率升高(35% vs. 31%)。目前认为不同研究得到结果的差异,与疾病的严重程度(如是否合并休克、多器官功能衰竭等),以及是否存在谷氨酰胺缺乏有关。ASPEN 在其 2016 版重症指南中并不推荐危重症患者肠外营养时常规添加谷氨酰胺双肽。

来自于鱼油脂肪乳剂的 ω-3 PUFA,具有下调机体炎症反应和维持细胞膜的稳定性、减少创伤后线粒体和细胞损伤以及维护器官功能的作用。一项针对结肠癌术后患者的小样本 RCT 研究证实,添加鱼油脂肪乳剂[0.2g/(kg·d)]的肠外营养可减少炎症反应因子(IL-6 和 TNF-α 等)的水平,减少全身炎症反应综合征(systemic inflammatory response syndrome, SIRS)发生和缩短住院时间。包括 2010—2016 年 19 项 RCT 研究 1 170 例外科患者的系统评价发现:鱼油短期干预可降低感染并发症发生率、减少手术后住院时间,不影响病死率及住院总费用[47]。

肿瘤患者常因摄入减少以及合并高血压、糖尿病等原因导致维生素消耗增加,或因合并用药减少维生素吸收等原因发生多种维生素的缺乏,进而可能导致认知能力和免疫功能下降、自由基损伤,继而影响器官功能(如 Wernicke 脑病和 Korsakoff 综合征),严重者可导致过早死亡。研究发现,腹部手术后患者静脉滴注多种维生素,相比于对照组,可增加术后患者的总抗氧化应激能力,减轻全身炎症反应、促进伤口愈合[48];一项纳入了 21 项 RCT 的 meta 分析结果显示,抗氧化微营养素(抗氧化维生素和微量元素)能明显降低重症患者总死亡率和感染并发症发生率,有降低机械通气时间的趋势,对 ICU 时间、住院时间无明显影响[49]。

由于微量元素吸收减少、消耗增加,肿瘤患者易出现微量元素缺乏。微量元素如锌、铜、锰等是机体内酶、维生素和激素的活性因子或组成成分,长时间缺乏可导致肌肉功能降低、贫血、感染、机体抵抗力降低和机体康复减缓等;恶性肿瘤放疗患者补充锌、硒能有效降低放疗相关的不良反应,硒能通过激活细胞氧自由基清除系统,发挥一定的抗肿瘤作用[7,50]。

存在营养不良风险、接受肿瘤大手术的患者在围手术期接受含有精氨酸、ω-3 PUFA 和核苷酸等免疫调节营养成分的肠内营养制剂有利于降低术后感染并发症,增强免疫功能,缩短住院时长,可以经 ONS 或管饲给予[51-53]。

三、推荐意见

1. 恶性肿瘤围手术期患者术前应接受 NRS 2002 或 PG-SGA,对存在营养风险或营养不良的肿瘤患者,应制订围手术期营养治疗计划;营养状况良好的患者术前无需营养治疗,中重度营养不良患者术前给予营养治疗。(A)

2. 以下肿瘤患者在手术后需要接受营养治疗:术前存在营养风险(NRS 2002≥3 分)或 PG-SGA 为 B 和 C 级;术前因中重度营养不良而接受营养治疗;严重营养不良由于各种原因术前未进行营养治疗;严重创伤应激、估计术后不能进食时间超过 7 天;术后出现严重并发症需长时间禁食,或存在代谢明显增加。术后无营养风险(NRS 2002<3 分)患者,术后无须输注肠外营养制剂,可输注葡萄糖氯化钠注射液、混合糖电解质注射液等基础糖电解质注射液[54-57]。(A)

3. 围手术期患者的能量目标需要量可通过间接能量测定获得;没有条件者,可使用体重公式计算法[25~30kcal/(kg·d)],蛋白质供给量为 1.2~2.0g/(kg·d)。(B)

4. 需要营养治疗且胃肠道功能正常或基本正常的肿瘤患者,首选肠内营养(A)。ONS是围手术期肠内营养首选的营养治疗方法;口服肠内营养制剂可完全和部分替代导泻药物进行结直肠癌术前肠道准备(B)。管饲是术后早期肠内营养的主要方法;较短时间肠内营养(2~3 周)可使用鼻胃管;对于接受腹部大手术需要进行肠内营养的患者,建议在术中放置空肠造瘘管;对于接受近端胃肠道吻合的患者,空肠造瘘管留置在吻合口远端能减少对胃肠吻合口的影响,有利于进行早期肠内营养(B)。

5. 肿瘤患者的胃肠道功能严重障碍或不能使用时,建议给予全肠外营养(B)。需要营养治疗的围手术期肿瘤患者,如肠内营养提供的能量和蛋白质低于机体目标需要量的 60%时,建议给予补充性肠外营养以满足对能量和蛋白质的需求,维持营养状态和器官功能,改善患者的临床结局(A)。

6. 入院时营养状态正常的患者,肠内营养不能满足 60%以上营养需求,建议 7 天后启动肠外营养。合并中等以上营养不良的患者,入院后 72 小时不能正常进食或通过肠内营养获得足够营养素,建议启动肠外营养(B)。对于危重症肿瘤术后患者,术前低营养风险(NRS 2002≤3 分或 Nutric 评分≤5 分),术后 7 天肠内营养未能达到 60%目标喂养量时启动肠外营养;术前高营养风险(NRS 2002≥5 分或 Nutric 评分≥6 分),术后 48~72 小时肠内营养未达到目标量时启动肠外营养(A)。

7. 肿瘤患者的肠外营养应采用全合一方式将各种营养物质混合后输注,以减少代谢并发症的发生(B)。自配型肠外营养处方,符合个体化治疗原则,适合特殊需要的肿瘤患者;多种规格工业化多腔袋可减少血流感染,适合病情稳定和短期应用的围手术期患者(A)。

8. 多数接受肠外营养治疗的外科肿瘤患者,添加药理剂量的谷氨酰胺双肽有益于改善临床结局。合并严重肝功能不全或肾功能衰竭以及多器官功能衰竭等的肿瘤患者,不推荐添加谷氨酰胺。围手术期肿瘤患者的肠外营养中,添加 ω-3 PUFA 可减轻术后炎症反应,改善临床结局。(A)

9. 维生素和微量元素是机体有效利用葡萄糖、脂肪酸进行供能及蛋白质合成的基础,肿瘤患者的肠外营养处方中应包括常规剂量的静脉用脂溶性和水溶性维生素(B)。肿瘤患者的肠外营养支持方案中应常规添加静脉用多种微量元素制剂(C)。

==================== 参考文献 ====================

[1] 蒋朱明,陈伟,朱赛楠,等.我国东、中、西部大城市三甲医院营养不良(不足)、营养风险发生率及营养支持应用状况调查.中华临床营养杂志,2008,16(6):335-338

[2] ZHU M,WEI J,CHEN W,et al. Nutritional risk and nutritional status at admission and discharge among Chinese hospitalized patients:a prospective,nationwide,multicenter study[J]. J Am Coll Nutr,2017,36(5):357-363.

[3] 崔红元,朱明炜,韦军民,等.不同疾病患者住院期间营养状态变化的调查研究[J].中华外科杂志,2017,55(4):297-302.

[4] SUN Z,KONG X J,JING X,et al. Nutritional risk screening 2002 as a predictor of postoperative outcomes in

patients undergoing abdominal surgery：a systematic review and meta-analysis of prospective cohort studies［J］.PLoS One,2015,10(7)：e0132857.

［5］JIE B,JIANG Z M,NOLAN M T,et al.Impact of nutritional support on clinical outcome in patients at nutritional risk：a multicenter,prospective cohort study in Baltimore and Beijing teaching hospitals［J］.Nutrition,2010,26(11-12)：1088-1093.

［6］ZHONG J X,KANG K,SHU X L.Effect of nutritional support on clinical outcomes in perioperative malnourished patients：a meta-analysis［J］.Asia Pac J Clin Nutr,2015,24(3)：367-378.

［7］TAYLOR B E,MCCLAVE S A,MARTINDALE R G,et al.Guidelines for the provision and assessment of nutrition support therapy in the adult critically Ill patient：Society of Critical Care Medicine(SCCM)and American Society for Parenteral and Enteral Nutrition(A.S.P.E.N.)［J］.Crit Care Med,2016,44(2)：390-438.

［8］石汉平,许红霞,李苏宜,等.营养不良的五阶梯治疗［J］.肿瘤代谢与营养电子杂志,2015,2(1)：29-33.

［9］朱明炜,韦军民,陈伟,等.恶性肿瘤患者住院期间营养风险变化的动态调查［J］.中华医学杂志,2018,98(14)：1093-1097.

［10］KONDRUP J,ALLISON S P,ELIA M,et al.ESPEN guidelines for nutrition screening 2002［J］.Clin Nutr,2003,22(4)：415-421.

［11］JOHANSEN N,KONDRUP J,PLUM L M,et al.Effect of nutritional support on clinical outcome in patients at nutritional risk［J］.Clin Nutr,2004,23(4)：539-550.

［12］中华医学会.临床诊疗指南肠外肠内营养学分册［M］.北京：人民卫生出版社,2008.

［13］DETSKY A S,MCLAUGHLIN J R,BAKER J P,et al.What is subjective global assessment of nutritional status？［J］.JPEN J Parenter Enteral Nutr,1987,11(1)：8-13.

［14］SUNGURTEKIN H,SUNGURTEKIN U,BALCI C,et al.The influence of nutritional status on complications after major intraabdominal surgery［J］.J Am Coll Nutr,2004,23(3)：227-232.

［15］CSCO肿瘤营养治疗专家委员会.恶性肿瘤患者的营养治疗专家共识［J］.临床肿瘤杂志,2012,17(1)：59-73.

［16］LOOIJAARD S,SLEE-VALENTIJN M S,OTTEN R H J,et al.Physical and nutritional prehabilitation in older patients with colorectal carcinoma：a systematic review［J］.J Geriatr Phys Ther,2018,41(4)：236-244.

［17］MANDERS M,DE GROOT C P,BLAUW Y H,et al.Effect of a nutrient-enriched drink on dietary intake and nutritional status in institutionalised elderly［J］.Eur J Clin Nutr,2009,63(10)：1241-1250.

［18］中华医学会肠外肠内营养学分会.成人围手术期营养支持指南［J］.中华外科杂志,2016,54(9)：641-657.

［19］OHKURA Y,HARUTA S,TANAKA T,et al.Effectiveness of postoperative elemental diet［Elental(R)］in elderly patients after gastrectomy［J］.World J SurgOncol,2016,14(1)：268-274.

［20］DUPUIS M,KUCZEWSKI E,VILLENEUVE L,et al.Age Nutrition Chirugie(ANC)study：impact of a geriatric intervention on the screening and management of undernutrition in elderly patients operated on for colon cancer,a stepped wedge controlled trial［J］.BMC Geriatr,2017,17(1)：10.

［21］MILNE A C,POTTER J,VIVANTI A,et al.Protein and energy supplementation in elderly people at risk from malnutrition［J］.Cochrane Database Syst Rev,2009,15(2)：CD003288.

［22］WEIJS P J,LOOIJAARD W G,BEISHUIZEN A,et al.Early high protein intake is associated with low mortality and energy overfeeding with high mortality in non-septic mechanically ventilated critically ill patients［J］.Crit Care,2014,18(6)：701-710.

［23］SCHADEWALDT P,NOWOTNY B,STRASSBURGER K,et al.Indirect calorimetry in humans：a postcalorimetric evaluation procedure for correction of metabolic monitor variability［J］.Am J Clin Nutr,2013,97(4)：763-773.

［24］崔红元,杨鑫,唐大年,等.口服营养补充疗法对胃癌术后患者营养状态和生活质量的影响(23例随机

对照临床观察)[J].中华临床营养杂志,2017,25(3):183-188.

[25] PHILIPSON T J,SNIDER J T,LAKDAWALLA D N,et al. Impact of oral nutritional supplementation on hospital outcomes[J]. Am J Manag Care,2013,19(2):121-128.

[26] LIU M,YANG J,YU X,et al. The role of perioperative oral nutritional supplementation in elderly patients after hip surgery[J]. Clin Interv Aging,2015,10:849-858.

[27] 唐大年,朱明炜,孙建华,等.有营养风险患者术后肠内、肠外营养支持模式与不经筛查术后全部应用肠外营养对结直肠癌患者结局的影响:60例回顾性研究[J].中华临床营养杂志,2011,19(6):355-359.

[28] 束口高志.消化器外科周術期の代謝栄養学[J].外科治療,2009,100(2):192-202.

[29] 胡抢,杨沙茵,孙元水,等.肠内营养在结直肠癌患者术前肠道准备疗效和安全性的meta分析[J].中华临床营养杂志,2018,26(1):26-30.

[30] HEYLAND D K,DHALIWAL R,WANG M,et al. The prevalence of iatrogenic underfeeding in the nutritionally'at-risk'critically ill patient:results of an international,multicenter,prospective study[J]. Clin Nutr,2015,34(4):659-666.

[31] 周华,杜斌,柴文昭,等.我国危重症病人营养支持现状调查分析[J].肠外与肠内营养,2009,16(5):259-264.

[32] ALBERDA C,GRAMLICH L,JONES N,et al. The relationship between nutritional intake and clinical outcomes in critically ill patients:results of an international multicenter observational study[J]. Intensive Care Med,2009,35(10):1728-1737.

[33] CEDERHOLM T,BARAZZONI R,AUSTIN P,et al. ESPEN guidelines on definitions and terminology of clinical nutrition[J]. Clin Nutr,2017,36(1):49-64.

[34] HEIDEGGER C P,BERGER M M,GRAF S,et al. Optimisation of energy provision with supplemental parenteral nutrition in critically ill patients:a randomised controlled clinical trial[J]. Lancet,2013,381(9864):385-393.

[35] CASAER M P,MESOTTEN D,HERMANS G,et al. Early versus late parenteral nutrition in critically ill adults[J]. N Engl J Med,2011,365(6):506-517.

[36] DOIG G S,SIMPSON F,SWEETMAN E A,et al. Early parenteral nutrition in critically ill patients with short-term relative contraindications to early enteral nutrition:a randomized controlled trial[J]. JAMA,2013,309(20):2130-2138.

[37] JIE B,JIANG Z M,NOLAN M T,et al. Impact of preoperative nutritional support on clinical outcome in abdominal surgical patients at nutritional risk[J]. Nutrition,2012,28(10):1022-1027.

[38] HEYLAND D K,DHALIWAL R,JIANG X,et al. Identifying critically ill patients who benefit the most from nutrition therapy:the development and initial validation of a novel risk assessment tool[J]. Crit Care,2011,15(6):R268.

[39] PAN H,CAI S,JI J,et al. The impact of nutritional status,nutritional risk,and nutritional treatment on clinical outcome of 2248 hospitalized cancer patients:a multi-center,prospective cohort study in Chinese teaching hospitals[J]. Nutr Cancer,2013,65(1):62-70.

[40] TURPIN R S,CANADA T,ROSENTHAL V,et al. Bloodstream infections associated with parenteral nutrition preparation methods in the United States:a retrospective,large database analysis[J]. JPEN J Parenter Enteral Nutr,2012,36(2):169-176.

[41] PONTES-ARRUDA A,DOS SANTOS M C,MARTINS L F,et al. Influence of parenteral nutrition delivery system on the development of bloodstream infections in critically ill patients:an international,multicenter,prospective,open-label,controlled study—EPICOS study[J]. JPEN J Parenter Enteral Nutr,2012,36(5):574-586.

[42] 朱明炜,唐大年,韦军民,等.谷氨酰胺双肽对老年腹部手术后患者内毒素血症及预后和卫生经济学的影响[J].中华老年医学杂志,2005,24(8):585-588.

[43] 李明泉,舒磊,王晓霞,等.谷氨酰胺强化治疗对危重症病人临床结局影响的系统性研究[J].肠外与肠内营养,2014,21(2):101-105.

[44] HEYLAND D,MUSCEDERE J,WISCHMEYER P E,et al. A randomized trial of glutamine and antioxidants in critically ill patients[J]. N Engl J Med,2013,368(16):1489-1497.

[45] BUIJS N,VERMEULEN M A,VAN LEEUWEN P A. Glutamine and antioxidants in critically ill patients [J]. N Engl J Med,2013,369(5):482-484.

[46] MCCLAVE S A,TAYLOR B E,MARTINDALE R G,et al. Guidelines for the provision and assessment of nutrition support therapy in the adult critically Ill patient:Society of Critical Care Medicine(SCCM) and American Society for Parenteral and Enteral Nutrition(A. S. P. E. N.)[J]. JPEN J Parenter Enteral Nutr,2016,40(2):159-211.

[47] 李潇潇,蒋朱明,翟所迪,等.鱼油(ω-3脂肪酸)对手术后患者感染并发症、成本/效果影响的系统评价(2010~2016)[J].中华临床营养杂志,2016,24(6):323-331.

[48] 武超,王新颖,刘思彤,等.多种维生素对腹部手术后患者氧化应激及过度炎性反应的影响[J].中华损伤与修复杂志,2013,8(2):30-33.

[49] MANZANARES W,DHALIWAL R,JIANG X,et al. Antioxidant micronutrients in the critically ill:a systematic review and meta-analysis[J]. Crit Care,2012,16(2):R66.

[50] PLAUTH M,CABRE E,CAMPILLO B,et al. ESPEN Guidelines on Parenteral Nutrition:hepatology[J]. Clin Nutr,2009,28(4):436-444.

[51] ARENDS J,BACHMANN P,BARACOS V,et al. ESPEN guidelines on nutrition in cancer patients[J]. Clin Nutr,2017,36(1):11-48.

[52] ARENDS J,BARACOS V,BERTZ H,et al. ESPEN expert group recommendations for action against cancer-related malnutrition[J]. Clin Nutr,2017,36(5):1187-1196.

[53] WEIMANN A,BRAGA M,CARLI F,et al. ESPEN guideline:Clinical nutrition in surgery[J]. Clin Nutr,2017,36(3):623-650.

[54] 中华医学会.临床诊疗指南—肠外肠内营养学分册(2018版)[M].北京:人民卫生出版社,2008,41-43.

[55] 王新颖,李宁,彭南海,等.混合糖电解质注射液在腹部中等以上手术病人术后补液中的应用[J].中国实用外科杂志,2007,27(12):990-992.

[56] 谢东辉,朱明炜,崔红元,等.混合糖对老年创伤后患者糖代谢和炎症反应影响的随机对照研究[J].中华老年医学杂志,2011,30(1):20-23.

[57] 黎介寿.营养与加速康复外科[J].肠外肠内营养,2007,14(2):65-67.

第四节　骨髓移植患者的营养治疗

一、背景

骨髓移植前的清髓方案是最强烈的肿瘤治疗方案,药物的不良反应会使患者的食欲、味觉、唾液腺功能、胃排空和肠道功能减退,并可引起严重的黏膜炎及移植物抗宿主病(graft versus host disease,GVHD),进而继发营养不良。GVHD可直接损伤皮肤、肝脏、黏膜、肺部、食管及肌肉骨骼等器官和组织,且长期应用免疫抑制剂防治GVHD,可导致内分泌和代谢系统疾病,包括胰岛素抵抗、脂质代谢异常、甲状腺功能减退或性腺功能减退等,从而导致营养不良[1,2]。Urbain P 等[3]随访 105 例患者发现,骨髓移植后早期易发生营养不良,患者体重可减轻(8.6±5.7)kg,中度到重度的厌食症与急性 GVHD 是早期体重丢失的独立影响因素。移植前已存在营养不良的患者接受异基因骨髓移植后营养不良可持续长达数年[4]。通过营养治疗改善患者的营养状态,不仅可以减少移植患者急性 GVHD 的发生率,缩短植入时间,还可降低感染相关死亡率,延长生存期。

目前骨髓移植患者的营养治疗目标包括:①诊断和治疗患者移植前、中、后的营养不良;②降低患者移植相关的不良反应及并发症,提高疗效及生存率;③改善移植患者的生活质量。

二、证据

(一) 骨髓移植患者出现营养不良对治疗反应及预后的影响

一项纳入 26 项研究的系统分析[5]发现,骨髓移植患者在移植前及移植中的低 BMI 均提示预后不良,总生存时间(overall survival,OS)及无事件生存时间(event free survival,EFS)均劣于正常体重组。另一项研究表明,骨髓移植后,若患者体重丢失超过 7.5%,发生急性 GVHD 的风险及严重程度均明显增加[6]。2017 年的一项前瞻性临床研究应用 PG-SGA 评估 50 例接受异基因骨髓移植患者移植时、移植后 30 天及移植后 180 天的营养状态[7]。发现营养不良组患者移植后的死亡率高,术后发热时间长,且发生 Ⅱ 度以上胃肠道急性 GVHD 的风险大。移植时及移植后 180 天患者的营养状态直接影响移植患者的生存。此外,一项回顾性研究表明,儿童骨髓移植前发生维生素 D 缺乏很常见[8],而且维生素 D 缺乏患儿移植后 1 年 OS 率低于维生素 D 水平正常者。

(二) 骨髓移植患者的营养不良筛查及评估

许多恶性血液肿瘤患者在进行骨髓移植前已经存在营养不良的高风险甚至是营养不良,而骨髓移植后患者的营养不良状态进行性加重,因此需要在移植前及移植后常规进行营养不良筛查及评估。营养筛查方法强调简便、快捷和高灵敏度,常用的营养筛查、评估工具包括 NRS 2002、PG-SGA、MNA、SGA 及 MUST。

2013 年北京大学人民医院一项纳入 108 例白血病行骨髓移植患者的前瞻性研究[9]发现,应用 NRS 2002、MNA 及 MUST 进行移植后营养风险筛查时,分别有 100%、74.7% 及 63.6% 的患者存在高营养风险;而应用 SGA 及 MNA 进行营养不良评估时,分别有 83.3% 及 17.2% 的患者存在营养不良。因此 NRS 2002 用于骨髓移植后营养筛查时特异性不高,而 MNA 用于营养不良评估时阳性率太低。在进行营养不良评估时需联合多种评估工具,并同时结合临床生化指标以提高准确性,如血清白蛋白、尿素氮、肌酐及 C 反应蛋白等。

2016 年北京大学人民医院评估 170 例行骨髓移植患者入移植仓之前及完成移植出仓后的营养状态[10],发现用 NRS 2002 量表评价时,分别有 21.2% 及 100% 的患者存在营养风险,而用 MUST 量表营养风险则见于 11.77% 及 59.63% 的患者;SGA 量表评估中度至重度营养不良的患者分别为 1.76% 和 83.3%,而 MNA 量表则发现营养不良分别见于 0.06% 及 19.27% 的患者。因此该研究推荐在骨髓移植前后采用 MNA 及 SGA 量表全面评估患者的营养状态,以便及时给予患者必要的营养治疗。同时推荐在层流病房接受骨髓移植的过程中更频繁地监测人体测量的相关指数,如体重、握力、皮褶厚度、上臂围及小腿围等。

(三) 营养治疗的方案

营养治疗的方式包括肠内营养和肠外营养。肠内营养可作为营养治疗的首选方法。一项纳入 1 篇 RCT、2 篇前瞻性队列研究和 1 篇回顾性研究的系统综述发现,与肠外营养相比,肠内营养减少了骨髓移植后儿童的急性 GVHD 的发生率,并缩短血小板植入成功的时间[11]。针对成人的研究也显示,肠内营养可以降低骨髓移植后急性 GVHD 的发生率及感染相关的死亡率[12-15]。

骨髓移植患者在接受清髓预处理方案后,可能出现出血、吸入性肺炎、鼻窦炎、腹泻、肠梗阻、腹痛、胃排空时间延长以及呕吐等合并症或并发症,不利于建立安全的肠内营养途径[16],给予肠外营养则可能提高异基因骨髓移植患者的长期存活率,与肠内营养相比,肠外营养明显地增加了体重、血清白蛋白、能量和蛋白质的摄入[17]。然而,行长期肠外营养的移植患者,可能出现肠黏膜萎缩、肠功能减退、肠源性感染或导管性感染,以及味觉的抑制、移植后再进食时间的延迟、丧失瘦体组织、发生肝静脉阻塞综合征,或延长血小板的恢复时间。因此,对于有严重黏膜炎或者 GVHD 不适合足量肠内营养的患者,可以给予肠外营养,但胃肠道功能改善后需尽快停用肠外营养[18]。

（四）骨髓移植患者补充谷氨酰胺、纤维素、ω-3 多不饱和脂肪酸及混合蛋白质的必要性

目前对是否在骨髓移植患者营养治疗中添加谷氨酰胺还存在争议。ASPEN 和 ESPEN 指南表明给予谷氨酰胺有积极的作用,对于血液肿瘤放化疗后患者,补充谷氨酰胺可减轻放化疗相关的黏膜炎,减少蒽环类化疗药物相关的心脏毒性、来那度胺相关的神经毒性,并且降低甲氨蝶呤的免疫抑制作用。应用具有谷氨酰胺的肠外营养能够降低平均住院天数 7 天,并且减轻黏膜炎的程度[18]。但也有系统分析[19]认为,补充谷氨酰胺增加移植后的复发风险且没有其他明显的益处。目前尚缺乏大型的前瞻性随机对照研究探索移植后补充谷氨酰胺及其他抗氧化剂的临床作用。

2017 年一项前瞻性对照研究发现,异基因骨髓移植前口服补充大豆-乳清混合蛋白质,可明显改善白血病患者蛋白质相关营养不良并增加肌肉的蛋白质含量,但该研究并未明确口服混合蛋白质对于移植预后的影响[20]。有关补充纤维素及 ω-3 PUFA 对移植后患者预后的影响目前研究很少,其中 Iyama S 等[21]进行的一项小型的回顾性临床研究发现,自体骨髓移植后口服补充纤维素及低聚糖的患者严重腹泻持续的时间短、发生黏膜炎及体重丢失的比例低,且移植后 100 天的生存率更高。

（五）骨髓移植患者选择针对粒细胞减少饮食的必要性

患者在骨髓移植过程中会出现较长的骨髓抑制期,期间中性粒细胞明显减少,发生感染的风险较高。为了降低经口进食所致的胃肠道感染风险,有研究尝试给予患者中性粒细胞减少饮食,又称作低细菌饮食。目前中性粒细胞减少饮食的定义并无统一的标准,普遍指限制患者食用新鲜水果、蔬菜、生肉及未经过巴氏消毒生产的牛奶、奶酪等。Sonbol MB 等[22]的系统分析纳入 3 项小型 RCT 和 1 项观察性研究,发现与标准饮食相比,接受粒细胞减少饮食患者的发热及感染风险反而更高。新近 1 项纳入 5 个 RCT 的系统分析也认为粒细胞减少饮食并不能降低感染的风险[23]。因此,目前认为粒细胞减少饮食并不优于正常的住院饮食[24]。

三、推荐意见

1. 接受骨髓移植患者应在移植前后行常规、动态营养评估,定期检测人体测量相关指数。（B）

2. 推荐 MNA 及 SGA 量表用于骨髓移植患者的营养评估。（B）

3. 骨髓移植患者的营养治疗途径包括肠内营养及肠外营养。在清髓治疗后,推荐使用肠外营养行营养治疗,但在胃肠功能改善后尽快改为肠内营养。（B）

4. 骨髓移植患者给予谷氨酰胺、纤维素、ω-3 PUFA 及混合蛋白质等对于患者预后影响尚无明确证据支持,但可改善治疗相关不良反应。（D）

5. 粒细胞减少饮食不能降低骨髓抑制患者的感染风险,且不优于正常住院饮食。（B）

========================= 参考文献 =========================

[1] SELWOOD K,WARD E,GIBSON F. Assessment and management of nutritional challenges in children's cancer care:a survey of current practice in the United Kingdom[J]. Eur J OncolNurs,2010,14(5):439-446.

[2] TAZI I,HIDANE Z,ZAFAD S,et al. Nutritional status at diagnosis of children with malignancies in Casablanca[J]. Pediatr Blood Cancer,2008,51(4):495-498.

[3] URBAIN P,BIRLINGER J,LAMBERT C,et al. Longitudinal follow-up of nutritional status and its influencing factors in adults undergoing allogeneic hematopoietic cell transplantation[J]. Bone Marrow Transplant,2013,48(3):446-451.

[4] BROTELLE T,LEMAL R,CABRESPINE A,et al. Prevalence of malnutrition in adult patients previously treated with allogeneic hematopoietic stem-cell transplantation[J]. Clin Nutr,2018,37(2):739-745.

[5] REN G,CAI W,WANG L,et al. Impact of body mass index at different transplantation stages on postoperative outcomes in patients with hematological malignancies:a meta-analysis[J]. Bone Marrow Transplant,2018,53(6):708-721.

[6] AOYAMA T,IMATAKI O,MORI K,et al. Nutritional risk in allogeneic stem cell transplantation:rationale for a tailored nutritional pathway[J]. Ann Hematol,2017,96(4):617-625.

[7] EL-GHAMMAZ A M S,BEN MATOUG R,ELZIMAITY M,et al. Nutritional status of allogeneic hematopoietic stem cell transplantation recipients:influencing risk factors and impact on survival[J]. Supportive Care Cancer,2017,25(10):3085-3093.

[8] BEEBE K,MAGEE K,MCNULTY A,et al. Vitamin D deficiency and outcomes in pediatric hematopoietic stem cell transplantation[J]. Pediatr Blood Cancer,2018,65(2):e26817.

[9] WANG B,YAN X,CAI J. Nutritional assessment with different tools in leukemia patients after hematopoietic stem cell transplantation[J]. Chin J Cancer Res,2013,25(6):762-769.

[10] LIU P,WANG B,YAN X,et al. Comprehensive evaluation of nutritional status before and after hematopoietic stem cell transplantation in 170 patients with hematological diseases[J]. Chin J Cancer Res,2016,28(6):626-633.

[11] EVANS J C,HIRANI S P,NEEDLE J J. Nutritional and post-transplantation outcomes of enteral versus parenteral nutrition in pediatric hematopoietic stem cell transplantation:a systematic review of randomized and nonrandomized studies[J]. Biol Blood Marrow Transplant,2019,25(8):e252-e259.

[12] REESE M K,HEWLINGS S. Enteral versus parenteral nutrition:use in adult patients undergoing hematopoietic stem cell transplantation[J]. Clin J OncolNurs,2019,23(2):173-179.

[13] SEGUY D,DUHAMEL A,REJEB M B,et al. Better outcome of patients undergoing enteral tube feeding after myeloablative conditioning for allogeneic stem cell transplantation[J]. Transplantation,2012,94(3):287-294.

[14] LEMAL R,CABRESPINE A,PEREIRA B,et al. Could enteral nutrition improve the outcome of patients with haematological malignancies undergoing allogeneic haematopoietic stem cell transplantation? A study protocol for a randomized controlled trial(the NEPHA study)[J]. Trials,2015,16:136.

［15］ GUI ZE R，LEMAL R，CABRESPINE A，et al. Enteral versus parenteral nutritional support in allogeneic haematopoietic stem-cell transplantation［J］. Clin Nutr，2014，33（3）：533-538.

［16］ MURRAY S M，PINDORIA S. Nutrition support for bone marrow transplant patients［J］. Cochrane Databse Syst Rev，2009，21（1）：CD002920.

［17］ AUGUST D A，HUHMANN M B. A. S. P. E. N. clinical guidelines：nutrition support therapy during adult anticancer treatment and in hematopoietic cell transplantation［J］. JPEN J Parenter Enteral Nutr，2009，33（5）：472-500.

［18］ BAUMGARTNER A，HOSKIN K，SCHUETZ P. Optimization of nutrition during allogeneic hematologic stem cell transplantation［J］. Curr Opin Clin Nutr Metab Care，2018，21（3）：152-158.

［19］ KOTA H，CHAMBERLAIN R S. Immunonutrition is associated with a decreased incidence of graft-versus-host disease in bone marrow transplant recipients：a meta-analysis［J］. JPEN J Parenter Enteral Nutr，2017，41（8）：1286-1292.

［20］ REN G，ZHANG J，LI M，et al. Protein blend ingestion before allogeneic stem cell transplantation improves protein-energy malnutrition in leukemia patients［J］. Nutr Res，2017，46：68-77.

［21］ IYAMA S，SATO T，TATSUMI H，et al. Efficacy of enteral supplementation enriched with glutamine，fiber，and oligosaccharide on mucosal injury following hematopoietic stem cell transplantation［J］. Case Rep Oncol，2014，7（3）：692-699.

［22］ SONBOL M B，FIRWANA B，DIAB M，et al. The effect of a neutropenic diet on infection and mortality rates in cancer patients：a meta-analysis［J］. Nutr Cancer，2015，67（8）：1230-1238.

［23］ BALL S，BROWN T J，DAS A，et al. Effect of neutropenic diet on infection rates in cancer patients with neutropenia：a meta-analysis of randomized controlled trials［J］. Am J Clin Oncol，2019，42（3）：270-274.

［24］ BAUMGARTNER A，HOSKIN K，SCHUETZ P. Optimization of nutrition during allogeneic hematologic stem cell transplantation［J］. Curr Opin Clin Nutr Metab Care，2018，21（3）：152-158.

第五节　靶向治疗患者的营养治疗

一、背景

肿瘤靶向治疗是以肿瘤特异性驱动分子为靶点，选择有效的阻断剂，抑制肿瘤细胞增殖、诱导肿瘤细胞凋亡及抑制肿瘤血管生成等达到治疗肿瘤的目的[1]。根据其作用靶位及机制可分为两大类：一是针对肿瘤细胞的治疗，如靶向细胞膜生长因子受体、细胞膜分化抗原、细胞内信号转导分子、细胞周期蛋白、细胞凋亡调节因子和细胞表观遗传学特征等；二是针对肿瘤微环境的治疗，如靶向肿瘤血管和新生血管。该治疗模式不同于传统放化疗的生物治疗模式，特异性针对肿瘤细胞，对正常细胞影响较小，因此可提高治疗效果，减少不良反应。目前，美国食品药品管理局（food and drug administration，FDA）已批准了大约 85 种针对超过 27 种不同类型肿瘤的靶向治疗药物[2-5]。靶向药物相关不良反应，包括腹泻、恶心、呕吐和食欲不振等，均可影响患者的营养状态。Scagliotti G 等[6]进行了一项多中心、随机安慰剂对照的Ⅲ期临床研究，旨在评价索拉非尼联合卡铂加紫杉醇化疗方案（carboplatin/paclitaxel，CP）或单纯化疗一线治疗未经选择的晚期非小细胞肺癌（non-small cell lung cancer，NSCLC）患者的疗效和安全性。926 例患者随机接受 CP 联合索拉非尼（$n=464$）或 CP 联合安慰剂（$n=462$），化疗结束后给予索拉非尼或安慰剂维持治疗。索拉非尼相关 3/4 级不良反应包括腹泻（3.4%）、便秘（0.4%）、恶心（0.4%）、食欲不振（1.5%）、乏力（5.0%）。中期分析结果提示,联合治疗组患者无明显临床获益,但不良反应较多,故在中期分析后该研究即被终止。Li XS 等[7]对舒尼替尼治疗肾细胞癌的疗效及安全性进行了研究,纳入了 36 名转移性肾细胞癌患者,其中 33 名患者口服舒尼替尼 50mg/d,每 6 周为 1 个周期(口服 4 周,停药 2 周),另外 3 名患者持续口服舒尼替尼 37.5mg/d 直至肿瘤进展或出现不能耐受的不良反应。舒尼替尼相关 3/4 级不良反应包括腹泻或便秘(4.0%)、食欲不振(5.6%)、乏力(2.8%)和尿酸升高(2.8%)。Grávalos C 等[8]开展了一项多中心的 Ⅱ 期临床试验来确定曲妥珠单抗联合顺铂对 HER2 阳性胃癌患者的疗效及安全性,结果显示,在 22 例 HER2 阳性的患者中,曲妥珠单抗有关 3 级相关不良反应包括乏力(27.0%)、食欲不振(14.0%)、腹泻(9.0%)和呕吐(4.5%)。靶向治疗患者进行营养治疗的目的包括:①减少不良反应,提高患者对药物的耐受性及反应性,改善患者生活质量;②改善患者预后,延长患者无进展生存和总生存期。

二、证据

靶向治疗引起的不良反应降低了患者对药物的耐受性及反应性。Park S 等[9]指出代谢率的增加以及肿瘤本身或治疗相关症状(恶心、呕吐、腹泻和食欲不振)导致的食物摄入量减少是影响患者营养状况的主要因素;贫血状态和低 BMI(<18.5)是接受靶向治疗患者重要的预后因素,降低了患者无进展生存和总生存期。因此在制订肿瘤治疗方案时,应充分考虑营养状况,对于摄入量不足的患者,应给予积极的营养干预、食欲刺激剂以及止吐药以维持能量及蛋白质的正向平衡,保证足够的维生素、矿物质和电解质[10-12]。

三、推荐意见

靶向药物引起的消化道不良反应可导致患者营养问题,应给予积极的营养治疗、食欲刺激剂以及止吐药以维持能量及蛋白质的正向平衡,保证足够的维生素、矿物质和电解质。(A)

========= 参考文献 =========

[1] 王燕,孙燕.肿瘤靶向治疗现状和发展前景[J].中华肿瘤杂志,2005,27(10):638-640.

[2] National Cancer Institute. Targeted cancer therapies[J/OL]. National Cancer Institute website(2017-05-18). http://www.cancer.gov/about-cancer/treatment/types/targeted-therapies/targeted-therapies-factsheet.

[3] TEVEN C M,SCHMID D B,SISCO M,et al. Systemic Therapy for Early-Stage Breast Cancer:What the Plastic Surgeon Should Know[J]. Eplasty. 2017,17:e7.

[4] European Association for the Study of the Liver. EASL Clinical Practice Guidelines:Management of hepatocellular carcinoma[J]. J Hepatol,2018,69(1):182-236.

[5] SILVESTRIS N,BRUNETTI O,VASILE E,et al. Multimodal treatment of resectable pancreatic ductal adenocarcinoma[J]. Crit Rev Oncol Hematol,2017,111:152-165.

[6] SCAGLIOTTI G,NOVELLO S,VON PAWEL J,et al. Phase Ⅲ study of carboplatin and paclitaxel alone or with sorafenib in advanced non-small-cell lung cancer[J]. J Clin Oncol,2010,28(11):1835-1842.

[7] LI X S,WU X,ZHAO P J,et al. Efficacy and safety of sunitinib in the treatment of metastatic renal cell carcinoma[J]. Chin Med J,2011,124(18):2920-2924.

[8] GRÁVALOS C,G MEZ-MART N C,RIVERA F,et al. Phase Ⅱ study of trastuzumab and cisplatin as first-line therapy in patients with HER2-positive advanced gastric or gastroesophageal junction cancer[J]. Clin Transl

Oncol,2011,13(3):179-184.

[9] PARK S,PARK S,LEE S H,et al. Nutritional status in the era of target therapy:poor nutrition is a prognostic factor in non-small cell lung cancer with activating epidermal growth factor receptor mutations[J]. Korean J Intern Med,2016,31(6):1140-1149.

[10] SIMONS J P,SCHOLS A M,HOEFNAGELS J M,et al. Effects of medroxyprogesterone acetate on food intake,body composition,and resting energy expenditure in patients with advanced,nonhormone-sensitive cancer:a randomized,placebo-controlled trial[J]. Cancer,1998,82(3):553-560.

[11] DOYLE C,KUSHI L H,BYERS T,et al. Nutrition and physical activity during and after cancer treatment:an American Cancer Society guide for informed choices[J]. CA Cancer J Clin,2006,56(6):323-353.

[12] NITENBERG G,RAYNARD B. Nutritional support of the cancer patient:issues and dilemmas[J]. Crit Rev Oncol Hematol,2000,34(3):137-168.

第六节 内分泌治疗患者的营养治疗

一、背景

肿瘤内分泌治疗又称肿瘤激素治疗,是指通过调节和改变机体内分泌环境及激素水平治疗肿瘤的方法。一些肿瘤细胞可以表达激素受体,其生长和分裂受激素水平的影响,称为激素依赖性肿瘤,给予相应的激素或抗激素治疗,可产生抗肿瘤作用。激素依赖性肿瘤主要来源于激素靶器官,如乳腺癌、子宫内膜癌、卵巢癌、宫颈癌及前列腺癌等;还可来源于非激素靶器官,如部分胃癌、肝癌、大肠癌和黑色素瘤等肿瘤组织中均可检测到激素受体,内分泌治疗对这些肿瘤也有一定效果。肿瘤内分泌治疗机制主要包括两个重要的环节:降低激素水平和阻断激素与受体的结合。

乳腺癌内分泌药物治疗主要包括选择性雌激素受体调节剂、芳香化酶抑制剂、黄体生成素释放激素类似物和孕激素等;前列腺癌内分泌治疗药物主要包括:雌激素类似物、孕激素类似物、雄激素受体拮抗剂、促性腺激素释放激素类似物和抗肾上腺药物等;子宫内膜癌的内分泌治疗主要是指采用孕激素及抗雌激素药物如他莫昔芬治疗子宫内膜癌;甲状腺癌的内分泌治疗通过补充甲状腺素,抑制腺垂体促甲状腺激素(thyroid stimulating hormone,TSH)的分泌,抑制 TSH 对甲状腺组织的刺激,达到治疗目的。奥曲肽是一种生长抑素类似物,能抑制生长激素、胰岛素、胰高血糖素和促胃液素等激素的分泌,从而治疗胰腺内分泌肿瘤。对于一线化疗失败的卵巢颗粒细胞瘤,甲羟孕酮可诱导肿瘤缓解。

芳香化酶抑制剂(aromatase inhibitor,AI)能特异性抑制人体外周组织芳香化酶活性,促进细胞凋亡,降低循环血中雌激素水平,降低乳腺癌患者的复发风险,提高患者的无病生存期及总生存率,是目前临床激素受体(hormone receptor,HR)阳性的绝经状态乳腺癌患者首选的内分泌治疗药物。其主要不良反应包括导致患者骨代谢异常、骨量下降、骨骼肌肉关节疼痛、血脂代谢异常,引起全身关节酸痛,增加骨质疏松风险等[1]。另有研究发现在乳腺癌术后辅助治疗过程中,他莫昔芬(tamoxifen,TAM)可降低患者的低密度脂蛋白胆固醇(low-density lipoprotein cholesterol,LDLC)水平,不影响甘油三酯(triglyceride,TG)、总胆固醇(total cholesterol,TC)、高密度脂蛋白胆固醇(high-density lipoprotein cholesterol,HDLC)的水平[2]。淋巴结阴性绝经后乳腺癌患者给予 5 年 TAM 治疗组与空白对照组比较,前者的 TC、LDLC 和脂蛋白(lipoproteins,LP)降低,但是 HDLC 无明显变化[3]。

　　前列腺癌内分泌治疗药物的不良反应包括贫血、骨质疏松、肝功能损伤、功能性胃肠病和代谢综合征等,导致血红蛋白、白蛋白降低,钙质流失,肌肉含量降低及排便习惯的改变,如腹泻、便秘等,均影响机体的营养状态[4-6]。

　　子宫内膜癌内分泌治疗的主要不良反应有体重增加、血糖升高、消化道反应和精神抑郁等,孕激素治疗不良反应较少,最常见为血栓性静脉炎[7]。应用甲状腺素治疗甲状腺癌,当剂量过大时可出现甲亢症状,如心悸、多汗、神经兴奋、性欲增高及失眠等,严重者可有呕吐、腹泻及发热,甚至发生心绞痛、心力衰竭等[8-10]。

　　内分泌治疗患者进行营养治疗的目的包括:①改善患者的生活质量及预后;②改善患者的营养状态,提高患者对内分泌治疗的耐受性及依从性。

二、证据

(一) 乳腺癌

　　芳香化酶属于细胞色素 P450 酶复合体,存在于卵巢、肝脏等组织中,可将雄激素的 A 环芳香化,促使雄烯二酮等雄激素转化为雌酮与雌二醇。绝经后妇女体内雌激素主要来源于外周脂肪组织与肾上腺的芳香化酶将雄激素转化为雌激素。AI 能够经由抑制外周组织芳香化酶活性,促进细胞发生凋亡,达到降低循环血中雌激素水平的效果,提升绝经后乳腺癌患者的无病生存期[11,12]。服用 AI 的患者骨密度明显降低是因为芳香化酶对骨有保护作用,主要源于对破骨细胞生成的调节,经由护骨素(osteoprotegerin,OPG)等产生促进作用。护骨素又称破骨细胞抑制因子,在外周及内脏脂肪中均有表达,属于分泌型糖蛋白与缺乏跨膜结构域的 TNF 受体成员,具有抑制破骨细胞活性的作用。

　　TC 和 LDLC 升高是心血管疾病发生发展的重要危险因素。HDLC 的降低和高甘油三酯血症会增加冠心病的发病率和死亡率。雌激素本身对于维持人体血脂正常水平有保护作用,雌激素水平与 HDLC 表达呈正相关,与 LDLC 水平负相关。因此推测绝经后激素受体阳性的乳腺癌患者辅助内分泌治疗过程中,由于雌激素水平下降,可能增加冠脉脂质沉着,增加心血管系统疾病的风险。韩国一项大规模前瞻性研究也证实,食物中胆固醇含量与乳腺癌发病风险密切相关[13]。AI 和 TAM 均是激素敏感性乳腺癌内分泌治疗有效的药物。有临床试验比较了阿那曲唑和 TAM 在绝经后乳腺癌患者辅助治疗的疗效及不良反应,随访 100 个月结果表明,阿那曲唑组高胆固醇血症的发生率明显高于 TAM 组(9% vs. 3%,$P<0.05$)[14]。乳腺癌患者均应通过定期血脂检测,早期发现血脂异常者,这是预防动脉粥样硬化性心血管疾病(atherosclerosis cardiovascular disease,ASCVD)的重要措施。同时,还应从生活方式干预、控制危险因素和规范诊疗入手,努力提高人群血脂异常防治的知晓率、治疗率和控制率。

(二) 前列腺癌

　　前列腺癌内分泌治疗后的低雄激素血症严重削弱了雄激素对机体造血功能的促进作用,从而诱发贫血。前列腺癌伴有贫血的患者,死亡危险性高达 47%[15],因此有必要采取措施预防及纠正贫血(如使用促红细胞生成素、输血等),改善组织的乏氧状态,减少贫血对治疗的负面影响。促红细胞生成素(erythropoietin,EPO)使用方法及剂量推荐为 150U/kg 或 10 000U 每周 3 次,或 36 000U 每周 1 次皮下注射,4~6 周 1 个疗程,视机体反应情况(血红蛋白上升≥10g/L 或维持基线或持续下降)决定是否维持治疗或加量或输血治疗,并适时终止[16]。

　　在骨代谢方面,睾酮通过结合成骨细胞表面的雄激素受体,影响成骨细胞增殖、分化,促进细胞因子、生长因子的分泌及基质蛋白(包括胶原蛋白、骨钙素和成骨蛋白等)的合成[17]。内分泌治疗后低雄激素血症导致破骨细胞活化、骨小梁穿孔和连接结构破坏,使雄激素刺激成骨和维持骨量的作用下降、骨形成减少、骨吸收增加,引起骨密度下降和骨质疏松[18,19]。

雄激素水平的改变在胃肠道功能紊乱的发病过程中扮演着重要角色。内分泌治疗后肠易激综合征是最常见的胃肠功能紊乱之一[20,21]。

前列腺癌内分泌治疗后的糖脂代谢异常,以血糖、TC、LDLC 及 TG 升高为主要表现[22]。

(三) 其他肿瘤

子宫内膜癌内分泌治疗不良反应小、安全性较高,但在治疗过程中应警惕血栓形成或栓塞的发生[7]。甲状腺素治疗甲状腺癌过程中,一旦产生严重不良反应,须立即停药至少 2周,再从小剂量开始应用,建议治疗过程中监测 TSH 及甲状腺球蛋白水平[23,24]。

三、推荐意见

(一) 乳腺癌

1. 所有需要使用 AI 的绝经后乳腺癌患者在使用前、使用中均应定期接受包括骨密度(bone mineral density,BMD)检测在内的临床评估,以明确骨质疏松、骨折的风险。(A)

2. 推荐采用 WHO 的骨折风险因素评估工具(fracture risk assessment tool,FRAX)评价骨折风险。(D)

3. 绝经后乳腺癌患者开始 AI 治疗前,无论 BMD 值如何都应给予维生素 D 和钙剂预防。对 T 值≤-2.0 或者 FRAX 10 年主要骨折风险>20%或髋骨骨折>35%的高危患者,强烈建议给于双膦酸盐药物干预治疗。(A)

4. 绝经前女性接受卵巢功能抑制治疗、T 值≤-2.0 的患者同样需要进行双膦酸盐、钙剂和维生素 D 的干预。(A)

5. 对于无转移的乳腺癌患者,不推荐使用骨改良药物。(A)

6. 对于血脂代谢异常患者,首先采取健康的生活方式,在满足每日必需营养和总能量需要的基础上,每日摄入胆固醇应<300mg,尤其是已有动脉粥样硬化心血管病或高危人群,摄入脂肪不应超过总能量的 20%~30%,药物治疗首选他汀类调脂药物,并建议心血管内科或内分泌内科门诊随访治疗血脂异常。(A)

(二) 前列腺癌

1. 前列腺癌内分泌治疗相关贫血多为正色素性贫血,一般无需处理;贫血严重但骨髓造血功能正常者,可考虑使用促红细胞生成素。(A)

2. 针对内分泌治疗后的前列腺癌患者开展胃肠道功能的监测和评估,对改善生活质量和肿瘤预后具有重要意义。(B)

3. 前列腺癌在启动内分泌治疗前应详细询问患者有无糖尿病等代谢综合征病史;对于术前合并糖尿病或糖耐量异常的患者,治疗前应详细了解空腹血糖、糖化血红蛋白、胰岛素使用情况及肝肾功能等。(B)

━━━━━━━━━━ **参考文献** ━━━━━━━━━━

[1] MCCLOSKEY E V,HANNON R A,LAKNER G,et al. Effects of third generation aromatase inhibitors on bone health and other safety parameters:results of an open,randomised,multi-centre study of letrozole,exemestane

and anastrozole in healthy postmenopausal women[J]. Eur J Cancer,2007,43(17):2523-2531.

[2] Li J W,Liu G Y,Ji Y J,et al. Switching to anastrozole plus goserelin vs continued tamoxifen for adjuvant therapy of premenopausal early-stage breast cancer:preliminary results from a randomized trial[J]. Cancer Manag Res,2018,11:299-307.

[3] 田丽军,徐兵河.托瑞米芬和他莫昔芬对血脂影响的对比研究[J].实用癌症杂志,2004,19(5):520-522.

[4] SALAM R,KSHETRIMAYUM A S,KEISAM R. Testosterone and metabolic syndrome:the link[J]. Indian J Endocrinol Metab,2012,16(Suppl1):S12-S19.

[5] 袁佳奇,徐涛,张晓威,等.前列腺癌患者内分泌治疗后代谢异常及生活质量的评价[J].中国医学科学院学报,2013,35(1):88-94.

[6] ALONSO C,SANTOS J. Metabolic complications and quality of life in prostate cancer patients after receiving endocrine treatment[J]. Am J Gastroenterol,2009,104(2):401-403.

[7] WHITNEY C W,BRUNETTO V L,ZAINO R J,et al. Phase Ⅱ study of medroxyprogesterone acetate plus tamoxifen in advanced endometrial carcinoma:a Gynecologic Oncology Group study[J]. Gynecol Oncol,2004, 92(1):4-9.

[8] SCHLUMBERGER M,BERG G,COHEN O,et al. Follow-up of low-risk patients with differentiated thyroid carcinoma:a European perspective[J]. Eur J Endocrinol,2004,150(2):105-112.

[9] TENG D K,LI H Q,SUI G Q,et al. Preliminary report of microwave ablation for the primary papillary thyroid microcarcinoma:a large-cohort of 185 patients feasibility study[J]. Endocrine,2019,64(1):109-117.

[10] SHIBA E. Diagnosis and treatment of differentiated thyroid carcinoma[J]. Nippon GekaGakkai Zasshi,2005, 106(8):459-462.

[11] HADJI P,AAPRO M S,BODY J J,et al. Management of aromatase inhibitor-associated bone loss in postmenopausal women with breast cancer:Practical guidance for prevention and treatment[J]. Ann Oncol,2011, 22(12):2546-2555.

[12] 江泽飞,徐兵河,宋三泰,等.乳腺癌内分泌治疗的基本共识[J].中华肿瘤杂志,2006,(3):238-239.

[13] KITAHARA C M,BERRINGTON DE GONZ LEZ A,FREEDMAN N D,et al. Total cholesterol and cancer risk in a large prospective study in Korea[J]. J Clin Oncol,2011,29(12):1592-1598.

[14] ARIMIDEX,TAMOXIFEN,ALONE OR IN COMBINATION TRIALISTS′GROUP,et al. Comprehensive side-effect profile of anastrozole and tamoxifen as adjuvant treatment for early-stage breast cancer:long-term safety analysis of the ATAC trial[J]. Lancet Oncol,2006,7(8):633-643.

[15] CARO J J,SALAS M,WARD A,et al. Anemia as an independent prognostic factor for survival in patients with cancer:a systematic,quantitative review[J]. Cancer,2001,91(12):2214-2221.

[16] 马军,王杰军,张力,等.肿瘤相关性贫血临床实践指南(2015-2016版)[J].中国实用内科杂志,2016, 36(S1):1-21.

[17] GROSSMANN M,HAMILTON E J,GILFILLAN C,et al. Bone and metabolic health in patients with non-metastatic prostate cancer who are receiving androgen deprivation therapy[J]. Med J Aust,2011,194(6):301-306.

[18] HAMILTON E J,GHASEM-ZADEH A,GIANATTI E,et al. Structural decay of bone microarchitecture in men with prostate cancer treated with androgen deprivation therapy[J]. J Clin Endocrinol Metab,2010,95 (12):E456-E463.

[19] NELSON D M,PETERSON A C. Changes in bone health and skeletal-related events following implementation of a multidisciplinary consensus statement guiding surveillance and treatment of men undergoing androgen deprivation therapy for prostate cancer[J]. Aging Male,2010,13(2):120-123.

[20] KIM B J,RHEE P L,PARK J H,et al. Male sex hormones may influence the symptoms of irritable bowel syndrome in young men[J]. Digestion,2008,78(2-3):88-92.

［21］崔楠,吴保平,吴赛珠.肠易激综合征患者外周血雌激素孕激素及睾酮激素含量分析[J].南方医科大学学报,2006,26(3):367-368.

［22］CONTEDUCA V,DI LORENZO G,TARTARONE A,et al. The cardiovascular risk of gonadotropin releasing hormone agonists in men with prostate cancer:An unresolved controversy[J]. Crit Rev Oncol Hematol,2013,86(1):42-51.

［23］HOELTING T,SIPERSTEIN A E,DUH Q Y,et al. Tamoxifen inhibits growth,migration,and invasion of human follicular and papillary thyroid cancer cells in vitro and in vivo[J]. J Clin Endocrinol Metab,1995,80(1):308-313.

［24］HA J,KIM M H,JO K,et al. Recombinant human TSH stimulated thyroglobulin levels at remnant ablation predict structural incomplete response to treatment in patients with differentiated thyroid cancer[J]. Medicine,2017,96(29):e7512.

第七节　热疗患者的营养治疗

一、背景

热疗(hyperthermia)是恶性肿瘤综合治疗的一种方式,其基本原理是应用物理能量加热人体局部或全身,使肿瘤组织温度上升到有效治疗温度并维持一定时间,利用正常组织和肿瘤细胞对温度耐受能力的差异,达到既杀灭肿瘤细胞、又不损伤正常组织的治疗目的[1,2]。

目前临床应用的肿瘤热疗方法按加热部位的不同可分为深部热疗和表面热疗。深部热疗是利用一组电容场热疗源的物理能量在人体组织中产生离子运动和偶极子的旋转运动,在振荡过程中产热,以达到治疗急性与亚急性炎症以及杀伤肿瘤细胞的目的,如腹腔热灌注化疗(hyperthermic intraperitoneal chemotherapy,HIPEC)和内生场热疗[3,4]。内生场热疗是利用有关物理能量在组织中沉淀而产生的热效应,在人体深部组织选择性地产生一种内生场,从而产生内生热;HIPEC 是将含有化疗药物的灌注液通过热灌注治疗仪恒温于(43±0.5)℃,循环灌注到腹腔。HIPEC 可促使化疗药物经毛细血管直接作用于肿瘤病灶部位,延长药物与肿瘤接触的时间,从而提高疗效。而表面热疗则是应用辐射或传导的方式把能量经体表传递至体内的加热方法,如红外线辐射以及热水浴、热蜡浴和电热毯包裹等。其中20世纪80年代流行的热水浴、热蜡浴、电热毯等因有诸多缺陷已经很少应用,而红外线辐射加热效果确切、不良反应小、易于监测、成本较低,仍广泛用于临床。

按治疗区域不同,热疗可分为局部热疗和全身热疗。局部热疗的方式主要有磁感应治疗、射频消融、微波固化、电灼、超声和激光等;全身热疗是指用各种物理方法使人体温度升高而达到治疗温度并维持一定时间[5],包括生物学法、体外循环法、经体表加热法。生物学法是指给人体注射微生物或生物制剂等使人体发热的方法,如注射 Coley 毒素、短小棒状杆菌和疟原虫等,因人体对致热源敏感反应程度无法预估,发热温度和时间不易控制,风险性高,目前临床应用并不普遍;体外循环加热是指用特殊的设备将体内部分血液引出体外加热达预定温度后,再循环进入体内的方法;经体表加热法的表面热疗也属于全身热疗的范畴。

二、证据

(一)热疗对肿瘤患者营养代谢的影响

局部热疗对患者的营养代谢、水盐代谢的影响较小,可按一般肿瘤患者营养特征,结合自身的营养状况进行营养治疗。深部热疗及全身热疗需要麻醉,禁食、肠道准备对水盐代谢影响较大,且患者处于应激状态,负氮平衡,营养治疗的要求较高。HIPEC 对患者的水电解质平衡有较大影响,由于灌注液的不同,对患者的电解质的平衡影响也不同,蒸馏水 HIPEC 易引起低钠、低氯、低钾血症,5% 葡萄糖作为灌注液还可引起一过性高血糖,但治疗结束半小时后可恢复。HIPEC 期间患者糖耐量异常,用大剂量胰岛素效果也欠佳[6,7]。

(二)肿瘤热疗患者营养治疗的特殊要求

肿瘤热疗后的应激反应可加重患者机体代谢紊乱和营养不良。对热疗患者进行营养治疗可提高机体的耐受力,提高疗效和生活质量[8]。目前对热疗患者如何进行营养治疗尚没有统一的标准,终末期肿瘤、预期寿命<2 个月的患者不推荐营养治疗,但如患者同意可以提供肠内营养以尽可能地减少体重丢失。

肠内营养可能减少恶性肿瘤术后热疗的感染发生率[9]。然而,早期补充足量的肠内营养可加重全身热疗、局部热疗中的内生场热疗、HIPEC 治疗患者的肠道功能负荷,造成术后胃肠道营养耐受性显著下降,进一步加重急性肠道功能损伤,增加术后并发症发生率[10-12]。

(三)合并糖尿病肿瘤热疗患者的营养治疗

糖尿病患者热疗围手术期血糖控制不佳可导致热疗并发症风险增加[13],合理的围手术期营养治疗有助于维持接近正常的血糖浓度。

由于糖尿病患者对热疗的应激反应更敏感,因此应尽量避免急诊热疗,如果必须急诊,应保证患者的血压、血糖和心率保持在正常水平。择期患者在热疗前,须停止全部口服降糖药而选择胰岛素替代,以利于血糖控制,避免波动[14]。饮食方面,建议高蛋白食物占总能量的 20%,碳水化合物占总能量的 50% 左右,适当补充脂肪,但不超过总能量的 25%。

(四)腹腔热灌注化疗患者的营养要求

HIPEC 在杀灭肿瘤细胞同时,也可能对胃肠道黏膜屏障功能造成新的应激损伤。腹腔热效应增加肠壁黏膜毛细血管通透性,使肠道黏膜萎缩,绒毛减少,肠道吸收功能进一步减退,增加术后营养不良发生率,患者术后并发症发生率显著增加[15]。恶性腹水患者 HIPEC 治疗后由于腹水减少、腹腔内压力降低,血浆白蛋白重新分布,多出现不同程度的水肿,一般10 天左右开始消退,应注意能量及蛋白质补充[16]。

(五)营养治疗对肿瘤热疗患者免疫功能的影响

一般来讲,局部热疗坏死后的肿瘤组织作为特异性抗原,对患者的免疫功能有促进作用;全身热疗可引起患者全身代谢紊乱,机体免疫功能低下,对患者的抗肿瘤免疫功能有损伤作用。单纯肠外营养过量脂肪乳剂和葡萄糖的输入,可抑制免疫细胞的吞噬功能和免疫球蛋白的糖基化反应,对免疫功能的恢复不利。肠内营养可刺激机体免疫系统,促进 T 细胞亚群(主要为辅助性 T 细胞)的恢复,进而增强细胞免疫,与肠外营养相比,更有利于改善肿瘤热疗患者的免疫功能[17]。肠内免疫营养结合早期低氮、低能量肠内营养治疗可以有效改善腹部肿瘤术后持续性 HIPEC 治疗后机体营养状况,提高机体免疫能力,下调炎性反应水平,对于提高患者术后胃肠营养耐受性,防治术后并发症具有积极意义[18]。

三、推荐意见

1. 肿瘤热疗患者多为恶性肿瘤晚期,营养不良发生率较高,多存在消化道营养吸收障碍,应常规进行营养风险筛查和营养评估。(A)

2. 射频消融、微波固化、电灼等局部肿瘤热疗患者不需要常规营养治疗。（A）

3. 内生场热疗、HIPEC 或体外循环全身热疗的肿瘤热疗患者,治疗前推荐常规给予锁骨下静脉或颈内静脉穿刺置管肠外营养或全肠外营养治疗。（A）

4. 局部热疗中的内生场热疗、HIPEC 及全身热疗对患者的水电解质平衡影响较大,应给予高蛋白、高能量、低糖饮食,及时纠正热疗引起的水电解质紊乱及酸碱平衡失调。（A）

5. 肿瘤热疗患者能量摄入目标量同一般恶性肿瘤患者,推荐提高蛋白质摄入量。（B）

参考文献

[1] 彭磷基.肿瘤热疗[M].北京:人民卫生出版社,2013.

[2] 王晓莉,孙瑞梅.肿瘤热疗的机理及临床研究[J].科技资讯,2016,14(25):181-182.

[3] 吴东川,任庆伟,孙莉,等.热疗在肿瘤治疗中的作用[J].现代实用医学,2007,19(2):162-163.

[4] 林海超.肿瘤热疗机制及临床应用研究进展[J].临床医药文献电子杂志,2018,5(16):197-198.

[5] 於姜安,王彬彬.实体肿瘤热疗最新研究进展[J].辽宁中医药大学学报,2017,19(01):221-224.

[6] 韩媛,崔书中,周英,等.晚期胃肠恶性肿瘤患者腹腔热灌注化疗围治疗期营养状况分析[J].广东医学,2017,38(14):2135-2137.

[7] CHEN W,ZHENG R,BAADE P D,et al. Cancer statistics in China,2015[J]. CA Cancer J Clin,2016,66(2):115-132.

[8] 周冬梅.营养支持治疗在肿瘤内科的临床疗效及有效率影响观察[J].临床医药文献电子杂志,2019,6(03):40-41.

[9] 李功卓,罗莉,吴文宇,等.营养支持治疗在肿瘤内科的临床应用[J].世界最新医学信息文摘,2018,18(46):60-62.

[10] 李增宁,陈伟,齐玉梅,等.恶性肿瘤患者膳食营养处方专家共识[J].肿瘤代谢与营养电子杂志,2017,4(04):397-408.

[11] 车晓玲,翁美玲,邹燕.营养支持治疗对老年终末期恶性肿瘤患者营养状况、厌食行为及癌因性疲乏的影响[J].中国老年学杂志,2017,37(06):1430-1432.

[12] 陈博,熊茂明,孟翔凌.重视肿瘤患者的营养支持治疗[J].肿瘤,2016,36(06):705-710.

[13] ALISH C J,GARVEY W T,MAKI K C,et al. A diabetes-specific enteral formula improves glycemic variability in patients with type 2 diabetes[J]. Diabetes Technol Ther,2010,12(6):419-425.

[14] 徐安,章跃平,王鹰,等.肿瘤营养不良患者肠外营养治疗中胰岛素的实际营养支持作用观察[J].肿瘤基础与临床,2017,30(04):331-333.

[15] STRÖHLEIN M A,BULIAN D R,HEISS M M. Clinical efficacy of cytoreductive surgery and hyperthermic chemotherapy in peritoneal carcinomatosis from gastric cancer[J]. Expert Rev Anticancer Ther,2011,11(10):1505-1508.

[16] 韩媛,崔书中,周英,等.晚期胃肠恶性肿瘤患者腹腔热灌注化疗围治疗期营养状况分析[J].广东医学,2017,38(14):2135-2137.

[17] 张自强,李雪梅.肠内和肠外营养对胃肠道肿瘤患者术后恢复及免疫功能的影响分析[J].中国全科医学,2018,21(S2):157-159.

[18] 张贵堂,冯运章,刘记恩,等.谷氨酰胺强化低氮、低热量肠内营养对胃肠肿瘤腹腔热灌注术后免疫、营养及炎性反应影响[J].现代中西医结合杂志,2017,26(15):1652-1655.

第八节　冷冻治疗患者的营养治疗

一、背景

现代肿瘤冷冻治疗,又称氩氦刀治疗,是利用低温使肿瘤细胞液体环境中冰晶形成、渗透压升高,从而导致细胞破裂、坏死或凋亡[1]。另外,低温环境还可使胞外组织成分(基质、血管等)发生变化而影响细胞,最终杀灭细胞[2]。有报道显示,冷冻治疗能使恶性肿瘤转移灶缩小甚至消失[3]。1998 年 FDA 已批准肿瘤冷冻治疗进入临床使用,是失去手术切除机会肿瘤的重要补充治疗手段。目前可接受该治疗的病种包括发生于头颈部、肺、心脏、胰腺、肝、肾、前列腺、乳腺、子宫、卵巢、骨、皮肤和各种软组织等的良恶性肿瘤[4]。

冷冻治疗大体上可分为经皮冷冻消融术和开胸/开腹术中冷冻消融术,麻醉方法可根据需要采用局部麻醉或全身麻醉,本节仅介绍经皮冷冻治疗患者的营养治疗。不同部位的冷冻治疗,其不良反应也有所不同,胰腺肿瘤冷冻治疗可导致胰腺炎、出血及胆道相关感染等并发症,肝脏肿瘤冷冻治疗可导致血小板减少等不良反应,其对患者营养状况的影响和处理方法本节将详细阐述。开胸或开腹术中冷冻治疗的营养治疗请参考本指南手术患者营养治疗相关章节。

接受冷冻治疗者多为肿瘤晚期患者,其营养不良比例可达 50% 以上,特别是胰腺癌、肝癌及肝转移癌等患者比例更高。营养不良的类型多以混合型为主,且相当一部分患者合并恶液质。有营养风险和营养不良的患者接受抗肿瘤治疗,其治疗后并发症增加,住院时间延长,住院费用增加,甚至死亡率也会增加[5]。因此,我们希望通过合理的营养筛查、营养评估和营养治疗,改善冷冻治疗患者的临床结局。

二、证据

(一) 冷冻治疗前

所有将接受冷冻治疗的肿瘤患者,应采用 NRS 2002 和 PG-SGA 进行营养筛查和评估。无营养风险和营养不良的患者,可在做好术前准备后进行冷冻治疗;可疑和轻度营养不良患者可在营养治疗的同时行冷冻治疗;中重度营养不良的患者,应在冷冻治疗前进行营养治疗,待患者营养状况改善后再行冷冻治疗。营养治疗方法可遵循本指南营养不良五阶梯治疗原则[6]。对于需要在全身麻醉下进行冷冻治疗的患者,建议术前禁食 6 小时;接受胰腺肿瘤冷冻治疗的患者,如需经胃肠穿刺,建议术前禁食 12 小时、留置胃管并行胃肠减压。

(二) 冷冻治疗后

头颈部、肺、心脏、肝、肾、前列腺、乳腺、子宫、卵巢、骨、皮肤和各种软组织等的良恶性肿瘤,如在局部麻醉下行冷冻治疗,治疗后即可正常饮食,无需特殊营养干预;如在全身麻醉下行冷冻治疗,则治疗后需禁食 6 小时,然后从流质、半流质逐步过渡到普食。胰腺肿瘤在冷冻治疗后,术后第二天需行血尿淀粉酶、腹部超声及腹部 CT(必要时)等检查,如治疗后发生胰腺炎、胰瘘、胆漏、肠瘘及消化道腹腔出血等并发症[7],建议先给予全肠外营养治疗,直至并发症得到有效控制后再进食,从流质、半流质逐步过渡到普食;肝肿瘤冷冻治疗后可出现血小板减少[8],应慎用具有抗凝、抗血小板聚集作用的营养制剂,例如鱼油脂肪乳剂注射液等。

（三）营养治疗方案的制订

1. 途径 具有一定消化吸收功能且可耐受肠内营养的患者，首选肠内营养；当肠内营养不能满足患者60%目标需求量时，应增加肠外营养，即肠内营养联合肠外营养；不能进食的患者则给予全肠外营养。肠内营养给予方式首选口服，不能口服的患者选择管饲，推荐使用肠内营养泵，肠外营养给予方式优先选择"全合一"输注。

2. 营养需求量 一般情况下，卧床患者的能量需求为 $20\sim25kcal/(kg\cdot d)$，下床活动患者为 $25\sim30kcal/(kg\cdot d)$，老年患者的能量需求可适当减少，体温升高患者则可适当增加。肿瘤细胞以碳水化合物为营养底物，不能利用脂肪，因此碳水化合物比例应较非荷瘤状态下适当减少，可控制在50%左右，甚至少于50%；脂肪比例适当增加，可高于30%。相当一部分患者合并低蛋白血症，因而蛋白质比例可提高至20%，并且应该给予优质蛋白。总之，应遵循高能量、低糖、高脂、优质蛋白的营养原则。

（四）营养制剂的选择

1. 肠内营养制剂 消化吸收功能良好的患者，可选用整蛋白肠内营养制剂；消化吸收功能欠佳的患者可选用短肽型或氨基酸型肠内营养制剂；合并糖尿病的肿瘤患者宜选用糖尿病专用型肠内营养制剂。

2. 脂肪乳剂 LCT脂肪乳剂可提供能量和必需脂肪酸，且价格较低，但对肝功能影响较大，并具有一定的免疫抑制作用[9]，可供肝功能较好和/或经济状况欠佳的患者使用；后续发明的脂肪乳剂如LCT/MCT脂肪乳剂，与LCT脂肪乳剂相比，其较少影响肝功能和免疫功能[10]；橄榄油脂肪乳剂不仅对免疫功能及肝功能影响较小，还可降低脂质过氧化发生的可能性[11]；鱼油脂肪乳剂可降低血小板聚集、血液凝固、平滑肌收缩和白细胞趋化作用，可调节炎性细胞因子产生以及免疫功能，抑制肿瘤[12]。而最新的脂肪乳剂——SMOF脂肪乳剂整合了各种脂肪乳剂的优势，ω-3∶ω-6的比例为1∶2.5，是理论上最合理的脂肪乳剂[13]。肝功能欠佳的患者，优先选择中长链脂肪乳剂或橄榄油脂肪乳剂；鱼油脂肪乳剂注射液对凝血功能有影响，肝脏肿瘤冷冻治疗后血小板降低的患者应慎用；SMOF脂肪乳剂价格较为昂贵，经济状况较好的患者可考虑使用。

3. 氨基酸制剂 建议优先选择富含BCAA制剂，减少肝脏代谢负担，促进骨骼肌生长；长期禁食的患者可考虑选用丙氨酰谷氨酰胺，保护肠道黏膜，防止菌群易位。

三、推荐意见

1. 冷冻治疗前行营养筛查和营养评估，无营养风险和营养不良的患者不推荐常规营养治疗。（A）

2. 可疑和轻度营养不良患者可在营养治疗的同时行冷冻治疗，中重度营养不良患者需在营养状况改善后，方可行冷冻治疗。（B）

3. 冷冻治疗患者的营养治疗应满足患者能量目标，首选肠内营养，必要时肠外营养，选择合适的营养制剂。（A）

4. 胰腺肿瘤冷冻治疗后出现胰腺炎、胰瘘、胆瘘及消化道腹腔出血，应先给予全肠外营养。（C）

5. 肝脏肿瘤冷冻治疗后如出现血小板减少，应慎用鱼油脂肪乳剂注射液。（C）

<h2 style="text-align:center">参考文献</h2>

[1] IHMIG F R,SHIRLEY S G,KIRSCHMAN R K,et al. Frozen cells and bits:cryoelectronics advances biopreservation[J]. IEEE Pulse,2013,4(5):35-43.

[2] YANG P F,HUA T C,WU J,et al. Cryopreservation of human embryonic stem cells:a protocol by programmed cooling[J]. Cryo Letters,2006,27(6):361-368.

[3] HOFFMANN N E,BISCHOF J C. The cryobiology of cryosurgical injury[J]. Urology,2002,60(2 suppl 1):40-49.

[4] 王润湘,任国欣.冷冻消融治疗肿瘤进展[J].中华临床医师杂志(电子版).2015,9(16):3109-3112.

[5] 何芳,王蕾蕾,孟雪杉,等.肿瘤患者营养状况及对临床结局的影响[J].肿瘤代谢与营养电子杂志,2016,3(3):166-169.

[6] 石汉平,许红霞,李苏宜,等.营养不良的五阶梯治疗[J].肿瘤代谢与营养电子杂志,2015,2(1):29-33.

[7] TAO Z,TANG Y,LI B,et al. Safety and effectiveness of cryosurgery on advanced pancreatic cancer:a systematic review[J]. Pancreas,2012,41(5):809-811.

[8] NIU L Z,LI J L,XU K C. Percutaneous cryoablation for liver cancer[J]. J Clin Transl Hepatol,2014,2(3):182-188.

[9] GERVASIO J M. Controversies in the use of lipid injectable emulsion in hospitalized patients[J]. Nutr Clin Pract,2018,33(3):370-375.

[10] DRUML W,FISCHER M,PIDLICH J,et al. Fat elimination in chronic hepatic failure:long-chain vs medium-chain triglycerides[J]. Am J Clin Nutr,1995,61(4):812-817.

[11] REIMUND J M,SCHEER O,MULLER C D,et al. In vitro modulation of inflammatory cytokine production by three lipid emulsions with different fatty acid compositions[J]. Clin Nutr,2004,23(6):1324-1332.

[12] VOLPATO M,HULL M A. Omega-3 polyunsaturated fatty acids as adjuvant therapy of colorectal cancer[J]. Cancer Metastasis Rev,2018,37(2-3):545-555.

[13] DAI Y J,SUN L L,LI M Y,et al. Comparison of formulas based on lipid emulsions of olive oil,soybean oil,or several oils for parenteral nutrition:a systematic review and meta-analysis[J]. Adv Nutr,2016,7(2):279-286.

第十章

不同状况患者的营养治疗

第一节 肌肉减少症患者

一、背景

（一）肌肉减少症的流行病学及定义

肌肉减少症的概念最初来自于对健康衰老人群的观察,临床发现,随着年龄的增加,老人出现体力、体能下降,进而发现与其骨骼肌肌量减少及功能减退有关,诊断为老年性肌肉减少症(sarcopenia)[1]。据统计,在60~70岁年龄段的老龄人口中,肌肉减少症的发病率为5%~13%;在80岁以上的老龄人口中,其发病率则高达11%~50%[2]。国内研究显示,上海人群的老年性肌肉减少症发病率为男性12.4%(DEXA诊断)和23.6%(生物电阻抗法,bioimpedance analysis,BIA诊断),女性4.8%(DEXA诊断)和11.8%(BIA诊断);中国台湾城市人群肌肉减少症的发病率为14.4%[3-5]。

肌肉减少症分为生理性及病理性两类,生理性肌肉减少症如老年性肌肉减少,活动减少如久坐等所致肌肉减少,病理性肌肉减少症又分为良性与恶性两种。

2010年,EWGSOP提出了肌肉减少症定义的欧洲共识。该定义为:肌肉减少症是进行性、广泛性的骨骼肌质量及力量下降,以及由此导致的身体残疾、生活质量下降及死亡等不良后果的综合征[1],并提出了诊断标准,见表10-1[1]。

表10-1 EWGSOP肌肉减少症的诊断标准(2010版本)

以下三条标准符合第1条及第2、3条中任意一条即可诊断为肌肉减少症

1. 骨骼肌质量减少未定义*
2. 骨骼肌力量下降 非利手握力<40kg(男性),<30kg(女性)
3. 身体活动能力下降步速<0.8m/s

注:*尽管EWGSOP没有对肌肉量减少进行定义,但是一般可以采用如下标准:①与同年龄、同性别、同种族的正常人相比,肌肉量下降2个标准差(2SD);②四肢骨骼肌指数(appendicular skeletal muscle index,SMI)男性<7.26kg/m²,女性<5.45kg/m²

EWGSOP在2019年发表的共识中提出了对肌肉减少症定义的更新[6],实际是对既往肌肉减少症分为肌肉减少症前期、肌肉减少症期和重症肌肉减少症期的内容进行了定义(表10-2),即检测到肌肉量的下降即存在"肌肉减少症"可能,同时存在低肌肉力量、低肌肉重量

（含量）或低肌肉质量（密度）则诊断为"肌肉减少症"。肌力、骨骼肌质量以及体能三者的下降，被认为是严重的肌肉减少症。

表10-2 2018年EWGSOP肌肉减少症的定义更新

当检测到低肌肉力量（1）时，可能会出现肌肉减少症。低肌肉重量（含量）或质量（密度）（2）的存在确诊肌肉减少症。当检测到（1）低肌肉力量、（2）低肌肉重量或质量和（3）低肌肉机体功能同时存在时，肌肉减少症被认为是严重的。
（1）低肌肉力量
（2）低肌肉重量或质量
（3）低肌肉机体功能（即体能）

EWGSOP同时进行了肌肉减少症的诊断标准更新（表10-3）

表10-3 EWGSOP肌肉减少症的诊断标准（2018年版本）

	男性/女性	参考文献
肌力检测的临界值		
握力	<27kg/<16kg	Dodds（2014）
立椅试验5次抬高	>15s	Cesari（2009）
肌肉质量的临界值		
ASM	<20kg/<15kg	Studenski（2014）
ASMI	$<7.0kg/m^2/<6.0kg/m^2$	Gould（2014）
肌肉行为功能（体能）临界值		
步行最大速度	<0.8m/s	Cruz（2010），Studenski（2011）
SPPB	≤8min	Pavasini（2016），Guralnik（1995）
TUG	≥20s	Bischoff（2003）
400m行走试验完成时间	>6min	Newman（2006）

注：ASM，appendicular skeletal muscle mass，四肢骨骼肌量；ASMI，appendicular skeletal muscle mass index，四肢骨骼肌指数；ASMI=ASM/heighet²；SPPB，short physical performance battery，短时体能组合；TUG，timed up and go test，起立-行走试验

（二）肿瘤肌肉减少症的概念及与肿瘤恶液质的区分

目前没有专门的肿瘤肌肉减少症的定义。首先需要辨析的是肿瘤患者肌肉减少症与恶液质的相互关系。肌肉减少是肿瘤恶液质的重要特征，但肿瘤患者在没有达到恶液质状态时也可能出现肌肉减少。即肿瘤患者有肌肉减少症不一定有恶液质，但肿瘤恶液质患者一定有肌肉减少（图10-1）[7]。恶液质以体重丢失、骨骼肌进行性下降以及炎症状态（或厌食）为特征。而肿瘤肌肉减少症患者没有厌食或炎症状态，其体重也不一定下降。肿瘤患者的肌肉减少症另有一个重要特征是，部分肿瘤患者同时存在骨骼肌减少和脂肪（包括内脏脂肪和皮下脂肪）的增加，因而，肿瘤患者可能表现为体重不下降甚至增加。

（三）肿瘤肌肉减少症具有不良临床结局

肌肉减少症作为一种进行性的全身性骨骼肌疾病，可能会导致不良后果，包括跌倒、骨折、身体残疾和死亡率。肿瘤患者出现骨骼肌减少，不论伴有或不伴有脂肪的变化（脂肪减

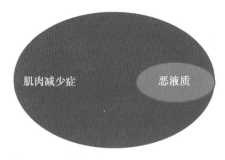

图 10-1　肿瘤患者肌肉减少症与肿瘤恶液质的相互关系[7]

少、不变或增加），均与患者不良临床结局相关，因此是重要的值得关注的临床问题。预防或改善肿瘤患者的骨骼肌减少有助于改善临床结局。

有研究表明，超重或肥胖患者中的肌肉减少是胰腺癌患者的不利预后因素[8]；结直肠癌择期手术患者的骨骼肌量少是住院时间延长的危险因素（IRR, 1.27; 95% CI 1.12～1.43），骨骼肌量少联合内脏脂肪（visceral obesity, VO）、肌肉减少和肌肉脂肪变性（myosteatosis），其延长住院时间的风险为 2.98（OR:2.98; 95% CI 1.06～5.46; $P = 0.038$）[9]。

肿瘤患者的肌肉减少性肥胖（sarcopenic obesity）是呼吸道肿瘤、消化道实体肿瘤患者不良临床结局的预测因子[10]，而皮下脂肪增加可能是肿瘤患者死亡的独立预测因子[11]。另外，国内余震教授团队的系列研究也显示，肌肉减少症和内脏脂肪增加是消化道肿瘤患者术后近期并发症和远期生存的独立危险因素[12-18]，其中包括超重或肥胖患者及无营养风险的患者[19,20]。

（四）肿瘤肌肉减少症的评估

1. 骨骼肌量的评估　围度测量和人体成分分析是评价机体骨骼肌肌量的两种方式。围度测量包括上臂肌围和小腿肌围。上臂肌围通过测量上臂围和皮褶厚度后计算得来。小腿围也一定程度反映下肢骨骼肌的肌量，但由于没有测量小腿皮褶厚度以及相应的计算小腿肌围的公式，因此小腿围只能作为参考。通过人体成分分析获得骨骼肌量主要包括以下检测手段：CT、MRI、DEXA、BIA 以及 B 超。EWGSOP 共识推荐的是 CT、DEXA 以及 BIA[6]。

CT 扫描：L_3 水平的 CT 扫描结果反映躯干的骨骼肌量，在临床研究中较多被应用于研究骨骼肌量、骨骼肌减少与不良临床结局的关系。CT 测量 L_3 水平 SMI，即腹部 CT 第三腰椎平面骨骼肌面积/身高的平方来计算得出的骨骼肌含量。Prado CM 等[19]在 1 473 例肺癌及消化道肿瘤患者中研究发现，CT 测量 L_3 水平骨骼肌指数所显示的骨骼肌消耗（有无肌肉减少症），结合体重丢失以及骨骼肌的变薄，可以很好地预测患者生存，且不依赖于 BMI。Stene GB 等[21]的研究显示，35 例接受姑息性化疗的晚期非小细胞肺癌患者在未接受任何恶液质治疗的情况下，近半数患者在化疗期间肌肉质量稳定或增加，提示化疗并未引起患者的骨骼肌减少。目前国际上没有统一的肌肉减少症 L_3 SMI 临界值标准（cut-off），更无适合亚洲人群的 cut-off 值。国内余震教授团队通过对 937 例胃癌患者进行长期随访发现，肌肉减少症能很好地预测患者的 5 年生存率，并得出肌肉减少症 L_3 SMI cut-off 值男性为 40.8cm²/m²，女性为 34.9cm²/m²[15]，该标准目前已被国内外的研究广泛引用或应用[22-24]。不同疾病、不同种族，肌肉减少症诊断的 cut-off 值存在差异，未来需要更多高质量大样本的研究来验证不同人群肌肉减少症诊断 cut-off 值的可靠性。

DEXA：DEXA 已是常规的人体成分检测手段。1999 年开始，美国国家健康与营养调查项目（The National Health and Nutrition Examination Survey, NHANES）将全身的 DEXA 检查纳入 8 岁以上年龄段健康人营养监测项目，并在美国国家疾病预防控制中心（Center for Disease Control, CDC）网站公布[25]。中国台湾学者用 DEXA 前瞻性研究了 34 例头颈部肿瘤患者化疗前后以及化疗后 2 个月的全身瘦体组织（lean body mass, LBM）、脂肪量（fat body mass, FBM）以及骨量（bone mineral content），结果发现，仅躯干的骨骼肌量有改变，而其余部位（四肢)的肌肉、全身脂肪量及骨量没有变化。Jackson W 等[26]用 DEXA 检测了 12 例进展期头颈部鳞癌患者在放化疗前、治疗期间及治疗后的人体成分,结果发现,治疗期间 LBM 较基线下降了 10.2%,FBM 下降了 11.1%,治疗结束后 LBM 趋于正常,而 FBM 继续下降。Wallengren O 等[27]在 779 例晚期肿瘤患者的 DXA 数据中,诊断出有 471 例患者在过去 2 年中有肌肉丢失,结果显示肿瘤患者的肌肉丢失与年龄、性别、肿瘤类型以及炎症状态相关。

BIA:BIA 通过测量骨骼肌的电阻抗计算四肢及躯干骨骼肌量,以得到四肢骨骼肌指数(muscale index)[3-6]。

2. 对肌力的评估 握力(grip strength)是常用、简便且成本低廉的测量肌力的方法,也被临床研究广泛采用,用于检测肌力与临床结局的相关性以及干预的效果评价[28]。呼吸峰值流速(peak expiratory flow,PEF)又称最大呼气流量,是指测定肺活量过程中,气体从肺部通过口腔用力呼出达最快时的瞬间流速。结合 PEF(反映肌力)、BIA(肌量)与常态步速(usual gait speed,反映体能)能全面诊断肌肉减少症[6]。

3. 对体能的评估 建议进行肌肉功能性测量,即对体能进行测量来评估肌肉减少症的严重程度。推荐的体能评估方法包括:短时体能测试组合(short physical performance battery,SPPB)[29,30]、起立-行走试验(timed up and go test,TUG)[31]和 400m 步行测试[32]。

4. 综合评估 鉴于肌肉减少症的诊断需要评估其肌量、肌力及体能水平,因此,诊断肌肉减少症需要结合这三方面的指标[6]。不同的测量工具获得的骨骼肌水平不同,其诊断得到的肌肉减少症的发病率也有不同,因而诊断一定要结合具体的检测方法(或测量工具)。

二、证据

(一) 抗阻运动

尽管肌肉减少症的发病原因及病理生理机制仍然没有完全阐明,但是有一点非常明确,缺乏身体活动(physical activity,PA)或 PA 水平下降是所有肌肉减少症的共同的主要原因之一。所以,PA 对肌肉减少症的作用意义重大,不仅可以预防、减缓肌肉减少症,还可以有效治疗肌肉减少症。运动(锻炼)是 PA 的一种,是一种主动的、以增强体质为目的的 PA。对所有人,尤其是老人,与其他任何干预手段相比,运动是一种最为有效的改善生活质量、提升身体功能、减少/减缓慢性病(包括肌肉减少症及肿瘤)的措施。运动的方式方法很多,其中以抗阻运动(resistance exercise,RE)对肌肉减少症最为有效。

Lennders M 等[33]研究证实,在进行为期 24 周的运动干预后,老年男性和女性的坐立时间(与身体功能成反比)较干预前分别下降了 18%±2% 和 19%±2%(P<0.001)、糖化血红蛋白水平较干预前均显著降低(P<0.02)、肌纤维的横截面积均显著增加(P<0.01)。研究结论认为,老年人群进行阻力训练后可以预防肌肉质量的下降,同时显著提高肌肉力量。

Zampieri S 等[34]研究发现,运动可显著改善老年人群骨骼肌生物学指标及肌纤维超微结构。Zampieri S 等对经常进行体育锻炼的老人(每周常规锻炼 3 次以上)、同等年龄仅进行日常活动的健康久坐老人及经常进行体育锻炼的年轻人(平均年龄 27 岁)分别进行了研究,发现经常锻炼的老人的骨骼肌形态及功能、肌纤维超微结构以及线粒体功能等生物学指标与经常进行体育锻炼的年轻人较为相似,而缺乏运动的老年人群上述各项指标均出现较为明显的退化。研究得出结论:体育锻炼可以显著延缓年龄相关的骨骼肌功能衰退。

Henwood TR 等[35]报告,社区老人高速度抗阻训练 8 周后,肌肉力量显著增强,P<0.01;仰卧起立(floor rise to standing)增加 10.4%±11.5%,P=0.004;6m 步行增加 6.6%±8.2%,P

=0.010;坐位起立(repeated chair rise)增加 10.4%±15.6%,$P=0.013$;上举(lift and reach)增加 25.6%±12.1%,$P=0.002$。结论认为:渐进性抗阻训练(progressive resistance training,PRT)对老人是安全有效的,可以显著改善肌肉力量、肌肉强度及体能,从而提高并改善生活质量。

Galvão DA 等[36]的研究证实,通过 RE 和有氧运动的组合,可有效对抗晚期前列腺癌雄激素抑制疗法(androgen suppression therapy,AST)对于骨骼肌的负面效应。57 位接受 AST 的前列腺癌患者被随机分为两组,其中试验组 29 人接受 RE 和有氧运动训练,对照组 28 人接受常规治疗。在观察终点(12 周后)观察瘦体组织、肌力、心肺功能、生活质量等指标。结果显示,试验组瘦体组织较对照组显著增加(上肢,$P<0.001$;下肢,$P=0.019$),运动尚可提高生活质量($P=0.022$),降低体内 C 反应蛋白水平($P=0.008$)。RE 对时间及设备的要求并不高,每周两次,每次 30min,徒手(如伏地挺身、俯卧撑)或借助健身器械(如弹力带)等即可完成训练。此外,还有研究直接观察到 RE 对大腿中部肌肉横断面面积、膝伸肌扭矩的改善作用。

Liu CK 等[37]报道了 PA 干预对提高老龄(70~89 岁)肌肉减少症人群($n=177$)机体活动能力的影响。研究者对老年肌肉减少症患者进行了以步行为基础的为期 12~18 个月的 PA 干预,包括有氧、力量、平衡和灵活性等训练。研究人员发现,PA 干预后老年肌肉减少症患者的步行速度及机体活动评分显著上升。研究得出结论:PA 干预可显著提高老年肌肉减少症患者的骨骼肌功能及机体活动能力。

PA 同时是恶液质或骨骼肌减少症患者维持肌肉质量的主要手段之一。最近的一项系统性综述显示,在筛选了 3 000 多份文献后发现,大多数研究只在肿瘤患者中进行了运动训练,而不是在肿瘤恶液质患者中进行锻炼[38],证实了在肿瘤患者中进行 PA 的安全性和广泛性。少数研究调查了运动训练干预对肿瘤恶液质患者的影响。

Sasso JP 等[39]针对非恶液质的肿瘤患者给出了运动处方:设定运动心率为最大心率 50%~75%的运动量为目标,运动频率为每周运动 2~3 次,持续 10~60min,时间周期为 12~15 周。

(二) 蛋白质摄入

增加蛋白质摄入是肌肉减少症的主要营养干预方式。肌肉蛋白质合成(muscle protein synthesis,MPS)与肌肉蛋白质分解(muscle protein breakdown,MPB)的动态平衡是维持骨骼肌肌量(skeletal muscle mass)的重要保障,是机体严密调控的结果。RE 及摄入蛋白质增加肌肉蛋白质合成主要是通过哺乳动物雷帕霉素靶向蛋白(mammalian target of rapamycin,mTOR)通路实现的,p70S6 激酶(p70S6 Kinase,p70S6K)是 mTOR 通路的主要下游产物,负责启动蛋白质翻译,与肌肉大小的长期变化有关,所以,p70S6K 常常用作 MPS 的代表。氨基酸尤其亮氨酸是 mTOR 通路的主要营养调节物质,可增加 MPS。人体对 MPS 的调节要比对 MPB 严密得多,正因如此,研究上常常用 MBS 作为观察对象,而不是 MPB。蛋白质摄入不仅促进 MPS,而且呈剂量效应关系。

D'Souza RF 等[40]观察了 46 例男性老人,RE 后立即口服无能量饮品(安慰剂)或含 10g、20g、30g、40g 乳清蛋白饮品,观察肌肉活检标本运动前、运动后 2 小时及 4 小时氨基酸水平、p70S6K 磷酸化情况,发现单纯 RE 降低了肌肉内 BCAA 水平,而口服 10g、20g 乳清蛋白防止了 BCAA 的下降,大剂量(30g、40g)乳清蛋白则显著增加了肌肉 BCAA 水平;运动后 2 小时 p70S6K(Thr389)表达情况、肌肉内亮氨酸含量与乳清蛋白摄入量呈显著正相关($r=0.51$,$P<0.001$;$r=0.32$,$P=0.026$)。D'Souza RF 等的研究非常明确地说明蛋白质补充能够促进

MPS，而且具有剂量效应关系。此后，人们关心的下一个问题是选择什么样的蛋白质？乳清蛋白还是酪蛋白？动物蛋白质还是植物蛋白质？

Wilkinson SB 等[41]比较了等氮、等能量、宏量营养素配对的豆饮品和乳饮品对 RE 后肌肉蛋白质代谢的影响，发现两种饮品均导致正净蛋白平衡（net protein balance，NPB），但是乳饮品的 NPB 曲线下面积及肌肉内分数合成率（fractional synthesis rate，FSR）显著大于豆饮品。说明豆、乳均具有良好的肌肉维护及增强作用，但是乳的作用更大、更强。BurdNA 等[42]将 14 名老年男性志愿者分为两组，分别口服 20g 乳清蛋白或酪蛋白，发现口服两种蛋白后，血浆 BCAA 及亮氨酸浓度均显著升高，峰值在口服后 60min，但是乳清蛋白组升高更加显著（$P<0.05$），乳清蛋白组大腿 MPS 比酪蛋白组更高（$P<0.05$）。结论认为，乳清蛋白比酪蛋白可以更好地促进蛋白质合成，其机制可能与乳清蛋白组血浆 BCAA 及亮氨酸水平更高有关。Reitelseder S 等[43]报告口服乳清蛋白后血浆胰岛素及亮氨酸水平、真核转录因子 4E 结合蛋白显著高于酪蛋白组。

在维护肌肉并促进肌肉蛋白质合成方面，乳清蛋白优于酪蛋白、乳蛋白优于豆蛋白。蛋白水解物可以更好地发挥作用。其机制在于口服乳清蛋白或乳蛋白后，血浆胰岛素、BCAA 及亮氨酸水平更高。除此之外，Mitchell CJ 等[44]还在 p70S6K 磷酸化方面找到了答案。他们招募 13 名 60~75 岁男性志愿者，下肢剧烈 RE 后，立即口服 30g 大豆蛋白或碳水化合物，分别于休息状态、空腹及运动后 2 小时、4 小时活检肌肉，以 Western blot 检测 p70S6K 磷酸化状况，并与以前口服 30g 乳清蛋白或安慰剂的数据进行比较发现：乳清蛋白口服组运动后 2 小时、4 小时 p70S6K 磷酸化均增强；而大豆蛋白口服组只在运动后 2 小时 p70S6K 磷酸化增强，4 小时则无此作用；碳水化合物口服无增强 p70S6K 磷酸化作用。结果提示：乳清蛋白可以持续促进蛋白质合成，而大豆蛋白的作用时间则较短。

临床上，口服蛋白质制剂有整蛋白制剂及水解物（短肽，游离氨基酸）制剂两种，哪一种制剂对肌肉合成更好呢？Tang JE 等[45]比较了快消化蛋白（水解乳清蛋白、分离大豆蛋白）与慢消化蛋白（胶质酪蛋白）对 MPS 的影响，青年健康志愿者单腿剧烈 RE 后随机分为 3 组，立即分别口服等氮水解乳清蛋白、分离大豆蛋白或胶质酪蛋白，发现乳清蛋白组血浆必需氨基酸（essential amino acid，EAA）、BCAA 及亮氨酸水平显著高于豆蛋白及酪蛋白组（$P<0.05$），休息时（非运动腿）快消化蛋白组（乳清蛋白、豆蛋白）MPS 高于慢消化蛋白组（酪蛋白）[乳清蛋白 =（0.091 ± 0.015）%/h，豆蛋白 =（0.078 ± 0.014）%/h，酪蛋白 =（0.047 ± 0.008）%/h]，乳清蛋白组 MPS 比酪蛋白组高 93%（$P<0.001$），比豆蛋白组高 18%（$P<0.067$）；RE 后 MPS 情况与休息时类似（乳清蛋白>豆蛋白>酪蛋白），乳清蛋白组比酪蛋白组高 122%（$P<0.001$），比豆蛋白组高 31%（$P<0.05$）。豆蛋白组休息时、运动后 MPS 均高于酪蛋白组（休息时高 64%，运动后高 69%，P 均<0.001）。结果认为蛋白水解物可以更好地发挥作用，无论是休息时还是运动后，快消化蛋白比慢消化蛋白能够更高地诱导肌肉蛋白质合成；尽管都是快消化蛋白，乳清蛋白比豆蛋白更好地诱导运动后的肌肉蛋白质合成。其机制主要与蛋白质消化速度有关，也可能与亮氨酸浓度有一定的关系。

另外，整蛋白（分离乳清蛋白）和蛋白水解物（水解乳清蛋白）复配的肠内营养制剂乳清蛋白粉，可能更有益于诱导肌肉蛋白质合成[46]。

（三）β-羟基-β-甲基丁酸盐

HMB 是一种五碳有机酸，是必需氨基酸亮氨酸代谢过程中产生的天然产物。HMB 可能通过减少炎症反应来增加蛋白的合成，增加 IGF-1 并通过激活雷帕霉素靶蛋白（mammalian target of rapamycin,mTOR)促进蛋白质转化;HMB 也可能通过负调节泛素-蛋白酶体通路以及减弱半胱天冬酶的活性来减少蛋白质分解。另外,HMB 可能增加卫星细胞活性,增强肌肉再生能力[47]。可能对肿瘤肌肉减少症的预防和治疗有益处。

Nissen SL 等[48]发现 HMB 是唯一可减少肌肉蛋白分解的有效成分。花超等[49]给 300 例 65 岁以上社区老人(营养不良组)口服 HMB(2.6g/d),发现口服 90 天后四肢肌肉组织较对照组增加,差异有统计学意义。HMB 补充剂可以增加老人肌肉含量,有预防肌肉减少的作用,提升机体功能和生活自理的能力。添加乳清蛋白和 HMB 的强化蛋白复合粉Ⅲ型有助于保护肌细胞膜,延缓肌疲劳,提升肌耐力,抑制肌蛋白分解[50]。HMB 还被证明有助于促进伤口愈合[51];保留卧床期间的肌肉量[52];减轻炎症反应、缩短 ICU 住院时间、降低死亡率[53];有效预防晚期肝癌患者索拉非尼相关的手足皮肤反应[54];增加Ⅳ期肿瘤患者瘦体组织[55]。

(四) 维生素 D

维生素 D 与骨骼肌细胞表面的维生素 D 受体结合,促进肌蛋白合成及钙离子内流。低维生素 D 水平可导致明显的 2 型肌纤维萎缩,现已有相对充分证据提示低维生素 D 水平与肌肉减少症发生密切相关,但对于维生素 D 补充疗法是否能改善肌肉功能仍存争议。

目前关于维生素 D 干预肌肉减少症的随机临床研究证据主要来自对非肿瘤的老年性肌肉减少症的研究,且研究结论不一致。Latham NK 等[56]2003 年报道的一项多中心随机临床研究显示,口服维生素 D 单剂 300 000IU(108 例)与口服安慰剂(144 例)相比,其 3 个月的身体状况评分以及 6 个月内的跌倒次数均无显著差异。2018 年 Cuellar WA 等[57]报道的一项 RCT 研究显示,对老人群给予 12 个月的维生素 D 补充治疗后,骨骼肌(腹直肌、腹横肌、内斜肌、外斜肌等腹部肌肉)的大小(肌肉收缩后的厚度)和功能与安慰剂组相比均无显著的组间差异。而 2019 年 Wang J 等[58]发布的基于人口的横断面研究($n=5\ 012$)显示,50 岁以上男性人群中,惯用手握力与血清中 25 羟维生素 D 浓度显著相关,揭示维生素 D 对中老年男性骨骼肌功能具有显著影响。2005 年 Sato Y 等[59]报告的随机临床试验则得出了完全相反的结论,96 例脑卒中后偏瘫的老年女性患者,随机分为每日口服维生素 D 1 000IU 组或安慰剂组,随访 2 年,结果发现,所有患者血浆 25 羟维生素 D 基线水平均低(<10ng/ml)。维生素 D 治疗后,血浆 25 羟维生素 D、1,25-二羟维生素 D 水平明显升高,跌倒次数减少 59%(95% CI 28%~81%;$P=0.003$),2 型肌纤维数量及体积增加。髋关节骨折发生率 4/48(安慰剂组)、0/48(维生素 D 组),$P=0.049$。结论认为:小剂量维生素 D 长期口服有助于防止 2 型肌纤维萎缩,从而增强肌力,进而防止跌倒及髋关节骨折。但无肿瘤肌肉减少症患者的维生素 D 干预研究。

(五) 肌酸

磷酸肌酸(creatine phosphate)是骨骼肌中能量的储备形式,而肌酐是骨骼肌内磷酸肌酸的代谢物,骨骼肌持续产生肌酐,因而临床上通过血液及尿中肌酐水平反映健康及疾病个体的骨骼肌及蛋白质代谢。但研究显示,在结直肠癌患者中,血液肌红蛋白及肌酐水平并不能反映骨骼肌量及有氧运动能力[60]。给予水化肌酸能提高肌肉磷酸肌酸水平,从而可能有助于提高运动能力[61]。Chrusch MJ 等[62]在 30 例年龄超过 70 岁的老年男性中开展了一项双盲安慰剂随机对照研究,发现肌酸加训练组与安慰剂加训练组对比,前者能有效提升腿力、爆发力及耐力。在一项针对 65~86 岁老人的研究发现,补充 14 天肌酸可改善最大等距握力(maximal isometric grip strength)以及疲劳时的工作能力[63]。低剂量肌酸联合蛋白质补充剂可增加瘦体组织及上臂力量[64]。研究显示,结合运动,肌酸有助于增强肌肉减少患者的运动效果。但尚缺乏对肿瘤患者进行肌酸干预以防治肌肉减少的临床研究。

（六）肉碱

肉碱（L-carnitine）是一种具有生物活性的低分子量氨基酸，人体中的肉碱超过 90% 存在于骨骼肌中。肉碱是体内，尤其是肌肉内，代谢长链脂肪酸所必需的营养素。食物可提供一部分肉碱，人体肾脏及肝脏也可内源性合成。研究显示肿瘤患者血浆肉碱水平下降，可能与肿瘤恶液质患者的肌肉减少有关[65]。以防止肿瘤患者肌肉减少为目的肉碱干预临床研究尚未见报道。有 2 项动物研究提示肉碱可能通过促进肉碱脂酰转移酶活性，改善恶液质的肌肉减少[66,67]。

（七）药物

多种可能有助于改善肿瘤患者肌肉减少的药物主要基于对肿瘤恶液质患者的研究，其机制可能在于促进肿瘤患者的肌肉合成代谢和抑制分解代谢。

非甾体的选择性雄激素受体调节剂（selective androgen receptor modulators，SARMs）类药物近年研究较多，它们具有促进合成代谢的作用，却无甾体类药物的不良反应，在治疗肿瘤患者的肌肉减少中初见成效[68]。其中 Ostarine 在肿瘤恶液质患者的肌肉减少中被证实确有效果[69,70]。

一种促胃液素类似物 RC-1291 的随机临床试验研究显示其具有促进食欲及肌肉蛋白质合成代谢的作用，可达到改善总体重、瘦体组织及握力的效果[71]。

（八）鱼油

鱼油是一种从多脂鱼类提取的油脂，富含 ω-3 PUFA（DHA 和 EPA），对心血管、视力、认知功能及骨骼健康具有良好的改善作用[72-74]。近期，越来越多的证据表明，ω-3 PUFA 具有促进骨骼肌合成代谢的作用，对老年人群补充 ω-3 PUFA，具有预防和治疗肌肉减少症的作用[75-77]。2019 年 Dupont J 等[78]对 ω-3 与肌肉减少症之间的关系进行了系统性的总结与分析，发现对绝经后妇女给予 6 个月的鱼油（每天 1.2g EPA 和 DHA）补充治疗后，其步行速度显著增加；对 65 岁以上健康老年人群给予 8 周的鱼油（每天 1.86g EPA 和 1.5g DHA）补充治疗，可以大幅度增加骨骼肌蛋白质合成；对 60~85 岁的老年人群给予 6 个月的鱼油补充治疗，可显著增加其下肢肌肉含量和骨骼肌功能。

（九）综合干预

2010 年发表的肌肉减少症预防与处理专家共识指出[79]：运动（RE 及有氧运动均可）结合足量的蛋白质、能量摄入是防治肌肉减少症的关键措施，单纯的足量蛋白质补充只能减慢肌肉量的丢失，足的蛋白质（富含亮氨酸的平衡氨基酸以及肌酸）摄入可增强肌力。25 羟维生素 D 水平下降时需补充维生素 D。

三、推荐意见

1. 肿瘤患者建议在进行营养评估时，同时进行肌肉减少症的诊断。（B）

2. 建议用 DEXA、生物电阻抗或 CT 扫描评估肿瘤患者骨骼肌肌肉量。（A）

3. 需要关注伴有体脂肪（包括腹部脂肪及体脂肪）增加的肿瘤肌肉减少症患者，因为其往往预测不良临床结局。（B）

4. 对于有体重丢失（或有营养不良）的肿瘤肌肉减少症患者，建议补充足量的蛋白质、能量，有助于预防甚至逆转肿瘤肌肉减少症。（A）

5. 蛋白质的补充　肿瘤肌肉减少症患者推荐的总蛋白质摄入量为 1.2~1.5g/（kg·d）

（B）；推荐蛋白质补充时补充平衡氨基酸，尤其建议在饮食中增加富含亮氨酸的平衡必需氨基酸（B）；乳清蛋白优于酪蛋白，乳蛋白优于豆蛋白，蛋白水解物可能更好地发挥作用（C）。老年肿瘤患者的肌肉减少症可能需要更多的蛋白质摄入，以保证蛋白质合成（A）。

6. 肌酸的补充　肌酸有助于增强肌肉减少患者的运动效果。（C）

7. 维生素 D 的补充　所有肌肉减少患者均应该检测 25 羟维生素 D 水平（A）。维生素 D 补充可成为肌肉减少症的联合治疗措施之一（B）。

8. 运动治疗（体育锻炼/运动疗法）　流行病学研究证实了体育锻炼对肿瘤患者健康的正面作用；有氧运动可以改善生命年质量（quality of life years），其成本效益比良好；短期的阻抗训练可以提高肌力及步速；RE 和有氧运动建议每周 3 次，每次 20~30min。（B）

9. 药物治疗　可能是肿瘤肌肉减少症患者的新的选择。（B）

10. 联合治疗　联合药物、营养和运动的综合疗法可能是防治肿瘤患者肌肉减少的最有效办法。（C）

参考文献

[1] CRUZ-JENTOFT A J, BAEYENS J P, BAUER J M, et al. Sarcopenia: European consensus on definition and diagnosis: Report of the European Working Group on Sarcopenia in Older People[J]. Age Ageing, 2010, 39: 412-423.

[2] MORLEY J E. Sarcopenia: diagnosis and treatment[J]. J Nutr Health Aging, 2008, 12: 452-456.

[3] SAYER A A, SYDDALL H, MARTIN H, et al. The developmental origins of sarcopenia[J]. J Nutr Health Aging, 2008, 12(7): 427-432.

[4] DODDS R M, ROBERTS H C, COOPER C, et al. The Epidemiology of Sarcopenia[J]. J Clin Densitom, 2015, 18(4): 461-466.

[5] PADDON-JONES D, RASMUSSEN B B. Dietary protein recommendations and the prevention of sarcopenia[J]. Curr Opin Clin Nutr Metab Care, 2009, 12(1): 86-90.

[6] CRUZ-JENTOFT A J, BAHAT G, BAUER J, et al. Sarcopenia: revised European consensus on definition and diagnosis[J]. Age Ageing, 2019, 48(1): 16-31.

[7] 石汉平, 凌文华, 李薇. 肿瘤营养学[M]. 北京: 人民卫生出版社, 2012.

[8] TAN B H L, BIRDSELL L A, LISA M, et al. Sarcopenia in an overweight or obese patient is an adverse prognostic factor in pancreatic cancer[J]. Clin Cancer Res, 2009, 15(22): 6973-6979.

[9] MARTIN L, HOPKINS J, MALIETZIS G, et al. Assessment of Computed Tomography(CT)-Defined Muscle and Adipose Tissue Features in Relation to Short-Term Outcomes After Elective Surgery for Colorectal Cancer: A Multicenter Approach[J]. Ann Surg Oncol, 2018, 25(9): 2669-2680.

[10] PRADO C M M, LIEFFERS J R, MCCARGAR L J, et al. Prevalence and clinical implications of sarcopenic obesity in patients with solid tumours of the respiratory and gastrointestinal tracts: a population-based study[J]. Lancet Oncology, 2008, 9(7): 605-607.

[11] EBADI M, MARTIN L, GHOSH S, et al. Subcutaneous adiposity is an independent predictor of mortality in cancer patients[J]. Br J Cancer, 2017, 117(1): 148-155.

[12] HUANG D D, WANG S L, ZHUANG C L, et al. Sarcopenia, as defined by low muscle mass, strength and physical performance, predicts complications after surgery for colorectal cancer[J]. Colorectal Dis, 2015, 17(11): O256-O264.

[13] HUANG D D, CHEN X X, CHEN X Y, et al. Sarcopenia predicts 1-year mortality in elderly patients undergoing curative gastrectomy for gastric cancer: a prospective study[J]. J Cancer Res Clin Oncol, 2016, 142

（11）:2347-2356.

[14] WANG S L,ZHUANG C L,HUANG D D,et al. Sarcopenia adversely impacts postoperative clinical outcomes following gastrectomy in patients with gastric cancer:a prospective study[J]. Ann Surg Oncol,2016,23(2): 556-564.

[15] ZHUANG C L,HUANG D D,PANG W Y,et al. Sarcopenia is an independent predictor of severe postoperative complications and long-term survival after radical gastrectomy for gastric cancer:analysis from a large-scale cohort[J]. Medicine,2016,95(13):e3164.

[16] HUANG D D,ZHOU C J,WANG S L,et al. Impact of different sarcopenia stages on the postoperative outcomes after radical gastrectomy for gastric cancer[J]. Surgery,2017,161(3):680-693.

[17] CHEN W Z,CHEN X D,MA L L,et al. Impact of visceral obesity and sarcopenia on short-term outcomes after colorectal cancer surgery[J]. Dig Dis Sci,2018,63(6):1620-1630.

[18] WANG S L,MA L L,CHEN X Y,et al. Impact of visceral fat on surgical complications and long-term survival of patients with gastric cancer after radical gastrectomy[J]. Eur J Clin Nutr,2018,72(3):436-445.

[19] LOU N,CHI C H,CHEN X D,et al. Sarcopenia in overweight and obese patients is a predictive factor for postoperative complication in gastric cancer:A prospective study[J]. Eur J Surg Oncol,2017,43(1): 188-195.

[20] MA B W,CHEN X Y,FAN S D,et al. Impact of sarcopenia on clinical outcomes after radical gastrectomy for patients without nutritional risk[J]. Nutrition,2019,61:61-66.

[21] Stene G B,Helbostad J L,Amundsen T,et al. Changes in skeletal muscle mass during palliative chemotherapy in patients with advanced lung cancer[J]. Acta oncologica,2015,54(3):340-348.

[22] JI Y,CHENG B,XU Z,et al. Impact of sarcopenic obesity on 30-day mortality in critically ill patients with intra-abdominal sepsis[J]. J Crit Care,2018,46:50-54.

[23] SIMONSEN C,DE HEER P,BJERRE E D,et al. Sarcopenia and postoperative complication risk in gastrointestinal surgical oncology:a meta-analysis[J]. Ann Surg,2018,268(1):58-69.

[24] BARACOS V E,ARRIBAS L. Sarcopenic obesity:hidden muscle wasting and its impact for survival and complications of cancer therapy[J]. Ann Oncol,2018,29(suppl_2):ii1-ii9.

[25] KELLY T L,WILSON K E,HEYMSFIELD S B. Dual energy X-Ray absorptiometry body composition reference values from NHANES[J]. PLoS one,2009,4(9):e7038.

[26] JACKSON W,ALEXANDER N,SCHIPPER M,et al. Characterization of changes in total body composition for patients with head and neck cancer undergoing chemoradiotherapy using dual-energy x-ray absorptiometry [J]. Head Neck,2014,36(9):1356-1362.

[27] WALLENGREN O,IRESJÖBM,LUNDHOLM K,et al. Loss of muscle mass in the end of life in patients with advanced cancer[J]. Support Care Cancer,2015,23(1):79-86.

[28] DODDS R M,SYDDALL H E,COOPER R,et al. Grip strength across the life course:normative data from twelve British studies[J]. PLoS one,2014,9(12):e113637.

[29] PAVASINI R,GURALNIK J,BROWN J C,et al. Short Physical Performance Battery and all-cause mortality: systematic review and meta-analysis[J]. BMC Med,2016,14(1):215.

[30] GURALNIK J M,FERRUCCI L,SIMONSICK E M,et al. Lower-extremity function in persons over the age of 70 years as a predictor of subsequent disability[J]. N Engl J Med,1995,332(9):556-561.

[31] BISCHOFF H A,STÄHELIN H B,MONSCH A U,et al. Identifying a cut-off point for normal mobility:a comparison of the timed'up and go'test in community-dwelling and institutionalised elderly women[J]. Age Ageing,2003,32(3):315-320.

[32] NEWMAN A B,SIMONSICK E M,NAYDECK B L,et al. Association of long-distance corridor walk performance with mortality,cardiovascular disease,mobility limitation,and disability[J]. JAMA,2006,295(17):

2018-2026.

[33] LEENDERS M,VERDIJK L B,VAN DER HOEVEN L,et al. Elderly men and women benefit equally from prolonged resistance-type exercise training[J]. J Gerontol A Biol Sci Med Sci,2013,68(7):769-779.

[34] ZAMPIERI S,PIETRANGELO L,LOEFLER S,et al. Lifelong physical exercise delays age-associated skeletal muscle decline[J]. J Gerontol A Biol Sci Med Sci,2015,70(2):163-173.

[35] HENWOOD T R,TAAFFE D R. Improved physical performance in older adults undertaking a short-term programme of high-velocity resistance training[J]. Gerontology,2005,51(2):108-115.

[36] GALVÃO D A,TAAFFE D R,SPRY N,et al. Combined resistance and aerobic exercise program reverses muscle loss in men undergoing androgen suppression therapy for prostate cancer without bone metastases:a randomized controlled trial[J]. J Clin Oncol,2010,28(2):340-347.

[37] LIU C K,LENG X,HSU F C,et al. The impact of sarcopenia on a physical activity intervention:the Lifestyle Interventions and Independence for Elders Pilot Study(LIFE-P)[J]. J Nutr Health Aging,2014,18(1):59-64.

[38] GRANDE A J,SILVA V,MADDOCKS M. Exercise for cancer cachexia in adults:Executive summary of a Cochrane Collaboration systematic review[J]. J Cachexia Sarcopenia Muscle,2015,6(3):208-211.

[39] SASSO J P,EVES N D,CHRISTENSEN J F,et al. A framework for prescription in exercise-oncology research. Journal of cachexia,sarcopenia and muscle[J]. J Cachexia Sarcopenia Muscle,2015,6(2):115-124.

[40] D'SOUZA R F,MARWORTH J F,FIGUEIREDO V C,et al. Dose-dependent increases in p70S6K phosphorylation and intramuscular branched-chain amino acids in older men following resistance exercise and protein intake[J]. Physiol Rep,2014,2(8):1-12.

[41] WILKINSON S B,TARNOPOLSKY M A,MACDONALD M J,et al. Consumption of fluid skim milk promotes greater muscle protein accretion after resistance exercise than does consumption of an isonitrogenous and isoenergetic soy-protein beverage[J]. Am J Clin Nutr,2007,85(4):1031-1040.

[42] BURD N A,YANG Y,MOORE D R,et al. Greater stimulation of myofibrillar protein synthesis with ingestion of whey protein isolate v. micellar casein at rest and after resistance exercise in elderly men[J]. Br J Nutr,2012,108(6):958-962.

[43] REITELSEDER S,AGERGAARD J,DOESSING S,et al. Whey and casein labeled with L-[1-13C]leucine and muscle protein synthesis:effect of resistance exercise and protein ingestion[J]. Am J Physiol Endocrinol Metab,2011,300(1):231-242.

[44] MITCHELL C J,GATTA P A D,PETERSEN A C,et al. Soy protein ingestion results in less prolonged p70S6 kinase phosphorylation compared to whey protein after resistance exercise in older men[J]. J Int Soc Sports Nutr,2015,12:6.

[45] TANG J E,MOORE DRKUJBIDA G W. Ingestion of whey hydrolysate,casein,or soy protein isolate:effects on mixed muscle protein synthesis at rest and following resistance exercise in young men[J]. J Appl Physiol(1985),2009,107(3):987-992.

[46] MARSHALL K. Therapeutic applications of whey protein[J]. Altern Med Rev,2004,9(2):136-156.

[47] FITSCHEN P J,WILSON G J,WILSON J M,et al. Efficacy of β-hydroxy-β-methylbutyrate supplementation in elderly and clinical populations[J]. Nutrition,2013,29(1):29-36.

[48] NISSEN S L,SHARP R L. Effect of dietary supplements on lean mass and strength gains with resistance exercise:a meta-analysis[J]. J Appl Physiol,2003,94(2):651-659.

[49] 花超,陈格亮,温晓丽. HMB 对社区营养不良老年人肌肉的影响. 肿瘤代谢与营养电子杂志,2017,4(1):72-77.

[50] STOUTJR,SMITH-RYANAE,FUKUDADH,et al. Effect of calcium β-hydroxy-β-methylbutyrate(CaHMB) with and without resistance training in men and women 65+yrs:a randomized,double-blind pilot trial[J].

Exp Geronto,2013,48(11):1303-1310.

[51] WILLIAMS J Z,ABUMRAD N,BARBUL A. Effect of a specialized amino acid mixture on human collagen deposition[J]. Ann Surg,2002,236(3):369-374.

[52] DEUTZ N E,PEREIRA S L,HAYS N P,et al. Effect of β-hydroxy-β-methylbutyrate(HMB)on lean body mass during 10 days of bed rest in older adults[J]. Clin Nutr,2013,32(5):704-712.

[53] BEAR D E,LANGAN A,DIMIDI E. β-Hydroxy-β-methylbutyrate and its impact on skeletal muscle mass and physical function in clinical practice:a systematic review and meta-analysis[J]. Am J Clin Nutr,2019,109(4):1119-1132.

[54] NAGANUMA A,HOSHINO T,OHNO N. β-hydroxy-β-methyl butyrate/l-arginine/l-glutamine supplementation for preventing hand-foot skin reaction in sorafenib for advanced hepatocellular carcinoma[J]. In Vivo. 2019,33(1):155-161.

[55] MAY P E,BARBER A,D'OLIMPIO J T,et al. Reversal of cancer-related wasting using oral supplementation with a combination of beta-hydroxy-beta-methylbutyrate,arginine,and glutamine[J]. Am J Surg,2002,183(4):471-479.

[56] LATHAM N K,ANDERSON C S,LEE A,et al. A randomized,controlled trial of quadriceps resistance exercise and vitamin D in frail older people:the Frailty Interventions Trial in Elderly Subjects(FITNESS)[J]. J Am Geriatr Soc,2003,51(3):291-299.

[57] CUELLAR W A,BLIZZARD L,HIDES J A,et al. Vitamin D supplements for trunk muscle morphology in older adults:secondary analysis of a randomized controlled trial[J]. J Cachexia Sarcopenia Muscle,2019,10(1):177-187.

[58] WANG J,WANG X,GU Y,et al. Vitamin D is related to handgrip strength in adult men aged 50 years and over:A population study from the TCLSIH cohort study[J]. Clin Endocrinol(Oxf),2019,90(5):753-765.

[59] SATO Y,IWAMOTO J,KANOKO T,et al. Low-dose vitamin D prevents muscular atrophy and reduces falls and hip fractures in women after stroke:a randomized controlled trial[J]. Cerebrovasc Dis,2005,20(3):187-192.

[60] NYASAVAJJALA S M,PHILLIPS B E,LUND J N,et al. Creatinine and myoglobin are poor predictors of anaerobic threshold in colorectal cancer and health[J]. J Cachexia Sarcopenia Muscle,2015,6(2):125-131.

[61] CANDOW D G,CHILIBECK P D. Effect of creatine supplementation during resistance training on muscle accretion in the elderly[J]. J Nutr Health Aging,2007,11(2):185-188.

[62] CHRUSCH M J,CHILIBECK P D,CHAD K E,et al. Creatine supplementation combined with resistance training in older men[J]. Med Sci Sports Exerc,2001,33(12):2111-2117.

[63] STOUT J R,SUE GRAVES B,CRAMER J T,et al. Effects of creatine supplementation on the onset of neuromuscular fatigue threshold and muscle strength in elderly men and women(64-86 years)[J]. J Nutr Health Aging,2007,11(6):459-464.

[64] CANDOW D G,LITTLE J P,CHILIBECK P D,et al. Low-dose creatine combined with protein during resistance training in older men[J]. Med Sci Sports Exerc,2008,40(9):1645-1652.

[65] MALAGUARNERA M,RISINO C,GARGANTE M P,et al. Decrease of serum carnitine levels in patients with or without gastrointestinal cancer cachexia[J]. World J Gastroenterol,2006,12(28):4541-4545.

[66] JIANG F,ZHANG Z,ZHANG Y,et al. L-Carnitine ameliorates cancer cachexia in mice partly via the carnitine palmitoyltransferase-associated PPAR-γ signaling pathway[J]. Oncol Res Treat,2015,38(10):511-516.

[67] LIU S,WU H J,ZHANG Z Q,et al. L-carnitine ameliorates cancer cachexia in mice by regulating the expression and activity of carnitine palmityl transferase[J]. Cancer Biol Ther,2011,12(2):125-130.

[68] SEGAL S,NARAYANAN R,DALTON J T. Therapeutic potential of the SARMs:revisiting the androgen re-

ceptor for drug discovery[J]. Expert Opin Investig Drugs,2006,15(4):377-387.

[69] ZILBERMINT M F,DOBS A S. Nonsteroidal selective androgen receptor modulator Ostarine in cancer cachexia[J]. Future Oncol,2009,5(8):1211-1220.

[70] EVANS W J,SMITH M R,MORLEY J E,et al. Ostarine increases lean body mass and improves physical performance in healthy elderly subjects:implications for cancer cachexia patients[Abstract 9119][J]. J Clin Oncol,2007,25:522S.

[71] GARCIA J,BOCCIA R V,Graham C,et al. A phase Ⅱ randomized,placebo-controlled,double-blind study of the efficacy and safety of RC-1291(RC)for the treatment of cancer cachexia[Abstract][J]. J Clin Oncol, 2007,25:525S.

[72] ABDELHAMID A S,BROWN T J,BRAINARD J S,et al. Omega-3 fatty acids for the primary and secondary prevention of cardiovascular disease[J]. Cochrane Database Syst Rev,2018,11:Cd003177.

[73] RUXTON C H,DERBYSHIRE E,TORIBIO-MATEAS M. Role of fatty acids and micronutrients in healthy ageing:a systematic review of randomised controlled trials set in the context of European dietary surveys of older adults[J]. J Hum Nutr Diet,2016,29(3):308-324.

[74] ROBINSON S M,REGINSTER J Y,RIZZOLI R,et al. Does nutrition play a role in the prevention and management of sarcopenia? [J]. Clin Nutr,2018,37(4):1121-1132.

[75] SMITH G I,JULLIAND S,REEDS D N,et al. Fish oil-derived n-3 PUFA therapy increases muscle mass and function in healthy older adults[J]. Am J Clin Nutr,2015,102(1):115-122.

[76] TESSIER A J,CHEVALIER S. An Update on Protein,Leucine,Omega-3 Fatty Acids,and Vitamin D in the Prevention and Treatment of Sarcopenia and Functional Decline[J]. Nutrients,2018,10(8):pii:E1099.

[77] LALIA A Z,DASARI S,ROBINSON M M,et al. Influence of omega-3 fatty acids on skeletal muscle protein metabolism and mitochondrial bioenergetics in older adults[J]. Aging(Albany NY),2017,9(4):1096-1129.

[78] DUPONT J,DEDEYNE L,DALLE S,et al. The role of omega-3 in the prevention and treatment of sarcopenia [J]. Aging Clin Exp Res,2019,31(6):825-836.

[79] MORLEY J E,ARGILES J M,EVANS W J,et al. Nutritional recommendations for the management of sarcopenia[J]. J Am Med Dir Assoc,2010,11(6):391-396.

第二节 恶液质患者

一、背景

(一) 恶液质的发病情况及定义

多数肿瘤患者在病情进展过程中出现不可逆的食欲下降、体重丢失、营养状况恶化甚至死亡,这就是肿瘤恶液质(cancer cachexia,CC)[1]。恶液质常伴发于恶性肿瘤、慢性阻塞性肺病、慢性心力衰竭、慢性肾功能衰竭、肝功能不全、艾滋病、风湿性关节炎等慢性疾病[2]。其中,恶性肿瘤的恶液质发病率高,进展期肿瘤约60%~80%可出现恶液质,以胃癌、胰腺癌、非小细胞肺癌、食管癌、结直肠癌等多见,且约20%恶性肿瘤患者死于恶液质[3,4]。实际上,恶液质在肿瘤生长的早期阶段即可出现,其表现并不全是传统思想里的骨瘦如柴,因此,及时发现并早期干预对改善恶液质患者的治疗效果尤为重要。然而,目前对于CC发病机制的研究不明确、分期评估较困难、治疗手段也有限,为晚期CC患者的生存带来挑战[3,4]。

CC是一种恶性肿瘤并发的多因素复杂综合征,目前比较公认的定义是以持续性骨骼肌消耗为特征,伴或不伴有脂肪组织丢失,常规营养治疗不能完全缓解,最终可导致进展性功能损伤的多因素综合征[3,5]。持续性的骨骼肌消耗是恶液质的核心表现[6],可导致蛋白质合成减少和分解增加,损伤组织和器官功能,使得患者生活质量(quality of life,QoL)严重下降,增加并发症的发生率和病死率[7,8]。

(二) 恶液质的分期及分级

恶液质可在早期发现并及时干预,一旦发展到晚期,抗肿瘤治疗及营养治疗均难以奏效,因此,对恶液质的及时诊断和分期分级十分重要[9]。2011 年发表了有关恶液质分期的国际共识[5],2015 年中国抗癌协会肿瘤营养与支持治疗专业委员会参照欧洲肿瘤恶液质临床指南及中国营养不良的标准等,将 CC 分为以下三期:恶液质前期、恶液质期、恶液质难治期[10,11]。

①恶液质前期:表现为厌食和代谢改变,6 个月内无意识体重丢失≤5%。进展风险取决于肿瘤类型和分期、系统性炎症的存在、低摄入量、对抗肿瘤治疗的无反应。②恶液质期:6 个月内无意识体重丢失>5%(排除单纯饥饿);或 BMI<20(我国 BMI<18.5),6 个月内体重丢失>2%;或四肢骨骼肌指数符合肌肉减少症诊断标准(男性<7.26;女性<5.45),同时体重丢失>2%;常有摄食减少或系统性炎症。③恶液质难治期/顽固性恶液质期:肿瘤持续进展,对治疗无反应;分解代谢活跃,体重持续丢失无法纠正。WHO 体力评分 3 分或 4 分,预期生存期不足 3 个月[12]。恶液质期与恶液质难治期的临床表现为厌食、恶心、呕吐、体重丢失、骨骼肌与脂肪丢失、贫血、抗肿瘤药物抵抗等,终末期表现包括疼痛、呼吸困难或器官功能衰竭。需说明,并非所有肿瘤患者都经历这三个阶段,且由于精确测量体成分较难开展,临床上将体重丢失作为恶液质最主要的临床表现。近期,我国学者周婷等[13]提出了一种简便易行的肿瘤恶液质分期评估工具,对患者的治疗和预后具有积极作用。

恶液质不仅要分期,还需要进行分级,即恶液质的严重性,包括以下三个方面:体重丢失及蛋白质消耗的速率、能量储备量及摄入量、炎症情况。ESPEN 指南通过体重丢失的比例和BMI 水平将患者分为 0~4 级(0 级预后最佳,4 级预后最差),可用于预测晚期肿瘤患者的总生存率[14]。

(三) 恶液质的评估

在对 CC 进行营养治疗前,需要对其进行评估,包括对体重丢失(包括肌肉量及力量)、摄入量(包括厌食情况)及炎症状态的全面评估[14,15]。目前对肿瘤患者恶液质状态的评估可以利用以下几种方法:美国饮食协会制定了 PG-SGA[16],通过调查问卷明确造成摄入不良的其他可逆因素。厌食/恶液质治疗的功能性评估(functional assessment of anorexia-cachexia therapy,FAACT)[17]是在肿瘤普适性量表基础上针对厌食/恶液质所制定的量表,在许多临床试验中已被使用。美国膳食协会和中国抗癌协会肿瘤营养与支持专业委员会建议将PG-SGA 作为肿瘤患者,尤其是 CC 患者的营养筛查与评估方法,并建议每位肿瘤患者按照中国抗癌协会肿瘤营养与支持专业委员会制定的肿瘤患者营养治疗临床路径进行营养不良的筛查与评估,同时将 FAACT 作为厌食症/恶液质治疗的功能性评估方法[18]。此外,对恶液质患者体成分的评估还可以采用 DEXA 和生物电阻抗分析法、CT、MRI 及全身钾含量法,其中 DEXA 和 CT 被视作评估肿瘤患者机体组成的"金标准",是测定机体瘦体组织或骨骼肌含量及进行营养评估的有效方法[19,20]。

(四) 恶液质的治疗

2017 年 ESPEN 专家组进一步提出改进肿瘤患者营养状况的三个关键因素,针对所有肿瘤患者均应进行早期监测、及时发现患者营养不良风险;对肿瘤患者进行全面营养评估,包括恶液质评估、人体成分、炎症指标等;对肿瘤患者进行多途径、个体化介入营养治疗[21]。目前针对恶液质的治疗手段主要包括药物干预、营养干预、运动及心理干预等[22,23]。

代谢改变是 CC 患者最重要的病因之一,故逆转这些代谢改变的调节药物是研究的热点,包括促食欲药物(孕激素制剂等)、促胃动力药物(甲氧氯普胺等)、甾体激素(糖皮质激素)、非甾体抗炎药等,但必须考虑可能的不良反应,目前并没有药物在 CC 中具有已被证实的疗效。欧洲肿瘤恶液质临床治疗指南明确推荐:在难治性恶液质患者中短期使用孕激素类药物或类固醇类药物可改善患者厌食症状。

虽一些研究证实,营养治疗不仅有利于提高肿瘤患者免疫力、改善生活质量、减少并发症,且在降低医疗费用方面亦有益处,但营养物质补充在肿瘤营养不良患者营养干预中的作用一直是研究热点之一。一项系统综述发现,是否添加营养物质对进展期睾丸癌患者体重丢失并无影响,而补充维生素、ω-3 PUFA、左旋肉碱等物质可不同程度改善患者生存和 QoL[24]。目前,针对 CC 患者的营养干预措施包括营养咨询及营养教育、ONS、肠内营养和肠外营养等[25]。目前的一般观点是,营养治疗无法完全逆转已经发生的恶液质,对于肿瘤患者进行营养治疗能够获得的最肯定效果是防止机体营养状况的进一步恶化;对于机体消耗严重、肿瘤已累及多个器官的患者,营养治疗只是起到延缓自身消耗的作用。恶液质营养治疗的最终目标是逆转体重丢失和肌肉丢失;对难治性恶液质主要是减轻患者恶液质相关症状,提高 QoL。营养实施的途径应遵循中国抗癌协会肿瘤营养与支持治疗专业委员会提供的营养不良五阶梯治疗原则进行,当下一阶梯无法满足患者 60% 的目标需要量 3~5 天时,应选择上一阶梯进行治疗。

运动可增加胰岛素敏感性,提高蛋白合成效率,使机体抗氧化酶活性增强,促使炎症反应下降,提高免疫反应[26],因此运动干预联合营养治疗的模式可能成为治疗恶液质的有效手段[27]。此外,研究显示,10%~79% CC 患者伴随心理负担或调节障碍,具有恐惧、紧张、焦虑等精神症状[28],适当的心理疏导、社会支持可改善患者的心理状态,使其更加积极地面对疾病[29]。

二、证据

(一) 营养咨询、营养教育

尽管营养治疗预防或逆转 CC 患者的体重丢失,提高 QoL,延长生存期的证据不多,但仍有一些临床研究证据支持营养咨询及营养治疗的有效性。研究表明,由专业营养师(配合临床医生)开展的对患者的密切随访(包括对营养状况的关注、营养咨询、饮食指导)可能提高患者 QoL,甚至延长生存期。通过营养咨询和饮食指导从而增加能量和蛋白质的摄入已被证明是有效的,能改善肿瘤患者的营养状况。

几项 RCT[30-32]结果显示,强化营养咨询能明显增加患者的营养摄入量,增加体重并改善 QoL,避免后续治疗的中断,使患者获益。另一项纳入 10 项 RCT 的系统评价研究结果显示,对头颈部肿瘤患者放化疗期间进行个体化的强化营养咨询,患者营养状态和 QoL 均明显改善[33]。Ravasco P 等[34]的一项 RCT 研究在较小样本量人群中发现,长期、密切、个体化的营养咨询和营养治疗不仅可以改善肿瘤患者的营养不良、减少肿瘤治疗并发症、提高 QoL,并且显著延长了患者的生存时间。近期 Tanaka N 等[35]的一项研究发现,早期强化营养干预、饮食咨询教育和补充 ONS 对预防晚期肺癌患者接受化疗后体重丢失有明显作用,同时可改善患者治疗反应性、生活质量和生存期。

（二）口服营养补充

但当强化营养咨询改善经口进食仍无法满足机体的营养需求时，建议应用 ONS 来加强营养补充[14]。一项荷兰疾病相关性营养不良患者实施 ONS 的研究发现[36]，ONS 可将全国医疗费用降低 18.9%；美国的类似研究则发现 ONS 可将住院时间缩短 21%、医疗费用减少 21.6%[37]。恶液质的一个重要特征是肌肉的持续消耗，而 ONS 是最简便的能量及蛋白质补充方法。直接口服复方氨基酸可明显提高患者的瘦体组织，其机制与提高机体胰岛素敏感性及胰岛素样生长因子-1（insulin-like growth factor 1，IGF-1）促进合成代谢有关[38]。ACS 知情选择指导中指出，大多数进展期肿瘤患者需调整饮食模式以适应营养需求，有效控制症状及不良反应。对于不能摄入足够固体食物满足营养需求时，建议补充营养剂[14]。

多数临床研究结果显示，ONS 能改善肿瘤患者的营养状态，提高肿瘤患者对放化疗等的耐受性，甚至延长肿瘤患者的生存时间并改善 QoL[39]。三项针对 ONS 的 RCT 研究结果显示，与对照组相比，免疫增强型 ONS（含鱼油等免疫营养成分）不仅能改善肿瘤患者营养状态，对降低机体炎症反应、提高机体功能和改善 QoL 也具有积极作用[40-42]。Parsons EL 等[43]研究发现，适当的饮食建议和 ONS 可改善营养不良患者的 QoL 和营养摄入。最近的一项单中心、随机研究显示，在接受放疗或放疗联合全身治疗的头颈部肿瘤患者中，营养咨询联合 ONS 组患者总蛋白总能量摄入、营养状况、卡氏评分、QoL 评分及治疗耐受性等均有明显改善[44]。

（三）肠内营养

肠内营养指从消化道给予特殊医学用途食品，途径包括口服及管饲，后者有鼻胃管（nasogastric tube，NGT）、鼻肠管、经皮内镜下胃造瘘（percutaneous endoscopic gastrostomy，PEG）、经皮内镜下空肠造瘘（percutaneous endoscopic gastrostomy，PEJ）等。

欧洲肿瘤恶液质临床治疗指南推荐首选肠内营养[21]。对于预计患者禁食>7 天，或预计经口摄食无法达到足够摄入量（至少达 60% 的估计能量消耗）>10 天者，应给予肠内营养。指南亦指出，对难治性恶液质患者提供促食欲药物和肠内营养时并不会增加其进食相关的痛苦。

Strasser F[45]表示，对于晚期患者的支持需要考虑伦理问题，包括自主性（患者自主决定是否接受医疗），益处（是否能给患者带来大的益处），兼顾公平（所需要的资源对于所获得的益处是值得的）。即使首选肠内营养，也应注意不良反应，包括误吸、肺炎、腹泻、梗阻、肠管堵塞、瘘、呕吐、电解质紊乱、感染等。

（四）肠外营养

对于进行化疗的营养不良的肿瘤患者，如果无法实施肠内营养，建议给予全肠外营养或补充性肠外营养。

Lundholm K 等[46]的研究表明，ONS 联合家庭肠外营养可改善 CC 患者的生存时间，使能量平衡，体脂肪增加，身体活动能力增加。Shang E 等[47]对给予姑息化疗/放疗的肿瘤患者提供 ONS 加上补充性肠外营养（需要量的 30%），结果显示可改善患者 48 周后的人体成分、QoL 和生存率。Hasenberg T 等研究[48]表明，对于姑息治疗的进展期结直肠癌患者早期给予补充性肠外营养，可提高患者 QoL，改善化疗相关不良反应，并改善患者人体成分。但对于难治性恶液质，或预期生存期不足 2 个月的肿瘤患者，Bosaeus I[49]认为肠外营养不仅不会带来生存获益，反而常导致并发症，尤其会增加感染并发症。ESPEN 指南推荐肠外营养用于肠功能衰竭的患者和预计生存期超过 2 个月,且营养不良可导致生存期缩短的肿瘤患者。

ACS 指出对于患者知情选择肠外营养,要注重个体化及对可能的并发症风险要充分认识。ASPEN 及美国营养学会均提示肠外营养的应用要有选择性及警示性。针对进展期肿瘤患者,肠外营养在极少数情况下需要应用,大部分情况不推荐使用,特别是对于难治性恶液质,肠外营养所带来的不良反应往往大于益处。

(五) 能量、营养物质及特殊营养素的应用

ESPEN 肿瘤患者营养指南提出,肿瘤患者的能量需求仍类似于健康人群,介于 25 ~ 30kcal/(kg·d),对于卧床患者则可按照 20 ~ 25kcal/(kg·d)来估算总能量需求[14]。针对中重度营养不良的胃肠肿瘤患者的研究发现,常规饮食基础上增加 20kcal/(kg·d)非蛋白质能量的高脂流质饮食,可能有助于维持患者的体重、去脂体重和体细胞质量[50,51]。

肿瘤患者的蛋白质目标需要量为 1.0 ~ 2.0g/(kg·d)。补充蛋白质/AA 可降低患者死亡率、改善蛋白质代谢、提高血浆蛋白质水平及提高抗肿瘤治疗耐受性。Weijs PJ 等[52]开展的一项研究显示,蛋白质及能量双达标可以减少 50%的死亡率,而单纯能量达标不能减少死亡率。这个研究虽然是针对危重病患者,但是其结果对恶液质患者有借鉴作用,充分说明了蛋白质及能量双达标的重要性。Bozzetti F 等[53]综合多项研究认为,CC 患者蛋白质的总摄入量(静脉+口服)应该达到 1.8 ~ 2.0g/(kg·d)。严重营养不良肿瘤患者的短期冲击营养治疗阶段,蛋白质给予量应达到 2.0g/(kg·d);轻中度营养不良肿瘤患者的长期营养补充治疗阶段,蛋白质给予量应该达到 1.5g/(kg·d)[1.25 ~ 1.7g/(kg·d)]。日常饮食不足时,应该 ONS,仍不足时应该给予静脉补充。

1. ω-3 多不饱和脂肪酸　炎症反应在恶液质的发生发展中起重要作用,在体重丢失的肿瘤患者中炎症反应进程非常强烈,炎症状态所介导的高分解代谢大量消耗了患者摄入的营养。具有抗炎效应的 ω-3 PUFA,包括 EPA 及 DHA,在抗恶液质中的作用得到研究[54]。

Fearon KC 等[55]在晚期胃肠癌、肺癌中的研究显示,8 周治疗期间 EPA 试验组在生存率、体重及其他营养有关参数上并没有得到显著改善,但体重这个主要结局指标尽管差异不显著,但显现出一种有利的趋势($P = 0.066$)。Fearon KC 等[56]观察了富含 ω-3 PUFA 和抗氧化剂的 ONS 剂对胰腺癌患者体重丢失和瘦体组织丢失的影响。结果显示,瘦体组织重量的改变与血浆 EPA 含量间存在线性关系,表明 ω-3 PUFA 摄入增加会使机体蛋白质的沉积也增加。此外,当体重改变与饮食蛋白质摄入量有关时,仅仅与那些额外摄入了 ω-3 PUFA 的患者表现出正相关性,即蛋白质与 ω-3 PUFA 协同发挥促进机体蛋白质合成的效应。EPA 具有抗炎,降低蛋白水解诱导因子(proteolysis-inducing factor, PIF)产生,阻止骨骼肌分解的作用,有提高恶液质患者 QoL 的报道[57]。ASPEN 指南推荐使用,但在 ESPAN 指南中没有被明确推荐,EPA 单独给予的效果仍有意见分歧,在现阶段作为综合治疗的一环是被认同的。

2. 支链氨基酸　BCAA 是三种常见氨基酸,即亮氨酸、缬氨酸和异亮氨酸。CC 患者由于骨骼肌分解,其血浆 BCAA 水平往往升高,补充外源性 BCAA 可抑制蛋白分解,同时促进蛋白合成,具有改善食欲不振的效果。

Hunter DC 等报道[58],9 例腹腔腺癌患者分别先后给予普通全肠外营养(含 BCAA 19%)或富含 BCAA 的全肠外营养(BCAA 50%),结果显示高 BCAA 组酪氨酸氧化下降(提示蛋白质利用改善)、蛋白质及白蛋白合成增加,说明 BCAA 对 CC 有明显的正效应。最近,还有报道显示口服补充 BCAA 似乎可以缩短住院时间,降低发病率并改善 QoL,但死亡率没有变化。但是,2011 年 Marika 在一项随机对照研究中,并未发现添加 BCAA 能显著改善患者的

瘦体组织。在 2007 年发表的另一项随机双盲对照研究中,也并未发现添加 BCAA 能显著改善恶液质患者瘦体组织或肌肉蛋白合成。

3. L-谷氨酰胺 有研究报道,应用谷氨酰胺可增强危重患者机体的免疫功能,加强肠道免疫屏障,减少机体蛋白质的消耗[59]。通过添加海洋鱼低聚肽和小麦低聚肽提高谷氨酰胺含量的高蛋白肠内营养配方,可以在补充蛋白质的同时减少机体蛋白质的消耗,增强患者免疫功能。Yoshida S 等[60]开展的基础和临床研究结果显示,荷瘤大鼠尽管谷氨酰胺产量升高、精氨酸向谷氨酰胺转化增加,但是血浆及肌肉谷氨酰胺水平降低;化疗期间经肠外营养补充谷氨酰胺可以降低整体蛋白质降解;食管癌患者放化疗期间口服补充谷氨酰胺可增强淋巴细胞有丝分裂功能、降低肠道黏膜通透性。近期 Sayles C 等[61]进行的meta 分析显示,纳入的 15 项研究中 11 项表明口服谷氨酰胺在预防肿瘤放化疗相关黏膜炎方面有效,可显著降低 2,3 或 4 级黏膜炎的发生率,同时改善患者体重丢失及反应持续时间等。

4. L-左旋肉碱 Gramingnano G 等[62]对 12 名进展期肿瘤患者每天给予肉碱 6g,连续 4周,发现肉碱可改善患者食欲、瘦体组织和疲劳。Cruciani RA 等[63]在 27 例肉碱缺乏的进展期肿瘤患者中的研究发现,添加肉碱可改善肿瘤患者的疲劳、睡眠和抑郁症状。

5. β-羟基-β-甲基丁酸盐 HMB 可以抑制蛋白酶体活性,激活蛋白质合成和骨骼肌生长,减少恶液质患者瘦体组织的流失。针对晚期实体瘤恶液质患者($n=32$)的研究发现,补充 HMB(3g/d)联合精氨酸和谷氨酰胺的患者平均体重增加(0.95 ± 0.66)kg、去脂体重增加1.12kg,而补充等氮非必需氨基酸的对照组患者同期内去脂体重丢失了 1.34kg。这种逆转肿瘤相关肌肉流失的作用在补充 4 周后即出现,且在整个 24 周的研究中一直存在[64]。另一项纳入 472 名晚期肺癌和其他肿瘤患者的类似研究发现,补充 HMB/Arg/Gln 后,生物阻抗和皮肤皱褶测量显示的瘦体组织有升高趋势,但由于有 63% 的患者没有完成研究,尚难以据此结果评估 HMB/Arg/Gln 逆转或预防肿瘤恶液质的有效性[65]。

(六) 多学科联合治疗

尽管营养治疗一定程度上可增加能量的摄入并持续一定时间,但它并不能从根本上解决分解代谢问题,即以营养治疗来削弱肿瘤诱导的分解作用是有限的。药物治疗可减少厌食,削弱全身性炎症,减少骨骼肌肉分解代谢或刺激肌肉蛋白合成代谢,可能会减缓消耗的进程[49]。

因此,预防及改善 CC 可能需要多学科联合方式和早期干预,肿瘤内科、外科、营养治疗、心理干预等手段协同才能延缓肿瘤患者的疾病进展[66]。

三、推荐意见

1. 对肿瘤恶液质患者需明确诊断,并进行分期及分级,有益于患者的抗肿瘤治疗和营养治疗。(A)

2. 推荐 PG-SGA 作为肿瘤恶液质患者的营养评估方法。(A)

3. 肿瘤恶液质患者表现为低摄入量以及代谢异常,均能导致蛋白及能量负平衡,需要增加能量及营养素摄入以纠正能量及蛋白质的负平衡,高能量密度(2.0kcal/ml)、高蛋白及高脂肪源能量配方可减少入液量,增加患者依从性。(A)

4. 推荐增加蛋白质摄入,支持 BCAA 的证据目前尚不充分。(B)

5. 密切的营养随访、营养咨询和对患者的营养教育是预防及治疗肿瘤恶液质的重要措施,仅仅是对食物的不同选择,以及对食物摄入量的认识,就能使患者摄入更多的能量及营养素,从而可能有助于改善患者营养状况。(A)

6. 对于肿瘤恶液质患者不能摄入足够食物满足营养需求时,建议补充营养剂,以 ONS 为首选,可提高液体能量密度(2.0kcal/ml)。(A)

7. 当肿瘤恶液质患者饮食调整及 ONS 总能量摄入不及标准量的 60% 达到 7 天时,建议管饲肠内营养,不能增加进食相关的痛苦。(B)

8. 对于肠功能衰竭和预计生存期超过 2 个月,且营养不良可导致生存期缩短的肿瘤恶液质患者,推荐应用肠外营养。(B)

9. 肿瘤恶液质患者在饮食、ONS 或管饲肠内营养不足的情况下,推荐给予补充性肠外营养。(B)

10. 对进展期肿瘤恶液质患者选择肠外营养,要注重个体化及充分认识可能的并发症风险。(C)

11. 对于肿瘤恶液质患者,富含 ω-3 PUFA 的膳食、肠内营养或肠外营养制剂可能是有益的,在保证总能量摄入的情况下可能更加有效,但仍没有足够的证据推荐其在恶液质肿瘤患者中应用,但也并没有在膳食补充剂的应用过程中发现严重不良反应。(B)

12. 肿瘤恶液质药物治疗应在临床医生建议下实施,包括:促食欲药物、促胃动力药物、甾体激素、非甾体抗炎药,但必须考虑可能的不良反应。(B)

13. 对各期肿瘤恶液质患者,除营养治疗外的非药物治疗,推荐包括鼓励适当锻炼、心理干预等。(A)

14. 改善肿瘤恶液质可能需要多学科联合的方式和更早开始的干预。(C)

15. 治疗肿瘤恶液质的最佳方法是治愈肿瘤。对于持续进展患者,需慎重考虑是否采用姑息抗肿瘤治疗药,不推荐为减轻恶液质而进行抗肿瘤治疗。(C)

16. 进展期肿瘤患者,无论恶液质前期或恶液质期的高危人群,均应进行营养、药物及非药物治疗,包括通过营养咨询、营养教育等预防营养不良,以及治疗引起营养不良的原发疾病。(C)

===============参考文献===============

[1] PETRUZZELLI M,WAGNER E F. Mechanisms of metabolic dysfunction in cancer-associated cachexia[J]. Genes Dev,2016,30(5):489-501.

[2] SCHERBAKOV N,DOEHNER W. Cachexia as a common characteristic in multiple chronic disease[J]. J Cachexia Sarcopenia Muscle,2018,9(7):1189-1191.

[3] PENET M F,BHUJWALLA Z M. Cancer cachexia,recent advances,and future directions[J]. Cancer J,2015, 21(2):117-122.

[4] BARACOS V E,MARTIN L,KORC M,et al. Cancer-associated cachexia[J]. Nat Rev Dis Primers,2018, 4:17105.

[5] FEARON K,STRASSER F,ANKER S D,et al. Definition and classification of cancer cachexia:an international consensus[J]. Lancet Oncol,2011,12(5):489-495.

[6] BARACOS V E,MAZURAK V C,Bhullar A S. Cancer cachexia is defined by an ongoing loss of skeletal muscle mass[J]. Ann Palliat Med,2019,8(1):3-12.

[7] TAKAYAMA K,ATAGI S,IMAMURA F,et al. Quality of life and survival survey of cancer cachexia in ad-

vanced non-small cell lung cancer patients-Japan nutrition and QOL survey in patients with advanced non-small cell lung cancer study[J]. Support Care Cancer,2016,24(8):3473-3480.

[8] KIMURA M,NAITO T,KENMOTSU H,et al. Prognostic impact of cancer cachexia in patients with advanced non-small cell lung cancer[J]. Support Care Cancer,2015,23(6):1699-1708.

[9] ZHOU T,YANG K,THAPA S,et al. Differences in Symptom Burden Among Cancer Patients With Different Stages of Cachexia[J]. J Pain Symptom Manage,2017,53(5):919-926.

[10] ARGILES J M,LOPEZ-SORIANO F J,BUSQUETS S. Mechanisms to explain wasting of muscle and fat in cancer cachexia[J]. Curr Opin Support Palliat Care,2007,1(4):293-298.

[11] 中国抗癌协会营养与支持治疗专业委员会. 肿瘤恶液质营养治疗指南[J]. 肿瘤代谢与营养电子杂志. 2015,2(3):27-31.

[12] NICOLINI A,FERRARI P,MASONI M C,et al. Malnutrition,anorexia and cachexia in cancer patients:a mini-review on pathogenesis and treatment[J]. Biomed Pharmacother,2013,67(8):807-817.

[13] ZHOU T,WANG B,LIU H,et al. Development and validation of a clinically applicable score to classify cachexia stages in advanced cancer patients[J]. J Cachexia Sarcopenia Muscle,2018,9(2):306-314.

[14] ARENDS J,BACHMANN P,BARACOS V,et al. ESPEN guidelines on nutrition in cancer patients[J]. Clin Nutr,2017,36(1):11-48.

[15] CASTILLO-MARTINEZ L,CASTRO-EGUILUZ D,COPCA-MENDOZA E T,et al. Nutritional Assessment Tools for the Identification of Malnutrition and Nutritional Risk Associated with Cancer Treatment[J]. Rev Invest Clin,2018,70(3):121-125.

[16] ABBOTT J,TELENI L,MCKAVANAGH D,et al. Patient-Generated Subjective Global Assessment Short Form(PG-SGA SF)is a valid screening tool in chemotherapy outpatients[J]. Support Care Cancer,2016,24(9):3883-3887.

[17] TEMEL J S,ABERNETHY A P,CURROW D C,et al. Anamorelin in patients with non-small-cell lung cancer and cachexia(ROMANA 1 and ROMANA 2):results from two randomised,double-blind,phase 3 trials[J]. Lancet Oncol,2016,17(4):519-531.

[18] MULASI U,VOCK D M,KUCHNIA A J,et al. Malnutrition identified by the academy of nutrition and dietetics and American Society for Parenteral and Enteral Nutrition consensus criteria and other bedside tools is highly prevalent in a sample of individuals undergoing treatment for head and neck cancer[J]. JPEN J Parenter Enteral Nutr,2018,42(1):139-147.

[19] CEDERHOLM T,BARAZZONI R,AUSTIN P,et al. ESPEN guidelines on definitions and terminology of clinical nutrition[J]. Clin Nutr,2017,36(1):49-64.

[20] MESSINA C,SCONFIENZA L M,BANDIRALI M,et al. Adult dual-energy X-ray absorptiometry in clinical practice:how I report it[J]. Semin Musculoskelet Radiol,2016,20(3):246-253.

[21] ARENDS J,BARACOS V,BERTZ H,et al. ESPEN expert group recommendations for action against cancer-related malnutrition[J]. Clin Nutr,2017,36(5):1187-1196.

[22] DEV R,WONG A,HUI D,et al. The evolving approach to management of cancer cachexia[J]. Oncology(Williston Park),2017,31(1):23-32.

[23] ANDERSON L J,ALBRECHT E D,GARCIA J M. Update on management of cancer-related cachexia[J]. Curr Oncol Rep,2017,19(1):3.

[24] MOCHAMAT,CUHLS H,MARINOVA M,et al. A systematic review on the role of vitamins,minerals,proteins,and other supplements for the treatment of cachexia in cancer:a European Palliative Care Research Centre cachexia project[J]. J Cachexia Sarcopenia Muscle,2017,8(1):25-39.

[25] BALDWIN C. The effectiveness of nutritional interventions in malnutrition and cachexia[J]. Proc Nutr Soc,2015,74(4):397-404.

［26］ ALVES C R,DA CUNHA T F,DA PAIXAO N A,et al. Aerobic exercise training as therapy for cardiac and cancer cachexia［J］. Life Sci,2015,125:9-14.

［27］ LIRA F S,NETO J C,SEELAENDER M. Exercise training as treatment in cancer cachexia［J］. Appl Physiol Nutr Metab,2014,39(6):679-686.

［28］ INUI A. Cancer anorexia-cachexia syndrome:current issues in research and management［J］. CA Cancer J Clin,2002,52(2):72-91.

［29］ INUI A. Recent development in research and management of cancer anorexia-cachexia syndrome［J］. Gan To Kagaku Ryoho,2005,32(6):743-749.

［30］ RAVASCO P,MONTEIRO-GRILLO I,VIDAL P M,et al. Dietary counseling improves patient outcomes:a prospective,randomized,controlled trial in colorectal cancer patients undergoing radiotherapy［J］. J Clin Oncol,2005,23(7):1431-1438.

［31］ RAVASCO P,MONTEIRO-GRILLO I,MARQUES VIDAL P,et al. Impact of nutrition on outcome:a prospective randomized controlled trial in patients with head and neck cancer undergoing radiotherapy［J］. Head Neck,2005,27(8):659-668.

［32］ ISENRING E A,BAUER J D,CAPRA S. Nutrition support using the American Dietetic Association medical nutrition therapy protocol for radiation oncology patients improves dietary intake compared with standard practice［J］. J Am Diet Assoc,2007,107(3):404-412.

［33］ LANGIUS J A,ZANDBERGEN M C,EERENSTEIN S E,et al. Effect of nutritional interventions on nutritional status,quality of life and mortality in patients with head and neck cancer receiving(chemo)radiotherapy:a systematic review［J］. Clin Nutr,2013,32(5):671-678.

［34］ RAVASCO P,MONTEIRO-GRILLO I,CAMILO M. Individualized nutrition intervention is of major benefit to colorectal cancer patients:long-term follow-up of a randomized controlled trial of nutritional therapy［J］. Am J Clin Nutr,2012,96(6):1346-1353.

［35］ TANAKA N,TAKEDA K,KAWASAKI Y,et al. Early intensive nutrition intervention with dietary counseling and oral nutrition supplement prevents weight loss in patients with advanced lung cancer receiving chemotherapy:a clinical prospective study［J］. Yonago Acta Med,2018,61(4):204-212.

［36］ FREIJER K,NUIJTEN M J,SCHOLS J M. The budget impact of oral nutritional supplements for disease related malnutrition in elderly in the community setting［J］. Front Pharmacol,2012,3:78.

［37］ PHILIPSON T J,SNIDER J T,LAKDAWALLA D N,et al. Impact of oral nutritional supplementation on hospital outcomes［J］. Am J Manag Care,2013,19(2):121-128.

［38］ 石汉平. 肿瘤恶液质病人的蛋白质应用［J/CD］. 肿瘤代谢与营养电子杂志,2014,1(2):1-5.

［39］ LEE J L,LEONG L P,LIM S L. Nutrition intervention approaches to reduce malnutrition in oncology patients:a systematic review［J］. Support Care Cancer,2016,24(1):469-480.

［40］ VAN DER MEIJ B S,LANGIUS J A,SPREEUWENBERG M D,et al. Oral nutritional supplements containing n-3 polyunsaturated fatty acids affect quality of life and functional status in lung cancer patients during multimodality treatment:an RCT［J］. Eur J Clin Nutr,2012,66(3):399-404.

［41］ VAN DER MEIJ B S,LANGIUS J A,SMIT E F,et al. Oral nutritional supplements containing(n-3)polyunsaturated fatty acids affect the nutritional status of patients with stage Ⅲ non-small cell lung cancer during multimodality treatment［J］. J Nutr,2010,140(10):1774-1780.

［42］ MOYA P,SORIANO-IRIGARAY L,RAMIREZ J M,et al. Perioperative standard oral nutrition supplements versus immunonutrition in patients undergoing colorectal resection in an enhanced recovery(ERAS)protocol:a multicenter randomized clinical trial(SONVI Study)［J］. Medicine(Baltimore),2016,95(21):e3704.

［43］ PARSONS E L,STRATTON R J,CAWOOD A L,et al. Oral nutritional supplements in a randomised trial are more effective than dietary advice at improving quality of life in malnourished care home residents［J］. Clin

Nutr,2017,36(1):134-142.

［44］ CEREDA E,CAPPELLO S,COLOMBO S,et al. Nutritional counseling with or without systematic use of oral nutritional supplements in head and neck cancer patients undergoing radiotherapy［J］. Radiother Oncol, 2018,126(1):81-88.

［45］ STRASSER F. Eating-related disorders in patients with advanced cancer［J］. Support Care Cancer,2003,11 (1):11-20.

［46］ LUNDHOLM K,DANERYD P,BOSAEUS I,et al. Palliative nutritional intervention in addition to cyclooxy-genase and erythropoietin treatment for patients with malignant disease:effects on survival,metabolism,and function［J］. Cancer,2004,100(9):1967-1977.

［47］ SHANG E,WEISS C,POST S,et al. The influence of early supplementation of parenteral nutrition on quality of life and body composition in patients with advanced cancer［J］. JPEN J Parenter Enteral Nutr,2006,30 (3):222-230.

［48］ HASENBERG T,ESSENBREIS M,HEROLD A,et al. Early supplementation of parenteral nutrition is capa-ble of improving quality of life,chemotherapy-related toxicity and body composition in patients with advanced colorectal carcinoma undergoing palliative treatment:results from a prospective,randomized clinical trial［J］. Colorectal Dis,2010,12(10 Online):e190-199.

［49］ BOSAEUS I. Nutritional support in multimodal therapy for cancer cachexia［J］. Support Care Cancer,2008, 16(5):447-451.

［50］ ARENDS J,BACHMANN P,BARACOS V,et al. ESPEN guidelines on nutrition in cancer patients［J］. Clin nutr,2016,36(1):11-48.

［51］ 李增宁,陈伟,齐玉梅,等.肿瘤患者特殊医学用途配方食品应用专家共识[J].肿瘤代谢与营养电子杂志. 2016;3(2):95-99.

［52］ WEIJS P J,STAPEL S N,DE GROOT S D,et al. Optimal protein and energy nutrition decreases mortality in mechanically ventilated,critically ill patients:a prospective observational cohort study［J］. JPEN J Parenter Enteral Nutr,2012,36(1):60-68.

［53］ BOZZETTI F,BOZZETTI V. Is the intravenous supplementation of amino acid to cancer patients adequate? A critical appraisal of literature［J］. Clin Nutr,2013,32(1):142-146.

［54］ LAVRIV D S,NEVES P M,RAVASCO P. Should omega-3 fatty acids be used for adjuvant treatment of canc-er cachexia?［J］. Clin Nutr ESPEN,2018,25:18-25.

［55］ FEARON K C,BARBER M D,MOSES A G,et al. Double-blind,placebo-controlled,randomized study of ei-cosapentaenoic acid diester in patients with cancer cachexia［J］. J Clin Oncol,2006,24(21):3401-3407.

［56］ FEARON K C,VON MEYENFELDT M F,MOSES A G,et al. Effect of a protein and energy dense n-3 fatty acid enriched oral supplement on loss of weight and lean tissue in cancer cachexia:a randomised double blind trial［J］. Gut,2003,52(10):1479-1486.

［57］ DU L,YANG Y H,WANG Y M,et al. EPA-enriched phospholipids ameliorate cancer-associated cachexia mainly via inhibiting lipolysis［J］. Food Funct,2015,6(12):3652-3662.

［58］ HUNTER D C,WEINTRAUB M,BLACKBURN G L,et al. Branched chain amino acids as the protein com-ponent of parenteral nutrition in cancer cachexia［J］. Br J Surg,1989,76(2):149-153.

［59］ MICHALAK K P,MACKOWSKA-KEDZIORA A,SOBOLEWSKI B,et al. Key Roles of Glutamine Pathways in Reprogramming the Cancer Metabolism［J］. Oxid Med Cell Longev,2015,2015:964321.

［60］ YOSHIDA S,KAIBARA A,ISHIBASHI N,et al. Glutamine supplementation in cancer patients［J］. Nutri-tion,2001,17(9):766-768.

［61］ SAYLES C,HICKERSON S C,BHAT R R,et al. Oral glutamine in preventing treatment-related mucositis in adult patients with cancer:a systematic review［J］. Nutr Clin Pract,2016,31(2):171-179.

[62] GRAMIGNANO G,LUSSO M R,MADEDDU C,et al. Efficacy of l-carnitine administration on fatigue,nutritional status,oxidative stress,and related quality of life in 12 advanced cancer patients undergoing anticancer therapy[J]. Nutrition,2006,22(2):136-145.

[63] CRUCIANI R A,DVORKIN E,HOMEL P,et al. Safety,tolerability and symptom outcomes associated with L-carnitine supplementation in patients with cancer,fatigue,and carnitine deficiency:a phase I/II study [J]. J Pain Symptom Manage,2006,32(6):551-559.

[64] MAY P E,BARBER A,D'OLIMPIO J T,et al. Reversal of cancer-related wasting using oral supplementation with a combination of beta-hydroxy-beta-methylbutyrate,arginine,and glutamine[J]. Am J Surg,2002,183 (4):471-479.

[65] BERK L,JAMES J,SCHWARTZ A,et al. A randomized,double-blind,placebo-controlled trial of a beta-hydroxyl beta-methyl butyrate,glutamine,and arginine mixture for the treatment of cancer cachexia(RTOG 0122)[J]. Support Care Cancer,2008,16(10):1179-1188.

[66] AOYAGI T,TERRACINA K P,RAZA A,et al. Cancer cachexia,mechanism and treatment[J]. World J Gastrointest Oncol,2015,7(4):17-29.

第三节 恶性肠梗阻患者

一、背景

2007 年美国临床试验委员会制定了恶性肠梗阻(malignant bowel obstruction,MBO)诊断标准:①有肠梗阻临床证据(病史、体检和影像学证据);②Treitz 韧带以下的肠梗阻;③原发肿瘤累及腹膜;④无治愈可能[1]。MBO 是晚期肿瘤患者常见的终末期事件,总体发生率约占所有肿瘤患者 3%~15%,原发癌由高至低依次为结直肠癌(30%)、卵巢癌(20%)、胃癌(15%)、胰腺癌(8%)、膀胱癌(6%)、子宫内膜癌(6%)、乳腺癌(3%)和黑色素瘤(3%)[2,3]。从肿瘤最初诊断到发生 MBO 平均时间为 14 个月。肿瘤演变过程中任何阶段均可以发生肠梗阻,多数发生在晚期:小肠梗阻占 61%,大肠梗阻占 33%,大、小肠均梗阻占 20%;肠梗阻可能是完全性肠梗阻或不完全性肠梗阻;一段肠道梗阻(20%),多段肠道梗阻(80%)[4]。

MBO 相关性营养不良的病理生理基础为肠道梗阻和肠功能障碍,主要表现为①肠腔内液体积聚[5],②肠管狭窄致肠道持续不协调蠕动[6],③肠道菌群失调、肠功能障碍和肠源性感染[7]。阻断上述三个病理生理基础是 MBO 营养治疗的前提。

MBO 是肿瘤终末期事件,患者营养不良呈现营养不良发生率高(85%~100%)、重度营养不良比例高(65%)的特点[7]。MBO 患者营养不良的原因主要有:①患者肠道一处或多处梗阻,患者完全不能摄入食物或水分;②MBO 患者消化道症状发生率高:急性腹痛(发生率72%~80%)、恶心(100%)、呕吐(87%~100%)、腹胀(56%~90%),这些症状影响患者进食,而且呕吐会加重患者的液体和电解质丢失[8];③由于 MBO 的三个病理生理基础,MBO 患者肠外营养治疗会加重患者腹胀等症状,导致患者对肠外营养耐受性降低;④部分 MBO 患者合并有肝肾功能障碍,也限制了患者补充足够的肠外营养和液体量;⑤晚期肿瘤疾病本身的恶液质导致的厌食、抑郁相关性厌食使食物摄入减少。上述五个因素使 MBO 患者合并营养不良变得严重、频发而复杂,治疗也极其艰难,所以说 MBO 患者的营养治疗是技术、情感和希望的博弈[9]。

二、证据

(一) 适应证

中、重度营养不良、完全不能进食或摄入不足、抗肿瘤治疗均是 MBO 患者营养干预适应证,但 MBO 患者营养治疗的难点和重点问题是肠道连续性的恢复,具体方法和适应证如下:

1. 外科手术治疗 MBO 的适应证　外科手术治疗 MBO 术后梗阻缓解时间短,术后 60 天内仅 32%~71% 患者无梗阻症状并耐受进食,再梗阻率 6%~47%[10]。出院患者中因肠梗阻再发而再入院率 38%~47%,再住院患者中,2%~15% 需要进一步外科处理或再次手术,但此次术后能再出院回家的患者只有 46%,而并发症发生率、死亡率高达 46% 和 23%[11]。无腹水、无腹部可触及肿块、营养状况较好、外周血白细胞正常和不伴有小肠梗阻是外科手术治疗恶性肠梗阻预后良好的有利因素[12]。

2. 外科手术治疗　MBO 重建肠道连续性的手术方式选择为了重建 MBO 患者的肠道连续性,常见的手术方式有肠短路术、肠造口、肠旁路等,以能恢复肠道连续性而不是肿瘤根治为主要目的[13]。

3. 内镜下植入支架恢复肠道连续性的适应证　结肠存在一处梗阻部位的 MBO 患者首选内镜下留置支架治疗,两处梗阻部位的 MBO 患者可考虑先在低位梗阻部位留置支架、3~7 天后在较高梗阻部位再留置支架的治疗模式,三处或三处以上结肠梗阻部位的 MBO 患者因成功率较低,不主张内镜下植入支架治疗[14]。

4. 小肠减压术　MBO 患者一般情况好时,首选肠梗阻导管进行小肠减压治疗。Dechun Li 等[15]2017 年报道,18 名 MBO 患者经小肠减压术后,12 名患者能经口服肠内营养治疗,患者两周后营养状况改善并排便。

5. 经皮针减压治疗　适合于合并急性肠梗阻而又经小肠减压无效、无手术适应证的 MBO 患者。该方法具有穿刺部位感染和腹水感染的风险,需要与小肠减压结合使用。Jiang TH 等[16]2015 年报道,52 例 MBO 患者经皮针减压治疗后给予营养治疗,19.2% 的患者营养状况显著改善。

6. 超声内镜引导下胃肠吻合术 (endoscopic ultrasonography gastroenterostomy, EUS-GE)[17]、Introducer 法盲肠造瘘术[18]、内镜定位直接空肠造瘘 (direct percutaneous endoscopic jejunostomy, D-PEJ)[19]、内镜下球囊辅助超声定位直接空肠造瘘和磁力引导无需内镜或 X 线的经皮胃造瘘术[20]均是探索性的恢复肠内营养途径的方法,需要由经验丰富的内镜医师完成。

(二) 能量需求

慢性或严重消耗性营养不良情况下再次摄入碳水化合物时容易发生再喂养综合征。MBO 患者属于再喂养综合征高风险人群。营养治疗前常规检查血生化,早期增加经口摄入,能量最佳起始能量:10~15kcal/(kg·d),每日监测电解质待病情稳定后,缓慢增加能量至目标水平[21]。营养治疗补充的原则是:先少后多,先慢后快,先盐后糖,多菜少饭,逐步过渡[22]。

MBO 患者多为卧床,应该下调能量供给量,建议卧床患者 25kcal/(kg·d),非卧床患者为 30kcal/(kg·d)。MBO 患者常有消化液的显性或隐性丢失,确保每日摄入适量的矿物质(电解质及微量元素)、维生素。腹胀和肠梗阻症状严重的患者对肠外营养治疗和液体输入耐受性降低,应下调总液体量供给,以保持尿量1 000ml/d为宜。合并有肝肾功能障碍或者处于应激状态的MBO患者提高抑炎脂肪乳剂的比率[23]。

MBO患者因肠梗阻的原因单靠经口肠内营养治疗往往不能获得足够的能量,经口肠内营养的目的主要是让患者获得经口进食的愉悦感,能耐受肠内营养治疗的患者尽量通过肠内营养途径补充更多的能量以减轻患者肠外营养治疗的负担[24]。

（三）营养治疗途径

MBO患者营养治疗的途径包括肠内营养（口服、管饲）及肠外营养（周围静脉和中心静脉）。由于MBO患者均合并有完全或不完全性肠梗阻,肠外营养治疗是大多数MBO患者营养治疗的主要选择。

恶性肠梗阻患者是否进行肠内营养治疗需根据病情具体分析。应鼓励不完全性肠梗阻患者经口或管饲进行营养补充,不足部分可给予补充性肠外营养治疗。部分完全肠梗阻患者经过肠梗阻导管减压和药物治疗等可以逆转为不完全肠梗阻,进而获得肠内营养治疗的机会。而部分完全肠梗阻患者虽然经各种治疗方法最终仍无法恢复胃肠道的连续性,但通过肠梗阻导管减压治疗后,在肠梗阻导管减压治疗的胃肠段可给予少量的肠内营养治疗。

对于可以通过外科手术治疗恢复全部或部分胃肠道连续性的MBO患者,鼓励早期给予肠内营养治疗,可以改善患者生活质量和/或延长患者生存期。临终前的MBO患者或生命体征不平稳的恶性肠梗阻患者不主张给予肠内营养治疗。

MBO伴完全肠梗阻患者推荐常规使用肠梗阻导管治疗;MBO伴中、重度不完全肠梗阻患者,肠梗阻导管治疗也可以缓解肠梗阻症状,并通过肠梗阻导管补充肠内营养治疗[25]。恶性肠梗阻伴或不伴有完全性肠梗阻患者,通过肠梗阻导管治疗均可以增加患者经口进食的比例[26]。

恶性肠梗阻患者肠减压常规使用肠梗阻导管治疗,多数恶性肠梗阻患者经肠梗阻导管治疗获得肠内营养机会后营养状况可以改善,并排便排气。不推荐使用胃肠减压管治疗,急诊时可使用胃肠减压管缓解症状。肠梗阻导管推荐在内镜下完成,不推荐徒手放置[27]。

经皮针减压治疗恶性肠梗阻仅限于危重的恶性肠梗阻治疗。内镜下疏通肠内营养治疗通道的各种方法需要术前确定患者胃肠道的连续性,全消化道钡餐是常用的辅助检查。多段恶性肠梗阻不推荐内镜下疏通肠内营养治疗通道的方法[28]。

外科手术治疗是一些恶性肠梗阻患者建立肠内营养通路的有效途径,2014年美国一项研究显示外科手术治疗恶性肠梗阻,32%~100%梗阻减轻、45%~75%恢复进食、34%~87%能出院[2]。

胃肠道连续性无法恢复而需要肠外营养治疗的MBO患者,推荐使用中心静脉途径尤其输液港（port）途径。液港可以长期留置,导管感染和血栓形成发生率比PICC低,不妨碍患者的日常生活如洗浴、社交,从而提高患者的生活质量[29]。

（四）制剂与配方

MBO患者营养治疗的制剂与配方总体上与其他肿瘤没有原则性区别。但根据MBO患者的病理生理特点,抗肠道菌群失调的治疗、肠道外分泌治疗和减轻肠道水肿治疗是恶性肠梗阻营养治疗的重要组成部分。具体推荐意见如下:

1. 抗肠道外分泌治疗　生长抑素抑制几乎全部的胃肠胰内分泌激素分泌,抑制肠液、胃酸分泌及胃肠运动,减少内脏血流、增加电解质吸收。因此,生长抑素有较强的抗肠道外分泌治疗效果,MBO 抗肠道外分泌治疗首选中效生长抑素,化疗期间或居家患者可选用长效生长抑素,不推荐用短效生长抑素[30]。阿托品、山莨菪碱仅部分替代生长抑素[31]。

2. 抗肠道水肿治疗   补充白蛋白、血浆或代用品以提高渗透压,并配合使用利尿剂有利于阻断这种恶性循环的发生、发展,缓解恶性肠梗阻症状。

3. 肠道菌群失调的治疗   有明显肠道菌群失调的 MBO 患者需常规使用抗生素(针对革兰氏阴性菌和厌氧菌)重建肠道菌群平衡,并加强水电解质酸碱平衡的治疗,口服益生菌和膳食纤维有利于重建肠道菌群平衡[32]。

4. MBO 合并有炎性及应激状态的患者,一般情况较差,对肠外营养耐受性较低,使用鱼油脂肪乳剂能减轻患者炎症反应,提高患者肠外营养耐受性。

5. MBO 患者使用代谢调节剂可以减少机体分解代谢、促进能量-营养素吸收合成代谢、为细胞提供必须的营养素,胰岛素、ω-3 PUFA、甲地孕酮、BCAA、糖皮质激素、谷氨酰胺等药物有利于改善 MBO 患者的营养状况[33]。

(五) 实施

鉴于 MBO 发生原因、病理生理和整体治疗的复杂性,对 MBO 营养不良患者实施营养干预时,应常规先进行多学科会诊,以确定 MBO 患者营养治疗的途径、方法、配方和剂量等,与 MBO 患者营养不良有密切关系的科室包括营养科、消化内科、内镜室、影像科、泌尿外科、妇科、肿瘤内科、胃肠外科、心理科和病理科等。MBO 患者首次入院时常因缺乏合适的肠内营养治疗途径,多数不能顺利实施肠内营养治疗,因此,肠外营养治疗是 MBO 患者营养治疗最现实的选择。高位梗阻的 MBO 患者实施胃肠减压或小肠减压时,消化液的回输可以改善患者微量元素和电解质的丢失。部分 MBO 患者经内镜、手术等治疗重新获得胃肠道的连续性后可以鼓励患者实施积极的肠内营养治疗以及进行肠功能恢复的治疗,尽量提高肠内营养治疗的比重。MBO 患者肠道连续性得到恢复以及病情稳定后,可以鼓励患者进行居家肠内营养治疗或肠内营养治疗加部分肠外营养治疗。MBO 患者肠梗阻手术或内镜治疗后的再复发率高达 6%~47%,这部分患者需要再入院进行肠外营养治疗[34]。

三、推荐意见

(一) MBO 肠内营养通路的重建

1. 手术是 MBO 患者重建肠内营养治疗通路的主要方法。(A)

2. 无腹水、无可以触及的腹部肿块、营养状况较好、外周血白细胞正常和不伴有小肠梗阻是外科手术治疗恶性肠梗阻预后良好的有利因素。(B)

3. 外科手术治疗恶性肠梗阻具有并发症发生率高、肠梗阻再发率高和死亡率高等风险,需要对患者预期生存时间、手术发生费用和生活质量进行综合考虑[35]。(B)

4. 留置恶性肠梗阻导管是 MBO 患者的有效治疗措施,可以减轻肠梗阻症状,使部分患者重新获得肠内营养治疗的机会。(A)

5. 内镜下支架置入是重建 MBO 患者结肠连续性的有效方法,一处结肠梗阻首选支架植入。(A)

(二) MBO 肠内营养治疗

1. MBO 患者恢复经口进食能使患者获得经自然途径进食的愉悦感,提高患者生活质

量。(A)

2. 因摄入不足导致体重丢失的患者,肠内营养(经口或管饲)可改善和维持营养状态。(B)

3. 有明显肠功能障碍合并肠道菌群失调的 MBO 患者应该补充益生菌和膳食纤维,有利于改善患者肠屏障功能。(C)

4. MBO 患者肠内营养使用标准配方,经手术治疗重建肠道连续性并合并有肠短路的患者可加用增稠剂提高肠内营养的吸收效率。(C)

5. 高位梗阻的 MBO 患者实施胃肠减压或小肠减压时,消化液的回输可以改善患者微量元素和电解质的丢失。(D)

(三) MBO 肠外营养治疗

1. 肠外营养治疗中增加抑炎脂肪乳剂有利于减轻 MBO 患者对肠外营养的不适反应,提高肠外营养治疗依从性。(C)

2. MBO 患者肠外营养治疗应控制液体输入量和输入速度,使用利尿药有利于减轻肠道水肿、恢复肠道功能。(D)。

3. 胰岛素、ω-3 PUFA、甲地孕酮、BCAA、糖皮质激素、谷氨酰胺等药物有利于改善 MBO 患者的营养状况。(D)

参考文献

[1] ANTHONY T,BARON T,MERCADANTE S,et al. Report of the clinical protocol committee:development of randomized trials for malignant bowel obstruction[J]. J Pain Symptom Manage,2007,34(1 Suppl):S49-S59.

[2] PAUL OLSON T J,PINKERTON C,BRASEL K J,et al. Palliative surgery for malignant bowel obstruction from carcinomatosis:a systematic review[J]. JAMA Surg,2014,149(4):383-392.

[3] LEE Y C,JIVRAJ N,O'BRIEN C,et al. Malignant bowel obstruction in advanced gynecologic cancers:an updated review from a multidisciplinary perspective[J]. Obstet Gynecol Int,2018:1867238.

[4] RIPAMONTI C,EASSON A M,GERDES H. Management of malignant bowel obstruction[J]. Eur J Cancer,2008,44(8):1105-1115.

[5] TRAN E,SPICELAND C,SANDHU N P,et al. Malignant bowel obstruction in patients with recurrent ovarian cancer[J]. Am J Hosp Palliat Care,2016,33(3):272-275.

[6] BATENI S B,GINGRICH A A,STEWART S L,et al. Hospital utilization and disposition among patients with malignant bowel obstruction:a population-based comparison of surgical to medical management[J]. BMC Cancer,2018,18(1):1166-1173.

[7] TUCA A,GUELL E,MARTINEZ-LOSADA E,et al. Malignant bowel obstruction in advanced cancer patients:epidemiology,management and factors influencing spontaneous resolution[J]. Cancer Manag Res,2012,4:159-169.

[8] TUCA A,ROCA R,SALA C,et al. Efficacy of granisetron in the antiemetic control of nonsurgical intestinal obstruction in advanced cancer:a phase Ⅱ clinical trial[J]. J Pain Symptom Manage,2009,37(2):259-270.

[9] 饶本强,石汉平. 癌性肠梗阻:技术、情感和希望的博弈[J/CD]. 肿瘤代谢与营养电子杂志,2017,4(2):136-143.

[10] BLAIR SL,CHU DZ,SCHWARZ E. Outcome of palliative operations for malignant bowel obstruction in patients with peritoneal carcinomatosis from nongynecological cancer[J]. Ann Surg Oncol,2001,8(8):632-637.

[11] CHEN JH,HUANG TC,CHANG PY,et al. Malignant bowel obstruction:a retrospective clinical analysis[J].

Mol Clin Oncol,2014,2(1):13-l8.

[12] HENRY JC,POULY S,SULLIVAN R,et al. A scoring system for the prognosis and treatment of malignant bowel obstruction[J]. Surgery,2012,152(4):747-757.

[13] SUIDAN RS,HE W,SUN CC,et al. Treatment patterns,outcomes,and costs for bowel obstruction in ovarian cancer[J]. Int J Gynecol Cancer,2017,27(7):1350-1359.

[14] HONG SP,KIM TI. Colorectal stenting:an advanced approach to malignant colorectal obstruction[J]. World J Gastroenterol,2014,20(43):16020-16028.

[15] LI D,DU H,SHAO G,et al. Application of small intestine decompression combined with oral feeding in middle and late period of malignant small bowel obstruction[J]. Oncol Lett. 2017,14(1):180-184.

[16] JIANG T H,SUN X J,CHEN Y,et al. Percutaneous needle decompression in treatment of malignant small bowel obstruction[J]. World J Gastroenterol,2015,21(8):2467-2474.

[17] KHASHAB M A,KIM K J,TRYGGESTAD E J,et al. Comparative analysis of traditional and coiled fiducials implanted during EUS for pancreatic cancer patients receiving stereotactic body radiation therapy[J]. Gastrointest Endosc,2012,76(5):962-971.

[18] K LLMER A,WANNHOFF A,SCHMIDT A,et al. Endoscopic jejunojejunostomy by use of a lumen-apposing self-expandable metal stent for treatment of obstructed efferent loop after subtotal gastrectomy with Roux-en-Y-reconstruction[J]. Video GIE,2017,2(10):276-278.

[19] TOH YOON E W,NISHIHARA K. Percutaneous transesophageal gastro-tubing(PTEG) as an alternative long-term tube feeding procedure when gastrostomy is not feasible[J]. Therap Adv Gastroenterol,2017,10(12):911-917.

[20] KAWAMURA T,UNO K,TANAKA K,et al. Current status of single-balloon enteroscopy:insertability and clinical applications[J]. World J Gastrointest Endosc,2015,7(1):59-65.

[21] RIO A,WHELAN K,GOFF L,et al. Occurrence of refeeding syndrome in adults started on artificial nutrition support:prospective cohort study[J]. BMJ Open,2013,3(1):e002173.

[22] NASIR M,ZAMAN B S,KALEEM A. What a trainee surgeon should know about refeeding syndrome:aliterature review[J]. Cureus,2018,10(3):e2388.

[23] FERGUSON H J,FERGUSON C I,SPEAKMAN J,et al. Management of intestinal obstruction in advanced malignancy[J]. Ann Med Surg(Lond),2015,4(3):264-270.

[24] BIELAWSKA B,ALLARD J P. Parenteral nutrition and intestinal failure[J]. Nutrients,2017,9(5):466-472.

[25] HAN X J,ZHAO F,SU H Y,et al. Outcome of decompression using a transnasal ileus tube in malignant adhesive bowel obstruction:a retrospective study[J]. Mol Clin Oncol,2017,7(4):701-705.

[26] MILLER ZA,MOHAN P,TARTAGLIONE R,et al. Bowel obstruction:decompressive gastrostomies and cecostomies[J]. Semin Intervent Radiol,2017,34(4):349-360.

[27] CHEN XL,JI F,LIN Q,et al. A prospective randomized trial of transnasal ileus tube vs nasogastric tube for adhesive small bowel obstruction[J]. World J Gastroenterol,2012,18(16):1968-1974.

[28] TUCA A,GUELL E,MARTINEZ-LOSADA E,et al. Malignant bowel obstruction in advanced cancer patients:epidemiology,management,and factors influencing spontaneous resolution[J]. Cancer Manag Res,2012,4:159-169.

[29] VASHI PG,VIRGINKAR N,POPIEL B,et al. Incidence of and factors associated with catheter-related bloodstream infection in patients with advanced solid tumors on home parenteral nutrition managed using a standardized catheter care protocol[J]. BMC Infect Dis,2017,17(1):372-380.

[30] LYBAERT W. The use of lanreotide autogel® in the treatment of intestinal obstruction in a patient with adenocarcinoma[J]. Case Rep Oncol,2014,7(1):43-46.

[31] PENG X, WANG P, LI S, et al. Randomized clinical trial comparing octreotide and scopolamine butylbromide in symptom control of patients with inoperable bowel obstruction due to advanced ovarian cancer[J]. World J Surg Oncol, 2015, 13:50-56.

[32] RAITEN D J, SAKR ASHOUR F A, ROSS A C, et al. Inflammation and nutritional science for programs/policies and interpretation of research evidence(INSPIRE)[J]. J Nutr, 2015, 145(5):1039S-1108S.

[33] GULLETT NP, MAZURAK VC, HEBBAR G, et al. Nutritional interventions for cancer-induced cachexia[J]. Curr Probl Cancer, 2011, 35(2):58-90.

[34] SCHWARZE M L, BRADLEY C T, BRASEL K J. Surgical"buy-in":the contractual relationship between surgeons and patients that influences decisions regarding life-supporting therapy[J]. Crit Care Med, 2010, 38(3):843-848.

第四节　家 居 患 者

一、背景

肿瘤患者维持机体正常的生理功能需要摄取营养,肿瘤的生物学特性引起的额外消耗对营养提出了更高的需求。但肿瘤患者可能伴随的食欲下降、恶心、呕吐、腹胀、体液潴留等多种因素以及肿瘤相关的手术、化疗、放疗等均可能导致患者进食减少甚至不能进食,致使摄入不足表现得更为突出。住院治疗期间,医护人员可以根据患者的情况进行合理的营养治疗以改善患者的状况,但多数肿瘤患者可能有更多的时间是在家中而不是在医院度过,包括手术前的门诊检查及手术后的康复阶段、抗肿瘤治疗间期、非荷瘤状态以及部分肿瘤患者的终末期等。

由于社会经济发展、医疗技术水平的地区差异以及肿瘤患者家庭状况、宗教文化背景等因素的影响,肿瘤患者的家庭营养治疗模式在不同的国家和地区都存在着非常大的差异。目前,肿瘤患者的这一需求已引起医护人员的关注。虽然已有多篇关于肿瘤患者家庭肠外营养治疗和家庭肠内营养(home enteral nutrition,HEN)治疗的文献发表,但由于不同国家和地区、不同民族及文化背景等社会因素及肿瘤特别是终末期肿瘤所涉及伦理学因素,时至今日,针对肿瘤患者家庭营养治疗仍缺乏高级别的循证医学证据。但分析近期国内外发表的相关指南可以发现,相关指南已经对此方面内容给予关注并以专家共识等方式予以体现。

在前述各章中,对不同阶段、状态下肿瘤患者的营养治疗已经分别给出了相应的推荐意见,本章内容主要针对需要在家中给予营养治疗的肿瘤患者。

二、证据

不是所有的肿瘤患者都需要营养支持,但建议所有的肿瘤患者都需要接受专业的营养风险筛查和营养不良评估。ESPEN指南认为对于评估为慢性饮食摄入不足和/或无法控制的吸收不良患者,建议在合适的患者中进行家庭人工营养(肠内或肠外)[1]。

通过专业医护人员或营养师的营养风险筛查和营养不良评估,了解家居患者的营养状态后决定是否启动家庭营养治疗。可用的营养风险筛查及评估工具包括 NRS 2002、MUST、MNA 及 PG-SGA 等多种量表工具。国内和国外的多个学会推荐 PG-SGA 适用于多数肿瘤患者[2,3]。石汉平教授牵头的常见恶性肿瘤营养状态与临床结局相关性研究(investigation on nutrition status and its clinical outcome of common cancers,INSCOC),纳入 40 000 余例中国肿瘤患者,建立了全国乃至世界范围内最大的肿瘤患者营养状况数据库,研究表明 PG-SGA 能够较好地反映恶性肿瘤患者的营养状况,是专门为肿瘤患者设计的特异性营养评估工具[4,5]。

2013 年 Gabrielson DK 等[6]的研究显示,简化的 PG-SGA(不包括体检指标)能够用于门诊肿瘤患者的营养评估,具有较好的敏感性和特异度,能够提供丰富且有效的营养信息。

肿瘤患者的家庭营养治疗实施依赖从医院到社区再到家庭的管理模式,国际和国内已有不少医院建立了 NST 并充分发挥了其作用,在肿瘤多学科综合治疗协作下,全程介入患者的营养治疗[7]。但是在大多数医院,成立 NST 可能还存在条件、资源的限制。另一种方式是组建多学科治疗团队(multiple disciplinary team,MDT),其组成应包括熟悉营养治疗的医生、营养师、药剂师以及护士,还可以包括社会工作者、营养或者科研人员等专业人士[8,9]。NST 需要全程参与营养方案的制订,并根据患者随访和监控情况进行调整;指导患者和家属对家庭肠外营养常见的并发症进行预防和处理;对相关人员进行教育和培训[8,9]。通过 NST 的全程参与,确保营养治疗能够安全有效地得以实施。

已有临床证据显示,专业的 NST 参与能够使得营养治疗更加安全有效,保障临床营养治疗能够长期实施[10,11]。一项 NST 团队提供家庭肠内营养(home enteral nutrition,HEN)管饲的研究显示,NST 团队参与的 HEN 能够显著减少患者的入院需求和入重症监护病房(intensive care unit,ICU)需求,减少肺炎、呼吸衰竭、尿路感染以及贫血的住院治疗需求;平均每年住院治疗费用亦显著减少(764.65 美元/人 vs. 142.66 美元/人)[12]。一项长达 5 年的家庭肠外营养回顾性研究中,超过 4 000 名患者接受了有专科医生和 NST 参与的家庭肠外营养治疗,平均家庭肠外营养治疗时间为 100 天。家庭肠外营养治疗的导管相关感染率为 0.44～0.84/1 000 导管日,低于预期值;堵管和机械性并发症亦处于较低的水平[13]。该项研究进一步与肠外营养治疗的历史数据进行对比,认为专业的家庭肠外营养能够保障患者的治疗安全性和有效性。2009 年的 ESPEN 指南中也推荐具备专业知识的 NST 团队参与家庭肠外营养的治疗实施[10]。国内的 NST 团队已经逐步参与到肿瘤患者的家庭肠内营养治疗过程,但肿瘤患者家庭肠外营养治疗中 NST 团队相关报道较少[13]。基于能够获取的研究证据,中国抗癌协会肿瘤营养与支持治疗专业委员会建议 NST 团队需要全程介入患者的营养治疗,包括肿瘤的治疗过程[7]。CSPEN 的家庭肠外营养专家共识建议,NST 团队的医护人员在患者出院前须对患者和相关人员进行家庭肠外营养技术和相关知识的培训和教育,包括无菌操作基本规程、肠外营养制剂的配制和输注、导管护理、常见并发症的识别和防治等[9]。

NST 的专业人员还应对接受营养治疗的患者进行定期随访和监测。对患者的代谢情况进行全面和系统地了解,及时发现和避免潜在的并发症,并且根据随访和监测结果以及患者的病情变化调整营养处方,确保治疗安全有效地实施。英国肠衰竭联盟(British Intestinal Failure Alliance)2017 年发表了晚期恶性肿瘤患者的家庭肠外营养共识,认为 NST 团队应充分发挥其专业作用,参与决定启动或停止肠外营养、制订肠外营养处方、随访和监测等过程[14]。

肿瘤患者的 HEN 应用原则与住院患者肠内营养治疗一致,同时 HEN 具有更好的经济性和安全性[15-17]。中国抗癌协会肿瘤营养与支持治疗专业委员会形成的"营养不良的五阶梯治疗"原则下,当饮食和ONS无法满足患者60%目标能量需求3~5天时,应启动肠内营养的治疗[18]。欧洲的多中心成人HEN研究显示,头颈部肿瘤患者出现吞咽困难是应用HEN的重要原因,PEG或鼻胃管饲在此种情形下是肠内营养支持的首要治疗途径;不同国家在基础疾病、途径选择、管理模式和资金使用情况方面存在显著的差异[17]。国内近期有研究对我国肿瘤患者HEN治疗规范化管理进行了总结,肠内营养的启动需要经过NST小组对疾病和胃肠道功能进行评估,选择和建立合适的营养治疗通路(如鼻肠途径、鼻胃途径、PEG和PEJ途径等),根据患者的实际营养状况制订HEN治疗方案,并对患者和家属进行健康宣教[9]。

家庭肠外营养主要适用于出院以后仍然存在口服或管饲不足、需要接受较长时间(超过2周)肠外营养治疗的肿瘤患者,特别是存在放射性肠炎、恶性梗阻以及各种原因导致营养不良或营养素缺乏的患者在家中继续接受营养治疗。2009年ESPEN的家庭肠外营养指南中认为,若无法治愈的肿瘤患者(incurable cancer patients)不能通过进食、ONS或肠内营养以满足患者需求,由于营养不良可造成患者死亡,应启动家庭肠外营养治疗[19]。居家的晚期胰腺癌患者进行家庭肠外营养治疗的研究,发现早期接受家庭肠外营养的患者能够从营养治疗中获益,表现为生存时间延长、体重增加、食欲改善、体能增强;生物电阻抗的多项指标也显示明显改善[20]。法国一项多中心研究表明家庭肠外营养可以改善肿瘤患者的营养状况和生活质量;美国也有类似的研究报告,显示家庭肠外营养对肿瘤患者的生活质量、营养状况和功能方面具有积极的改善作用[21,22]。同时,家庭肠外营养是否启动还应该考虑恶性肿瘤患者的预期生存时间。已有的研究显示,预期生存时间仅为数周的患者,由于其死亡原因主要是原发肿瘤疾病而非营养不良,并且患者的自主活动能力和生活质量均处于较差的水平,不推荐对这类患者实施家庭肠外营养[23]。因此,恶性肿瘤患者的家庭肠外营养应综合考虑原发肿瘤本身以及营养不良等因素对患者预后的影响,特别是生存期和生活质量;并将患者和家属对家庭肠外营养在内的治疗期望以及配合程度纳入考虑范围。

良好的肠外营养依从性和较高水平的医疗条件是家庭肠外营养能够成功实施的关键。CSPEN的专家共识中认为,家庭肠外营养的实施过程中需要患者和家属具有较高的配合程度以及学习和掌握肠外营养相关技能的能力;同时需要较好的居住条件和特定的房间配制肠外营养或者附近的医院能够提供患者所需的肠外营养制剂[8]。我国的家庭肠外营养治疗起步于20世纪80~90年代,吴肇汉等人的团队采用全肠外营养方式对短肠综合征患者进行营养治疗,长期存活的患者接受家庭肠外营养治疗;蔡威等人报道了采用家庭肠外营养和口服喂养相结合的方式,治疗新生儿短肠综合征;王秀荣等人则采用皮下输液港形式,对包括恶性肿瘤在内的多种需要进行肠外营养的患者进行家庭肠外营养治疗[24-27]。然而相对于家庭肠内营养的广泛开展,由于家庭肠外营养实施要求较高,国内尚且处于发展的初期阶段。2015年中国抗癌协会肿瘤营养与支持治疗专业委员会认为恶性肿瘤患者家庭营养治疗目前虽然和发达国家尚有差距,但随着我国文化水平和科技素养的日渐提高,家庭营养概念在整个营养治疗中的作用也会越来越重要[7]。2009年李强等[28]报道了7例晚期卵巢癌患者接受家庭肠外营养,患者的生活质量得以改善,营养不良状况得以缓解,但并发症较多。最近国内家庭肠外营养的临床报道显示,接受家庭肠外营养的晚期结直肠癌伴肠梗阻患者的健康调查量表36(36-Item Short Form Health Survey,SF-36)、KPS评分以及血清前白蛋白浓度显著高于未接受家庭肠外营养的对照组患者,平均生存时间和3个月生存率也明显高于对照组,提示家庭肠外营养可改善晚期恶性肠梗阻患者营养状况、体力水平及生活质量,并延长患者的生存时间;此外,对于 BMI≥18.5、KPS>50 分、无远处转移及可联合肠内营养的患者而言,家庭肠外营养的强化治疗效果则更佳[29]。

ESPEN 指南认为,恶性肿瘤患者在接受抗肿瘤治疗时合并营养不良,或在放化疗、手术过程中出现严重的并发症时,需要接受营养治疗,包括必要的家庭肠外营养[7,19]。通过家庭肠外营养治疗能够明显改善化疗患者的营养状况,因而无需中断患者抗肿瘤治疗,从而有助于整个治疗取得成功[20]。接受放疗的恶性肿瘤患者通过家庭肠外营养治疗,可以改善放射性肠炎症状,增加患者体重,改善临床预后[30]。

恶性肿瘤患者的家庭肠外营养目标能量和蛋白质需求根据患者实际代谢需求进行设定,同时考虑患者的营养状态、器官功能以及医疗条件,相关内容可参阅本指南补充性肠外营养和全肠外营养章节。有研究显示,恶性肿瘤患者采用较高脂肪比例(如,葡萄糖:脂肪酸=1:1)的肠外营养配方进行供能,具有较好的节氮功能,有助于改善患者的预后[31]。ASPEN 指南中认为,对于需要接受长时间肠外营养治疗的患者,可以优先考虑较高脂肪供能比例[32]。CSPEN 的家庭肠外营养共识则强调了脂肪的供给总量限制和必需脂肪酸的比例:每日脂肪乳剂供给不应超过 1g 甘油三酯/kg,必需脂肪酸的供给量不少于 7~10 g[8]。

有证据显示恶性肿瘤患者接受肠外营养治疗时,添加 ω-3 不饱和脂肪酸(鱼油)能够降低患者术后炎性反应,缩短住院时间[33]。ESPEN 指南推荐对需要长期家庭肠外营养治疗的患者采用中长链脂肪乳剂或鱼油制剂配方,以改善患者的预后[34]。近期的一项系统评价,分析了家庭肠外营养时不同脂肪乳剂配方的优劣,显示 SMOF(含有大豆油、中链甘油三酯、橄榄油和鱼油)脂肪乳剂能够改善患者的抗氧化状态和肝脏功能,避免必需脂肪酸的缺乏[35]。

已有的临床研究和循证证据表明,谷氨酰胺作为肠外营养中重要的营养素,有助于保护肠道黏膜,减少感染相关并发症并能够缩短患者住院时间[36]。对于需要长期接受肠外营养治疗的患者,特别是部分需要全肠外营养治疗者,缺乏谷氨酰胺摄入可能导致肠道屏障受损,继发菌群移位,甚至出现感染性休克的发生风险[37,38]。因此,长期接受家庭肠外营养的患者应考虑补充适量的谷氨酰胺。

已有的临床营养指南及规范要求所有的肠外营养制剂尽量采用"全合一"方式进行输注,以避免单输或串输带来的临床风险[8,36,39,40]。2016 年,一项对多腔袋、医院/药房配制袋和多瓶混合输注的系统评价显示,多腔袋制剂与感染风险降低有一定的关联,能够改善患者营养状况并具有较为显著的经济学优势[41]。2017 年的 CSPEN 专家共识认为,家庭肠外营养的配方应易于混合和输注,以方便患者和医护监护者实施家庭治疗,避免使用过多添加剂,尽可能采用经济简单的配方[8]。对于病情稳定且营养处方变化不大,或者仅需要进行部分补充肠外营养患者,可以采用标准化、工业生产的肠外营养产品。多腔袋肠外营养制剂可以简化肠外营养配制过程,避免家中配制可能存在的污染风险,同时也可根据患者需要,对电解质、维生素和微量元素进行一定程度的调整。

早期国内家庭肠外营养主要是以配制的"全合一"肠外营养制剂为主,但随着工业化多腔袋制剂的广泛应用,最近国内的小样本研究也报道了部分恶性肿瘤患者采用三腔袋制剂进行家庭肠外营养治疗。其研究结果显示,部分接受三腔袋治疗的患者在家庭肠外营养治疗超过 2 个月后出现了肝脏功能异常,提示长期接受肠外营养治疗需要考虑三腔袋的脂肪乳剂配方对肝脏功能的影响[42]。

　　CSPEN 专家共识对家中进行家庭肠外营养配制提出了具体的要求：首先肠外营养配制需要相对独立的房间放置超净工作台，并备有防尘设备、紫外线或电子灭菌灯或电子空气消毒器等装置；其次需要有放置药品、器械及相关材料的空间。肠外营养配制由经过专业培训的家庭人员严格按照无菌操作技术、规范的配制操作流程完成。配液所用设备和设施需要定期消毒灭菌，有条件的家庭应定期做配液室内空气、净化工作台台面及有关无菌物品的细菌培养[8]。此外，国内亦有报道家庭肠外营养营养液由医院的全肠外营养配制中心进行配制，经专科护士送到患者家中进行家庭肠外营养的输注[43]。无论是家中配制还是医院内配制，家庭肠外营养营养液都需要严格无菌操作技术及配制流程，在专业人士的指导后或由专业人士完成肠外营养制剂的配制。

三、推荐意见

　　1. 所有的家居肿瘤患者需要接受专业的医护人员或营养师进行营养风险筛查和评估，以决定是否需要进行家庭营养治疗。（A）

　　2. 推荐组建 NST，或者 MDT，以全程参与患者家庭营养的实施，包括治疗方案的制订、人员的教育培训、患者的随访和监护以及并发症的防治。（A）

　　3. 推荐 PG-SGA 用于肿瘤患者的营养评估，具有较好的敏感性和特异度，能够提供丰富且有效的营养信息。（A）

　　4. 无法通过进食和 ONS 满足家居肿瘤患者需求时，应考虑启动 HEN 的实施。（B）

　　5. 无法通过进食、ONS 或肠内营养满足患者需求时，可考虑启动家庭肠外营养。（C）

　　6. 预期生存时间仅数周的患者，不推荐实施家庭肠外营养。（A）

　　7. 病情稳定且需要长期家庭肠外营养治疗的肿瘤患者，可考虑较高的脂肪比例（葡萄糖∶脂肪酸=1∶1）进行治疗，但需要定期监测血脂指标。（C）

　　8. 根据患者实际的病情状况和经济条件，长期家庭肠外营养配方中可采用中/长链脂肪酸、ω-3 不饱和脂肪酸或 SMOF（多种油）脂肪乳剂，以减少长期肠外营养治疗的炎性反应，改善患者的预后。（C）

　　9. 长期接受家庭肠外营养治疗的患者应适量补充谷氨酰胺。（A）

　　10. 接受家庭肠外营养的恶性肿瘤患者应采用"全合一"配方的肠外营养治疗方案。（A）

　　11. 对于部分肠外营养治疗（补充性肠外营养）和病情稳定的恶性肿瘤患者，推荐使用多腔袋肠外营养制剂，以简化肠外营养配制过程，避免家中配制可能存在的污染风险，并有助减轻患者经济负担。（B）

　　12. 家庭肠外营养需要建立肠外营养配制室，严格按照无菌操作技术及配制流程在专业人士的指导后进行肠外营养制剂的配制。（A）

═══════════════ **参考文献** ═══════════════

［1］ ARENDS J,BACHMANN P,BARACOS V,et al. ESPEN guidelines on nutrition in cancer patients［J］. Clin Nutr,2017,36(1):11-48.

［2］ OTTERY F D. Patient-generated subjective global assessment. In:the clinical guide to oncology nutrition［M］. Chicago:The American Dietetic Association,2000.

［3］ BAUER J,CAPRA S,FERGUSON M. Use of the scored Patient-Generated Subjective Global Assessment(PG-SGA)as a nutrition assessment tool in patients with cancer［J］. Eur J Clin Nutr,2002,56(8):779-785.

［4］ 石汉平.恶性肿瘤病人营养诊断及实施流程[J].中国实用外科杂志,2018,38(3):259-261.

［5］ 杨家君,黄学军,邓俊晖,等.PG-SGA 在常见消化道恶性肿瘤患者中的应用研究[J].肿瘤代谢与营养电子杂志,2017,4(2):189-193.

［6］ GABRIELSON D K,SCAFFIDI D,LEUNG E,et al. Use of an abridged scored Patient-Generated Subjective Global Assessment(abPG-SGA)as a nutritional screening tool for cancer patients in an outpatient setting[J]. Nutr Cancer,2013,65(2):234-239.

［7］ 石汉平,李增宁,王昆华,等.营养管理新模式-HCH[J/CD].肿瘤代谢与营养电子杂志,2015,2(3):23-26.

［8］ 中华医学会肠外肠内营养学分会.成人家庭肠外营养中国专家共识[J].中国实用外科杂志,2017,37(4):406-411.

［9］ 方玉,辛晓伟,王艳莉,等.肿瘤患者家庭肠内营养治疗的规范化管理[J/CD].肿瘤代谢与营养电子杂志,2017,4(1):97-103.

［10］ STAUN M,PIRONI L,BOZZETTI F,et al. ESPEN guidelines on parenteral nutrition:home parenteral nutrition(HPN)in adult patients[J]. Clin Nutr,2009,28(4):467-479.

［11］ SMITH C E,CURTAS S,WERKOWITCH M,et al. Home parenteral nutrition:does affiliation with a national support and educational organization improve patient outcomes? [J]. JPEN J Parenter Enteral Nutr,2002,26(3):159-163.

［12］ KLEK S,SZYBINSKI P,SIERZEGA M,et al. Commercial enteral formulas and nutrition support teams improve the outcome of home enteral tube feeding[J]. JPEN J Parenter Enteral Nutr,2011,35(3):380-385.

［13］ IRETON-JONES C,DELEGGE M. Home parenteral nutrition registry:a five-year retrospective evaluation of outcomes of patients receiving home parenteral nutrition support[J]. Nutrition,2005,21(2):156-160.

［14］ British Intestinal Failure Alliance. British Intestinal Failure Alliance(BIFA)statement July 2017 Home parenteral nutrition(HPN)for patients with advanced malignancy[OL]. (2017-07)[2020-04-07]http://www.bapen. org. uk/images/pdfs/position-statements/position-statement-on-hpn-in-advanced-malignancy. pdf

［15］ LOESER C,VON HERZ U,K CHLER T,et al. Quality of life and nutritional state in patients on home enteral tube feeding[J]. Nutrition,2003,19(7):605-611.

［16］ 王新颖,牛程麟,黄迎春,等.单中心家庭肠内营养支持应用情况分析[J].肠外肠内营养,2011,18(4):200-206.

［17］ HÉBUTERNE X,BOZZETTI F,VILLARES J M M,et al. Home enteral nutrition in adults:a European multicentre survey[J]. Clinical nutrition,2003,22(3):261-266.

［18］ 石汉平,许红霞,李苏宜,等.营养不良的五阶梯治疗[J/CD].肿瘤代谢与营养电子杂志,2015,2(1):29-33.

［19］ STAUN M,PIRONI L,BOZZETTI F,et al. ESPEN guidelines on parenteral nutrition:home parenteral nutrition(HPN)in adult patients[J]. Clin Nutr,2009,28(4):467-479.

［20］ RICHTER E,DENECKE A,KLAPDOR S,et al. Parenteral nutrition support for patients with pancreatic cancer-improvement of the nutritional status and the therapeutic outcome[J]. Anticancer Res,2012,32(5):2111-2118.

［21］ CULINE S,CHAMBRIER C,TADMOURI A,et al. Home parenteral nutrition improves quality of life and nutritional status in patients with cancer:a French observational multicentre study[J]. Support Care Cancer,2014,22(7):1867-1874.

［22］ VASHI P G,DAHLK S,POPIEL B,et al. A longitudinal study investigating quality of life and nutritional outcomes in advanced cancer patients receiving home parenteral nutrition[J]. BMC cancer,2014,14(1):593.

［23］ BOZZETTI F. Nutritional support of the oncology patient[J]. Crit Rev Oncol Hematol,2013,87(2):172-200.

［24］吴肇汉,吴国豪,吴海福,等. 全小肠切除患者家庭肠外营养 16 年的代谢研究［J］.中华普通外科杂志,2003,18(2):77-78.

［25］吴国豪,吴肇汉,吴肇光. 短肠综合征患者的肠道代偿及康复治疗［J］.中华胃肠外科杂志,2003,6(6):375-378.

［26］蔡威,陈方,施诚仁,等.新生儿短肠综合征 2 例［J］.中华小儿外科杂志,1996,17(6):338.

［27］王秀荣,蒋朱明,李冬晶,等.上腔静脉插管埋藏皮下输液港的临床应用［J］.中国医学科学院学报,1998,20(6):406.

［28］李强.晚期卵巢癌病人的家庭肠外营养支持的研究［J］.第四届长三角妇产科学术论坛暨浙江省 2009 年妇产科学术年会论文汇编,2009:258.

［29］贾震易,杨俊,沈炽华,等.家庭肠外营养在晚期癌性肠梗阻中的应用分析［J/CD］.中华结直肠疾病电子杂志,2017,6(3):188-193.

［30］SCOLAPIO J S,FLEMING C R,KELLY D G,et al. Survival of home parenteral nutrition-treated patients:20 years of experience at the Mayo Clinic［J］. Mayo Clin Proc,1999,74(3):217-222.

［31］ARENDS J,ZUERCHER G,DOSSETT A,et al. Non-surgical oncology-Guidelines on Parenteral Nutrition,Chapter 19［J］. Ger Med Sci,2009,7:Doc09.

［32］AUGUST D A,HUHMANN M B. American Society for Parenteral and Enteral Nutrition(ASPEN)Board of Directors. ASPEN clinical guidelines:nutrition support therapy during adult anticancer treatment and in hematopoietic cell transplantation［J］. JPEN J Parenter Enteral Nutr,2009,33(5):472-500.

［33］ZHU M W,TANG D N,HOU J,et al. Impact of fish oil enriched total parenteral nutrition on elderly patients after colorectal cancer surgery［J］. Chin Med J,2012,125(2):178-181.

［34］STAUN M,PIRONI L,BOZZETTI F,et al. ESPEN Guidelines on Parenteral Nutrition:home parenteral nutrition(HPN)in adult patients［J］. Clin Nutr,2009,28(4):467-479.

［35］JONES C J,CALDER P C. Influence of different intravenous lipid emulsions on fatty acid status and laboratory and clinical outcomes in adult patients receiving home parenteral nutrition:A systematic review［J］. Clin Nutr,2018,37(1):285-291.

［36］WEIMANN A,BRAGA M,CARLI F,et al. ESPEN guideline:clinical nutrition in surgery［J］. Clin Nutr,2017,36(3):623-650.

［37］OLIVA J G G,PEREYRA-GARC A F C,SU REZ J P L,et al. Efficacy of parenteral glutamine in patients undergoing bone marrow transplantation［J］. Nutr Hosp,2012,27(1):205-208.

［38］CROWTHER M. Symposium 4:Hot topics in parenteral nutrition A review of the use of glutamine supplementation in the nutritional support of patients undergoing bone-marrow transplantation and traditional cancer therapy:conference on 'Malnutrition matters'［J］. Nutr Hosp,2009,68(3):269-273.

［39］BOULLATA JI,GILBERT K,SACKS G,et al. American Society for Parenteral and Enteral Nutrition. ASPEN clinical guidelines:parenteral nutrition ordering,order review,compounding,labeling,and dispensing［J］. JPEN J Parenter Enteral Nutr,2014,38(3):334-377.

［40］SINGER P,BERGER MM,VAN DEN BERGHE G,et al. ESPEN guidelines on parenteral nutrition:intensive care［J］. Clin Nutr,2009,28(4):387-400.

［41］ALFONSO J E,BERLANA D,UKLEJA A,et al. Clinical,ergonomic,and economic outcomes with multichamber bags compared with(hospital)pharmacy compounded bags and multibottle systems:a systematic literature review［J］. JPEN J Parenter Enteral Nutr,2017,41(7):1162-1177.

［42］贾震易,杨俊,沈炽华,等.家庭肠外营养在晚期癌性肠梗阻中的应用分析［J/CD］.中华结直肠疾病电子杂志,2017,6(3):188-193.

［43］黄迎春,王新颖,彭南海.经 PICC 导管行家庭肠外营养(HPN)支持的护理［M］. 2011 全军外科会议(营养护理)论文集,2011:48-51.

第五节   肿瘤康复期患者

一、背景

肿瘤康复期患者包括未接受放疗、化疗或手术治疗,且未处于住院状态下的恶性肿瘤患者,包括恶性肿瘤完全缓解、部分缓解、无变化和/或无肿块的患者。

二、证据

(一)营养筛查及评估

对恶性肿瘤康复期患者进行营养风险筛查有利于对营养不良进行早期识别及干预以改善临床结局[1-3]。筛查工具应具备基于循证医学基础、简单易行、高敏感性和特异性的特点。可选用 NRS 2002 等工具。经筛查存在营养风险者,应进行营养评估,包括膳食摄入、人体成分、体力活动及主要代谢指标和炎症指标测定[4]。

(二)营养治疗的循证基础

恶性肿瘤住院患者一般会接受手术、放化疗、生物靶向治疗等治疗手段[5]。对出院后患者的营养建议,既要结合肿瘤治疗及机体代谢状况,还要充分考虑患者基础疾病情况[6-9]。ESPEN 等相关指南[10-12],均建议恶性肿瘤康复期患者应定期至专业营养(医)师处寻求营养建议。经调整后患者仍不能通过日常膳食满足营养需求时,须加用较高能量密度的 ONS 剂,必要时给予肠内营养或肠外营养。

(三)能量及营养素供给

1. 能量   恶性肿瘤康复期患者能量摄入可参考健康人群标准,以 25~30kcal/(kg·d)为起始量[10]。如已存在营养风险,均应给予充足能量以避免进一步的体重丢失。如患者存在摄入不足情况,需考虑增加膳食摄入的能量密度[11]。

2. 碳水化合物   在体重丢失并伴胰岛素抵抗者,若碳水化合物供能占比过高会加重血糖负荷,进而增加高血糖所致感染风险,则碳水化合物供能应占总能量的 40% 或更低[13,14]。对不存在胰岛素抵抗者,可参考一般人群标准,碳水化合物供能占总能量的 50%~65%。碳水化合物应来源于全谷类食物、蔬菜、水果和豆类等,利于减低肿瘤复发风险及合并心脑血管疾病风险,对超重或肥胖患者利于降低体重[15,16]。添加糖可在一定程度上降低患者食欲,减少食物摄入量而导致营养风险[13-16]。

3. 蛋白质   增加蛋白质摄入可增强患者肌肉蛋白质合成代谢。恶性肿瘤患者蛋白质摄入量应在 1.0g/(kg·d)以上,若体力活动下降且存在系统炎症状态,蛋白质可增至 1.2~1.5g/(kg·d)[17]。在肾功能正常者,给予 1.5g/(kg·d)蛋白质是安全的[18];但如存在急/慢性肾功能不全,蛋白质摄入量不应超过 1.0g/(kg·d)[19]。优质蛋白应占总蛋白量的 50%以上。

4. 脂肪   脂肪供能应占全日摄入能量的 20%~35%。恶性肿瘤患者可更多利用脂肪酸供能[20]。ω-3 PUFA 可降低炎症反应,减少免疫抑制[21,22]。如存在体重丢失并伴胰岛素抵抗,可增加中链甘油三酯(medium chain triglyceride, MCT)供能比,减少碳水化合物的供能比,优化糖脂比例[23-26]。高饱和脂肪酸可能缩短生存时间[27-29],而增加单不饱和脂肪酸可能延长生存时间[30,31]。

5. 营养素补充剂　meta 分析表明,营养素补充剂不能改善恶性肿瘤患者全因死亡率[32],不能降低恶性肿瘤相关死亡率[33],不能降低恶性肿瘤复发风险[34,35]。值得注意的是,营养素补充剂的临床研究难度较大,所得结论尚存在矛盾,需要高水平研究获得更高强度的证据。目前认为,在膳食摄入不足或经检查证实存在某类营养素缺乏或不足时,可经有资质的营养(医)师评估后使用营养素补充剂。

6. 营养支持　对存在营养风险患者应早期启动营养支持,包括 ONS、肠内和/或肠外营养[36,37]。meta 分析显示,ONS 可提高患者生活质量[38]并增加体重[39]。对加用 ONS 1 周以上但营养摄入未获改善,或摄入量低于推荐量 60% 持续 1～2 周者,应予肠内和/或肠外营养。营养支持应遵循阶梯治疗原则,依次进行营养咨询、ONS、肠内营养、部分肠外营养+肠内营养和全肠外营养[40]。

(四) 膳食模式

肥胖和代谢综合征是恶性肿瘤复发的独立危险因素[41,42]。恶性肿瘤康复期患者同时也是出现第二肿瘤及其他慢性病的高危人群[43]。大量摄入蔬菜和水果,减少红肉及加工肉类,选择低脂乳制品,经常食用全谷类食物,选用坚果或橄榄油,利于提高总体生存率[44-47]。大量摄入红肉可增加罹患结直肠癌、乳腺癌及其他恶性肿瘤风险[48,49]。meta 分析明确,大量摄入蔬菜水果等平衡膳食可降低恶性肿瘤患者心血管疾病风险及全因死亡率[50]。

三、推荐意见

(一) 营养筛查及评估

1. 应对所有恶性肿瘤康复期患者定期进行营养筛查,判断是否存在营养风险和营养不良。(A)

2. 对可能存在营养风险者,应进行营养评估,对膳食状况、代谢指标、人体成分、肌肉状况、体能状况及系统性炎症的程度等进行定量评价。(B)

(二) 循证基础上的营养干预

1. 恶性肿瘤康复期患者应定期接受有资质的营养(医)师的建议。(A)

2. 恶性肿瘤康复期患者应在有资质的营养(医)师建议下,避免或减轻营养素缺乏或不足,逐渐达到并维持合理体重,保持机体适宜瘦体组织及肌肉量。(A)

3. 恶性肿瘤康复期患者接受营养支持可减少营养相关不良事件或疾病发生风险,最大程度提高生活质量。(A)

(三) 能量及营养素供给

1. 能量

(1) 恶性肿瘤康复期患者的能量推荐可参考健康人群标准及患者体力活动状况等,予以 25～30kcal/(kg·d),再根据患者实际能量需求进行调整。(C)

(2) 如存在摄入不足,需考虑提高膳食摄入的能量密度。(A)

2. 碳水化合物

(1) 恶性肿瘤康复期患者,如不存在胰岛素抵抗,碳水化合物供能比例应为 50%～65%;如存在胰岛素抵抗,其供能应占总能量 40% 或更低。(B)

(2) 在胃肠功能允许的条件下,应增加全谷类食物、蔬菜和水果摄入,限制添加糖摄入。(B)

3. 蛋白质 肝肾功能无明显异常者,应摄入充足蛋白质,达到 1.0~1.5g/(kg·d)。优质蛋白质应占总蛋白量的 50% 以上。(B)

4. 脂肪

(1) 如不存在胰岛素抵抗,膳食脂肪供能应占全日总能量 20%~35%。如存在胰岛素抵抗,可在保证必需脂肪酸供应的基础上,增加 MCT 供给;并减少碳水化合物的供能比,优化糖脂比例。(B)

(2) 应限制饱和脂肪摄入,增加 ω-3 PUFA 和单不饱和脂肪酸摄入。(B)

5. 营养素补充剂

(1) 经均衡膳食摄入必需的各类微量营养素,无必要时不盲目使用营养素补充剂。(B)

(2) 在膳食摄入营养素不足,或经生化检查或临床表现证实存在某类营养素缺乏或不足时,可经有资质的营养(医)师评估后使用营养素补充剂。(D)

6. 营养支持 存在营养风险的患者应及时就诊于有资质的营养(医)师,经营养咨询加强膳食营养供给,必要时加用 ONS 或 FSMP。如膳食摄入未改善营养状况,或未满足 60% 目标能量需求超过 1 周,可依次选择肠内或肠外营养。(B)

(四) 膳食模式

1. 恶性肿瘤完全缓解患者的食物应多样化,多吃新鲜蔬果和全谷物食品,摄入充足的鱼、禽、蛋、乳和豆类,减少红肉,限制加工肉类摄入。(B)

2. 恶性肿瘤完全缓解患者如存在早饱、纳差等症状,建议少量多餐,减少餐时液体摄入。餐间补充水分。(B)

参考文献

[1] PAN H,CAI S,JI J,et al. The impact of nutritional status,nutritional risk,andnutritional treatment on clinical outcome of 2248 hospitalized cancer patients:a multi-center,prospective cohort study in Chinese teaching hospitals[J]. Nutr Cancer,2013,65(1):62-70.

[2] YU K,ZHOU X R,HE S L. A multicentre study to implement nutritional risk screening and evaluate clinical outcome and quality of life in patients with cancer[J]. Eur J Clin Nutr,2013,67(7):732-737.

[3] GAGNON B,MURPHY J,EADES M,et al. A prospective evaluation of an interdisciplinary nutrition-rehabilitation program for patients with advanced cancer[J]. Curr Oncol,2013,20(6):310-318.

[4] FEARON K,STRASSER F,ANKER S D,et al. Definition and classification of cancer cachexia:an international consensus[J]. Lancet Oncol,2011,12(5):489-495.

[5] CHEN W,ZHENG R,BAADE P D. Cancer statistics in China,2015[J]. CA A Cancer J Clin,2016,66(2):115-132.

[6] HILL A M,FLEMING J A,KRIS-ETHERTON P M. The role of diet and nutritional supplements in preventing and treating cardiovascular disease[J]. Curr Opin Cardiol,2009,24(5):433-441.

[7] DAVIS N,FORGES B,WYLIE-ROSETT J. Role of obesity and lifestyle interventions in the prevention and management of type 2 diabetes[J]. Minerva Med,2009,100(3):221-228.

[8] FOSSA S D,VASSILOPOULOU-SELLIN R,DAHL A A. Long term physical sequelae after adult-onset cancer[J]. J Cancer Surviv,2008,2(1):3-11.

[9] PEKMEZI D W,DEMARK-WAHNEFRIED W. Updated evidence in support of diet and exercise interventions in cancer survivors[J]. Acta Oncologica,2011,50(2):167-178.

[10] ARENDS J,BACHMANN P,BARACOS V. ESPEN guidelines on nutrition in cancer patients[J]. Clin Nutr,

2017,36(1):11-48.

[11] ROCK CL,DOYLE C,DEMARK-WAHNEFRIED W,et al. Nutrition and physical activity guidelines for cancer survivors[J]. CA Cancer J Clin,2012,62(4):243-274.

[12] ROBIEN K,DEMARK-WAHNEFRIED W,ROCK CL. Evidence-based nutrition guidelines for cancer survivors:current guidelines,knowledge gaps,and future research directions[J]. J Am Diet Assoc,2011,111(3):368-375.

[13] GAMBLE J L. The Harvey Lectures,Series XLⅢ,1946-1947:physiological information gained from studies on the life raft ration[J]. Nutr Rev,1989,47(7):199-201.

[14] BLOOM W L. Inhibition of salt excretion by carbohydrate[J]. Arch Intern Med,1962,109:26-32.

[15] SLAVIN J. Why whole grains are protective:biological mechanisms[J]. Proc Nutr Soc,2003,62(1):129-134.

[16] KROENKE CH,FUNG TT,HU FB,et al. Dietary patterns and survival after breast cancer diagnosis[J]. J Clin Oncol,2005,23(36):9295-9303.

[17] NITENBERG G,RAYNARD B. Nutritional support of the cancer patient:issues and dilemmas[J]. Crit Rev Oncol Hematol,2000,34(3):137-168.

[18] MARTIN W F,ARMSTRONG L E,RODRIGUEZ N R. Dietary protein intake and renal function[J]. Nutr Metab(Lond),2005,2(5):25.

[19] CANO N,FIACCADORI E,TESINSKY P,et al. ESPEN guidelines on enteral nutrition:adult renal failure [J]. Clin Nutr,2006,25(2):295-310.

[20] KORBER J,PRICELIUS S,HEIDRICH M. Increased lipid utilization in weight-losing and weight-stable cancer patients with normal body weight[J]. Eur J Clin Nutr,1999,53(9):740-745.

[21] CABRERO A,LAGUNA J C,VAZQUEZ M. Peroxisome proliferator-activated receptors and the control of inflammation[J]. Curr Drug Targets Inflamm Allergy,2002,1(3):243-248.

[22] ZHAO Y,JOSHI-BARVE S,BARVE S. Eicosapentaenoic acid prevents LPS induced TNF-alpha expression by preventing NF-kappaB activation[J]. J Am Coll Nutr,2004,23(1):71-78.

[23] ST-ONGE MP,JONES PJ. Greater rise in fat oxidation with medium-chain triglyceride consumption relative to long-chain triglyceride is associated with lower initial body weight and greater loss of subcutaneous adipose tissue[J]. Int J Obes Relat Metab Disord,2003,27(12):1565-1571.

[24] TAKEUCHI H,SEKINE S,KOJIMA K. The application of medium-chain fatty acids:edible oil with a suppressing effect on body fat accumulation. Asia Pac J Clin Nutr,2008,17(Suppl 1):320-323.

[25] ST-ONGE MP,JONES PJ. Physiological effects of medium-chain triglycerides:potential agents in the prevention of obesity[J]. J Nutr,2002,132(3):329-332.

[26] PAPAMANDJARIS A A,MACDOUGALL D E,JONES P J. Medium chain fatty acid metabolism and energy expenditure:obesity treatment implications[J]. Life Sci,1998,62(14):1203-1215.

[27] GOODWIN PJ,ENNIS M,PRITCHARD KI,et al. Diet and breast cancer:evidence that extremes in diet are associated with poor survival[J]. J Clin Oncol,2003,21(13):2500-2507.

[28] CHLEBOWSKI R T,BLACKBURN G L,THOMSON C A,et al. Dietary fat reduction and breast cancer outcome:interim efficacy results from the Women's Intervention Nutrition Study[J]. J Natl Cancer Inst,2006,98(24):1767-1776.

[29] PIERCE JP,NATARAJAN L,CAAN BJ,et al. Influence of a diet very high in vegetables,fruit,and fiber and low in fat on prognosis following treatment for breast cancer:the Women's Healthy Eating and Living (WHEL)randomized trial[J]. JAMA,2007,298(3):289-298.

[30] KIM D J,GALLAGHER R P,HISLOP T G,et al. Premorbid diet in relation to survival from prostate cancer [J]. Cancer Causes Control,2000,11(1):65-77.

[31] FRADET Y,MEYER F,BAIRATI I,et al. Dietary fat and prostate cancer progression and survival[J]. Eur Urol,1999,35(5-6):388-391.

[32] DAVIES A A,DAVEY S G,HARBORD R,et al. Nutritional interventions and outcome in patients with cancer or preinvasive lesions:systematic review[J]. J Natl Cancer Inst,2006,98(14):961-973.

[33] POCOBELLI G,PETERS U,KRISTAL A R,et al. Use of supplements of multivitamins,vitamin C,and vitamin E in relation to mortality[J]. Am J Epidemiol,2009,170(4):472-483.

[34] SAQUIB J,ROCK C L,NATARAJAN L,et al. Dietary intake,supplement use,and survival among women diagnosed with early-stage breast cancer[J]. Nutr Cancer,2011,63(3):327-333.

[35] KWAN M L,GREENLEE H,LEE VS,et al. Multivitamin use and breast cancer outcomes in women with early-stage breast cancer:the life after cancer epidemiology study[J]. Breast Cancer Res Treat,2011,130(1):195-205.

[36] MUSCARITOLI M,ANKER S D,ARGILES J,et al. Consensus definition of sarcopenia,cachexia and pre-cachexia:joint document elaborated by Special Interest Groups(SIG)"cachexia-anorexia in chronic wasting diseases"and"nutrition in geriatrics"[J]. Clin Nutr,2010,29(2):154-159.

[37] BROWN T,FINDLAY M,VON DINCKLAGE J,et al. Using a wiki platform to promote guidelines internationally and maintain their currency:evidence-based guidelines for the nutritional management of adult patients with head and neck cancer[J]. J Hum Nutr Diet,2013,26(2):182-190.

[38] HALFDANARSON TR,THORDARDOTTIR E,WEST CP,et al. Does dietary counseling improve quality of life in cancer patients? A systematic review and meta-analysis[J]. J Support Oncol,2008,6(5):234-237.

[39] BALDWIN C,SPIRO A,AHERN R,et al. Oral nutritional interventions in malnourished patients with cancer:a systematic review and meta-analysis[J]. J Natl Cancer Inst,2012,104(5):371-385.

[40] 中国抗癌协会,中国抗癌协会肿瘤营养与支持治疗专业委员会,中国抗癌协会肿瘤康复与姑息治疗专业委员会,等. 肿瘤营养治疗通则[J/CD]. 肿瘤代谢与营养电子杂志,2016,3(1):28-33.

[41] AZRAD M,DEMARK-WAHNEFRIED W. The association between adiposity and breast cancer recurrence and survival:a review of the recent literature[J]. Curr Nutr Rep,2014,3(1):9-15.

[42] KIM EH,LEE H,CHUNG H,et al. Impact of metabolic syndrome on oncologic outcome after radical gastrectomy for gastric cancer[J]. Clin Res Hepatol Gastroenterol,2014,38(3):372-378.

[43] NG AK,TRAVIS LB. Second primary cancers:an overview[J]. Hematol Oncol Clin North Am,2008,22(2):271-289.

[44] MEYERHARDT JA,NIEDZWIECKI D,HOLLIS D,et al. Association of dietary patterns with cancer recurrence and survival in patients with stage III colon cancer[J]. JAMA,2007,298(7):754-764.

[45] THOMSON CA,ALBERTS DS. Diet and survival after ovarian cancer:where are we and what's next[J]. J Am Diet Assoc,2010,110(3):366-368.

[46] DOLECEK TA,MCCARTHY BJ,JOSLIN CE,et al. Prediagnosis food patterns are associated with length of survival from epithelial ovarian cancer[J]. J Am Diet Assoc,2010,10(3):369-382.

[47] NAGLE CM,PURDIE DM,WEBB PM,et al. Dietary influences on survival after ovarian cancer[J]. Inter J Cancer,2003,106(2):264-269.

[48] GONZALEZ CA,RIBOLI E. Diet and cancer prevention:where we are,where we are going[J]. Nutr Cancer,2006,56(2):225-231.

[49] FARVID MS,CHO E,CHEN WY,et al. Dietary protein sources in early adulthood and breast cancer incidence:prospective cohort study[J]. BMJ,2014,348:g3437.

[50] WANG X,OUYANG Y,LIU J. Fruit & vegetable consumption and mortality from all causes,cardiovascular disease,and cancer:systematic review & dose-response meta-analysis of prospective cohort studies[J]. BMJ,2014,349:g4490.

第六节　终末期患者

一、背景

美国临床肿瘤协会(ASCO)将终末期肿瘤定义为不能够被治愈的肿瘤,也被称为晚期肿瘤。肿瘤终末期患者常有肿瘤播散和病情快速进展,食物摄入不足、活动少、代谢紊乱等症状进一步促进厌食、疲劳、分解代谢等合并症的发生,使患者广泛存在营养不良和恶液质的临床表现[1]。

肿瘤不能治愈并不意味着终末期患者不能或不需要接受治疗和干预,终末期患者仍然可以继续选择接受治疗以保持相对较好的生活质量。欧洲医学肿瘤学会(European Society for Medical Oncology,ESMO)、欧洲姑息治疗协会(the European Association for Palliative Care,EAPC)、美国临床肿瘤学会(the American Society for Clinical Oncology,ASCO)和WHO均提出了最佳姑息治疗方案。其中,世界卫生组织呼吁由肿瘤学专家、姑息治疗专家和其他专家尽早联合组成多专业团队,实行姑息治疗及抗肿瘤治疗,并将治疗一直延续至患者死亡[2-4]。

肿瘤终末期患者的营养干预应以提高患者生活质量、改善患者主要症状为目标,决策过程中不仅需要考虑患者病情本身,还必须综合考虑患者生活质量、社会、伦理方面的问题。终末期患者面临复杂的情况,治疗决策需要在与患者及其亲属共同沟通后,根据患者及其亲属的生存、情感、经济,以及信仰、种族、精神方面的感受和预期做出[5]。

二、证据

(一)营养筛查和营养评估

对于生存时间在几个月到几年的肿瘤终末期患者而言,营养不良可能会进一步使患者状态恶化,降低其生活质量,损伤患者对抗肿瘤治疗或对症支持治疗的耐受性,缩短生存时间。对于此类患者而言,根据个体需要调整营养治疗方案对于延长寿命和提高生活质量是有益的。而对于预期生存时间较短的终末期患者而言,通过营养治疗减轻营养不良症状也可以帮助减轻症状负荷。因此,营养筛查和营养评估对于终末期患者整体而言都是有价值的。

筛查与评估方法与普通患者相似。经筛查为摄入量减少的患者,需要通过量化营养摄入(能量、蛋白质、进食频率等)、营养相关的症状和体征(口腔炎、吞咽困难、早饱、腹痛、便秘)以及进食或体重丢失相关的心理-社会压力等维度来评估营养状况,推荐使用 PG-SGA 量表。

(二)综合考虑多方生物、心理、社会因素

对肿瘤终末期患者进行营养治疗的利弊必须仔细综合考虑所有相关方面,包括患者自身肿瘤预后估测、接受治疗的意愿、行抗肿瘤治疗的潜在收益、当下营养状况、营养干预的可能影响、患者及其亲友对疾病的生存时间预期、对疾病的理解、死亡与灵性、信仰与种族问题等[6,7]。

预期生存时间是其中最重要的影响因素[8]。患者预期生存时间在几个月之内时,应首先追求维持患者生活质量:确保摄入足够的能量和蛋白质,减少代谢紊乱,维持良好的状态,

以提高主观生活质量为目标施行营养治疗。在患者无法进食的情况下,人工营养可提高其生存时间和生活质量。人工营养干预的具体方式需结合患者个体情况而定,若其生存时间在几周之内,营养干预应当注重无创和以心理社会支持为主[6]。

理想情况下,应在仔细讨论这些因素后,与患者及其亲属共同探讨出治疗决策,并由多学科团队协作提供营养、肿瘤学和姑息性护理的支持治疗,包括 ONS、肠内营养、肠外营养或联合干预。

(三) 充分权衡对终末期患者进行营养治疗的利弊

Ravasco P 等的研究表明[9],个体化营养治疗可能会改善放疗患者的营养摄入和生活质量。必要时进行肠外营养[10],可能通过增加摄入而延长终末期患者寿命,提高生活质量,提升生存率,还可能减少终末期患者褥疮的发生。但是,也有研究表明[11],接受姑息性抗肿瘤治疗的患者接受营养干预治疗弊大于利。因而对肿瘤终末期患者的营养干预应当更加谨慎,开具营养处方时需要考虑患者的能量和蛋白质的摄入需求及其耐受性,干预过程中应当密切观察患者身体功能的变化、生活质量的感受,以综合判断病情变化,并进一步调整营养支持方案。对于抗肿瘤治疗引起的医源性营养不良,应当着手进行充分的预防性或对症性支持治疗。

(四) 口服营养补充

Wallengren O 等人研究表明[12],在晚期肿瘤患者中,饮食能量密度与能量平衡正相关,生存情况与能量平衡正相关,而全身性炎症水平与能量平衡呈负相关。终末期肿瘤患者在疾病进展迅速、全身炎症反应活化或 ECOG ≥ 3 的情况下,其一般状态不太可能从营养支持受益,但患者接受评估后仍可在适当情况下尝试提供口服营养支持,以改善主要症状[13]。

Song M 等人的研究证明[14],增加 ω-3 PUFA 摄入的结直肠肿瘤患者获益于结直肠肿瘤特异性死亡率的降低,而 Van Blarigan 等人的研究表明[15],ω-3 PUFA 的积极影响与摄入剂量有关,也与能够有效代谢 ω-3 PUFA 的遗传倾向相关。

(五) 肠内营养与肠外营养

部分肿瘤终末期患者,特别是上消化道肿瘤患者,因肿瘤的部位及化放疗的影响,咀嚼和吞咽功能受到重大影响,最终需要永久性肠内营养。肠内营养通过帮助患者摄入足够的能量和营养素以提升生活质量,延长寿命,但管饲可能会引起败血症、导管阻塞和血栓形成等负面问题[16,17]。对于预期生存时间超过 1~3 个月的终末期患者,ESPEN 推荐考虑肠外营养[13]。肠内营养和肠外营养都倾向于改善营养状况,目前的研究并不能证明一种模式比另一种模式有明显的优势,其临床决策仍需着眼于患者具体的预后情况和自我预期。

对于濒临死亡的患者,治疗应当以使患者感觉舒适为主。目前并没有死亡阶段开始的明确标准,因此该阶段的营养干预应以个体化方式进行[18]。在患者生命最后几周的这一阶段中,营养治疗带来的益处极少,可能并不会为患者带来实际意义上的改善。甚至由于在终末期肿瘤患者基础代谢减退的情况下,正常水平的能量摄入可能相对过量,从而增加患者代谢压力,反使其状态恶化。

三、推荐意见

1. 建议使用 PG-SGA 量表等对终末期患者进行常规营养筛查与评估,随时调整营养支

持治疗方案。(D)

2. 制订具体营养支持治疗方案时,应与终末期患者及其亲友充分探讨,综合考虑多方生物、心理、社会因素。(D)

3. 终末期患者在营养治疗中能否受益受许多复杂因素影响,研究尚不明确,应根据患者实际状态谨慎决定。(D)

========================= 参考文献 =========================

[1] MUSCARITOLI M,MOLFINO A. LAVIANO A,et al. Parenteral nutrition in advanced cancer patients[J]. Crit Rev Oncol Hematol,2012,84(1):26-36.

[2] SCHRIJVERS D,CHERNY N I. ESMO Clinical Practice Guidelines on palliative care:advanced care planning[J]. Ann Oncol,2014,25 Suppl 3:138-142.

[3] BAUSEWEIN C,DAVESON B A,CURROW D C,et al. EAPC white paper on outcome measurement in palliative care:improving practice,attaining outcomes and delivering quality services-recommendations from the European Association for Palliative Care(EAPC)task force on outcome measurement[J]. Palliat Med,2016,30(1):6-22.

[4] FERRIS FD,BRUERA E,CHERNY N,et al. Palliative cancer care a decade later:accomplishments,the need,next steps-from the American Society of Clinical Oncology[J]. J Clin Oncol,2009,27(18):3052-3058.

[5] GARLA P,WAITZBERG D L,TESSER A. Nutritional therapy in gastrointestinal cancers[J]. Gastroenterol Clin North Am,2018,47(1):231-242.

[6] DRUML C,BALLMER P E,DRUML W,et al. ESPEN guideline on ethical aspects of artificial nutrition and hydration[J]. Clin Nutr,2016,35(3):545-556.

[7] TONG H,ISENRING E,YATES P. The prevalence of nutrition impact symptoms and their relationship to quality of life and clinical outcomes in medical oncology patients[J]. Support Care Cancer,2009,17(1):83-90.

[8] BOZZETTI F,SANTARPIA L,PIRONI L,et al. The prognosis of incurable cachectic cancer patients on home parenteral nutrition:a multi-centre observational study with prospective follow-up of 414 patients[J]. Ann Oncol,2014,25(2):487-493.

[9] RABINOVITCH R,GRANT B,BERKEY B A,et al. Impact of nutrition support on treatment outcome in patients with locally advanced head and neck squamous cell cancer treated with definitive radiotherapy:a secondary analysis of RTOG trial 90-03[J]. Head Neck,2006,28(4):287-296.

[10] AMANO K,MORITA T,BABA M,et al. Effect of nutritional support on terminally ill patients with cancer in a palliative care unit[J]. Am J Hosp Palliat Care,2013,30(7):730-733.

[11] KORETZ R L,LIPMAN T O,KLEIN S. AGA technical review on parenteral nutrition[J]. Gastroenterology,2001,121(4):970-1001.

[12] WALLENGREN O,LUNDHOLM K,BOSAEUS I. Diet energy density and energy intake in palliative care cancer patients[J]. Clin Nutr,2005,24(2):266-273.

[13] ARENDS J,BACHMANN P,BARACOS V,et al. ESPEN guidelines on nutrition in cancer patients[J]. Clin Nutr,2017,36(1):11-48.

[14] SONG M,ZHANG X,MEYERHARDT J A,et al. Marine omega-3 polyunsaturated fatty acid intake and survival after colorectal cancer diagnosis[J]. Gut,2017,66(10):1790-1796.

[15] VAN BLARIGAN E L,FUCHS C S,NIEDZWIECKI D,et al. Marine omega-3 polyunsaturated fatty acid and fish intake after colon cancer diagnosis and survival:CALGB 89803(Alliance)[J]. Cancer Epidemiol Biomarkers Prev,2018,27(4):438-445.

[16] BOZZETTI F. Nutritional support of the oncology patient[J]. Crit Rev Oncol Hematol,2013,87(2):

172-200.

[17] ARENDS J. Struggling with nutrition in patients with advanced cancer:nutrition and nourishment-focusing on metabolism and supportive care[J]. Ann Oncol,2018,29(suppl_2):27-34.

[18] DRUML C,BALLMER P E,DRUML W,et al. ESPEN guideline on ethical aspects of artificial nutrition and hydration[J]. Clin Nutr,2016,35(3):545-556.

第十一章

常见营养相关症状的治疗

第一节 疲 劳

一、背景

疲劳是肿瘤患者的常见症状,也称为肿瘤相关性疲劳(cancer related fatigue,CRF),其不仅存在于正在接受治疗的患者中,也存在于约三分之一的肿瘤幸存者中[1]。其定义为与肿瘤本身或肿瘤治疗相关的,一种痛苦、持久和主观的感觉,身体、情感和认知疲倦感,并且这种疲劳与近期活动量不成比例,严重干扰人体的正常功能。CRF 的准确发病率很难确定,一项美国的调查显示:74% 的肿瘤患者有过疲劳,32% 的肿瘤患者每天都有疲劳症状[2]。但是因为临床研究采用更严格的诊断标准,所以 CRF 患病率可能稍低且会在治疗期间波动。

CRF 的诱发因素较多,主要由肿瘤本身及其治疗、并发症和药物不良反应三个方面造成。CRF 的筛查时间建议是:初诊时、初次治疗结束时、根据临床需要随访时(至少每年 1次)、确诊疾病进展时以及每次化疗就诊时[3]。诊断多采用疾病分类第 10 版的 CRF 诊断标准。评估方法采用评定量表和患者疲劳日记。中重度患者还需进行进一步的针对性评估,包括详细调查病史、评估疾病状态和筛查并发症,必要时请有经验的专家进行综合评估。

二、证据

应该立即治疗明确引起疲劳的可逆因素(如贫血、甲状腺功能减退、性腺功能减退、睡眠障碍、阿片类药物相关镇静等)和某些症状(如恶心、呼吸困难和疼痛等),尤其对于晚期肿瘤患者,往往可以显著缓解疲劳。

美国临床肿瘤学会(American Society of Clinical Oncology,ASCO)指南推荐,除非禁忌(如明显溶骨性骨转移、显著血小板减少、发热或明显感染等),每周应该进行 150min 的中度有氧运动(如快走、骑自行车、游泳),以及力量训练 23 次[4]。一项纳入 56 例 CRF 患者的随机试验数据发现,无论在辅助治疗中还是在辅助治疗后进行运动,都能显著改善疲劳;有氧运动可显著减轻疲劳,而阻力训练和其他替代运动形式则无此效果。需要注意的是运动项目应当个体化,如心血管疾病的高危人群开始运动前要行心血管功能测试。

贫血是 CRF 最常见的可逆因素,尤其是化疗患者,在排除或纠正了贫血原因(如持续失血、溶血、叶酸缺乏)后,初始治疗一般包括红细胞输注和对骨髓抑制者使用促红细胞生成素。

有研究评估了睡眠干预来治疗疲劳,结果是相互矛盾的。在一项 25 例乳腺癌患者参与的临床试验中显示开展睡眠干预能够治疗疲劳[5],而在其他辅助化疗的乳腺癌随机试验中则结论相反。

多个小随机试验和 meta 分析表明,非药物的认知行为和心理社会干预能够有效改善CRF[6],且能够持续维持两年的疗效。因为疲劳存在不同的生理基础,所以特定认知行为干预措施的受益人群尚不明确[7]。身心干预主要适用于有持续性疲劳的肿瘤幸存者,其中的身心减压法和瑜伽的疗效已经在随机试验中得以证实,而针灸的疗效还需进一步的临床研究证实。

非药物治疗方法无效的 CRF 患者,推荐使用药物治疗,最常用的是精神兴奋药或促觉醒药物[8]。然而,2010 年 Cochrane 综述了 5 个随机临床试验,大多数未能证明精神兴奋药的作用[9]。

三、推荐意见

1. 对 CRF 患者,针对潜在可逆因素和身体症状的治疗有利于改善疲劳。(A)

2. 除非禁忌(如明显的溶骨性骨转移、极端血小板减少、发热、明显感染等),推荐 CRF 患者在治疗期间和治疗完成后,进行个体化有氧运动。(A)

3. 对伴有贫血的疲劳患者,给予病因治疗。病因未明的患者,考虑输注红细胞(A)和使用促红细胞生成素(D)。

4. 睡眠障碍是疲劳的重要原因和结果,可采用睡眠干预(如认知行为治疗)来改善疲劳。(C)

5. 大部分疲劳患者应该给予社会心理干预。(B)

6. 有持续性疲劳的肿瘤幸存者应该行正念减压法和瑜伽干预(A),针灸也在一定程度上有助于疲劳治疗(C)。

7. 严重疲劳的患者,如果贫血等病因已控制并且非药物治疗无效,推荐使用药物治疗,其中精神兴奋药或促觉醒药物最常用。(C)

=============== 参考文献 ===============

[1] SERVAES P,VERHAGEN S,BLEIJENBERG G. Determinants of chronic fatigue in disease-free breast cancer patients:a cross-sectional study[J]. Ann Oncol,2002,13(4):589-598.

[2] VOGELZANG N J,BREITBART W,CELLA D,et al. Patient,caregiver,and oncologist perceptions of cancer-related fatigue:results of a tripart assessment survey[J]. Semin Hematol,1997,34(3 Suppl 2):4-12.

[3] BOWER JE,KATE B,ANN B,et al. Screening,assessment,and management of fatigue in adult survivors of cancer:an American society of clinical oncology clinical practice guideline adaptation[J]. J Clin Oncol,2014,32(17):1840-1850.

[4] DE RAAF P J,DE KLERK C,TIMMAN R,et al. Systematic monitoring and treatment of physical symptoms to alleviate fatigue in patients with advanced cancer:a randomized controlled trial.[J]. J Clin Oncol,2013(6),31:716-723.

[5] BERGER A M,VONESSEN S,KHUN B R,et al. Feasibilty of a sleep intervention during adjuvant breast cancer chemotherapy[J]. Oncol Nurs Forum,2002,29(10):1431-1441.

[6] MONTGOMERY G H,DAVID D,KANGAS M,et al. Randomized controlled trial of a cognitive-behavioral

therapy plus hypnosis intervention to control fatigue in patients undergoing radiotherapy for breast cancer[J]. J Clin Oncol,2011,32(6):557-563.

[7] CLARK M M,BOSTWICK J M,RUMMANS T A. Group and individual treatment strategies for distress in cancer patients[J]. Mayo Clin Proc,2003,78(12):1538-1543.

[8] KERR C W,DRAKE J,MILCH R A,et al. Effects of methylphenidate on fatigue and depression:a randomized, double-blind,placebo-controlled trial[J]. J Pain Symptom Manage,2012,43(1):68-77.

[9] EDUARDO B,SRIRAM Y,J LYNN P,et al. Methylphenidate and/or a nursing telephone intervention for fatigue in patients with advanced cancer:a randomized,placebo-controlled,phase Ⅱ trial[J]. J Clin Oncol, 2013,31(19):2421-2427.

第二节　恶心和呕吐

一、背景

恶心和呕吐(nausea and vomiting,NV)是恶性肿瘤患者临床上常见的症状之一。恶心, 是一种特殊的主观感觉,为内脏不适感,表现为胃部不适和胀满感,常为呕吐的前奏,并伴有 头晕、心动过速和流涎增多等迷走神经兴奋症状;呕吐,是一种胃的反射性强力收缩,通过 胃、食管、口腔、膈肌和腹肌等部位的协同作用,迫使胃内容物由胃、食管经口腔急速排出体 外。呕吐是机体较为复杂的反射动作,其过程可分为三个阶段:恶心、干呕及呕吐。恶心、呕 吐可由多种不同的病理生理机制引起。两者可或不相互伴随。长期呕吐的患者常出现厌 食、脱水、电解质紊乱及酸碱失衡等,使其抗肿瘤治疗依从性降低、治疗中断或延误,严重影 响患者的生活质量,缩短患者的生存期。

肿瘤患者的恶心呕吐可分为:①肿瘤相关性:如壶腹部肿瘤、肠腔肿瘤等引起梗阻进而 引发恶心呕吐,原发及继发肿瘤所致的颅内压增高均可引起恶心呕吐。②治疗相关性:药物 和/或其代谢产物,如部分化疗药物、非甾体抗炎药及某些抗生素等;一方面可通过刺激化学 感受器触发区(chemoreceptor trigger zone,CTZ)受体(如多巴胺受体),另一方面可刺激胃肠 道,产生冲动兴奋呕吐中枢,引起恶心呕吐。

二、证据

(一) 抗肿瘤药物所致恶心和呕吐

化疗相关恶心呕吐(chemotherapy-induced nausea and vomiting, CINV)应以预防为 主[1,2]。在肿瘤相关治疗开始前,充分评估呕吐发生风险,制订个体化的防治方案[3~5]。

1. **高度催吐性化疗方案所致恶心呕吐的预防**　推荐在化疗前采用三药方案,包括5-HT$_3$受体拮抗剂、地塞米松和NK-1受体拮抗剂。

2. **中度催吐性化疗方案所致恶心呕吐的预防**　推荐采用5-HT$_3$受体拮抗剂联合地塞米松。

3. **低度催吐性化疗方案所致恶心呕吐的预防**　建议使用单一止吐药物例如地塞米松、5-HT$_3$受体拮抗剂或多巴胺受体拮抗剂(如甲氧氯普胺)预防呕吐。

4. **轻微催吐性化疗方案所致恶心呕吐的预防**　对于无恶心和呕吐史的患者,不必在化 疗前常规给予止吐药物。尽管恶心和呕吐在该类药物治疗中并不常见,但如果患者发生呕 吐,后续化疗前仍建议给予高一个级别的止吐治疗方案。

5. 多日化疗所致恶心呕吐的预防　5-HT$_3$ 受体拮抗剂联合地塞米松是预防多日 CINV 的标准治疗,通常主张在化疗期间每日使用第一代 5-HT$_3$ 受体拮抗剂及地塞米松,后者应继续使用至化疗结束后 2～3 天。一项多中心随机、开放、平行对照上市后临床研究纳入乳腺癌患者(化疗方案含顺铂或多柔比星方案)、肺癌(非鳞癌)患者(化疗方案为培美曲塞联合顺铂方案)和胃肠癌化疗患者(化疗方案为奥沙利铂或伊立替康联合 5-FU 类方案),发现纯阳正气胶囊联合 5-HT$_3$ 预防和控制肿瘤化疗后胃肠道反应优于单用 5-HT$_3$ 治疗(待发表)。纯阳正气胶囊在化疗前两天预防给药,每次 2 粒,每日两次,继续使用至开始化疗后 4 天。

对于高度催吐性或延迟性恶心呕吐高风险的多日化疗方案,可以考虑加入阿瑞匹坦。在一项以肺癌为主的前瞻性观察性研究中,41 例接受 3 日顺铂联合化疗的患者,加入阿瑞匹坦后,整体 CINV 完全缓解率达到 58.5%[6]。一项针对 25 例接受以 5 日顺铂为基础的联合化疗生殖细胞瘤患者的研究显示,采用阿瑞匹坦+帕洛诺司琼+地塞米松三联止吐方案,整体完全缓解率为 62.5%,对 5～10 天的延迟期缓解率高达 91.7%[7]。阿瑞匹坦用于预防多日化疗方案呕吐的最佳用药方案,尚需进一步研究。

(二) 阿片类药物所致恶心呕吐

恶心呕吐是阿片类药物最常见的不良反应之一。呕吐中枢接受来自阿片受体、大麻素受体、5-HT$_3$ 受体、5-HT$_4$ 受体、多巴胺 D$_2$ 受体、胆碱能受体及组胺受体等组成的 CTZ 的刺激,可能是阿片类药物引起恶心呕吐的主要原因。肠道 5-HT 受体以及阿片受体兴奋导致胃肠运动减少,并使食管下端括约肌肌力减低,是其促发恶心、呕吐的机制。但在使用阿片类药物的同时使用不吸收和不透过血脑屏障的去甲纳曲酮后,患者仍会发生恶心呕吐,说明阿片类所致恶心呕吐主要是通过中枢性机制实现的。

推荐以 5-HT$_3$ 受体拮抗剂、地塞米松或氟哌啶醇的一种或两种作为首选预防药物。如果仍发生恶心呕吐,可叠加另一种药物,对顽固性恶心呕吐加用小剂量酚噻嗪类药、抗胆碱药(东莨菪碱)或阿瑞匹坦。已证明增加单一抗呕吐药物的剂量,其增强抗呕吐效应的作用有限,而联合使用作用机制不同的药物可发挥相加或协同作用。防治阿片类药物恶心、呕吐,不同 5-HT$_3$ 受体拮抗剂的疗效相似。NK-1 受体拮抗剂阿瑞匹坦对阿片类药物所致恶心呕吐的治疗效果与 5-HT$_3$、地塞米松及氟哌啶相似。

(三) 肿瘤切除手术所致恶心和呕吐

术后恶心呕吐(postoperative nausea and vomiting,PONV)的高危因素,主要有以下几方面:女性、有晕动病或 PONV 病史、不吸烟酗酒、使用阿片类或曲马多等药物镇痛以及年轻患者。具备上述任一种情况者即为低危患者,具备 2 种情况为中危患者,3 种或以上即为高危患者[8]。

药物预防和治疗原则:①对有危险因素的患者,应根据危险因素的多少酌情采用 1～3 种止吐药物进行预防;②无论是预防或治疗,不同作用机制的止吐药物合用,作用相加而不良反应无明显叠加,联合用药的防治效果均优于单一用药;③增加药物剂量或反复使用相同作用机制的药物,往往不能显著提高防治效果;④预防用药应考虑药物起效和持续作用时间,一般应于手术结束前给予静脉负荷量,再持续或依据作用时间间断给药。

(四) 恶心呕吐治疗过程中精神类药物的使用

精神类药物可考虑用于不能耐受阿瑞匹坦、5-HT$_3$ 受体拮抗剂和地塞米松,或呕吐控制不佳的患者,但不推荐单独使用。

氟哌啶醇(haloperidol)为丁酰苯类抗精神药,阻断脑多巴胺受体,主要为抗精神病抗焦

虑作用,也有较强的镇吐作用,用于化疗所致恶心呕吐的解救性治疗,口服 1~2mg,每 4~6
小时 1 次,主要不良反应为锥体外系反应。

奥氮平(olanzapine)为非典型抗精神病药,对多种受体有亲和力,包括 5-HT$_2$ 受体、5-HT$_3$ 受体、5-HT$_6$ 受体、多巴胺受体(D_1~D_6)、肾上腺素受体和组胺 H$_1$ 受体。用于化疗所致恶心呕吐的解救性治疗,口服 2.5~5mg,每日 2 次。

劳拉西泮(lorazepam)又称氯羟安定,为抗焦虑药,是中效的苯二氮䓬类镇静催眠药。用于预防低中高度催吐化疗药物所致呕吐及解救性治疗,口服/静脉注射/舌下含服 0.5~2mg,每 4~6 小时 1 次。

阿普唑仑(alprazolam)为苯二氮䓬类中枢神经抑制药,用于预期性恶心呕吐,口服 0.5~2mg,每日 3 次。

（五）针刺或针压治疗在晚期肿瘤患者恶心呕吐治疗中的应用

针刺或针压可能对 CINV 有益,但现有证据不足以支持其在其他姑息治疗人群中的使用。一项针对肿瘤放疗患者的随机对照单盲研究[9]发现,每星期 2~3 次"得气"的穿透性针刺(n=109)或非穿透性假针刺(n=106)在患者恶心呕吐的发作频率、持续时间和使用止吐药物方面无差异,但分别有 95% 和 96% 的患者认为针刺有效,且 89% 的患者希望再次接受治疗。鉴于该方法的安全性,如果采用了其他治疗后,仍持续存在中度至重度恶心症状,对有意愿的患者可尝试进行针刺治疗。

三、推荐意见

1. 化疗所致恶心呕吐的预防　高致吐方案中,对于顺铂所致恶心呕吐的预防推荐三药联合(5-HT$_3$ 受体拮抗剂、地塞米松和 NK-1 受体拮抗剂)(A),对于其他的高催吐方案推荐等级均为(B)。中致吐风险方案中,采用 5-HT$_3$ 受体拮抗剂联合地塞米松的方案,对于卡铂 ≥300mg/m^2、环磷酰胺 ≥600~1 000mg/m^2 和多柔比星 ≥50mg/m^2 所致恶心呕吐,推荐等级(A);其他化疗方案均为(B)。低催吐性方案,建议使用单一止吐药物(B)。对于高度催吐性或延迟性恶心呕吐高风险的多日化疗方案,可以考虑加入 NK-1 受体拮抗剂(B)。

2. 阿片类药物所致恶心呕吐,推荐以 5-HT$_3$ 受体拮抗剂、地塞米松或氟哌啶醇的一种或两种作为首选预防(B)。如果仍发生恶心呕吐,可叠加另一种药物(C),对顽固性恶心呕吐加用小剂量酚噻嗪类药、抗胆碱药(东莨菪碱)或 NK-1 受体拮抗剂(D)。

3. 精神类药物可考虑用于不能耐受 NK-1 受体拮抗剂、5-HT$_3$ 受体拮抗剂和地塞米松,或呕吐控制不佳的患者,如:氟哌啶醇(B)、奥氮平(B)、阿普唑仑(B),但不推荐单独使用。

4. 针刺或针压可能对 CINV 有益,但现有证据不足以支持其在其他姑息治疗人群中的使用。(D)

========== 参考文献 ==========

[1] NCCN clinical practice guidelines in oncology:antiemesis(version 1.2019).

[2] 中国抗癌协会癌症康复与姑息治疗专业委员会,中国临床肿瘤学会抗肿瘤药物安全管理专家委员会. 肿瘤治疗相关呕吐防治指南[J]. 临床肿瘤学杂志,2014,19(3):263-272.

[3] ROILA F,MOLASSIOTIS A,HERRSTEDT J,et al. 2016 MASCC and ESMO guideline update for the prevention of chemotherapy and radiotherapy induced nausea and vomiting and of nausea and vomiting in advanced

cancer patients[J]. Ann Oncol,2016,27(suppl 5):v119-v133.

[4] HESKETH P J,KRIS M G,BASCH E,et al. Antiemetics:American society of clinical oncology clinical prac-
    tice guideline update[J]. J Clin Oncol,2017,35(28):3240-3261.

[5] CLEMONS M. Guidelines versus individualized care for the management of CINV[J]. Support Care Cancer,
    2018,26(Suppl 1):11-17.

[6] GAO H F,LIANG Y,ZHOU N N,et al. Aprepitant plus palonosetron and dexamethasone for prevention of
    chemotherapy-induced nausea and vomiting in patients receiving multiple-day cisplatin chemotherapy[J]. In-
    tern Med J,2013,43(1):73-76.

[7] IOROI T,FURUKAWA J,KUME M,et al. Phase Ⅱ study of palonosetron,aprepitant and dexamethasone to
    prevent nausea and vomiting induced by multiple-day emetogenic chemotherapy[J]. Support Care Cancer,
    2018,26(5):1419-1423.

[8] APFEL C C,HEIDRICH F M,JUKAR-RAO S,et al. Evidence-based analysis of risk factors for postoperative
    nausea and vomiting[J]. Br J Anaesth,2012,109(5):742-753.

[9] ENBLOM A,JOHNSSON A,HAMMAR M,et al. Acupuncture compared with placebo acupuncture in radio-
    therapy-induced nausea--a randomized controlled study[J]. Ann Oncol,2012,23(5):1353-1361.

第三节 厌 食

一、背景

(一) 厌食的定义及概述

厌食(anorexia)是指失去食欲,癌性厌食(cancer anorexia)是指肿瘤患者进食欲望下降,
引起食物摄取减少和/或体重丢失。它常与早饱、味觉变化有关,是肿瘤患者常见的综合征。
厌食、减少食物的摄入,最初是由肿瘤生长引起的生理反射,这有助于抵抗肿瘤生长;经典研
究支持了疾病最初厌食的有益效果,但长期厌食症会降低宿主的防御能力,并最终延缓康
复。肿瘤生长常与厌食症的发展有关。因此,不应该将癌性厌食与放化疗引起的恶心和呕
吐混淆起来。癌性厌食是多种因素导致的摄食中枢生理功能紊乱,但确切的神经化学机制
仍有争议。

癌性厌食的发病率因肿瘤类型、临床分期而异(6%~74%),在胃肠道肿瘤及晚期肿瘤患
者中更为常见,接受姑息治疗的晚期患者厌食的发生率为25%~45%[1],但在肿瘤患者的临
床管理中却常常被忽视。癌性厌食会引起患者营养不良甚至恶液质、降低患者的生活质量、
降低抗肿瘤治疗的耐受性、增加相关并发症的发生、增加病死率和死亡率[2]。

(二) 厌食的诊断及评估

肿瘤患者存在早饱、味觉改变、嗅觉改变、厌恶肉类、恶心/呕吐中的一个或多个症状,可
诊断为厌食[2]。对厌食的定量评估,可参考 FAACT-A/CS 量表和可视化模拟量表(VAS)。
有研究者应用这两个量表对 273 例患者的厌食症状进行定量评估,并确定两者的 cut-off 值
分别为≤37 分和≤70 分[3]。然而对于 cut-off 值的确定仍存在争议。国内也有研究者提出
使用食欲量化评价指标(食欲 NRS 评分)对食欲改善程度进行量化分析评价[4]。除了对厌
食进行评估外,还应对患者进行系统评估。NCCN 姑息治疗指南建议在对患者初始评估时,
对厌食/恶液质进行常规评估,包括体重丢失的严重程度、伴随症状、干扰摄入的因素:如味
觉障碍、黏膜炎、抑郁、恶心/呕吐、呼吸困难、疼痛、疲乏等,评估是否存在影响食欲的其他治

疗,是否存在内分泌异常,社会经济因素等[5]。一项基于循证医学证据的系统综述推荐,对于厌食/恶液质患者,初次就诊时应筛查是否存在口咽/胃肠道肿瘤或其他晚期肿瘤,评估相关症状,治疗潜在原因。对于接受可能影响营养摄入的治疗的患者,提供营养建议。对给予刺激食欲药物的患者进行随访[1]。

二、证据

最近一项 Cochrane 综述分析了甲地孕酮改善厌食-恶液质综合征的疗效,共纳入 35 项临床研究 3 963 例患者,结果发现,约 25% 厌食患者口服甲地孕酮可明显提高食欲,约 1/12 患者出现体重增长[6]。但是 1/6 患者可能发生血栓,1/23 患者出现死亡。Yavuzsen T 等[7]对纳入 4 139 例肿瘤患者的 29 项使用孕激素的临床研究进行了系统综述,其中 23 项研究共 3 436 例患者使用醋酸甲地孕酮,剂量为每天 160~1 600mg,持续时间为 2 周到 2 年不等,发现甲地孕酮对食欲和体重增加的效果明显优于安慰剂;比较不同药物剂量的 5 项研究则发现,最佳药物剂量可能在 480~800mg/d 之间。醋酸甲地孕酮对生活质量的影响很小。包含 703 例患者的 6 项临床研究中,患者使用醋酸甲羟孕酮 300~1 200mg/d,时间持续为 6~12 周,结果发现,相较安慰剂,醋酸甲羟孕酮在提高食欲、增加能量摄入、体重增加或减缓体重丢失等方面均有明显作用,但其对生活质量的影响则报道不一。长期使用孕激素可带来潜在的严重不良反应,如血栓性静脉炎及肺动脉栓塞等。故孕激素的使用剂量及持续时间尚需由大样本多中心的临床试验来确定。

Yavuzsen T 等[7]对肿瘤相关恶液质及实体瘤患者体重丢失的药物治疗进行了纳入 55 个 RCT 的系统综述,结果发现除孕激素外,只有皮质类固醇有足够证据支持其在肿瘤患者中应用。其中有 6 项共纳入 637 例患者的研究给予皮质类固醇治疗;3 项研究(共 402 例患者)予口服或静脉注射甲泼尼龙(甲强龙)(32~125mg/d)共 1~8 周,对比安慰剂组,患者食欲和生活质量得到显著提高,但对体重没有影响;另一项研究中,61 例患者摄入泼尼松龙 10mg/d,6 周后患者的食欲和主观幸福感均得到显著提升;在纳入 184 例患者的另两项研究中,患者接受地塞米松 3~8mg/d,持续 4 天或直到死亡,相对于安慰剂组,食欲得到了暂时性提高。近来,也有研究者报道使用 32mg/d 甲强龙连续 7 天后,患者食欲和疲劳感得到显著改善[8]。目前尚没有足够证据显示哪一种皮质类固醇药物的疗效优于同类[9]。

皮质类固醇的上述效应是暂时的,数周后,当肌肉病变和免疫抑制变得明显时就将逐渐消失;胰岛素抵抗是早期的代谢不良反应,骨量减少则是长期效应[10]。由于存在以上不良反应,皮质类固醇可能更适合预期生存时间较短的患者,特别当患者伴有皮质类固醇可以缓解的其他症状时,如疼痛或恶心等。

大麻类药物是大麻的衍生物,具有显著影响细胞因子网络的功能[11]。已发现屈大麻酚可以影响人免疫细胞产生细胞因子。一项纳入 469 名晚期肿瘤患者的 RCT 研究显示,给予屈大麻酚 2.5mg 每日两次治疗厌食,其效果劣于甲地孕酮[12]。在一项随机前瞻性安慰剂对照的多中心临床试验中,164 例患有恶液质综合征的晚期肿瘤患者摄入了大麻提取物或四氢大麻酚(5mg/d)共 6 周,结果患者食欲或生活质量并没有出现有统计意义的提高[13]。然而,在一定程度上,使用屈大麻酚后一些患者的食欲确实得到改善,且体重增加。2018 年 NCCN 姑息治疗指南指出,对于部分癌性厌食患者,大麻类药物可能有帮助[5]。但必须指出,应用大麻类药物的主要不良反应包括幻觉、欣快感、眩晕、精神错乱及心血管疾病等,由于大麻属于麻醉和精神类药物,因此其处方使用必须受到严格管制。

有研究报道了几类可能具有潜在应用前景的药物,包括胃饥饿素类似物、非甾体抗炎药物、环氧合酶 2 抑制剂和生长素释放肽模拟物等,以及一些抗细胞因子治疗药物,如沙利度胺、抗 TNF-α 单克隆抗体(mAb)、抗 IL-6 单克隆抗体等[14,15]。

也有一些药物已被证明用于癌性厌食无效或临床价值有限。促动力药甲氧氯普胺能有效治疗肿瘤恶液质患者的恶心和早饱[16],但并不能诱导增加食物摄入量,且其锥体外系不良反应也严重限制了其使用;已有的多项研究均未能证明己酮可可碱可改善癌性厌食患者的食欲[15];一项荟萃分析显示,现有研究中,中草药治疗癌性厌食和疲劳的证据不足[17];一项安慰剂对照的临床研究显示,赛庚啶仅能稍改善患者食欲,对体重增加没有显著作用[18]。

三、推荐意见

1. 肿瘤患者需要常规进行厌食的筛查和评估。(A)

2. 推荐使用孕激素(甲羟孕酮、甲地孕酮)提高食欲(B),但其可能带来潜在的严重不良反应(如血栓)。

3. 推荐使用皮质类固醇提高食欲(B),但其可能带来肌肉萎缩、感染等不良反应。

4. 谨慎利用大麻类提高患者食欲,目前缺乏一致的临床证据(C)。

参考文献

[1] DY S M, LORENZ K A, NAEIM A, et al. Evidence-based recommendations for cancer fatigue, anorexia, depression, and dyspnea[J]. J Clin Oncol, 2008, 26(23): 3886-3895.

[2] LAVIANO A, MEGUID M M, ROSSI-FANELLI F. Cancer anorexia: clinical implications, pathogenesis, and therapeuticstrategies[J]. Lancet Oncol, 2003, 4(11): 686-694.

[3] BLAUWHOFF-BUSKERMOLEN S, RUIJGROK C, OSTELO R W, et al. The assessment of anorexia in patients with cancer: cut-off values for the FAACT-A/CS and the VAS for appetite[J]. Support Care Cancer, 24(2): 661-666.

[4] 贾玫, 李潇, 李佳汝, 等. 癌性厌食发病机制及量化评价初探[J]. 中国临床医生, 2011, 39(5): 356-357.

[5] NCCN palliative care guidelines, version 1. 2018.

[6] RUIZ GARCIA V, L PEZ-BRIZ E, CARBONELL SANCHIS R, et al. Megestrol acetate for treatment of anorexia-cachexia syndrome[J]. Cochrane Database Syst Rev, 2013(3): CD004310.

[7] YAVUZSEN T, DAVIS M P, WALSH D, et al. Systematic review of the treatment of cancer-associated anorexia and weight loss[J]. J Clin Oncol, 2005, 23(33): 8500-8511.

[8] PAULSEN O, KLEPSTAD P, ROSLAND JH, et al. Efficacy of methylprednisolone on pain, fatigue, and appetite loss in patients with advanced cancer using opioids: a randomized, placebo-controlled, double blind trial [J]. J Clin Oncol, 2014, 32: 3221e8.

[9] MILLER S, MCNUTT L, MCCANN MA, et al. Use of corticosteroids for anorexia in palliative medicine: a systematic review[J]. J Palliat Med, 2014, 17: 482e5.

[10] MILOSLAVSKY EM, NADEN RP, BIJLSMA JW, et al. Development of a Glucocorticoid Toxicity Index (GTI) using multicriteria decision analysis[J]. Ann. Rheum. Dis, 2017, 76(3): 543-546.

[11] KLEIN TW, LANE B, NEWTON CA, et al. The cannabinoid system and cytokine network[J]. Proc Soc Exp Biol Med, 2000, 225: 1-8.

[12] JATOI A, WINDSCHITL H E, LOPRINZI C L, et al. Dronabinol versus megestrol acetate versus combination therapy for cancer-associated anorexia: a north central cancer treatment group study[J]. J Clin Oncol, 2002,

20:567-573.

[13] CANNABIS-IN-CACHEXIA-STUDY-GROUP,STRASSER F,LUFTNER D,et al. Comparison of orally adminis-tered cannabis extract and delta-9-tetrahydrocannabinol in treating patients with cancer-related anorexia-ca-chexia syndrome:a multicenter,phase Ⅲ,randomized,double-blind,placebo-controlled clinical trial from the Cannabis-In-Cachexia-Study-Group[J]. J Clin Oncol,2006,24(21):3394-3400.

[14] CURROW D C,ABERNETHY A P. Anamorelin hydrochloride in the treatment of cancer anorexia-cachexia syndrome[J]. Future Oncol,2014,10(5):789-802.

[15] MACCI A,MADEDDU C,MANTOVANI G. Current pharmacotherapy options for cancer anorexia and cachexia [J]. Expert Opin Pharmacother,2012,13(17):2453-2472.

[16] ANG S K,SHOEMAKER L K,DAVIS M P. Nausea and vomiting in advanced cancer[J]. Am J Hosp Palliat Care,2010,27:219-225.

[17] CHUNG V C,WU X,LU P,et al. Chinese herbal medicine for symptom management in cancer palliative care:systematic review and meta-analysis[J]. Medicine(Baltimore),2016,95(7):e2793.

[18] KARDINAL C G,LOPRINZI C L,SCHAID D J,et al. A controlled trial of cyproheptadine in cancer patients with anorexia and/or cachexia[J]. Cancer,1990,65:2657-2662.

第四节 早 饱

一、背景

早饱是肿瘤患者常见的消化道症状之一。对于消化道尤其是胃恶性肿瘤的患者,早饱可能与肿瘤侵犯造成的胃容量减少或胃肠道动力障碍有关。同样,治疗期间化疗药、止吐药等的不良反应也会引起早饱症状。部分非消化道肿瘤患者在非治疗期间也可能出现早饱症状,其临床表现与功能性消化不良(functional dyspepsia,FD)类似。

常见不良反应事件评价标准(common terminology criteria for adverse events,CTCAE)中未对早饱进行定义和分级。早饱的诊断可参考 FD 的诊断。罗马Ⅲ标准使用 FD 替代了既往非器质性消化不良的多种名词,并限定了消化不良症状应位于上腹部,即两侧锁骨中线以内和剑突下端与脐之间的区域;罗马Ⅲ标准排除了胃灼热、反酸、腹胀及恶心等症状,从而使 FD 与胃食管反流病(gastroesophageal reflux disease,GERD)及肠易激综合征(irritable bowel syndrome,IBS)在症状上得以鉴别,罗马Ⅲ诊断标准指出,诊断前症状至少出现 6 个月,且近 3 个月必须有以下一点或几点症状:①餐后饱胀不适;②早饱;③上腹痛;④上腹烧灼感。最重要的是排除消化系统的器质性疾病。罗马Ⅲ诊断标准建议将 FD 细分为①餐后窘迫综合征(postprandial distress syndrome,PDS),特征是由食物摄入引起的消化道症状,包括餐后饱胀和早饱等;②上腹部疼痛综合征(epigastric pain syndrome,EPS),特征是与饮食无关的症状,如上腹部疼痛和烧灼感[1]。但罗马Ⅲ标准中 PDS 和 EPS 之间有一种重叠的情况,就是餐后出现的上腹部疼痛和烧灼感。罗马Ⅳ标准对此进行了区分,将所有餐后出现的症状,包括餐后饱胀、早饱、上腹痛及上腹烧灼感等,都归为 PDS[2]。

引起早饱的可能的原因包括:

(一) 胃容受性障碍

45%的 FD 患者伴有胃容受性障碍,并与早饱、体重丢失密切相关[3]。对于某些肿瘤患者来说,由于肿瘤、药物或其他原因,出现近端胃舒张功能障碍、适应性调节异常和排空延缓,致患者的胃容积较健康人小,故饱食后的胃内压高于正常人,更易出现早饱、上腹胀等餐后不适的症状。

(二) 胃动力障碍

从胃蠕动到排空的过程也是胃从电活动到机械收缩、传导的复杂过程,包括胃肠运动失调及消化间期胃肠运动异常。研究发现 30%FD 患者伴有胃排空延迟,并与早饱密切相关[3]。但另一项使用呼吸测试法评估 FD 患者胃排空情况的大规模研究发现,有胃排空延迟的 FD 患者仅占 23%,并且与 PDS 症状无明显相关[4]。

(三) 内脏感觉高敏

某些 FD 患者在药物、胃酸和水负荷等化学或物理刺激时内脏敏感性增加,内脏敏感阈值减低,从而引起感觉障碍,出现早饱症状[5]。研究表明 37%FD 患者存在内脏感觉高敏[4]。

(四) 精神心理因素

目前研究认为精神心理因素是 FD 发病的重要因素。FD 患者抑郁、焦虑和躯体化症状发生率更高[6]。其具体致病机制仍不明确。

(五) 神经-内分泌调节紊乱

胃肠功能受中枢及外周神经系统的控制,其神经传导路径为双向的,通过脑肠轴及其释放的脑肠肽传递。肿瘤、药物或其他因素,可能使脑肠肽分泌或功能出现紊乱,从而影响胃肠道的消化功能。

(六) 黏膜改变

研究表明,FD 患者中可出现十二指肠黏膜完整性受损,伴有嗜酸性粒细胞和肥大细胞增多,并与早饱的症状明显相关[7]。

(七) 微生物群改变

幽门螺杆菌(helicobacter pylori,Hp)一直被认为是 FD 的发病机制之一[8]。根据《幽门螺杆菌胃炎京都全球共识报告》,幽门螺杆菌相关的消化不良被定义为内镜检查阴性的幽门螺杆菌感染患者的消化不良,并且在 Hp 根除后症状得到持续缓解[9]。这可能与胃黏膜微生物群和黏膜改变有关。研究表明 FD 患者的胃黏膜中存在胆汁酸升高、类杆菌增多和酸杆菌缺乏[10]。但仍不确定是否与 PDS 症状相关。

二、证据

(一) 改变生活方式

理论上,FD 症状,尤其 PDS 症状与进食相关,因此,调整饮食习惯,如少食多餐,避免咖啡、酒精、非甾体抗炎药、油腻或辛辣食物,规律饮食,可能对胃肠道功能障碍的治疗起到辅助作用[11]。但目前仍缺乏关于调整饮食和生活方式方面的大样本临床研究[12]。

(二) 抗 Hp 治疗

Hp 感染与 FD 有一定相关性。对内镜检查阴性,但有上消化道症状的 Hp 感染患者,尽管效果有限且起效时间可能在几个月后,指南仍推荐给予抗 Hp 治疗[8]。对于抗 Hp 治疗后 FD 症状持续缓解(6~12 个月)的患者,可诊断为 Hp 相关性消化不良[9]。

(三) 质子泵抑制剂

质子泵抑制剂(proton pump inhibitor,PPI)是 FD 的传统一线治疗药物。其通过抑制胃酸分泌,使胃肠道敏感性减低,对减轻 FD 患者的上腹疼痛及灼热感有一定效果。研究表明 PPI 对合并 GERD 的 EPS 更有效[13]。但 PPI 对 PDS 疗效的研究数据仍有矛盾[14,15]。另一项研究表明 PPI 的疗效优于促动力药,支持使用 PPI 作为 PDS 的初始治疗药物[8]。

(四) 促胃肠动力药

对于以上腹不适为主要症状的患者,此类药物为临床常用药物,如莫沙必利等全胃肠动力药及依托比利等上消化道动力药。这类药物可通过作用于胃肠道间的乙酰胆碱受体,来协调并加强胃肠排空,从而改善餐后饱胀、上腹胀和早饱等症状。目前大部分研究主要涉及较老的药物,如西沙必利(由于 QT 间期延长效应目前已禁用)、多潘立酮、红霉素、ABT-229 和一些其他药物,包括多巴胺-2 拮抗剂,血清素-4 受体激动剂和胃动素受体激动剂等,很多在临床上没有广泛使用[16]。虽然目前已有新的促胃肠动力药,但是大部分试验针对的是轻度胃瘫患者,而不是 FD 或 PDS。一些新的促胃肠动力药物,如伊托普利、莫沙必利或替加色罗等,对比安慰剂没有显示出明显的获益[16]。

目前没有证据支持,在有 FD 症状和胃排空延迟的患者中提高胃排空速率可以改善症状[17]。而且强效促胃肠动力药的耐受性较差[16],因此,只有对已证实有胃排空延迟且初始治疗方案无效的患者,才推荐使用强效促胃肠动力药物。一种 5-HT$_4$ 受体激动剂普鲁卡洛普利(1~2mg/d)在大多数国家(除美国以外)被批准用于慢性便秘的治疗[18]。它能提高胃排空速度,改善特发性轻度胃瘫患者的症状[19],但其在 FD 或 PDS 中的作用仍缺乏研究证据支持。

(五) 增加胃容量药物

丁螺环酮、坦度吡酮等抗 5-HT 的抗焦虑药物可降低消化不良症状的整体严重程度和个人饭后饱胀、早饱和上腹胀的症状,其机制与其抗焦虑作用无关,可能通过松弛健康人体近端胃,增加胃容量来发挥作用[20,21]。阿考替胺是一种突触前毒蕈碱受体抑制剂和胆碱酯酶抑制剂,动物实验和人体试验表明其可增加胃容量和增强胃排空能力[22,23]。一项在美国、日本和欧洲开展的多中心 Ⅱ 期研究表明,阿考替胺缓解 PDS 症状效果最好的剂量为 100mg 一日 3 次[22]。日本的一项单中心 Ⅲ 期临床研究表明,阿考替胺对早期饱腹、餐后饱腹以及上腹胀等 PDS 症状有显著的改善效果[24]。欧洲一项为期 1 年的开放标签研究证实阿考替胺有良好的耐受性[25]。

(六) 神经调节性药物

美国一项多中心研究对依他普仑(选择性血清素再摄取抑制剂)、阿米替林(三环类抗抑郁药)和安慰剂进行了比较,结果表明依他普仑无明显疗效,而阿米替林能改善上腹部疼痛和没有胃排空延迟的患者的症状[26]。另一项在三个国家进行的流行病学研究表明,服用抗抑郁药的患者 PDS 症状较为少见[27]。但是,目前仍缺乏关于神经调节性药物在 FD 和 PDS 中的高质量研究,而且目前研究所使用的神经调节性药物仍缺乏一致性[28]。

米氮平是一种对多种神经递质受体具有活性的抗抑郁药,对体重严重减轻的非抑郁和非焦虑性 FD 患者有效。除体重增加外,米氮平还可改善全身症状、早期饱腹恶心症状和营养量耐受性[29]。在一项健康志愿者研究中,米氮平对胃感觉运动功能没有显著影响,提示其主要通过神经中枢发挥作用[30]。

(七) 中医中药

中医将早饱症状称为痞满,通过延胡索、郁金、厚朴和合欢皮等中药,行气解郁,疏肝和胃,调节气节升降出入来调理脾胃运化改善胃内环境。中国一项纳入了 280 例 PDS 的随机临床试验表明,针灸可有效改善餐后饱胀、上腹部肿胀和早期饱腹等症状[31]。这为针灸治疗早饱提供了强有力的证据。

三、推荐意见

1. 调整饮食习惯和结构可能对早饱的治疗起到辅助作用。（B）

2. 对内镜检查阴性，但有上消化道症状的 Hp 感染患者，推荐给予抗 HP 治疗。（A）

3. 质子泵抑制剂对 EPS 有效。（B）

4. 只有对已证实有胃排空延迟且对初始治疗方案无效的患者，才推荐使用强效促胃肠动力药物。（C）

5. 阿考替胺可增加胃容量和增强胃排空能力，对缓解 PDS 症状效果最好的剂量为 100mg，一日 3 次。（A）

6. 抗抑郁药物可改善早饱症状，对体重严重减轻的非抑郁和非焦虑性 FD 患者可使用米氮平。（B）

7. 针灸可有效改善早饱症状。（B）

========== 参考文献 ==========

[1] TACK J，TALLEY N J，CAMILLERI M，et al. Functional gastroduodenal disorders[J]. Gastroenterology，2006，130（5）：1466-1479.

[2] STANGHELLINI V，CHAN F K，HASLER W L，et al. Gastroduodenal disorders[J]. Gastroenterology，2016，150（6）：1380-1392.

[3] TACK J，PIESSEVAUX H，COULIE B，et al. Role of impaired gastric accommodation to a meal in functional dyspepsia[J]. Gastroenterology，1998，115（6）：1346-1352.

[4] VANHEEL H，CARBONE F，VALVEKENS L，et al. Pathophysiological abnormalities in functional dyspepsia subgroups according to the Rome Ⅲ criteria[J]. Am J Gastroenterol，2017，112（1）：132-140.

[5] ENCK P，AZPIROZ F，BOECKXSTAENS G，et al. Functional dyspepsia[J]. Nat Rev Dis Primers，2017，3（3）：17081.

[6] JONES MP，TACK J，VAN OUDENHOVE L，et al. Mood and anxiety disorders precede development of functional gastrointestinal disorders in patients but not in the population[J]. Clin Gastroenterol Hepatol，2017，15（7）：1014-1020 e1014.

[7] TALLEY N J，WALKER M M，ARO P，et al. Non-ulcer dyspepsia and duodenal eosinophilia：an adult endoscopic population-based case-control study[J]. Clin Gastroenterol Hepatol，2007，5（10）：1175-1183.

[8] MOAYYEDI P，LACY B E，ANDREWS C N，et al. ACG and CAG clinical guideline：management of dyspepsia[J]. Am J Gastroenterol，2017，112（7）：988-1013.

[9] SUGANO K，TACK J，KUIPERS E J，et al. Kyoto global consensus report on Helicobacter pylori gastritis[J]. Gut，2015，64（9）：1353-1367.

[10] IGARASHI M，NAKAE H，MATSUOKA T，et al. Alteration in the gastric microbiota and its restoration by probiotics in patients with functional dyspepsia[J]. BMJ Open Gastroenterol，2017，4（1）：e000144.

[11] BISSCHOPS R，KARAMANOLIS G，ARTS J，et al. Relationship between symptoms and ingestion of a meal in functional dyspepsia[J]. Gut，2008，57（11）：1495-1503.

[12] FEINLE-BISSET C，AZPIROZ F. Dietary and lifestyle factors in functional dyspepsia[J]. Nat Rev Gastroenterol Hepatol，2013，10（3）：150-157.

[13] MOAYYEDI P，DELANEY B C，VAKIL N，et al. The efficacy of proton pump inhibitors in nonulcer dyspepsia：a systematic review and economic analysis[J]. Gastroenterology，2004，127（5）：1329-1337.

[14] SUZUKI H，KUSUNOKI H，KAMIYA T，et al. Effect of lansoprazole on the epigastric symptoms of functional

dyspepsia(ELF study):a multicentre,prospective,randomized,double-blind,placebo-controlled clinical trial [J]. United European Gastroenterol J,2013,1(6):445-452.

[15] HSU Y C,LIOU J M,YANG T H,et al. Proton pump inhibitor versus prokinetic therapy in patients with functional dyspepsia:is therapeutic response predicted by Rome Ⅲ subgroups? [J]. J Gastroenterol,2011; 46(2):183-190.

[16] TACK J. Prokinetics and fundic relaxants in upper functional GI disorders[J]. Curr Opin Pharmacol,2008,8 (6):690-696.

[17] JANSSEN P,HARRIS M S,JONES M,et al. The relation between symptom improvement and gastric emptying in the treatment of diabetic and idiopathic gastroparesis [J]. Am J Gastroenterol, 2013, 108 (9): 1382-1391.

[18] CAMILLERI M,PIESSEVAUX H,YIANNAKOU Y,et al. Efficacy and safety of prucalopride in chronic constipation:an integrated analysis of six randomized,controlled clinical trials[J]. Dig Dis Sci,2016,61(8): 2357-2372.

[19] TACK J,CAMILLERI M. New developments in the treatment of gastroparesis and functional dyspepsia[J]. Curr Opin Pharmacol,2018,43:111-117.

[20] TACK J,JANSSEN P,MASAOKA T,et al. Efficacy of buspirone,a fundus-relaxing drug,in patients with functional dyspepsia[J]. Clin Gastroenterol Hepatol,2012,10(11):1239-1245.

[21] MIWA H,NAGAHARA A,TOMINAGA K,et al. Efficacy of the 5-HT1A agonist tandospirone citrate in improving symptoms of patients with functional dyspepsia:a randomized controlled trial[J]. Am J Gastroenterol,2009,104(11):2779-2787.

[22] ALTAN E,MASAOKA T,FARRE R,et al. Acotiamide,a novel gastroprokinetic for the treatment of patients with functional dyspepsia:postprandial distress syndrome[J]. Expert Rev Gastroenterol Hepatol,2012,6 (5):533-544.

[23] KUSUNOKI H,HARUMA K,MANABE N,et al. Therapeutic efficacy of acotiamide in patients with functional dyspepsia based on enhanced postprandial gastric accommodation and emptying:randomized controlled study evaluation by real-time ultrasonography[J]. Neurogastroenterol Motil,2012,24(6):540-545 e250-e541.

[24] MATSUEDA K,HONGO M,TACK J,et al. A placebo-controlled trial of acotiamide for meal-related symptoms of functional dyspepsia[J]. Gut,2012,61(6):821-828.

[25] TACK J,POKROTNIEKS J,URBONAS G,et al. Long-term safety and efficacy of acotiamide in functional dyspepsia(postprandial distress syndrome)-results from the European phase 3 open-label safety trial[J]. Neurogastroenterol Motil,2018,30(6):e13284.

[26] TALLEY N J,LOCKE G R,SAITO Y A,et al. Effect of amitriptyline and escitalopram on functional dyspepsia:a multicenter,randomized controlled study[J]. Gastroenterology,2015,149(2):340-349.

[27] AZIZ I,PALSSON O S,TORNBLOM H,et al. Epidemiology, clinical characteristics, and associations for symptom-based Rome Ⅳ functional dyspepsia in adults in the USA,Canada,and the UK:a cross-sectional population-based study[J]. Lancet Gastroenterol Hepatol,2018,3(4):252-262.

[28] FORD A C,LUTHRA P,TACK J,et al. Efficacy of psychotropic drugs in functional dyspepsia:systematic review and meta-analysis[J]. Gut,2017,66(3):411-420.

[29] TACK J,LY HG,CARBONE F,et al. Efficacy of mirtazapine in patients with functional dyspepsia and weight loss. Clin Gastroenterol Hepatol,2016,14(3):385-392,e384.

[30] CARBONE F,VANUYTSEL T,TACK J. The effect of mirtazapine on gastric accommodation,gastric sensitivity to distention,and nutrient tolerance in healthy subjects[J]. Neurogastroenterol Motil,2017,29(12):80.

[31] YANG JW,ZHANG LW,SHI GX,et al. Acupuncture for postprandial distress syndrome(APDS):study protocol for a randomized controlled trial[J]. Trials,2017,18(1):537.

第五节　疼　　痛

一、背景

（一）癌痛概述

疼痛（pain）是一种不愉快的感觉和情绪体验，伴有实质存在的或潜在的组织损伤。癌性疼痛是疼痛的一种，在晚期肿瘤患者中普遍存在。流行病学资料显示，70%~90%的晚期肿瘤患者伴有疼痛，其中80%~90%肿瘤患者的疼痛能够通过规范、有效的治疗得以缓解[1]，但有10%~20%的患者经常规药物治疗效果不满意和/或出现不能耐受的不良反应。

（二）癌痛的病因和分类

导致肿瘤患者出现疼痛的躯体因素包括：①肿瘤本身引起的疼痛（78.3%），如实体肿瘤压迫；骨神经、内脏、皮肤和软组织的浸润转移；②抗肿瘤治疗或其他治疗引起的疼痛（8.3%），如化疗相关的黏膜炎、栓塞性静脉炎；肿瘤患者手术所致切口痛、神经损伤；放疗导致神经损伤、放射性骨病；③与肿瘤有关的疼痛（6.1%），如虚弱、便秘、肌肉紧张/肌痉挛、压疮等；④与肿瘤无关的疼痛，如椎关节强直、骨关节炎等。晚期肿瘤患者的恐惧、焦虑、抑郁、愤怒、孤单等因素同样可以造成或影响肿瘤患者的疼痛[2]。

根据病理生理学机制，疼痛可以分为伤害感受性疼痛及非伤害感受性疼痛；根据疼痛发作的时间，可分为急性疼痛、慢性疼痛及突发性疼痛；③根据疼痛的强度，可以分为轻度、中度和重度疼痛等。正确地划分疼痛类型，有助于了解疼痛发生的原因，对疼痛的评估及有效控制具有积极的临床意义[2]。

二、证据

（一）筛查和评估

根据NCCN癌痛指南，所有肿瘤患者在每次就诊时都需要进行疼痛筛查。癌痛评估必须定期量化、个体化。如果疼痛不断恶化或者有新的疼痛，需要持续进行疼痛评估。疼痛评估要求：①收集全面而详细的疼痛病史，了解肿瘤的诊治及发展过程，疼痛的性质、程度，疼痛对生活质量的影响，药物治疗史及伴随症状和体征；②评估患者的心理状态；③评估患者对治疗的反应，包括疼痛的缓解、止痛药物的不良反应、爆发痛、疼痛对正常生理功能的影响以及任何与疼痛有关的特殊问题，必要时应获取家属或者看护者有关患者疼痛的补充信息；④评估患者对阿片类药物滥用、误用、剂量转换的风险[3]。

（二）疼痛评估工具

疼痛评估存在多种方法和工具。包括数字分级法（numerical rating scale，NRS）、视觉模拟法（visual analogue scale，VAS）、文字描述分级法（verbal rating scale，VRS）和Wong-Baker疼痛强度脸谱评估（face rating scale，FRS）[4-7]（图11-1~图11-3）。虽然通常使用NRS、VAS和VRS评估疼痛，但对于儿童、老人以及存在语言或者文化差异等沟通障碍的患者，可能会有沟通和尺度评估的困难，Wong-Baker疼痛强度脸谱评估可能更适合此类患者。除了疼痛强度，患者还描述疼痛的特点（针刺样、烧灼样等）。

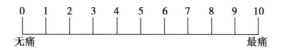

图 11-1　视觉模拟法的 10cm 量表

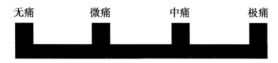

图 11-2　文字描述法量表

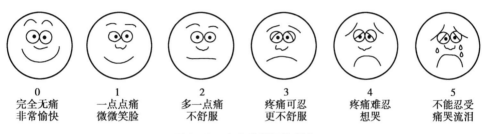

图 11-3　疼痛脸谱评估量表

也可使用简易疼痛量表（brief pain inventory，BPI）评估疼痛。此量表包括两个方面：疼痛的强度和疼痛对生理功能的影响程度。研究表明，疼痛对肿瘤患者生理功能的影响大于慢性非肿瘤性疼痛，因此，疼痛对于生理功能影响的评估在疼痛评估中十分重要。BPI 包括了有关疼痛原因、疼痛性质、对生活的影响、疼痛部位等描述词，并采用 NRS（0~10 级）描述疼痛程度，从多方面对疼痛进行评价[8,9]。

（三）疼痛治疗原则

WHO 提出癌痛治疗三阶梯原则：①口服给药：首先选择口服给药途径，以便于患者长期服用。②按时给药：应当有规律地"按时"给药，而不是在疼痛时才给药。③按阶梯用药：应该按照晚期癌痛三阶梯治疗原则规定的用药程序合理使用。④用药个体化：特别注意具体患者的实际疗效。⑤注意细节化：对应用止痛药的患者应密切监护，观察其反应，使患者在获得最佳疗效的同时不良反应最小[10]。

轻度疼痛（NRS 评分 1~3 分）一般可以忍受，能正常生活，睡眠基本不受干扰，应按照第一阶梯治疗。第一阶梯治疗原则上是口服非甾体抗炎药，该类镇痛药作用于外周，具有解热镇痛抗炎的效果，能抑制下丘脑前列腺素合成酶的生成，减少前列腺素 E 的合成与释放。其代表药有阿司匹林、对乙酰氨基酚等。2018 年一项纳入 43 项临床研究的荟萃分析认为，没有证据证明在癌痛治疗中有某一种非甾体抗炎药更优[11]。中度疼痛（NRS 评分 4~6 分）常为持续性疼痛，睡眠已受到干扰，食欲有所减退。对此类疼痛患者的用药，原则上应采取向第二阶梯过渡的原则，给予弱效阿片类镇痛药，如可待因、盐酸曲马多等，可联合非甾体抗炎药。但弱阿片类具有"天花板效应"，而吗啡等强阿片类药物控释剂型使用更方便，且不具有"天花板效应"，因此，也有专家推荐中度疼痛的癌痛患者使用适当剂量的强阿片类药物治疗。重度疼痛（NRS 评分 7~10 分）时，睡眠和饮食受到严重干扰，推荐使用强效阿片类镇痛药,也可配合一阶梯药物完成联合治疗。常用强阿片药物包括吗啡、羟考酮、芬太尼、美沙酮等[12]。一项双盲、随机试验显示,100mg 芬太尼舌下含服与5mg 吗啡皮下注射对比治疗剧烈疼痛,未表现出非劣效性。两种治疗的耐受性均好,但是考虑到用药方便,患者首选舌下给药途径。芬太尼舌下片可作为治疗严重癌痛发作的安全替代品[13]。需注意的是:同时使用抗组胺药、抗焦虑药或加巴喷丁类药物可增加阿片类药物的不良反应[14]。在开始使用阿片类药物之前,临床医生应告知患者阿片类药物治疗的潜在风险、益处、替代方案和可能的不良反应,并向他们传授安全使用、储存和处置阿片类药物的策略[15]。

(四) 难治性癌痛的治疗原则

难治性癌痛指由肿瘤本身或肿瘤治疗相关因素导致的中、重度疼痛,经过规范化药物治疗 1~2 周,患者疼痛缓解仍不满意和/或不良反应不可耐受。诊断需同时满足以下两条标准:①持续性疼痛数字化评分≥4 分和/或爆发痛次数≥3 次/d;②遵循相关癌痛治疗指南,单独使用阿片类药物和/或联合辅助镇痛药物治疗 1~2 周,患者疼痛缓解仍不满意和/或出现不可耐受不良反应[16]。

(1) 癌性神经病理性疼痛通常认为对阿片类药物治疗具有抵抗性,应考虑联合使用辅助镇痛药物,以阿片类药物为基础,辅助镇痛药物以抗惊厥药物和/或抗抑郁药物为首选,必要时可增加非甾体抗炎药物或类固醇激素。有微创介入治疗适应证者推荐早期应用介入治疗[17-20]。

(2) 骨转移性癌痛应遵循全身药物治疗和局部治疗相结合的模式。局部治疗包括姑息性放疗和微创介入治疗。全身药物治疗推荐阿片类药物、非甾体类药物、双膦酸盐/地诺单抗、放射性核素等联合应用。对于自发性与诱发性骨痛的发生,应尽量减少诱因,同时使用救援镇痛药物[7,17,21]。

(3) 对于有明确诱因的爆发痛,若病因能去除则以病因治疗为主。对于难以去除病因的诱发性疼痛和自发性疼痛,则可在适当提高基础镇痛药物用量的基础上使用救援镇痛药物[17,22]。

(4) 癌性内脏痛应在使用阿片类药物基础上,考虑联合辅助镇痛药物,以抗抑郁药物为首选,并依据原因不同给予对应治疗;同时可针对内脏神经支配区域或肿瘤侵犯的部位采用微创介入治疗[17]。

(5) 其他常见的脑脊髓膜转移痛、盆底会阴痛、治疗后臂丛神经受损上肢静脉淋巴回流受阻痛、幼儿疼痛等,应采用个体化的治疗原则,早期应用微创介入治疗或其他有效手段。对于各种手段都无效的终末期患者,可采用临终难治性癌痛的镇静。心因性疼痛可转至精神科。

(五) 肿瘤患者疼痛的非药物治疗

对于多数难治性癌痛患者,往往药物治疗效果欠佳或者出现不能耐受的不良反应。近年来,各种微创介入治疗技术的开展为难治性癌痛的治疗提供了一种有效的解决方案,常用的技术包括患者自控镇痛泵技术、神经毁损术、经皮椎体成形术、放射性粒子植入术和鞘内药物输注系统植入术等[23-28]。

三、推荐

1. 所有肿瘤患者在每次就诊时都需要进行疼痛筛查。癌痛评估必须定期量化,个体

化。如果疼痛不断恶化或者有新的疼痛,需要持续进行疼痛评估。(A)

2. 通常使用视觉模拟法、数字分级法、文字描述分级法评估疼痛,但对于沟通和尺度评估有困难的患者,更适合应用 Wong-Baker 疼痛强度脸谱评估量表。(A)

3. 癌痛治疗遵循三阶梯原则。(A)

参考文献

[1] HAUMANN J,JOOSTEN E,EVERDINGEN M. Pain prevalence in cancer patients:status quo or opportunities for improvement？[J]. Curr Opin Support Palliat Care,2017,11(2):99-104.

[2] 石汉平,凌文华,李薇. 肿瘤营养学[M].北京:人民卫生出版社,2012.

[3] SWARM R A,ABERNETHY A P,ANGHELESCU D L,et al. Adult cancer pain[J]. J Natl Compr Canc Netw,2013,11(8):992-1022.

[4] HICKS C L,VON BAEYER C L,SPAFFORD P A,et al. The Faces Pain Scale-Revised:toward a common metric in pediatric pain measurement[J]. Pain,2001,93(2):173-183.

[5] SERLIN R C,MENDOZA T R,NAKAMURA Y,et al. When is cancer pain mild,moderate or severe? Grading pain severity by its interference with function[J]. Pain,1995,61(2):277-284.

[6] SOETENGA D,FRANK J,PELLINO T A. Assessment of the validity and reliability of the University of Wisconsin Children′s Hospital Pain scale for Preverbal and Nonverbal Children[J]. Pediatr Nurs,1999,25(6):670-676.

[7] WARE LJ,EPPS CD,HERR K,et al. Evaluation of the revised faces pain scale,verbal descriptor scale,numeric rating scale,and Iowa pain thermometer in older minority adults[J]. Pain Manag Nurs,2006,7(3):117-125.

[8] CLEELAND C S,NAKAMURA Y,MENDOZA T R,et al. Dimensions of the impact of cancer pain in a four country sample:new information from multidimensional scaling[J]. Pain,1996,67(2-3):267-273.

[9] CLEELAND C S,RYAN K M. Pain assessment:global use of the brief pain inventory[J]. Ann Acad Med Singapore,1994,23:129-138.

[10] CHRISTO P J,MAZLOOMDOOST D. Cancer pain and analgesia[J]. Ann N Y Acad Sci,2008,1138:278-298.

[11] SCH CHEN R H,M CKE M,MARINOVA M,et al. Systematic review and meta-analysis on non-opioid analgesics in palliative medicine[J]. J Cachexia Sarcopenia Muscle,2018,9(7):1235-1254.

[12] RIPAMONTI C I,SANTINI D,MARANZANO E,et al. Management of cancer pain:ESMO clinical practice guidelines[J]. Ann Oncol,2012,23 Suppl 7:vii139-154.

[13] ZECCA E,BRUNELLI C,CENTURIONI F,et al. Fentanyl sublingual tablets versus subcutaneous morphine for the management of severe cancer pain episodes in patients receiving opioid treatment:a double-blind,randomized,noninferiority trial[J]. J Clin Oncol,2017,35(7):759-765.

[14] GOMES T,JUURLINK D N,ANTONIOU T,et al. Gabapentin,opioids,and the risk of opioid-related death:a population-based nested case-control study[J]. PLoS Med,2017,14(10):e1002396.

[15] DE LA CRUZ M,REDDY A,BALANKARI V,et al. The impact of an educational program on patient practices for safe use,storage,and disposal of opioids at a comprehensive cancer center[J]. Oncologist,2017,22(1):115-121.

[16] 中国抗癌协会癌症康复与姑息治疗专业委员会(CRPC)难治性癌痛学组. 难治性癌痛指南专家共识 2017 版[J]. 中国肿瘤临床,2017,44(16):787-793.

[17] 邵月娟,王昆.辅助镇痛药物在癌痛治疗中的应用进展[J].中国肿瘤临床,2015,42(10):530-534.

[18] YAMAGUCHI T,SHIMA Y,MORITA T,et al. Clinical guideline for pharmacological management of cancer

pain：the Japanese Society of Palliative Medicine recommendations［J］. Jpn J Clin Oncol, 2013, 43（9）：896-909.

［19］ LU F, SONG L, XIE T, et al. Current status of malignant neuropathic pain in Chinese patients with cancer：report of a hospital-based investigation of prevalence, etiology, assessment, and treatment［J］. Pain Pract, 2017, 17（1）：88-98.

［20］ BECHAKRA M, MOERDIJK F, VAN ROSMALEN J, et al. Opioid responsiveness of nociceptive versus mixed pain in clinical cancer patients［J］. Eur J Cancer, 2018, 105：79-87.

［21］ VON MOOS R, COSTA L, RIPAMONTI C I, et al. Improving quality of life in patients with advanced cancer：targeting metastatic bone pain［J］. Eur J Cancer, 2017, 71：80-94.

［22］ DAVIES A N. The management of breakthrough cancer pain［J］. Br J Nurs, 2011, 20（13）：803-804.

［23］ YANG FR, WU BS, LAI GH, et al. Assessment of consecutive neurolytic celiac plexus block（NCPB）technique outcomes in the management of refractory visceral cancer pain［J］. Pain Med, 2012, 13（4）：518-521.

［24］ 王昆, 邵月娟. 腹腔神经丛阻滞术的应用进展［J］. 中国肿瘤临床, 2013, 40（24）：1492-1494.

［25］ BAE H, SHEN M, MAURER P, et al. Clinical experience using Cortoss for treating vertebral compression fractures with vertebroplasty and kyphoplasty：twenty four-month follow-up［J］. Spine（Phila Pa 1976）, 2010, 35（20）：E1030-E1036.

［26］ CAO Q, WANG H, MENG N, et al. CT-guidance interstitial（125）Iodine seed brachytherapy as a salvage therapy for recurrent spinal primary tumors［J］. Radiat Oncol, 2014, 9：301.

［27］ 柳晨, 王俊杰, 孟娜, 等. CT引导下放射性^{125}I粒子置入治疗脊柱转移性肿瘤的价值［J］. 中国脊柱脊髓杂志, 2011, 21（3）：226-229.

［28］ 王昆. 鞘内输注系统治疗顽固性癌痛［J］. 中国肿瘤床, 2013, 40（18）：1141-1144.

第六节　便　秘

一、背景

便秘是指粪便缓慢通过肠道, 导致肠道蠕动减少、大便干结。便秘是晚期肿瘤患者的常见症状, 发生率为40%~90%。便秘的诊断标准不一, 主要依靠患者的主诉, 其治疗需求常被低估。正常情况下, 受肠道5-羟色胺的调节, 结肠通过袋状往返运动、分节推进运动、多袋推进运动和蠕动推送肠内容物。食物残渣在结肠内被肠黏膜吸收水分, 剩余部分形成粪便。当粪便进入直肠时, 刺激神经产生便意, 引起肛门括约肌舒张。便秘是因为这些正常机制被破坏而引起的, 可能是原发性(结肠或肛门直肠功能障碍)或继发性(疾病或药物相关)。

便秘在接受阿片类药物治疗的患者中更为常见, 2016年发布的功能性胃肠病罗马Ⅳ标准新增了阿片类药物诱导便秘(opioid-induced constipation, OIC)的诊断, 其临床表现与其他的功能性胃肠道紊乱相似, 但需要不一样的诊断和处理策略[1,2]。

二、证据

(一) 便秘的评估和诊断

所有肿瘤患者应进行便秘评估。在晚期肿瘤患者中, 便秘的潜在因素通常是长期存在且可以改变的。无论患者是否正在接受治疗, 定期评估肠道功能非常重要。完整的病史有助于确定便秘的原因, 评估应包括：饮食习惯、药物使用、身体活动水平(相对于疾病阶段)、既往肠道病史、其他合并症(如心力衰竭、慢性肺病)以及环境因素(例如如厕隐私、卧床)等[1,2]。

（二）处理策略

最佳的管理是在预防、自我护理、处方口服药物以及直肠通便治疗之间找到平衡。接受抗肿瘤治疗与仅接受姑息治疗的患者之间的处理方法可能不同。应注意避免抗肿瘤治疗和便秘治疗的药物之间的相互作用[1,2]。

1. 一般肿瘤患者的便秘管理　在肿瘤患者中,常见的引起便秘的因素分为器质性或功能性。器质性的因素一般包括药物(特别是阿片类药物、长春花碱、5-HT₃ 拮抗剂、抗呕吐药、铁剂和抗抑郁药等),代谢异常(尤其是脱水、高钙血症、低钾血症和尿毒症),神经肌肉功能障碍(自主神经神经病变和肌病),结构问题(腹部或盆腔肿块、放射纤维化)和疼痛。功能性因素包括年龄、不良的食物和液体摄入、如厕缺乏隐私等[1-3]。

（1）运动疗法:主动运动和被动运动相结合,增加体力活动可部分改善便秘患者的症状。

（2）调整饮食:增加水和食物中纤维素的摄入,可以有效改善轻度至中度便秘,但对于严重便秘效果不明显。多用产气食品如萝卜等,可促进肠蠕动,利于排便。适量食用含油、含盐食物,少食甜食,有利于减少便秘的发生。

（3）建立良好的排便习惯:非卧床患者每日晨起或餐后 2 小时尝试排便,排便时集中注意力,不听音乐或看报纸杂志,减少外界因素的干扰。卧床患者训练床上排便,养成定时排便的习惯,并给予屏风遮挡。避免用力排便,以防引起心脑血管并发症等。

（4）药物治疗:常用药物包括容积性泻药、渗透性泻药、刺激性泻药和润滑性泻药,当饮食调节和上述各类药物均无效时,可考虑应用促动力药及促分泌药。其他新药物目前正处于研究中。我国传统医学中有多种中药能有效缓解慢性便秘的症状,但其疗效的评估尚需更多循证医学证据。

（5）生物电反馈治疗:生物反馈疗法是一种生物行为疗法,该疗法是借助声音和图像反馈刺激大脑,训练患者正确控制肛门外括约肌舒缩,从而缓解便秘,主要用于功能性排便障碍中的不协调性排便和大便失禁。

（6）心理治疗:功能性便秘与抑郁型和焦虑型心理障碍有密切关系,应及时对患者进行心理评估、心理疏导,鼓励患者增强治疗的信心,缓解压力与紧张。对于伴有明显抑郁、焦虑和睡眠障碍的患者,需要选择抗焦虑抑郁药物治疗。

（7）针灸、按摩推拿治疗:均有助于改善便秘症状,有报道采用骶神经刺激可治疗经内科综合治疗无效、无肛门括约肌解剖改变的顽固性便秘患者。

（8）手术治疗:针对经过非手术治疗后效果不佳、经便秘特殊检查显示有明显异常的患者,可考虑手术治疗。但应慎重掌握手术适应证,针对病变选择相应的手术方式,如有多种病变同时存在时,应手术解决引起便秘的主要病变,但也同时解决次要的继发病变。术前需进行疗效预测,特别注意有无严重的心理障碍以及结肠以外的消化道异常。慢传输型便秘手术方式主要包括结肠切除回直肠吻合术、结肠次全切除术、结肠旷置术和回肠造口术等。在出口梗阻型便秘,对直肠内脱垂者可采用经肛门手术和经腹直肠悬吊固定术;对直肠前突者可采用直肠前突修补术,主要包括经直肠、经阴道及经会阴三种入路。值得注意的是,外科手术治疗后,务必重视采取非手术治疗的措施,以便巩固治疗效果,防止症状复发。

2. 阿片类药物诱导便秘(OIC)的管理　阿片类药物是目前治疗中重度疼痛最重要的药物,然而,这类药物容易引起一些不良反应,其中便秘被认为是主要的外周不良反应,不但给患者带来痛苦,而且治疗困难。Becker G 等[4]纳入 13 个随机对照研究和 7 个Ⅱ期临床研究的系统综述认为,阿片类拮抗剂可能成为治疗晚期肿瘤患者阿片类药物导致便秘的一种标准治疗方案。既往研究发现,大剂量纳洛酮口服可以有效地逆转阿片类药物引起的便秘,但是止痛效果也受到了影响[4,5]。Liu M 等[6]的双盲、随机、安慰剂对照研究纳入了 9 例患者,给予安慰剂或者低剂量纳洛酮口服(每日三次,每次 4mg 或者 2mg),每日记录大便频次和症状以及疼痛控制情况,结果发现接受纳洛酮处理的患者排便情况都得到了一定的改善,但 3 例患者疼痛控制不佳,其中 1 例止痛效果完全消失。研究认为,即使低剂量的阿片受体拮抗剂仍会影响止痛效果[6,7]。相对而言,甲基纳曲酮可能有更好的作用。Thomas J 等[8]评估了皮下注射甲基纳曲酮在晚期疾病(包括肿瘤)患者阿片类药物诱导便秘中的安全性和有效性,133 名接受了 2 周或更长时间的阿片类药物治疗且使用泻药不能缓解便秘症状的患者,被随机分配到皮下注射甲基纳曲酮组(0.15mg/kg)或安慰剂组,隔日用药 1 次,共 2 周。第 1 次用药后 4 小时内出现排便的比例,甲基纳曲酮组为 48%,安慰剂组为 15%($P<0.001$);两次及以上用药后 4 小时内,甲基纳曲酮组排便的比例为 52%,安慰剂组为 8%($P<0.001$)。与安慰剂组相比,甲基纳曲酮组排便的中位时间明显缩短,且未观察到中枢神经的戒断症状或疼痛评分的改变。基于类似的证据,美国 FDA 已批准甲基纳曲酮溴化物用于治疗阿片类药物引起的便秘[8-10]。Katakami N 等[11,12]通过一系列Ⅱ、Ⅲ期临床试验发现,外周 μ 阿片受体拮抗剂 naldemedine(S-297995,口服,每日 1 次,每次 0.2mg)能有效治疗阿片类药物引起的便秘,尤其对于肿瘤患者,且不影响止痛效果、不引起中枢神经系统的戒断症状。

3. 老年肿瘤患者便秘的管理　随着年龄的老化,肠神经系统也逐渐退化。老人便秘的发生率约 24%~50%,社区老人每天有 10%~18% 使用泻药,在养老院这个数据更高达 74%。对老年肿瘤患者的便秘处理,除了全面了解其所用药物并去除不适当或不必要药物外,还需考虑其生活环境,尤其是患者当前的生活状况(与家人一起生活或独居、在疗养院或临终关怀所);日常生活的灵活性和自主性(是否存在营养不良风险和无法独立如厕)以及认知障碍的情况[1]。

三、推荐意见

(一) 便秘的评估和诊断

1. 应对所有肿瘤患者进行便秘评估,并询问便秘的可能原因,建议使用患者报告临床结局的评价方法(patient-reported outcome measure,PROM),如果发现便秘,应进行腹部检查、会阴检查和直肠指检。(B)

2. 如果血钙水平和甲状腺功能异常应进行相应检查并纠正。对于症状严重、肠道运动突然变化、便血及老人实施更广泛的调查评估。(B)

3. 腹部 X 线尽管作用有限,但有助于观察粪便情况和排除肠梗阻。(C)

(二) 便秘的管理

1. 一般患者的便秘管理

(1) 最佳的便秘管理是在预防、自我护理、处方口服药物以及直肠通便治疗之间找到平衡。(B)

(2) 腹部按摩可有效减轻胃肠道症状,改善肠道功能,尤其是对那些伴有神经源性问题的患者。(B)

(3) 通便药首选渗透性通便剂(如聚乙二醇 PEG)或刺激性通便剂。(C)

（4）镁盐和硫酸盐可导致高镁血症,应谨慎使用,防止肾功能损伤。（D）

（5）直肠指检确认直肠或粪便完全嵌塞时,栓剂和灌肠是首选的一线治疗。（B）

2. 阿片类药物引起的便秘（OIC）管理

（1）除非本来存在腹泻,否则所有接受阿片类镇痛药治疗的患者均应给予通便药。（B）

（2）不推荐使用洋车前子等容积性泻药。（D）

3. 阿片类/纳洛酮联合用药可降低 OIC 风险;在未得到缓解的 OIC 患者中,新的靶向治疗（peripherally acting mu-opioid receptor antagonists,PAMORAs）可能有一定的价值。（B）

4. 老年肿瘤患者便秘的管理

（1）行动不便的患者,确保能帮助其进厕所。（B）

（2）管理影响食物摄入的因素（老龄化厌食、咀嚼困难）;优化厕所设计,鼓励患者尝试排便,每天至少两次,通常在饭后 2h,但尝试排便时长不宜超过 5min。（B）

（3）个性化使用通便药,对使用利尿剂或强心苷患者定期监测心肾功能（脱水和电解质失衡的风险）（B）;对卧床患者和吞咽障碍患者,避免使用液体石蜡（吸入性脂质肺炎的风险）（D）;盐水泻药（例如氢氧化镁）因存在高镁血症的风险,老人应谨慎使用（D）。

（4）由于机械性梗阻的风险增加,液体摄入量低的非卧床患者应避免使用不可吸收的可溶性膳食纤维或容积性通便药,可以使用刺激性通便药,但有疼痛和痉挛的风险。（D）

（5）如果吞咽困难或反复发生粪便嵌塞,灌肠和直肠栓剂可能是首选治疗,在老人中优选等渗盐水灌肠剂。（B）

参考文献

［1］ LARKIN P J,CHERNY N I,LA CARPIA D,et al. Diagnosis,assessment and management of constipation in advanced cancer:ESMO Clinical Practice Guidelines［J］. Ann Oncol,2018,29（Suppl 4）:iv111-iv125.

［2］ PAQUETTE I M,VARMA M,TERNENT C,et al. The American Society of Colon and Rectal Surgeons' Clinical Practice Guideline for the evaluation and management of constipation［J］. Dis Colon Rectum,2016,59（6）:479-492.

［3］ 中国医师协会肛肠医师分会. 便秘外科诊治指南（2017）［J］. 中华胃肠外科杂志,2017,20（3）:241-243.

［4］ BECKER G,GALANDI D,BLUM H E. Peripherally acting opioid antagonists in the treatment of opiate-related constipation:a systematic review［J］. J Pain Symptom Manage,2007,34（5）:547-565.

［5］ CROCKETT S D,GREER K B,HEIDELBAUGH J J,et al. American gastroenterological association institute guideline on the medical management of opioid-induced constipation［J］. Gastroenterology,2019,156（1）:218-226.

［6］ LIU M,WITTBRODT E. Low-dose oral naloxone reverses opioid-induced constipation and analgesia［J］. J Pain Symptom Manage,2002,23（1）:48-53.

［7］ MORLION B J,MUELLER-LISSNER S A,VELLUCCI R,et al. Oral prolonged-release oxycodone/naloxone for managing pain and opioid-induced constipation:a review of the evidence［J］. Pain Pract,2018,18（5）:647-665.

［8］ THOMAS J,KARVER S,COONEY G A,et al. Methylnaltrexone for opioid-induced constipation in advanced illness［J］. N Engl J Med,2008,58（22）:2332-2343.

［9］ LANG L. The Food and Drug Administration approves methylnaltrexone bromide for opioid-induced constipation[J]. Gastroenterology,2008,135(1):6.

[10] WEBSTER L R,MICHNA E,KHAN A,et al. Long-term safety and efficacy of subcutaneous methylnaltrexone in patients with opioid-induced constipation and chronic noncancer pain:a phase 3,open-label trial[J]. Pain Med,2017,18(8):1496-1504.

[11] KATAKAMI N,HARADA T,MURATA T,et al. Randomized phase Ⅲ and extension studies of naldemedine in patients with opioid-induced constipation and cancer[J]. J Clin Oncol,2017,35(34):3859-3866.

[12] KATAKAMI N,ODA K,TAUCHI K,et al. Phase Ⅱb,Randomized,double-blind,placebo-controlled study of naldemedine for the treatment of opioid-induced constipation in patients with cancer[J]. J Clin Oncol,2017, 35(17):1921-1928.

第七节 口 干

一、背景

口干是指口腔干燥的主观感受,其产生与唾液腺功能减退有关[1]。由于唾液分泌减少, 患者感到口腔干燥,有异物感、烧灼疼痛感,嘴唇或唇角出现裂痕以及影响咀嚼、味觉、吞咽 和言语等功能,同时,口腔感染、龋齿等口腔疾病发生概率明显上升[2,3]。

口干是晚期肿瘤患者常见症状之一,发生率约77%[4]。产生原因包括[5]:①肿瘤本身; ②脱水及身体虚弱;③抗肿瘤治疗;④合并用药,如阿片类药物、抗毒蕈碱类和利尿剂等; ⑤其他免疫系统疾病,如干燥综合征等。

肿瘤患者常因化疗或放疗引起唾液腺受损而出现口腔干燥。化疗导致唾液腺肥大而出 现口干,化疗相关口干通常是可逆的,一般在化疗结束后2~8周恢复。放疗相关口干多发 生在头、面、颈部放疗患者,放疗导致的唾液腺损伤通常是不可逆的,仅有一部分患者在放疗 结束后1年出现口干症状的改善,而绝大多数患者口干是一个持久甚至长久性的问题,对患 者生活质量产生不良影响。

口干症状的评估可采用口干问卷调查、口干视觉模拟评分量表(visual analogue scale, VAS)、欧洲肿瘤研究与治疗组织 QLQ-H&N35 量表和唾液流量测定等方式。

二、证据

(一)人工唾液替代物或刺激物

人工唾液替代物或刺激物可通过增加唾液的产生而改善口干症状。

Davies AN 等[6]的一项研究共招募了41名受试者参与人工唾液和无糖口香糖的对比, 受试者随机接受其中1种方式治疗5天,随后洗脱2天,再接受另1种方式治疗5天,结果表 明二者均可改善患者口干症状,但二者间无统计学差异。

Jellema AP 等[7]研究对比30名头颈部肿瘤放疗后出现口干的患者接受 Xialine®(含黄 原胶的口香糖)和安慰剂的治疗疗效,二者均可明显改善患者口干症状,但 Xialine®可更好 地改善患者言语和感觉功能。

Momm F 等[8]一项研究表明不同唾液替代物(凝胶、羧甲基纤维素喷剂、油、黏蛋白喷 剂)均可改善放疗后引起的口干症状,但存在个体差异。

(二)氨磷汀

Antonadou D 等[9]在头颈部肿瘤放化疗前预防性静脉滴注氨磷汀 $300mg/m^2$,氨磷汀组可显著改善口腔黏膜炎、吞咽困难等急性不良反应的严重程度,同时,也降低迟发性口干的严重程度。Waserman TH 等[10]参与的一项在头颈部肿瘤放疗前静脉滴注氨磷汀 $200mg/m^2$ 的前瞻性、随机、Ⅲ期临床试验 2 年随访结果表明,氨磷汀可降低患者 2 级及以上口干的发生,增加非外界刺激的唾液产生,降低口干评分,但不改善局部病灶控制率、无进展生存和总生存期[10]。

然而,Lee MG 等[11]在头颈部肿瘤放疗前使用氨磷汀或安慰剂预防放疗导致口干的一项随机、双盲临床试验发现,预防性静脉滴注 $200mg/m^2$ 氨磷汀并不会减少头颈部肿瘤放疗引起的急性或迟发性唾液毒性的产生。

(三) 毛果芸香碱

1993 年的一项多中心、随机、双盲、安慰剂对照、剂量调整的口服毛果芸香碱治疗头颈部肿瘤放疗诱发口干的临床试验结果表明,毛果芸香碱可明显改善口干症状,其中持续毛果芸香碱(2.5mg 口服一天三次)治疗 8~12 周效果最好[12]。同年的另一项口服毛果芸香碱治疗头颈部肿瘤放疗诱导的口干的临床试验结果表明,毛果芸香碱 5mg 组唾液产生、口干症状缓解均较好,不良反应最少,疗效最优[13]。其他多项研究也说明毛果芸香碱在治疗放疗相关口干中具有一定的疗效[14-16]。

一项临床研究发现,17 例头颈部肿瘤患者开始放疗时给予口服毛果芸香碱直至放疗结束后 3 个月,与 18 例未接受毛果芸香碱治疗的患者对比,毛果芸香碱治疗组在放疗期间及放疗结束 3 个月内出现口干症状者比例均明显低于未治疗组[17]。Nyárády 等[18]研究结果发现,在放疗起始联合毛果芸香碱预防放疗相关口干效果要优于 2 周后再联合毛果芸香碱[18]。其他多项研究也表明放疗期间联合毛果芸香碱治疗可降低放疗相关口干的发生[19-21]。

Taweechaisupapong S 等[22]研究发现对比盐酸毛果芸香碱组和安慰剂组,毛果芸香碱含片对头颈部肿瘤放疗后口干的改善更有效,推荐剂量为:毛果芸香碱含片 5mg 口服,一天三次。

(四) 西维美林

Witsell DL 等[23]评估西维美林改善放疗相关口干的研究结果表明,西维美林组和安慰剂组疗效相当。

(五) 颌下腺移植手术

颌下腺移植手术是预防放疗相关口干的一种新方法。Seikaly H 等[24]提出将下颌唾液腺在放疗前预防性进行功能保护性移植可预防放疗相关口干的发生。一项评估颌下腺移植手术预防头颈部肿瘤放疗相关口干的Ⅱ期临床试验结果发现,颌下腺移植手术对患者口腔正常功能结构的维持较好,患者幸福指数和营养状态得以提升,放疗对手术组患者的生活质量、饮食及吞咽的影响均明显小于对照组[25]。Jha N 等[26]的Ⅱ期临床试验结果也表明颌下腺移植手术是预防放疗相关口干的一种有效方式。此外,多项研究均显示颌下腺移植手术在预防放疗相关口干中具有显著效果[27-29]。

此外,一项对比口服毛果芸香碱和颌下腺移植手术预防放疗诱导口干的临床研究表明,33 例患者在放疗期间口服毛果芸香碱,36 例患者在放疗前行颌下腺移植手术,颌下腺移植手术组患者吞咽功能和生活质量均优于毛果芸香碱组,二者对言语影响无差异[30]。

(六) 针灸

数个临床试验表明针灸对放疗相关口干具有一定的治疗效果。一项瑞典研究表明,38 例放疗相关口干患者中,20 例患者接受传统针灸治疗,18 例接受浅表针灸作为对照组,发现试验组和对照组分别有 68% 和 50% 患者唾液流量增加[31]。另两项研究也证实了针灸可改善唾液流量[32,33]。多项研究均显示放疗前行针灸治疗可降低口干的发生率[34-36]。

此外,一项美国临床研究表明,在对毛果芸香碱治疗抵抗(无效)时,针灸治疗仍可改善头颈部肿瘤放疗相关口干[37]。

(七) 经皮针刺式神经刺激

Wong RK 等[38]研究发现,中医穴位上行经皮针刺式神经刺激(acupuncture-like transcutaneous nerve stimulation,ALETNS)可明显改善头颈部肿瘤放疗相关口干的症状、增加唾液流量。RTOG 0537 Ⅱ期临床研究也证实 ALETNS 可改善口干症状[39]。但是,其疗效并没有优于毛果芸香碱标准治疗组[40]。

三、推荐意见

1. 肿瘤患者,尤其是头颈部肿瘤患者,需预防口干的发生。(A)

2. 头颈部肿瘤预防放疗相关口干,推荐行颌下唾液腺移植手术。(C)

3. 预防及治疗放化疗相关口干,推荐使用毛果芸香碱含片治疗,剂量为 5mg 口服,一天三次。(C)

4. 人工唾液替代物或刺激物、针灸、ALETNS 均可改善放疗相关口干症状。(C)

5. 头颈部肿瘤放化疗前预防性应用氨磷汀预防口干,临床证据不明确,不作推荐。(D)

========== 参考文献 ==========

[1] VON B LTZINGSL WEN I,SOLLECITO TP,FOX PC,et al. Salivary dysfunction associated with systemic diseases:systematic review and clinical management recommendations[J]. Oral Surg Oral Med Oral Pathol Oral Radiol Endod,2007,103(Suppl S57):e1-e15.

[2] ZUNT SL. Xerostomia/Salivary gland hypofunction:diagnosis and management[J]. Compend Contin Educ Dent,2018,39(6):365-369.

[3] FRYDRYCH AM. Dry mouth:Xerostomia and salivary gland hypofunction[J]. Aust Fam Physician,2016,45(7):488-492.

[4] JOBBINS J,BAGG J,FINLAY I G,et al. Oral and dental disease in terminally ill cancer patients[J]. BMJ,1992,304(6842):1612.

[5] TWYCROSS R,WILCOCK A,TOLLER C,et al. Symptom management in advanced cancer,4th edition[M]. Palliativedrugs.com Ltd,Oxford,2009.

[6] DAVIES A N. A comparison of artificial saliva and chewing gum in the management of xerostomia in patients with advanced cancer[J]. Palliat Med,2000,14(3):197-203.

[7] JELLEMA A P,LANGENDIJK H,BERGENHENEGOUWEN L,et al. The efficacy of Xialine® in patients with xerostomia resulting from radiotherapy for head and neck cancer:a pilot-study[J]. Radiother Oncol,2001,59(2):157-160.

[8] MOMM F,VOLEGOVA-NEHER NJ,SCHULTE-M NTING J,et al. Different saliva substitutes for treatment of xerostomia following radiotherapy. A prospective crossover study[J]. Strahlenther Onkol,2005,181(4):231-236.

[9] ANTONADOU D,PEPELASSI M,SYNODINOU M,et al. Prophylactic use of amifostine to prevent radiochemotherapy-induced mucositis and xerostomia in head-and-neck cancer[J]. Int J Radiat Oncol Biol Phys,2002,52(3):739-747.

[10] WASSERMAN T H,BRIZEL D M,HENKE M,et al. Influence of intravenous amifostine on xerostomia,tumor control,and survival after radiotherapy for head-and-neck cancer:2-year follow-up of a prospective,random-

ized,phase Ⅲ trial[J]. Int J Radiat Oncol Biol Phys,2005,63(4):985-990.

[11] LEE M G,FREEMAN A R,ROOS D E,et al. Randomized double-blind trial of amifostine versus placebo for radiation-induced xerostomia in patients with head and neck cancer[J]. J Med Imaging Radiat Oncol,2019, 63(1):142-150.

[12] LEVEQUE F G,MONTGOMERY M,POTTER D,et al. A multicenter,randomized,double-blind,placebo-controlled,dose-titration study of oral pilocarpine for treatment of radiation-induced xerostomia in head and neck cancer patients[J]. J Clin Oncol,1993,11(6):1124-1131.

[13] JOHNSON J T,FERRETTI G A,NETHERY W J,et al. Oral pilocarpine for post-irradiation xerostomia in patients with head and neck cancer[J]. N Engl J Med,1993,329(6):390-395.

[14] CHITAPANARUX I,KAMNERDSUPAPHON P,THARAVICHITKUL E,et al. Effect of oral pilocarpine on post-irradiation xerostomia in head and neck cancer patients:a single-center,single-blind clinical trial[J]. J Med Assoc Thai,2008,91(9):1410-1415.

[15] HAMLAR D D,SCHULLER D E,GAHBAUER R A,et al. Determination of the efficacy of topical oral pilocarpine for postirradiation xerostomia in patients with head and neck carcinoma[J]. Laryngoscope,1996,106 (8):972-976.

[16] JACOBS C D,VAN DER PAS M. A multicenter maintenance study of oral pilocarpine tablets for radiation-induced xerostomia[J]. Oncology(Williston Park,NY),1996,10(3 Suppl):16-20.

[17] ZIMMERMAN R P,MARK R J,TRAN L M,et al. Concomitant pilocarpine during head and neck irradiation is associated with decreased posttreatment xerostomia[J]. Int J Radiat Oncol Biol Phys,1997,37(3): 571-575.

[18] NYÁRÁDY Z,NÉMETH A,BÁN A,et al. A randomized study to assess the effectiveness of orally administered pilocarpine during and after radiotherapy of head and neck cancer[J]. Anticancer Res,2006,26(2B): 1557-1562.

[19] SANGTHAWAN D,WATTHANAARPORNCHAI S,PHUNGRASSAMI T. Randomized double blind,placebo-controlled study of pilocarpine administered during head and neck irradiation to reduce xerostomia[J]. J Med Assoc Thai,2001,84(2):195-203.

[20] FISHER J,SCOTT C,SCARANTINO CW,et al. Phase Ⅲ quality-of-life study results:impact on patients' quality of life to reducing xerostomia after radiotherapy for head-and-neck cancer—RTOG 97-09[J]. Int J Radiat Oncol Biol Phys,2003,56(3):832-836.

[21] SCARANTINO C,LEVEQUE F,SWANN RS,et al. Effect of pilocarpine during radiation therapy:results of RTOG 97-09,a phase Ⅲ randomized study in head and neck cancer patients[J]. J Support Oncol,2006,4 (5):252-258.

[22] TAWEECHAISUPAPONG S,PESEE M,AROMDEE C,et al. Efficacy of pilocarpine lozenge for post-radiation xerostomia in patients with head and neck cancer[J]. Aust Dent J,2006,51(4):333-337.

[23] WITSELL D L,STINNETT S,CHAMBERS M S. Effectiveness of cevimeline to improve oral health in patients with postradiation xerostomia[J]. Head Neck,2012,34(8):1136-1142.

[24] SEIKALY H,JHA N,MCGAW T,et al. Submandibular gland transfer:a new method of preventing radiation-induced xerostomia[J]. Laryngoscope,2001,111(2):347-352.

[25] RIEGER J,SEIKALY H,JHA N,et al. Submandibular gland transfer for prevention of xerostomia after radiation therapy:swallowing outcomes[J]. Arch Otolaryngol Head Neck Surg,2005,131(2):140-145.

[26] JHA N,HARRIS J,SEIKALY H,et al. A phase Ⅱ study of submandibular gland transfer prior to radiation for prevention of radiation-induced xerostomia in head-and-neck cancer(RTOG 0244)[J]. Int J Radiat Oncol Biol Phys,2012,84(2):437-442.

[27] ZHANG X,LIU F,LAN X,et al. Clinical observation of submandibular gland transfer for the prevention of

xerostomia after radiotherapy for nasopharyngeal carcinoma：a prospective randomized controlled study of 32 cases［J］. Radiat Oncol,2014,9(1):62.

［28］ ZHANG Y,GUO C B,ZHANG L,et al. Prevention of radiation-induced xerostomia by submandibular gland transfer［J］. Head Neck,2012,34(7):937-942.

［29］ LIU X K,SU Y,JHA N,et al. Submandibular salivary gland transfer for the prevention of radiation-induced xerostomia in patients with nasopharyngeal carcinoma：5-Year outcomes［J］. Head Neck,2011,33(3):389-395.

［30］ RIEGER J M,JHA N,L AM TANG J A,et al. Functional outcomes related to the prevention of radiation-induced xerostomia：oral pilocarpine versus submandibular salivary gland transfer［J］. Head Neck,2012,34(2):168-174.

［31］ BLOM M,DAWIDSON I,FERNBERG J O,et al. Acupuncture treatment of patients with radiation-induced xerostomia［J］. Eur J Cancer B Oral Oncol,1996,32(3):182-190.

［32］ CHO J H,CHUNG W K,KANG W,et al. Manual acupuncture improved quality of life in cancer patients with radiation-induced xerostomia［J］. J Altern Complement Med,2008,14(5):523-526.

［33］ WONG R K,JONES G W,SAGAR S M,et al. A Phase Ⅰ-Ⅱ study in the use of acupuncture-like transcutaneous nerve stimulation in the treatment of radiation-induced xerostomia in head-and-neck cancer patients treated with radical radiotherapy［J］. Int J Radiat Oncol Biol Phys,2003,57(2):472-480.

［34］ BRAGA F P,LEMOS JUNIOR C A,ALVES F A,et al. Acupuncture for the prevention of radiation-induced xerostomia in patients with head and neck cancer［J］. Braz Oral Res,2011,25(2):180-185.

［35］ MENG Z,KAY GARCIA M,HU C,et al. Sham-controlled,randomised,feasibility trial of acupuncture for prevention of radiation-induced xerostomia among patients with nasopharyngeal carcinoma［J］. Eur J Cancer,2012,48(11):1692-1699.

［36］ MENG Z,GARCIA M K,HU C,et al. Randomized controlled trial of acupuncture for prevention of radiation-induced xerostomia among patients with nasopharyngeal carcinoma［J］. Cancer,2012,118(13):3337-3344.

［37］ JOHNSTONE P A,PENG Y P,MAY B C,et al. Acupuncture for pilocarpine-resistant xerostomia following radiotherapy for head and neck malignancies［J］. Int J Radiat Oncol Biol Phys,2001,50(2):353-357.

［38］ WONG R K,JONES G W,SAGAR S M,et al. A Phase Ⅰ-Ⅱ study in the use of acupuncture-like transcutaneous nerve stimulation in the treatment of radiation-induced xerostomia in head-and-neck cancer patients treated with radical radiotherapy［J］. Int J Radiat Oncol Biol Phys,2003,57(2):472-480.

［39］ WONG R K,JAMES J L,SAGAR S,et al. Phase 2 results from Radiation Therapy Oncology Group Study 0537：a phase 2/3 study comparing acupuncture-like transcutaneous electrical nerve stimulation versus pilocarpine in treating early radiation-induced xerostomia［J］. Cancer,2012,118(17):4244-4252.

［40］ WONG R K,SAGAR S M,CHEN B J,et al. Phase Ⅱ randomized trial of acupuncture-like transcutaneous electrical nerve stimulation to prevent radiation-induced Xerostomia in head and neck cancer patients［J］. J Soc Integr Oncol,2010,8(2):35-42.

第八节　肿瘤相关性腹泻

一、背景

腹泻指排便次数增多,或大便硬度减少(含水量大于80%),或者两者兼有之,或带有黏液、脓血便或未消化的食物[1]。腹泻可分为急性和慢性腹泻,超过2个月者为慢性腹泻。肿瘤患者合并腹泻会严重影响患者的生活质量和治疗效果,甚至可危及生命。因此,及早认清病因有利于早期控制腹泻。

(一) 肿瘤相关性腹泻的常见病因

曾有报道指出肿瘤相关性腹泻发病率为 12.77%，腹泻可因肿瘤本身所致，也可由各种治疗所引起，包括:

1. 肿瘤化疗所致腹泻(chemotherapy-Induced diarrhea,CID)　化疗相关性腹泻占肿瘤相关性腹泻的 40.83%，是肿瘤患者腹泻最常见的原因。部分化疗药物可对肠细胞产生直接损伤，目前化疗方案多采用大剂量联合用药，常导致损伤增加而产生腹泻。含有氟尿嘧啶类和伊立替康的化疗方案最易引起腹泻，发生率高达 50%~80%。阿糖胞苷、放线菌素 D 和甲氨蝶呤等亦常引起腹泻，严重时可引起血性腹泻、脱水及电解质紊乱。

2. 肿瘤放疗相关性腹泻(radiation therapy-induced diarrhea,RTID)　放疗常可直接引起肠黏膜损伤，导致隐窝细胞减少，以致发生放射性直肠炎引起急性渗出性腹泻。主要包括:①早期急性直肠反应:分裂快、细胞周期短的肠黏膜上皮细胞对放射线尤为敏感，可出现再生受损、毛细血管渗出，影响黏膜的屏障功能和吸收功能，导致水样腹泻，短时间内直肠黏膜水肿、肠痉挛和肠蠕动增强等;②迟发性直肠炎:放射线还可使血管内皮细胞肿胀并形成泡沫样改变，导致缺血性坏死及纤维化、瘢痕和肠壁变形，影响肌肉收缩和运动的推进，通常在放疗后 1 年内或数年后发生[2]。

3. 靶向药物相关腹泻　主要是由酪氨酸激酶抑制剂引起，也包括一些单克隆抗体以及其他靶向药物[3]。相关研究显示，腹泻是许多靶向药物治疗的常见不良反应。相较于采用常规治疗方案的患者，使用厄洛替尼、吉非替尼、拉帕替尼、索拉非尼和舒尼替尼的肿瘤患者各级别腹泻的发生风险显著增加。就 mTOR 抑制剂而言，腹泻的发生与肠道微生物群落不平衡和吸收不良有关。然而，包括 CDK4/6 和 PARP 抑制剂等在内，很多新的靶向治疗导致腹泻的机制目前尚不明确。

4. 免疫治疗相关腹泻　免疫检查点抑制剂导致的特异性免疫不良反应，在各方面表现上类似于自身免疫性疾病，而腹泻是其中最常见的一种不良反应，特别是抗细胞毒 T 淋巴细胞相关抗原 4(Cytotoxic T-Lymphocyte Antigen 4,CTLA-4)治疗后。其临床特征与炎症性肠病类似，这类患者出现肠炎症状时，往往无病理证据[4]。

5. 肠道感染　患者免疫功能低下、营养不良以及接受侵入性操作等，均会影响肠道正常菌群进而引发肠道感染。

6. 抗菌药物的应用　肿瘤患者由于疾病本身及放化疗引起的骨髓抑制易发生感染，因此临床上常需要应用抗菌药物，但抗菌药物过度使用会导致肠道菌群失调、致病微生物增生而引起腹泻。

7. 肠内营养不当　与营养液浓度过高、温度过低、被细菌或真菌污染及灌注脂肪含量过高有关。

8. 药物　肿瘤患者因胃肠自主神经功能紊乱，应用促胃肠动力药，如莫沙必利、多潘立酮等，部分患者还应用大黄，均可能与腹泻有关。现代药理学研究证实，性寒味苦的清热解毒药物如黄芩、黄连、藤梨根、七叶一枝花、半枝莲和半边莲等具有抑制肿瘤细胞增殖的作用，但长期服用此类药物容易苦寒败胃、伤阳劫阴，导致腹泻的发生。

9. 肿瘤本身因素　内分泌肿瘤如胃类癌、胰岛素瘤及肺神经内分泌肿瘤等可促进多肽和 5-羟色胺的释放直接引起腹泻。而在结直肠癌患者中经常会出现腹泻和便秘交替的现象。胰腺疾病患者由于胆汁盐吸收不良亦可出现腹泻。其他不太常见的肿瘤相关性腹泻则见于肠淋巴瘤和甲状腺髓质癌(分别为 5%~16% 和 16%)。此外如果患者出现肠梗阻、贫血和恶液质等,也会影响消化吸收功能,进而出现腹泻。

10. 肿瘤手术后引起　恶性肿瘤手术以后,只要改变了消化道的解剖结构和生理功能,均可引起腹泻。如胃癌手术后吻合口过宽,肠道术后食物进入肠道过快,胃、胆囊和胰腺肿瘤手术后消化酶减少等。

11. 移植物抗宿主病所致腹泻　造血干细胞移植是血液系统恶性肿瘤的有效治疗方法,近年也用于某些实体瘤的治疗。GVHD 是造血干细胞移植的严重并发症,常累及肠道而发生腹泻。慢性 GVHD 患者偶尔亦可发生胰腺功能不全,因吸收不良导致腹泻[5]。

(二)肿瘤相关性腹泻的临床表现

1. 胃肠道症状　以腹泻为主,病因不同,症状轻重不等。轻者多为饮食因素或肠道外感染所致。腹泻 5~10 次/天,大便含水不多,呈黄色或黄绿色,稀水状或蛋花汤样,伴酸臭,可混有少量黏液。重者多为肠道内感染所致,腹泻更频繁,每日大便 10 次以上,多者可达数十次。大便量也较多,常向外溅出,水样或蛋花汤样,黄绿色,混有黏液,亦可有脓血便。严重者可发生腹胀及中毒性肠麻痹。

2. 全身中毒症状　轻者可不明显,重者表现为高热、精神萎靡和烦躁不安,进而意识模糊,甚至昏迷。

3. 水、电解质和酸碱平衡紊乱症状

(1) 脱水:体液丢失过多或液体摄入量减少所致,由于脱水的程度和性质不同,临床症状亦不一致。①脱水的程度:即累积体液损失。一般根据病史、临床表现、皮肤弹性丧失程度、循环状况和尿量等进行综合估计。②脱水的性质:腹泻时水和电解质大量丢失,由于两者丢失的比例不同,可发生等渗性、低渗性或高渗性脱水,应根据病史、临床表现以及血钠测定来判断脱水的性质。

(2) 代谢性酸中毒:重型腹泻多伴代谢性酸中毒,往往脱水越重,酸中毒越重。其发生原因主要包括:腹泻时大量碱性物质随大便丢失;进食减少和肠吸收不良,摄入能量不足,体内的脂肪氧化增加,酮体生成增多;脱水时血容量减少,血液浓缩,循环迟缓,组织低氧引起乳酸堆积;肾血流量不足,尿量减少,体内酸性代谢产物排泄受阻。根据临床表现和血浆 CO_2 结合力的测定来判断酸中毒的程度。

(3) 低钾血症:胃肠道分泌液中含钾较多,腹泻粪便中含钾量为(17.9±11.8)mmol/L,故呕吐和腹泻时可大量失钾;进食少,钾摄入不足,肾脏保钾的功能比保钠差,在缺钾时尿中仍继续排钾,以上这些均会进一步加重机体缺钾。但在脱水、酸中毒未纠正前,体内钾总量虽然减少,测得的血钾值却可能正常。这是由于脱水时血液浓缩,酸中毒时钾由细胞内向细胞外转移以及尿少而导致钾排出量亦少所致。

(4) 低钙和低镁血症:腹泻患者由于进食少,吸收不良,从粪便中丢失钙、镁,因此体内钙、镁减少,但一般多不严重。但在酸中毒时,因血液浓缩和离子钙增加,可不出现低血钙症状。输液后钙离子被稀释,酸中毒被纠正,由于钙离子浓度下降,易出现手足搐溺或惊厥。极少数久泻不愈和营养不良的患者偶有缺镁症状,常发生于钠、钾都恢复正常以后,因此当输液后出现震颤、手足搐溺或惊厥,用钙剂治疗无效时,应考虑缺镁可能。

二、证据

将肿瘤治疗相关腹泻(cancer treatment-induced diarrhea,CTID)患者的症状应归类为"不

复杂"或"复杂",这将决定最合适的治疗流程[6,7]。

患有 1 级或 2 级腹泻且无其他并发症状的患者可归类为"不复杂"的 CTID,首选保守治疗,包括健康教育和口服洛哌丁胺。洛哌丁胺的推荐剂量为起始服用 4mg,以后每次腹泻或每 2~4 小时服用 2mg,直到每日最大剂量 16mg。高剂量洛哌丁胺治疗(起始 4mg,每 2 小时 2mg)在控制盐酸伊立替康有关的化疗诱导腹泻方面也显示出良好的效果,此时最大剂量可达到 24mg/d[8]。但是,如果 1 级或 2 级腹泻患者有下列危险因素之一:中度至重度痉挛、≥2 级的恶心或呕吐、发热、败血症、中性粒细胞减少、消化道出血或脱水,则应对该患者行进一步评估和密切监测生命体征。这些患者应被归类为"复杂"的 CTID,并需要更为积极的治疗。而任何患有 3 或 4 级腹泻的患者应被归类为"复杂"的 CTID 并需要积极的治疗。

对复杂 CTID 的治疗应包括静脉补液,可输注维持型基础糖电解质液如葡萄糖氯化钠注射液、混合糖电解质注射液等,并及时使用奥曲肽,起始剂量为 100~150μg 皮下注射,一日 3 次,或静脉注射 25~50μg/h。如果患者严重脱水,剂量应逐渐增加至 500μg 皮下注射直至腹泻得到控制,并且使用抗生素(例如氟喹诺酮)。

复杂 CID 患者,需要住院治疗并进一步评估病情,部分有条件的医院可转入日间病房管理。入院后,患者应及时进行粪便检验(包括隐血、白细胞、艰难梭菌、沙门氏菌、大肠埃希菌、弯曲杆菌等感染性结肠炎的病原评估)、血常规以及电解质。但这可能不适用于放疗引起的腹泻。任何患有化疗诱导的 1~2 级腹泻患者在洛哌丁胺治疗 24 或 48 小时后,仍进展至 3 级或 4 级腹泻者,也应按照前述标准进行治疗,直到患者无腹泻 24 小时。另外,针对"复杂"病例的治疗,洛哌丁胺等阿片类药物可能效果不佳,应及时更换为生长抑素及其类似物治疗。

盆腔或腹腔放疗可引起大约 50% 的患者出现腹部痉挛和伴有腹泻的急性肠炎症状,联合化疗者发生率更高。RTID 症状通常发生在分次放疗的第三周[9]。与 CID 患者的管理类似,在健康教育及对症支持治疗的基础上,口服相同剂量的洛哌丁胺在大多数 1~2 级患者中有效并且是标准疗法。针对洛哌丁胺无法控制的 1~2 级患者以及 3~4 级患者,推荐使用生长抑素类似物(奥曲肽)皮下注射 100μg,一日 3 次。此外针对肠痉挛的患者,抗胆碱能药物能有效缓解症状。而对于"复杂"RTID 病例,应考虑患者的症状,以确定是否适合使用奥曲肽和静脉注射抗生素治疗,以及是否有必要进行粪便和血液检查。在某些情况下,静脉使用抗生素可能使症状恶化,而 3 级或 4 级腹泻但无其他并发症状的患者可以不使用奥曲肽。此外,有研究尝试中成药的作用。

2017 年 ESMO 的免疫治疗相关毒性的临床实践指南[4]中针对腹泻患者指出:管理 PD-1 和 CTLA-4 抑制剂治疗相关的腹泻/结肠炎患者,早发现早治疗(症状开始 5 天内)能够更为迅速地解决或缓解患者症状。①1 级腹泻的患者应采用对症支持治疗以及口服补液盐,药物治疗上选择消旋卡多曲或洛哌丁胺。②2 级腹泻的患者应首先停用免疫治疗相关药物,如果无血性腹泻,可在对症治疗基础上加用布地奈德 9mg,一日 1 次。如患者在内镜评估后发现弥漫型溃疡或出血,建议口服激素治疗[0.5~1mg/(kg·d)泼尼松当量],或仅予对症支持治疗并在症状持续 3 天后加用或不加用布地奈德。如果患者症状持续恶化,或者在口服激素 3~5 天后症状仍然持续,应参考下文的 3~4 级腹泻治疗。③针对 3~4 级的腹泻/结肠炎患者,应给予静脉注射 1~2mg/(kg·d)泼尼松当量的基础激素治疗,同时避免使用洛哌丁胺等阿片类药物。若症状持续 3~5 天,或好转后复发,应每两周给予英夫利昔单抗(infliximab,肿瘤坏死因子抑制剂)5mg/kg 直到症状好转[10]。另外近年来有研究表明维多珠单抗(vedolizumab)可能是一种安全有效的英夫利昔单抗替代品[11],但仍需进一步的研究来证实。对于出现发热和白细胞增多的患者,应考虑经验性使用抗生素。当患者症状消失或减轻至 1 级腹泻后,可以恢复免疫治疗。

此外,对 1~2 级腹泻的 CTID 患者的初始治疗应包括饮食调整(例如,禁食所有含乳糖的产品和高热饮食),并应指导患者记录粪便的数量与性状以及报告任何新出现的并发症(如发热或直立性眩晕)。如果该类患者腹泻可以用洛哌丁胺治愈,则应指导患者继续饮食调整,并逐渐添加固体食物。对于化疗引起的腹泻,患者至少 12 小时无腹泻后可停止服用洛哌丁胺。

尽管谷氨酰胺在治疗常规腹泻中能起到积极的作用,但 CTID 患者使用谷氨酰胺的有效性还亟待进一步的论证。研究显示谷氨酰胺可以减少腹泻的持续时间但不是它的严重程度[12]。目前活菌制剂(如枯草杆菌-屎肠球菌二联或长型双歧杆菌-嗜酸乳杆菌-粪肠球菌三联制剂)预防腹泻也存在争议,一方面,它们可以形成保护屏障,减少腹泻和腹部不适;另一方面,它们可能增加免疫功能低下患者严重感染的风险。此外,胃、胆囊、胰腺肿瘤手术后的患者常伴有消化酶减少,易引起腹泻,可考虑补充消化酶进行治疗[13-15]。

三、推荐意见

(一) 管理的一般原则

1. 1 级或 2 级腹泻且无其他并发症状或体征的患者可采用口服补液和洛哌丁胺进行保守治疗。(A)

2. 轻度至中度腹泻并发中度至重度痉挛、恶心和呕吐、发热、败血症、中性粒细胞减少、出血或脱水、严重腹泻患者应住院并进一步评估,密切监测生命体征,可输注维持型基础糖电解质输液如葡萄糖氯化钠注射液、混合糖电解质注射液等,进行积极治疗。这些患者应由包括胃肠病学家在内的多学科团队进行评估。(A)

(二) 治疗方法

1. 轻度腹泻的患者可自行选择口服补液治疗,而症状较重的患者应采用世界卫生组织标准的口服补液盐或其他商业补液盐。(A)

2. 轻度至中度的低血容量患者不需要进行快速液体复苏(A),补液的速度必须大于持续的液体流失率,后者等于尿量加上估计的隐性丢失(通常为 30~50ml/h)加上胃肠道损失(A)。

3. 推荐的洛哌丁胺剂量为 4mg 开始,每次腹泻或每 2~4 小时服用 2mg,直到每日最大剂量 16mg。(B)

4. 也可用其他阿片类药物,例如鸦片、吗啡或可待因酊剂。(C)

5. 奥曲肽的起始剂量为 100~150μg 皮下注射,一日 3 次。剂量可增加至 500μg 皮下注射,一日 3 次;或持续静脉泵入 25~50μg/h。(B)

6. 可口服布地奈德治疗洛哌丁胺难以控制的化疗相关性腹泻(C)。但不建议预防性使用布地奈德(B)。

7. 免疫治疗相关腹泻

(1) 1 级腹泻:口服补液和止泻治疗,消旋卡多曲或洛哌丁胺对症治疗。(A)

（2）2级腹泻：停用相关药物，对症支持治疗，若无血性腹泻可口服布地奈德9mg，一日1次（C）。对于弥漫性溃疡或出血，可口服激素治疗[0.5~1mg/（kg·d）泼尼松当量]，或仅予对症支持治疗并在症状持续3天后加用或不加用布地奈德。（A）

（3）3~4级腹泻：首先给予静脉注射1~2mg/（kg·d）泼尼松当量的激素。避免使用洛哌丁胺等阿片类药物。如果患者症状持续3~5天，或好转后复发，应每两周给予英夫利西单抗5mg/kg直到症状好转。（A）

8. 胃、胆囊和胰腺肿瘤手术后的患者常伴有消化酶减少，易引起腹泻，可考虑补充消化酶进行治疗。（D）

（三）饮食

1. 避免摄入咖啡和酒精，减少摄入难溶性纤维。（C）

2. 对于在化疗期间出现腹泻的患者，避免乳制品和高能量食物的摄取。（C）

===== 参考文献 =====

[1] WORLD HEALTH ORGANIZATION. Diarrhoeal Disease[N/OL]，（2017-5-2），http：//www. who. int/media-centre/factsheets/fs330/en/.

[2] LAWRIE T A，GREEN J T，BERESFORD M，et al. Interventions to reduce acute and late adverse gastrointestinal effects of pelvic radiotherapy for primary pelvic cancers[J]. Cochrane Database Syst Rev，2018，1：CD012529.

[3] PESSI M A，ZILEMBO N，HASPINGER E R，et al. Targeted therapy-induced diarrhea：a review of the literature[J]. Crit Rev Oncol Hematol，2014，90（2）：165-179.

[4] HAANEN J B A G，CARBONNEL F，ROBERT C，et al. Management of toxicities from immunotherapy：ESMO Clinical Practice Guidelines for diagnosis，treatment and follow-up[J]. Ann Oncol，2017，28（Suppl. 4）：iv119-iv142.

[5] ROBAK K，ZAMBONELLI J，BILINSKI J，et al. Diarrhea after allogeneic stem cell transplantation：beyond graft-versus-host disease[J]. Eur J Gastroenterol Hepatol，2017，29（5）：495-502.

[6] BENSON A B，AJANI J A，CATALANO R B，et al. Recommended guidelines for the treatment of cancer treatment-induced diarrhea[J]. J Clin Oncol，2004，22（14）：2918-2926.

[7] CHERNY NI. Evaluation and management of treatment-related diarrhea in patients with advanced cancer：a review[J]. J Pain Symptom Manage，2008，36（4）：413-423.

[8] HANAUER S B. The role of loperamide in gastrointestinal disorders[J]. Rev Gastroenterol Disord，2008，8（1）：15-20.

[9] LIU M M，LI S T，SHU Y，et al. Probiotics for prevention of radiationinduced diarrhea：a meta-analysis of randomized controlled trials[J]. PLoS One，2017，12（6）：e0178870.

[10] ARRIOLA E，WHEATER M，KARYDIS I，et al. Infliximab for IPILIMUMAB-related colitis-letter[J]. Clin Cancer Res，2015，21（24）：5642-5643.

[11] BERGQVIST V，HERTERVIG E，GEDEON P，et al. Vedolizumab treatment for immune checkpoint inhibitor-induced enterocolitis[J]. Cancer Immunol Immunother，2017，66（6）：581-592.

[12] SUN J，WANG H，HU H. Glutamine for chemotherapy induced diarrhea：a meta-analysis[J]. Asia Pac J Clin Nutr，2012，21（3）：380-385.

[13] 中华医学会老年医学分会老年消化学组. 消化酶制剂在老年人消化不良中应用中国专家共识（2018）[J]. 中华老年医学杂志，2018，37（6）：605-611.

[14] 中国医师协会胰腺病专业委员会慢性胰腺炎专委会.胰腺外分泌功能不全诊治规范(2018)[J].临床肝胆病杂志,2019,35(2):294-298.

[15] 中华医学会消化病学分会胃肠动力学组,中华医学会消化病学分会胃肠功能性疾病协作组.中国功能性消化不良专家共识意见[J].中华消化杂志,2016,36(4):217-229.

第十二章

常见营养治疗相关并发症

第一节 导管相关血流感染

一、背景

肿瘤患者抗肿瘤药物的输注、重症患者血流动力学检测以及肠外营养治疗等,都离不开安全有效的静脉通路。为弥补外周静脉导管的不足,中心静脉导管(central venous catheter,CVC)、外周置入中心静脉导管(peripherally inserted central catheters,PICC)和植入式静脉输液港[venous port access,VPA;简称"输液港"(port)]等多种形式的中心静脉导管应运而生,但包括中心导管相关血流感染(central line-associated bloodstream infection,CLABSI)在内的并发症也日益突出[1]。

CLABSI 一旦发生将延长患者住院时间、增加死亡率,但通过对医务人员的培训和管理、规范置管操作等质量控制手段能够实现有效预防[1]。

二、证据

手卫生为医务人员洗手、卫生手消毒和外科手消毒的总称。患者、医务人员或周围环境的暂住菌在患者之间、患者身体部位之间、环境与患者之间传播,可成为引起 CLABSI 发生的外源菌。美国医疗机构流行病学学会[2]提出,在导管置入和维护之前,操作人员要进行手部清洁。一项历时 6 年的干预研究将手卫生依从性从 58% 提高至 98%,同期 CLABSI 的发生率从 4.08/1 000 导管置管日降至 0.42/1 000 导管置管日。另外一项加拿大的队列研究[3]分析了发生 CLABSI 的危险因素,发现政府推行手卫生运动后,CLABSI 发生率明显降低,提示严格执行手卫生对减少 CLABSI 发生具有重要意义。

美国 2002 年以来的各版《血管内导管相关感染预防指南》要求中心导管置管时应遵守最大限度的无菌屏障要求,包括置管部位应当铺大无菌巾(单)和置管人员应当戴帽子、口罩、无菌手套,穿无菌手术衣,而国际医院感染控制联盟(International Nosocomial Infection Control Consortium,INICC)在 2017 年预防中央及外周导管相关性血流感染集束化措施中要求,在置入及拔除中心静脉导管时均需保证最大无菌屏障。安德森肿瘤中心一项关于门诊成人患者的前瞻性 RCT[4]发现,最大化无菌屏障预防组(176 例)发生 4 例导管相关性感染,而普通护理组(167 例,只戴无菌手套、铺小无菌巾)发生 12 例($P = 0.03$);导管相关性败血症的发生率在普通护理组比最大化无菌屏障预防组高 6.3 倍($P = 0.06$);插管后 2 个月内,导管相关性感染发生率在普通护理组和最大化无菌屏障预防组分别为 67% 和 25%(P<0.01)。

因此,尽管目前对是否应用该预防策略尚存在一定分歧,但由于导管相关性血流感染带来的临床和经济后果严重,因此,建议在进行日常中心静脉置管时使用最大化无菌屏障以及其他综合预防措施,以尽可能减少 CLABSI 的发生[5]。

导管的评估和维护工作主要由护理人员负责,具体包括导管穿刺部位及导管功能的评估,敷料的使用与更换,以及冲管、封管等日常维护。对使用中心静脉导管的穿刺部位周围情况的评估内容包括:穿刺部位清洁度及完整性,有无血痂、脓性分泌物、红、肿、热、痛、渗血、渗液、硬结、破溃等。穿刺点的观察有利于尽早发现感染征象,及时给予护理干预,从而使危害减到最小。导管堵塞可能来源于导管相关性血栓形成、不相容药物相互作用的沉积和导管曲折等。因此,每次输液之前需冲管和抽吸回血,每次输液之后应冲管清除管腔内药物,以保证导管的通畅性。有证据表明[6],CLABSI 与导管相关性血栓形成有相关性。一项超声监测 43 名血液病患者颈内静脉导管相关性血栓形成的研究发现,导管相关性血栓形成提示 CLABSI 发生的敏感性(86%)明显高于感染的红、肿、热等临床症状(57%),而特异性相似(均为 97%)。一项对 3 723 例入 PICC 患者的回顾性研究发现,因出现导管相关性血栓而应用组织纤溶酶原激活物的患者中,CLABSI 发生率是未使用患者的 3.59 倍(95% CI 1.86~6.94,P<0.001)[7]。

中国《静脉治疗护理技术操作规范》行业标准推荐,皮肤及黏膜的首选消毒剂为 2% 葡萄糖酸氯己定乙醇溶液。2% 葡萄糖酸氯己定乙醇溶液属于双胍类抗菌剂,具有毒性低、刺激性小、抗菌谱广等特点,对革兰氏阳性菌有很好的抗菌作用,但对革兰氏阴性菌作用较弱。对 668 例次中心静脉置管的前瞻性随机研究发现,使用 2% 葡萄糖氯己定乙醇水溶液后 CLABSI 的发生率为 2.3%,而使用 10% 聚维酮碘及 70% 乙醇后 CLABSI 的发生率分别为 9.3% 和 7.1%(P=0.02)。另一项前瞻性 RCT 发现,0.25% 葡萄糖酸葡萄糖氯己定乙醇加 0.025% 苯扎氯铵和 4% 苯甲醇皮肤消毒,比 10% 聚维酮碘更能有效降低导管病原菌定植和败血症[8]。因此,推荐>2% 葡萄糖氯己定乙醇用于中心导管置管的皮肤消毒。

中心静脉导管穿刺部位与 CLABSI 发生密切相关,一方面是由于物理穿刺导致血栓性静脉炎的发生,另一方面与局部皮肤菌落密度相关。成人中心静脉置管包括颈内静脉置管、锁骨下静脉置管、颈外静脉置管和股静脉置管。成人股静脉置管感染率高的原因可能与股静脉靠近会阴部,穿刺点周围皮肤寄生菌多,皮肤褶皱多,在操作过程中难以彻底消毒,以及易受分泌物、尿液和粪便的污染等有关;另外,股静脉置管后发生下肢静脉血栓的危险性较大,如果有其他选择,不推荐成人股静脉置管。然而,几项针对新生儿和儿童患者的研究显示,股静脉置管由于机械性损伤并发症发生率相对较低,而且与其他部位置管相比,其感染发生率大致相当。因此,对于新生儿和儿童患者,股静脉可以成为首选置管部位[9]。

三、推荐意见

1. 中心静脉导管置入和维护前后均需要进行手卫生,洗手用品可以选择传统的皂液或者酒精类的快速手消毒液。(A)

2. 进行中心静脉置管时,需实行最大化无菌屏障原则。(B)

3. 需要每日观察中心静脉穿刺部位及评估导管功能。(B)

4. 穿刺及维护时推荐使用 2% 葡萄糖酸氯己定乙醇溶液进行皮肤消毒。(A)

5. 中心静脉置管时应慎重选择股静脉。（B）

========================= 参考文献 =========================

［1］RUPP ME,KARNATAK R. Intravascular catheter-related blood stream infections［J］. Infect Dis Clin N Am, 2018,32(4):765-787.

［2］ASSIS DB,MADALOSSO G,PADOVEZE MC,et al. Implementation of tailored interventions in a statewide programme to reduce central line-associated blood stream infections［J］. J Hosp Infect, 2018, 100 (3): e163-e168.

［3］ELLINGSON K,HAAS JP,AIELLO AE,et al. Strategies to prevent healthcare-associated infections through hand hygiene［J］. Infect Cont and Hosp Ep,2014,35(8):937-960.

［4］ROSENTHAL V,KANJ S,DESSE J,et al. Bundle of the International Nosocomial Infection Control Consortium (INICC) to prevent central and peripheral line-related bloodstream infections［J］. Int Nosocomial Infect Cont Consortium,2017.

［5］LINDER LA,GERDY C,JO Y,et al. Changes in central line-associated bloodstream infection rates among children with immune compromised conditions:an 11-year Review［J］. J Pediatr OncolNurs,2018,35(6): 382-391.

［6］SEO HK,HWANG JH,SHIN MJ,et al. Two-year hospital-wide surveillance of central line-associated blood-stream infections in a korean hospital［J］. J Korean Med Sci,2018,33(45):e2807.

［7］THAKARAR K,COLLINS M,KWONG L,et al. The role of tissue plasminogen activator use and systemic hypercoagulability in central line-associated bloodstream infections［J］. Am J Infect Control, 2014, 42(4): 417-420.

［8］王辉,高玉芳,张惠,等. 国外预防中心静脉导管相关性血流感染的研究进展［J］. 护理研究,2017,31 (25):3100-3101.

［9］WATERHOUSE SG, VERGALES JE, CONAWAY MR, et al. Predictive factors for central line-associated bloodstream infections in pediatric cardiac surgery patients with chylothorax［J］. Pediatr Crit Care Med,2018, 19(9):810-815.

第二节　肠内营养耐受不良

一、背景

肠内营养耐受不良(enteral nutrition intolerance),或称喂养耐受不良(feeding intolerance, FI),是指肠内营养过程中发生的一系列相关症状体征,如腹痛、腹胀、恶心、呕吐、腹泻、胃残留量增加和肠鸣音消失等,是肠内营养的常见并发症。肠内营养耐受不良体现了消化道功能状态,是疾病严重程度的反映,与不良的临床结局相关[1],其发生率受到评估方法和判定指标的制约。一项 meta 分析显示,其发生率在住院患者中为 2%~75%,平均为 38.2%[1]。国内学者报道的 63 例经空肠肠内营养发生耐受不良的比例为 28%[2]。

肠内营养耐受不良是多种因素共同作用的结果[3]。已经确定的影响因素包括年龄(≥60 岁)[4]、机体疾病状态、肠黏膜结构和功能、应用特殊药物、营养配方、输注途径及方式和护理流程;有争议的影响因素则有低蛋白血症、高血糖(大于 10mmol/L 或 11.1mmol/L)[5,6] 以及腹压。

二、证据

（一）肠内营养耐受不良的诊断

目前尚缺乏肠内营养耐受不良的共识性诊断标准。有的学者将出现如下情况中的一种确定为肠内营养耐受不良：①肠内营养在 48 小时内停止 4 次，其原因为呕吐、胃残留量大于给予量或大于 250ml、气管插管或切开处有营养液或胃内容物；②48 小时内胃残留量（gastric retention volume，GRV）大于 2 000ml[7]。

近年来，还有学者提出当出现如下表现时，考虑为肠内营养耐受不良：①发生胃肠道耐受不良的症状（包括恶心、呕吐、腹胀、腹泻和胃潴留等）；②经过 72 小时肠内营养尝试，不能达到目标能量供给；③因临床原因需停用肠内营养[8]。

此外还有学者在进行诊断标准对比的综述性文章中提出，在诊断中，症状是最主要的参考标准，症状越多，其与不良结局相关性越强。这些有统计学意义的症状包括：腹胀、肠鸣音消失、腹泻以及 24 小时胃残留量大于 500ml[9]。在临床应用时，应当明确区分这些症状是肠内营养引起，还是由于疾病或治疗（如化疗）引起。

1. 肠鸣音　肠鸣音可以作为诊断和监测消化道功能的体征指标，对于判断麻痹性肠梗阻有意义，但作为肠内营养耐受不良的诊断指标仍然存在争论，其原因主要是考虑到肠鸣音变异较大[10]，与听诊时患者的喂养状态（空腹或喂养）、机体疾病状态（手术后）及听诊医生的技能都相关[11]。

2. 胃残留量　GRV 增加是肠内营养耐受不良的表现之一。在重症患者中 GRV 与吸入性肺炎相关，可以导致不良临床结局。有调查显示，97% 的护士会选择测定 GRV 来诊断肠内营养耐受不良[12]。因此对重症患者及需要长期肠内营养患者，建议定期测定 GRV。

有如下情况时，可以考虑为肠内营养耐受不良：连续肠内营养 6 小时后，GRV 大于 250ml；连续两次 GRV 介于 150~500ml；一次随机 GRV 大于 500ml；幽门后肠内营养患者 GRV 大于 300ml/d，或每 6 小时回抽 GRV 大于 250ml[13]。

目前对如何将 GRV 应用于肠内营养耐受不良评估也存在争论，主要是临界值尚未统一。Metheny 等[12]的研究发现，多数护士在 GRV 为 200ml 或 250ml 时停止肠内营养；有 25% 的护士会在 GRV 为 150ml 或更少的情况下停止肠内营养；12.6% 的护士会将这个指标增大到 500ml。有研究显示高临界值（350~500ml）与低临界值（50~150ml）组之间，并发症发生率并无统计学意义[14]。一项纳入 5 个 RCT 研究的系统综述指出，在重症患者无论是否测定 GRV，肺炎、误吸的发生率并无差异[15]。因此，明确 GRV 临界值仍需要更多研究佐证。

（二）肠内营养的实施与耐受不良

1. 肠内营养的启动时间　建议早期开展规范化肠内营养，如无明显禁忌，术后 72 小时内开始肠内营养，可以提高肠内营养的耐受性。ESPEN 指南推荐，血流动力学稳定且肠道有功能的患者应尽早（<24 小时）给予适量的肠内营养[16]。早期肠内营养不仅可降低感染发生率、缩短住院时间，并且还可帮助恢复胃肠道蠕动，促进吸收等[17]。国内有研究发现术后超过 72 小时进行肠内营养，肠内营养耐受不良的发生率升高[18]。

2. 置管途径　短期（<4 周）实施肠内营养者，首选鼻胃管；对鼻胃管耐受不良或有反流、误吸高风险的患者则选用鼻肠管。腹部创伤或腹部术后以及持续高 GRV 和不能耐受足量营养液的患者首选鼻肠管[16,19,20]。长期（>4 周）实施肠内营养者，在条件允许下实施 PEG 或 PEJ 能明显改善患者的营养状态，减少反流和误吸，增加患者的耐受性[21,22]。

3. 输注方式　肠内营养制剂的温度、浓度和输注速度是影响耐受性的重要因素,因此,推荐从小剂量、低浓度开始输注,采取循序渐进的原则,并采用恒温器维持于 37~40℃[23]。营养制剂的渗透浓度应当小于 330mmol/L 以减少腹泻的发生[24]。

对于输注速度,最佳的控制方式是采取营养泵持续输注。相对于重力间歇性输注,营养泵的应用可以降低腹泻的发生率,有利于能量供给及保持氮平衡,同时可以有效维持机体血糖水平,降低并发症发生率[25]。

床头抬高 30°~45° 以及输注后保持半坐卧位 30 分钟,均为预防误吸的可靠方式[26]。

（三）肠内营养耐受不良的特殊治疗

1. 促动力药的应用　对于表现为呕吐、腹胀和 GRV 增加的患者,在排除消化道梗阻的情况下,可应用促动力药,如甲氧氯普胺和红霉素,首选静脉给药,不推荐应用西沙比利,也不推荐对无耐受不良的患者常规应用促动力药物[27]。如应用 4 次以上无效,考虑幽门后喂养或肠外营养。

2007 年的一项 RCT 指出,红霉素的效果优于甲氧氯普胺,但存在短期内耐药问题,补救措施为联合用药[28]。2008 年的一项 RCT 研究指出,红霉素或红霉素联合甲氧氯普胺均能显著降低 GRV,且联合用药优于单药治疗[29]。红霉素推荐剂量为 200mg b. i. d. ,甲氧氯普胺为 10mg q. i. d. 。

在应用过程中,需要注意两种药物的不良反应。红霉素存在心脏毒性和抗生素耐药的风险,限制了其临床应用[30]。同时有报道显示,红霉素联合甲氧氯普胺组的腹泻发生率高于单药治疗[28]。

2. 相关的腹泻的处方调整及药物治疗　肠内营养相关性腹泻是最常见的耐受不良症状,发生率在 2%~68% 不等[31]。建议在减慢喂养速度、降低营养制剂浓度和调整适宜温度的基础上,增加可溶性纤维素,另可选择性增加益生菌。

营养制剂中增加可溶性纤维素可以吸收水分、提高粪便体积并延长营养制剂的通过时间,从而减少腹泻的发生[32,33]。膳食纤维中还含有益生元。益生元可以选择性刺激肠道细菌的生长和活动,维护肠黏膜屏障[34]。

益生菌可以调节激素水平、减轻炎症反应及保护胃肠道完整性,进而提高肠内营养耐受性。但目前针对其应用价值的研究较少,相关的研究结论不统一[31,35]。有指南推荐将其作为"建议使用"的推荐意见,但仍需进一步证实[20]。

三、推荐意见

1. 目前尚缺乏肠内营养耐受不良的共识性诊断标准。症状是最主要的参考标准。这些有统计学意义的症状包括:腹胀、肠鸣音消失、腹泻以及 24 小时胃残留量大于 500ml(A)。在临床应用时,应当明确区分这些症状是肠内营养引起,还是由于疾病或治疗(如化疗) 引起(B)。

2. 肠鸣音可以作为诊断和监测消化道功能的体征指标,对于判断麻痹性肠梗阻有意义,但变异较大。(B)

3. 对重症患者及需要长期肠内营养患者,定期测定 GRV(A)。如下情况时,可以考虑为肠内营养耐受不良:连续肠内营养 6 小时后,GRV 大于 250ml;连续两次 GRV 介于 150~500ml;一次随机 GRV 大于 500ml;幽门后肠内营养患者 GRV 大于 300ml/d,或每 6 小时回抽 GRV 大于 250ml(A)。

4. 建议早期开展规范化肠内营养,如无明显禁忌,72 小时内开始肠内营养,可以提高肠内营养的耐受性。(B)

5. 短期(<4 周)实施肠内营养者,首选鼻胃管;对鼻胃管耐受不良或有反流、误吸高风险的患者则选用鼻肠管。(A) 腹部术后、持续高 GRV 和不能耐受足量营养液的患者首选鼻肠管。(B) 长期(>4 周)实施肠内营养者在条件允许下实施 PEG 或 PEJ。(A)

6. 肠内营养制剂选择应从小剂量、低浓度开始,采取循序渐进的原则,并采用恒温器维持温度于 37~40℃。营养制剂的渗透浓度应当小于 330mmol/L 以减少腹泻的发生。(B) 应采取营养泵持续输注。(A) 床头抬高 30°~45°以及输注后保持半坐卧位 30 分钟。(A)

7. 促动力药适用于表现为呕吐、腹胀和 GRV 增加的非消化道梗阻患者,不推荐对无耐受不良的患者常规应用。(A) 首选静脉给药,推荐甲氧氯普胺或红霉素,红霉素优于甲氧氯普胺,并可联合用药。红霉素推荐剂量为 200mg b. i. d. ,甲氧氯普胺为 10mg q. i. d. 。不推荐应用西沙比利。(A) 如应用 4 次以上无效,考虑幽门后喂养或肠外营养。(A)

8. 营养制剂中增加可溶性纤维素可减少腹泻的发生。(B) 使用益生菌有助于保护胃肠道完整性,提高耐受性,但尚缺乏足够证据。(C)

参考文献

[1] GUNGABISSOON U,HACQUOIL K,BAINS C,et al. Prevalence,risk factors,clinical consequences,and treatment of enteral feed intolerance during critical illness[J]. JPEN J Parenter Enteral Nutr,2015,39(4):441-448.

[2] 李为明,徐鹏远,岑云云,等.手术后经空肠造口管早期肠内营养患者的耐受性分析[J].肠外与肠内营养,2009,16(2):90-92.

[3] 王婷,朱丽娜,朱京慈.严重创伤患者肠内营养喂养不耐受影响因素的研究进展[J].肠外与肠内营养,2016,23(1):59-62.

[4] 侯钦猛,丁连安,牛冬光,等.胃癌术后肠内营养应用方法及耐受性分析[J].中华临床营养杂志,2014,22(2):97-100.

[5] NGUYEN N. The relationship between blood glucose control and intolerance to enteral feeding during critical [J]. Intensive Care Med,2007,33(12):2085-2092.

[6] CAMILLEII M,PARKMAN H P,SHAFT M A,et al. Clinical guideline:management of gastroparesis[J]. Am J Gastroenteral,2013,108(1):18-37.

[7] DAVIES A R,FROOMES P R,FRENCH C J,et al. Randomized comparison of nasojejunal and nasogastric feeding in critically ill patients[J]. Crit Care Med,2002,30(3):586-590.

[8] WANG K,MCLLROY K,PLANK L D,et al. Prevalence,outcomes and management of enteral tube feeding intolerance:a retrospective cohort study in a tertiary center[J]. J Parenter Enteral Nutr,2017,41(6):959-967.

[9] BLASER A R,STARKOPF L,DEANE A M,et al. Comparison of different definitions of feeding intolerance:a retrospective observational study[J]. Clin Nutr,2015,34(5):956-961.

[10] BAID H. A critical review of auscultating bowel sounds[J]. Br J Nurs,2009,18(18):1125-1129.

[11] YEN K,KARPAS A,PINKERTON H J,et al. Interexaminer reliability in physical examination of pediatric patients with abdominal pain[J]. Arch Pediatr Adolesc Med,2005,159(4):373-376.

[12] METHENY N A,MILLS A C,STEWART B J. Monitoring for intolerance to gastric tube feedings:a national survey[J]. Am J Crit Care,2012,21(2):e33-e40.

[13] BLASER A R,STARKOPF J,KIRSIMÄGIÜ,et al. Definition,prevalence,and outcome of feeding intolerance in intensive care:a systematic review and meta-analysis[J]. Acta Anaesthesiol Scand,2014,58(8):

914-922.

［14］VAN ZANTEN A R. Do we need new prokinetics to reduce enteral feeding intolerance during critical illness？［J］. Crit Care,2016,20(1):294.

［15］周松,王建宁,查丽玲,等.不监测胃残留量对 ICU 行肠内营养患者影响的系统评价［J］.护理学杂志,2017,32（1）:91-95.

［16］KREVMANN K G,BERGER M M,DEUTZ N E P,et al. ESPEN guidelines on enteral nutrition:intensive care［J］. Clin Nutr,2006,25(2):210-223.

［17］DOIG G S,HEIGHES P T,SIMPSON F,et al. Early enteral nutrition reduces mortality in trauma patients requiring intensive care:a meta-analysis of randomized controlled trials［J］. Injury,2011,42(1):50-56.

［18］蒋洋洋,许勤,宋燕波,等.肠内营养耐受性分析及护理对策［J］.中国实用护理杂志,2011,27(2):17-19.

［19］ACOSTA E J,FEMANDEZ V M,GRAU C T,et al. Gastric versus transpyloric feeding in severe traumatic brain injury:a prospective,randomized trial［J］. Intensive Care Med,2010,36(9):1532-1539.

［20］DHALIWA R,CAHILL N,LEMIEUX M,et al. The canadian critical care nutrition guidelines in 2013:an update on current recommendations and implementation strategies［J］. Nutr Clin Pract,2014,29(1):2943.

［21］DWOLATZKY T,BEREZOVSKI S,FRIEDMANN R,et al. A prospective comparison of the use of nasogastric and percutaneous endoscopic gastrostomy tubes for long term enteral feeding in older people［J］. Clin Nutr,2001,20(6):535-540.

［22］LÖSER C,ASCHL G,HÉBUTERNE X,et al. ESPEN guidelines on artificial enteral nutrition--percutaneous endoscopic gastrostomy（PEG）［J］. Clin Nutr,2005,24(5):848-861.

［23］彭南海,高勇.临床营养护理指南肠内营养部分［M］.南京:东南大学出版社,2012.

［24］刘晓蓉,王凯,王一曼,等.影响脓毒症病人肠内营养耐受性因素的分析［J］.肠外与肠内营养,2012,19(2):89-91.

［25］SHAHRIARI M,REZAEI E,BAKHT L A,et al. Comparison of the effects of enteral feeding through the bolus and continuous methods on blood sugar and prealbumin levels in ICU inpatients［J］. J Educ Health Promot,2015,4:95.

［26］BANKHEAD R,BOULLATS J,BRANTLEY S,et al. Enteral nutrition practice recommendations［J］. J Parenter Enteral Nutr,2009,33(2):162-167.

［27］BLASER A R,MALBRAIN M L,STARKOPF J,et al. Gastrointestinal function in intensive care patients:terminology,definitions and management. Recommendations of the ESICM Working Group on Abdominal Problems［J］. Intensive Care Med,2012,38(3):384-394.

［28］NGUYEN N Q,CHAPMAN M J,FRASER R J,et al. Erythromycin is more effective than metoclopramide in the treatment of feed intolerance in critical illness［J］. Crit Care Med,2007,35(2):483-489.

［29］DAVIS B,FERRONE M. Prokinetic therapy for feed intolerance in critical illness:one drug or two？［J］. Nutr Clin Pract,2008,23(6):660-661.

［30］GRANT K,THOMAS R. Prokinetic drugs in the intensive care unit:reviewing the evidence［J］. J Intens Care Soc,2009,10(1):34-37.

［31］KAMARUL ZAMAN M,CHIN KF,RAI V,et al. Fiber and prebiotic supplementation in enteral nutrition:a systematic review and meta analysis［J］. World J Gastroenterol,2015,21(17):5372-5381.

［32］CHEN H L,HAACK V S,JANECKY C W,et al. Mechanisms by which wheat bran and oat bran increase stool weight in humans［J］. Am J Clin Nutr,1998,68:711-719.

［33］SLAVIN J. Fiber and prebiotics:mechanisms and health benefits［J］. Nutrients,2013,5:1417-1435.

［34］GIBSON G R,PROBERT H M,LOO J V,et al. Dietary modulation of the human colonic microbiota:updating the concept of prebiotics［J］. Nutr Res Rev,2004,17:259-275.

[35] KARAKAN T,ERGUN M,DOGAN I,et al. Comparison of early enteral nutrition in severe acute pancreatitis with prebiotic fiber supplementation versus standard enteral solution:a prospective randomized double-blind study[J]. World J Gastroenter,2007,13(19):2733-2737.

第三节 再喂养综合征

一、背景

1950年,Burger GCE 等[1]报道第二次世界大战时期的战俘和集中营幸存者中,有部分人在摄入高糖饮食后迅速出现水肿、呼吸困难和致死性心力衰竭,甚至死亡。这是对于再喂养综合征(refeeding syndrome)最初的认识。尽管目前还没有统一的定义,但再喂养综合征一般是指机体经过长期饥饿或营养不良,重新摄入营养物质后出现以低磷血症为特征的电解质代谢紊乱,对心脏、肝脏,以及呼吸系统、神经系统与肌肉系统产生不利影响,导致临床并发症甚至死亡[2,3]。

对于严重营养不良的患者,再喂养综合征是一种潜在的致命并发症。在不同的医院住院患者中,再喂养综合征的发生率在 $0.43\% \sim 34\%$,接受营养治疗的肿瘤患者中再喂养综合征发生率可高达 25%[3]。Pourhassan M 等[4]研究显示,近 3/4 有营养风险的老年住院患者表现出明显的再喂养综合征风险。近期有研究显示,再喂养综合征是急性胰腺炎早期死亡的可能原因[5]。

二、证据

(一) 发病机制和临床特征

再喂养综合征的发病机制、病理生理改变与胰岛素抵抗、电解质向细胞内转移和合成代谢增强有关。接受肠内或肠外营养治疗的患者在开始治疗之前往往会有疾病导致的营养不良,严重营养不良患者在饥饿时,胰岛素分泌下降伴胰岛素抵抗,分解代谢多于合成代谢,导致机体磷、钾、镁和维生素等的消耗,此时血清磷、钾、镁水平可正常[6]。这些患者在营养治疗开始后,尤其是碳水化合物突然进入合成代谢期患者的血液中时,血糖升高、胰岛素分泌恢复正常,导致钾、磷、镁转入细胞内形成低钾血症、低磷血症和低镁血症,糖代谢和蛋白质合成增强大量消耗维生素 B_1,引起再喂养综合征[7]。

研究显示,再喂养综合征主要发生在营养治疗后的 72 小时内[8],主要临床症状包括低磷血症、低钾血症、低镁血症、维生素缺乏和钠潴留[2,9],其中低磷血症是再喂养综合征最突出的表现。年龄的增加和疾病的严重程度与低磷血症的发生相关[10]。严重的低磷血症($<0.32\text{mmol/L}$)导致神经肌肉受损,伴有感觉异常、癫痫、肌痉挛或肌肉骨骼功能受损,包括虚弱和肌肉收缩力受损,甚至横纹肌溶解症。由于血液细胞的代谢受血清磷酸盐调节,磷酸盐缺乏也会引起血小板减少、凝血功能受损和白细胞功能缺乏。低磷血症还可引起精神状态不安甚至昏迷。低镁血症和低钾血症也会导致神经肌肉障碍和其他功能障碍,如虚弱、麻痹、感觉异常、精神错乱、横纹肌溶解和呼吸抑制[11,12]。

维生素 B_1 缺乏也是再喂养综合征的常见表现,可致 Wernicke 脑病(脑性脚气病),出现典型的神经后遗症,表现为心率加快、心脏增大、严重水肿,最终导致充血性心力衰竭伴肺水肿(湿性脚气病),也会影响周围神经系统,导致精神病变(干性脚气病)[13]。此外,硫胺素依赖酶活性的降低限制了丙酮酸向乙酰辅酶 A 的转化以及三羧酸循环,从而导致丙酮酸和乳酸的堆积,引起乳酸性酸中毒,常伴有恶心、呕吐和严重腹痛(胃肠道脚气病)[11]。

(二) 再喂养综合征的高危因素

在进行营养治疗前,首先要识别再喂养综合征高风险患者。营养不良患者、老人、NRS 2002 评分≥3 分并有相关合并症是导致再喂养综合征发生的危险因素[12,14],其他如长期饥饿或禁食、长期酗酒、神经性厌食、吸收不良综合征或体重明显下降的病态肥胖者,消耗性疾病如肿瘤和艾滋病等,以及部分术后患者为再喂养综合征的高危人群[3,15]。

由于再喂养综合征症状的非特异性,鉴别再喂养综合征高危因素非常关键,但是还未达成共识。英国国家卫生与临床优化研究所(National Institute for Health and Clinical Excellence,NICE)提出的再喂养综合征高危因素临床标准[5]见表 12-1:

表 12-1　再喂养综合征危险因素的临床标准

主要标准	次要标准
BMI<16	BMI<18.5
3~6 个月内非故意体重丢失>15%	3~6 个月内体重丢失>10%
没有或很少的营养摄入>10d	没有或很少的营养摄入>5d
再喂养之前即出现了低磷、低钾、低镁血症	既往有酗酒或者药物滥用史(包括胰岛素、利尿剂等)

注:患者符合一项主要标准或两项次要标准即可鉴定为高危患者

(三) 预防或治疗再喂养综合征策略

欧洲相关指南[16]和 NICE[5]认为,对再喂养综合征高风险患者,营养治疗前应检查血常规、尿常规、电解质,检查心电图,适当补充电解质和维生素,纠正水电解质平衡紊乱。能量补充从 10kcal/(kg·d)开始,谨慎逐步增加。即使磷酸盐浓度仍在正常范围低限,也应考虑对高危和极高危患者预防性补充磷酸盐[11]。硫胺素也应该在营养治疗前预防性使用。如果其他电解质(如钾和镁)水平低于正常也应予以纠正。Doig GS 等[17]纳入 339 例 ICU 患者的随机研究发现,限制能量是预防再喂养综合征的有效措施。临床上应用最广泛的 NICE 的建议指出,对于有再喂养综合征高风险的患者,应从低能量喂养开始[17],有回顾性研究显示,低能量摄入有利于降低再喂养综合征患者的死亡率[18]。

关于电解质和维生素的使用可参考欧洲相关指南[16]:第 1~3 天,补磷 0.5~0.8mmol/(kg·d)、钾 1~3mmol/(kg·d)、镁 0.3~0.4mmol/(kg·d),治疗开始后 4~6 小时测电解质浓度,以后每天测 1 次。营养治疗前至少 30min 静推或肌内注射 200~300mg 维生素 B_1,经口或经静脉补充维生素 B_1 200~300mg/d,复合维生素制剂每日按 2 倍参考剂量进行补充,可于营养治疗的第 7 天开始补铁。NICE 指出,在营养治疗开始后的前 10 天,需每日对患者补充 200~300mg 维生素 B_1[5],口服、肠内或静脉补充钾 2~4mmol/(kg·d)、磷酸盐 0.3~0.6mmol/(kg·d)和镁[0.2mmol/(kg·d)静脉补充,0.4mmol/(kg·d)口服]。

如果患者有明显的再喂养综合征症状(水肿、肺或心脏衰竭或其他器官恶化),既要降低营养补充的能量,也要对高危患者进行谨慎的液体管理。另外,必须对临床症状进行适当的治疗[11]。再喂养综合征防治的关键时间是前 72 小时,如果在 72 小时内出现单纯的电解质紊乱,则需要警惕出现再喂养综合征,如果 72 小时出现临床相关的电解质紊乱(临床症状+电解质紊乱),则提示出现再喂养综合征[19]。

三、推荐意见

1. 对再喂养综合征高危患者,在营养治疗前应预防性补充电解质、硫胺素和矿物质,低能量补充,1 周之内限液限钠,7 天内不补充铁剂。(D)

2. 营养治疗前 72 小时内,应每天监测电解质浓度、监测再喂养综合征风险患者的症状和体征,如果出现明显的再喂养综合征症状,应降低能量,并对相关症状进行适当治疗。(D)

3. 早期限制能量是适合再喂养综合征高危人群的治疗方法。(A)

4. 纠正电解质紊乱对防治再喂养综合征有效。(C)

5. 对再喂养综合征高风险患者预防性补充磷酸盐和硫胺素,对降低营养补充期间再喂养综合征的死亡率和不良后果有效。(B)

===== 参考文献 =====

[1] BURGER GCE. Malntrition and starvation in Western Netherlands:September1944-July 1945[J]. JAMA, 1950,142(11):857-858.

[2] 石汉平,孙冠青. 重视再喂养综合征的诊断和治疗[J]. 新医学,2009,40(10):631-633.

[3] CROOK M,HALLY V,PANTELI J V. The importance of the refeeding syndrome[J]. Nutr,2001,17(7-8): 632-637.

[4] POURHASSAN M,CUVELIER I,GEHRKE I,et al. Risk factors of refeeding syndrome in malnourished older hospitalized patients[J]. Clin Nutr,2018,37(4):1354-1359.

[5] NATIONAL INSTITUTE FOR HEALTH AND CLINICAL EXCELLENCE. Nutrition support in adults:oral nutrition support,enteral tube feeding and parenteral nutrition[M]. London:National Institute for Health and Clinical Excellence (NICE). Clinical Guideline 32,2006.

[6] FLESHER ME,ARCHER KA,LESLIE BD,et al. Assessing the metabolic and clinical consequences of early enteral feeding in the malnourished patient[J]. J Parenter Enteral Nutr,2005,29(2):108-117.

[7] BIRMINCHAM CL,PUDDICOMBE D,HLYNSKY J. Hypomagnesemia during refeeding in anorexia nervosa [J]. Eat Weight Disord,2004,9(3):236-237.

[8] FRIEDLI N,STANGA Z,SOBOTKA L,et al. Revisiting the refeeding syndrome:results of a systematic review [J]. Nutr,2017,35:151-160.

[9] BOATENG AA,SRIRAM K,MEGUID MM,et al. Refeeding syndrome:treatment considerations based on collective analysis of literature case reports[J]. Nutr,2010,26 (2):156-167.

[10] SKIPPER A. Refeeding syndrome or refeeding hypophosphatemia:a systematic review of cases[J]. Nutr Clin Pract,2012,27 (1):34-40.

[11] FRIEDLI N,STANGA Z,CULKIN A,et al. Management and prevention of refeeding syndrome in medical inpatients:an evidence-based and consensus-supported algorithm[J]. Nutr,2018,47:13-20.

[12] BOATENG AA,SRIRAM K,MEGUID MM,et al. Refeeding syndrome:treatment considerations based on collective analysis of literature case reports[J]. Nutr,2010,26(2):156-167.

[13] FRANCINI-PESENTI F,BROCADELLO F,MANARA R,et al. Wernicke's syndrome during parenteral feeding:not an unusual complication[J]. Nutr,2009,25(2):142-146.

[14] POURHASSAN M,CUVELIER I,GEHRKE I,et al. Risk factors of refeeding syndrome in malnourished older hospitalized patients[J]. Clin Nutr,2018,37(4):1354-1359.

[15] KHAN L U,AHMED J,KHAN S,et al. Refeeding syndrome:a literature review[J]. Gastroenterol Res Pract, 2011,20(5):1-6.

[16] STANGA Z,BRUNNER A,LEUENBERGER M,et al. Nutrition in clinical practice-the refeeding syndrome：illustrative cases and guidelines for prevention and treatment[J]. Eur J ClinNutr,2008,62(6)：687-694.

[17] DOIG G S,SIMPSON F,HEIGHES P T,et al. Restricted versus continued standard caloric intake during the management of refeeding syndrome in critically ill adults：a randomised, parallel-group, multicentre, single-blind controlled trial[J]. Lancet Respir Med,2015,3 (12)：943-952.

[18] KRAFT M D,BTAICHE I F,SACKS G S. Review of the refeeding syndrome[J]. Nutr Clin Pract,2005,20 (6)：625-633.

[19] AUBRY E,FRIEDLI N,SCHUETZ P,et al. Refeeding syndrome in the frail elderly population：prevention, diagnosis and management[J]. Clin Exp Gastroenterol,2018,11：255-264.

第四节　胃　瘫

一、背景

（一）胃瘫概况

胃瘫(gastroparesis)是非机械性梗阻因素引起的以胃排空障碍为主要征象的胃动力紊乱综合征,也是最常见的胃肠道神经肌肉功能紊乱导致的疾病之一,主要表现为恶心、呕吐、早饱、餐后腹胀及腹部不适感[1]。除上述消化道症状外,胃瘫患者还可出现水、电解质及酸碱平衡紊乱,能量摄入不足与体重丢失,血糖异常,胃食管反流,吸入性肺炎及胃石形成等并发症。最近一项流行病学调查显示,胃瘫在男、女性人群中的发病率分别为 2.5/100 000 和 9.8/100 000；患病率分别为 9.6/100 000 和 37.8/100 000。调查还发现胃瘫患者的死亡率远高于非胃瘫患者。这说明尽管胃瘫的发病率并不高,但也逐渐成为一种严重的疾病负担[2]。

根据病因,胃瘫可分为特发性胃瘫、糖尿病性胃瘫、医源性胃瘫及其他原因引起的胃瘫。其中,特发性胃瘫最为常见,约占 36%,多见于中青年女性,研究发现特发性胃瘫与病毒感染有一定的相关性。其次为糖尿病性胃瘫,是目前已知的、病因明确的最常见类型,约占 29%,主要致病机制是作为胃肠动力起搏器的卡哈尔间质细胞(interstitial Cajal cell,ICC)受损、减少。据统计,1 型糖尿病患者胃瘫的发生率为 5%,2 型糖尿病患者的发生率为 1%[3]。医源性胃瘫主要是手术或药物引起的,约占 13%。常见于腹部手术后,尤其是胃癌根治术和胰十二指肠切除术后。其他引起胃瘫的常见原因有帕金森病、淀粉样变病、副癌综合征、硬皮病及肠系膜缺血性疾病等[4]。

（二）胃瘫相关性营养不良

胃瘫患者常伴有呕吐、早饱及腹胀等症状,并因此导致营养素摄入不足。对上述症状的应激反应使机体对能量、蛋白质、水、维生素及无机盐等微量元素的需求量明显增加,部分胃瘫患者因呕吐严重出现脱水,同时丢失大量的胃酸和氯离子,因而引起代谢性碱中毒；摄入不足则使患者的营养状况进一步恶化,处于越来越严重的负氮平衡状态。重型胃瘫患者早期大多接受过肠外营养以改善营养状态,但完全依靠肠外营养制剂使肠腔内缺乏营养物质,同时抑制了胃肠动力及胆囊收缩,损伤肠黏膜屏障,造成肠内细菌及毒素的移位,从而导致感染性并发症增加[5]。另外,部分手术后的胃瘫患者需要长时间卧床休息及静脉输液,这限制了患者的活动,也不利于胃肠道功能恢复。此外,部分患者由于长时间禁食并进行胃肠减压,肠道内没有营养直接供应,肠道本身就会发生营养不良,可出现医源性胃肠饥饿综合征。

因此,营养治疗是治疗胃瘫患者的必要环节和重要策略。

二、证据

(一) 总体策略

因伴有恶心、呕吐等症状,胃瘫患者有发生营养不良的风险。Parkman HP 等[6]根据 305 例胃瘫患者的营养情况给予平均 1 168kcal/d 的能量,但仍有 64% 的患者出现营养不良,能量摄入与腹胀、便秘等症状的严重程度呈负相关。Ogorek CP 等[7]的研究也证实胃瘫患者的胃排空时间与其营养状况密切相关。因此,开展营养筛查与评估,并根据评估结果与病情进行适当的营养支持是治疗胃瘫、防治胃瘫相关并发症的重要措施。

(二) 病情评估

目前治疗胃瘫的措施较多,但大部分治疗措施只能使部分胃瘫患者获益,一部分治疗措施甚至能引起严重的不良反应。为了选择适合胃瘫患者的个体化治疗措施,准确评估胃瘫的严重程度尤为重要。目前用于胃瘫病情评估的分级标准主要有:胃瘫主要症状指数(gastroparesis cardinal symptom index,GCSI),该量表源自患者上消化道症状评估量表(patient assessment of upper gastrointestinal symptoms,PAGI-SYM),由 3 个分量表(恶心、呕吐评估,餐后饱胀感评估及腹胀评估)组成,通过对患者过去 2 周的症状进行评分最终计算得到 GCSI[8]。该量表的作用在实践中得到证实,应用较为广泛。

另一种分级标准则相对简单[9,10]:1 级主要包括间断出现轻度症状的患者,可通过饮食调整控制病情;2 级患者则伴有中度症状,但没有体重丢失,也无需应用促胃肠动力药物及止吐药物控制病情;3 级患者则无法经口获取营养,通常需要住院观察、药物治疗、营养治疗甚至内镜或手术治疗。该量表简单易行,但其可行性尚未得到广泛的临床实践证实。

(三) 营养筛查与评估

营养筛查与评估是胃瘫治疗的重要组成部分,常用方法有 NRS 2002 和 SGA。全面的营养筛查与评估可以对患者的营养状况进行风险分层,进而进行有针对性的、个体化的营养治疗。

(四) 营养疗法

1. 适应证 经改善饮食仍不能维持正常体重的胃瘫患者应接受营养治疗。每位患者都应有预设的标准目标体重,如达不到或不能维持目标体重,则应接受营养治疗。目前,公认的胃瘫营养治疗适应证包括[11-13]:3~6 个月内体重丢失超过 5%;常规饮食达不到预期体重(增加不明显甚或下降)或 BMI<20.5;接受胃肠减压治疗;反复出现脱水、糖尿病代谢性酸中毒及难治性恶心、呕吐需要频繁住院治疗(不论体重丢失与否);因胃瘫导致总体生活质量下降。

2. 营养素的供给

(1) 能量计算:用于评估胃瘫患者能量需求的方法有[14]:公斤体重计算法,即卧床患者取 20~25kcal/(kg·d)、非卧床患者取 30~35kcal/(kg·d);Harris-Benedict 公式和间接测量法。其中,间接测量法被认为是评估能量需求的金标准,但需要借助特殊的测量仪器,这在很多医疗机构无法实现。

(2) 营养素的选择:脂肪具有延缓胃排空的生理作用。因此,一般情况下胃瘫患者应限制饮食中脂肪的摄入。但如果完全限制将大大降低机体的能量供给,胃瘫患者不得不通过增加饮食量以满足机体的营养需求。近来有学者提出，抑制胃排空的主要为固态脂肪，胃瘫患者一般能够耐受液态脂肪，因此，液态脂肪可以作为胃瘫患者的重要营养来源[15]。

糖类应为机体的主要能量来源，目前饮食指南建议能量中 $50\%\sim70\%$ 来源于糖类，一般为 $3\sim4g/(kg\cdot d)$，不低于 $2g/(kg\cdot d)$，总量以不少于 $100g$ 为宜。能量中 $30\%\sim50\%$ 由脂类提供，一般推荐用量为 $1.5\sim2g/(kg\cdot d)$，但不超过 $2g/(kg\cdot d)$。蛋白质需要量一般为 $1.0\sim1.3g/(kg\cdot d)$[11]。对消耗较大，如合并有恶性肿瘤的患者，蛋白质的供给量可增加到 $1.5g/(kg\cdot d)$。

（3）微量元素的补充：胃瘫患者，尤其是长期伴有恶心、呕吐症状的胃瘫患者，因营养摄入不足，常出现各种营养素的缺乏。一个多中心、大样本的临床研究发现，特发性和糖尿病性胃瘫患者基本都合并有能量、各种维生素和矿物质的缺乏[6]。由于正常生理结构及营养利用率的变化，手术后胃瘫患者，尤其是胃肠道切除、分流手术后的患者，发生微量元素缺乏的概率更高[16,17]。因此，胃瘫患者的营养治疗应重视微量元素的供给。

研究表明，胃瘫患者微量元素的缺乏包括：铁、脂溶性维生素、维生素 B 和叶酸等[18]。其中，铁缺乏是最常见的，其原因是多方面的，包括摄入不足、胃酸水平下降及肠道细菌过度繁殖等。肠道可吸收的铁为二价铁，胃酸下降及质子泵抑制剂的应用使不可吸收的三价铁浓度升高[19]。胃瘫患者对红肉等富含铁离子的食物耐受不良，也是铁缺乏的原因之一。胃瘫患者胃肠道动力的不足容易引起肠道细菌过度繁殖，也加重了铁的缺乏。此外，十二指肠为铁吸收的主要部位，故接受空肠营养的患者也应加强对铁的监测。研究表明，检测机体内铁水平的最敏感指标为血清铁蛋白[18]。咀嚼铁和铁口服液易于吸收，是胃瘫患者的首选。在补铁的同时补充维生素 C，更有利于铁的吸收。

维生素 B_{12} 的缺乏在手术后胃瘫患者，尤其是胃切除术后患者中较为常见。胃瘫患者常规接受维生素 B_{12} 水平监测有利于预防贫血、神经病变等相关并发症的发生。维生素 B_{12} 的补充可以根据患者的具体情况，选择口服或肌内注射。

维生素 D 缺乏及代谢性骨病在长期胃瘫患者中也较常见，部分患者甚至出现骨软化[20]。主要原因为钙、维生素 D 和富含乳糖等食物的摄入不足与吸收障碍。截至目前，尚无有关胃瘫患者如何补充维生素 D 的指南。因此，临床医师应加强对维生素 D 缺乏的监测，尤其对年轻女性等高危患者。维生素 D 和钙的补充也应首选咀嚼片或口服液，少量多次（一般建议 2 次/d）效果更佳。

（4）特殊营养素的补充：目前尚无足够的证据表明胃瘫患者应常规应用谷氨酰胺。一项在胰腺手术中的研究表明，常规应用谷氨酰胺、抗氧化剂等并不能减轻机体的氧化应激与炎症反应[21]。

目前尚无可靠证据推荐在胃瘫患者中常规应用精氨酸。一项纳入 6 个研究（397 例患者）的 meta 分析结果发现，围手术期补充不同剂量的精氨酸并不能降低感染性并发症的发生率[22]。

多项研究表明，ω-3 PUFA 具有抗癌、提高机体免疫力的作用。一项纳入 13 个随机对照研究（892 例患者）的 meta 分析表明，ω-3 PUFA 能显著降低手术后感染性并发症的发生率，缩短住院时间[23]。

3. 营养路径

（1）饮食习惯：胃瘫患者均需要改善饮食。以往针对胃瘫的饮食指导多基于生理原则而非临床证据。最近一项临床随机对照研究表明，细颗粒饮食对改善胃瘫患者的症状有显著效果[24]。美国胃肠病学协会建议胃瘫患者少量多餐,应用低脂、低可溶性纤维饮食,4~5餐/天为宜。若达不到机体的营养需求,可适当增加进餐次数[4]。

膳食纤维可加剧胃排空障碍,从而加重胃瘫患者早饱、腹胀等症状。因此,胃瘫患者,尤其是合并有胃石形成的患者,应尽量少进食富含纤维的食物[25]。由于胃瘫患者的胃动力不足,固体食物往往难以排空,但液体食物较容易通过,因此液体食物是首选[26]。

胃的生理功能包括磨碎食物,以利于消化吸收。但胃瘫患者的这一功能受到损伤或丧失。进食磨碎的食物可以改善胃排空障碍,减缓胃瘫患者的症状。两个小样本临床研究表明,与进食固体食物相比,进食磨碎的食物能显著改善胃瘫患者的症状[24,27]。此外,餐后端坐或慢走1~2小时,利用重力促进胃排空也有一定的效果。

烟酒等能抑制胃窦动力与胃排空,因此胃瘫患者应戒烟酒[4,6]。饮食方面还要尽量避免进食延缓胃排空的食物、多吃促进胃动力的食物。研究表明,橙汁、炸鸡、卷心菜、橘子、腊肠、比萨饼、辣椒、番茄汁、生菜、洋葱、咖啡、西兰花和腌肉等酸辣、高脂或粗纤维食物能延缓胃排空;姜汁、无麸质食物、茶叶、番薯、白鲑鱼、清汤和苹果酱等食物对胃排空影响不大;而苏打饼干与全麦酥饼等食物则能促进胃排空[28,29]。

(2)肠内营养:对于不能经口进食,或经口进食不能满足机体营养需求的胃瘫患者,均应首选肠内营养[4]。美国胃肠病学协会认为,难治性胃瘫患者宜通过空肠造瘘途径接受肠内营养治疗[4]。肠内营养的主要目标是维持消化道的正常生理功能,并使患者过渡到经口饮食。事实上,肠内营养可以通过多种途径实现,如鼻十二指肠/空肠管,空肠造瘘,胃、空肠双造瘘等。各种途径各有优缺点,无一占优。胃瘫患者接受肠内营养治疗的主要优势为可以同时进行胃肠减压,从而缓解恶心、呕吐、腹胀等症状。有临床研究表明,胃造瘘可以通过缓解上述症状改善患者的营养状况,促进患者体重的恢复[30],但该结果尚未得到临床随机对照试验的验证。此外,由于胃瘫患者存在胃排空障碍,胃造瘘和鼻胃管主要用于胃肠减压,不能用于胃瘫患者的肠内营养。此种情况下,建议行胃、空肠双造瘘。

值得提出的是,在行空肠造瘘前,应先试行鼻空肠管营养,用以检测肠道动力情况,以除外肠道动力不足。当然,也可以通过十二指肠空肠测压、无线动力胶囊和小肠核素扫描等方法检测肠道动力。但试行鼻空肠管营养这一方法更加简便、易行。通过上述方法证实肠道动力正常后,则可以开始进行肠内营养治疗。美国胃肠病学协会建议,在输注等渗的肠内营养制剂之前,先试用低渗,能量密度为1.0~1.5kcal/ml的营养制剂,输注速度开始不宜过快,从25ml/h开始,逐渐增加到60ml/h,每天持续输注15小时左右。其他用于治疗胃瘫的药物也通过肠内营养路径给予[4]。

有证据表明,空肠营养是胃瘫患者经口进食最有效的替代方法,不仅有助于维持患者的正常营养状况、缓解症状,还可以降低住院率及院内感染率[18]。Fontana RJ等[31]通过回顾性分析26例胃瘫患者的临床资料发现,空肠营养治疗后83%的患者健康状况得到改善。更有研究表明,通过空肠营养治疗,绝大部分胃瘫患者可以恢复经口进食[18]。但也应注意经空肠造瘘肠内营养的不足。首先,对严重营养不良的难治性胃瘫患者,肠内营养液的输注速度要慢,以避免出现再喂养综合征[18];此外,也有研究表明空肠造瘘管病死率可高达28%,并发症的发生率更是高达50%。并发症包括造瘘口感染、造瘘管移位、堵塞及误吸等。因此,仍需大样本的临床随机对照试验以进一步评估肠内营养治疗难治性胃瘫的效果。

(3)肠外营养:可经中心静脉和周围静脉给予。一般而言,胃瘫患者营养需求量大,营养治疗时间较长,建议中心静脉营养。目前经外周静脉穿刺中心静脉置管(PICC)已成为方便、安全、快捷、有效的静脉通路。尽管如此,一般情况下不建议胃瘫患者使用肠外营养。肠外营养主要用于重症胃瘫同时合并有肠道动力不足的患者,多见于系统性硬化症和空腔性内脏肌病患者,但是这些情况并不常见。肠外营养治疗的并发症较多,最常见的并发症为感染,包括输液部位感染和导管相关的细菌感染,重者可引起脓毒血症[32]。此外,如果长期接受肠外营养治疗(>2年),50%的患者会出现肠外营养相关性肝病,死亡率高达15%[33]。长期肠外营养的并发症还有导管相关的栓塞,骨质减少,水、电解质与酸碱失衡等[34]。有研究表明,20%的长期接受肠外营养治疗的患者死于肠外营养相关性肝病、败血症或栓塞[35]。因此,美国胃肠病学协会指出,肠内营养应为胃瘫患者营养治疗的首选策略。肠外营养治疗则主要用于新入院的肠内营养治疗达不到机体营养需求的胃瘫患者。

三、推荐意见

1. 经改善饮食仍不能维持正常体重的胃瘫患者应接受营养治疗。(A)

2. 限制固态脂肪摄入,但要保证液态脂肪供给已满足机体的能量需求。(B)

3. 合并恶性肿瘤的患者,蛋白质的供给量可增加到 1.5g/(kg·d)。(B)

4. 不推荐常规补充谷氨酰胺和精氨酸。(A)

5. ω-3 PUFA 摄入不足时应额外补充。(B)

6. 在病情允许的情况下首选肠内营养治疗,应用低脂、低可溶性纤维饮食,少量多餐(4~5餐/天),若达不到营养需求,可适当增加进餐次数。(A)

7. 尽量少进食富含纤维的食物。(B)

8. 空肠营养是胃瘫患者经口进食最有效的替代方法。(C)

9. 空肠造瘘前,应先试行鼻空肠管营养,用以检测肠道动力情况,以除外肠道动力不足。(B)

10. 肠内营养不能满足营养需求,且营养治疗时间较长的患者,首选中心静脉营养。(B)

参考文献

[1] CAMILLERI M,BHARUCHA A E,FARRUGIA G. Epidemiology,mechanisms,and management of diabetic gastroparesis[J]. Clin Gastroenterol Hepatol,2011,9(1):5-12.

[2] JUNG H K,CHOUNG R S,LOCKE G R,et al. The incidence,prevalence,and outcomes of patients with gastroparesis in Olmsted County,Minnesota,from 1996 to 2006[J]. Gastroenterology,2009,136(4):1225-1233.

[3] CHOUNG R S,LOCKE G R,SCHLECK C D,et al. Risk of gastroparesis in subjects with type 1 and 2 diabetes in the general population[J]. Am J Gastroenterol,2012,107(1):82-88.

[4] CAMILLERI M,PARKMAN H P,SHAFI M A,et al. Clinical guideline:management of gastroparesis[J]. Am J Gastroenterol,2013,108(1):18-37.

[5] SADIYA A. Nutritional therapy for the management of diabetic gastroparesis:clinical review[J]. Diabetes Metab Syndr Obes,2012,5:329-335.

[6] PARKMAN H P,YATES K P,HASLER W L,et al. Dietary intake and nutritional deficiencies in patients with diabetic or idiopathic gastroparesis[J]. Gastroenterology,2011,141(2):486-498.

[7] OGOREK C P,DAVIDSON L,FISHER R S,et al. Idiopathic gastroparesis is associated with a multiplicity of severe dietary deficiencies[J]. Am J Gastroenterol,1991,86(4):423-428.

［8］ REVICKI D A,RENTZ A M,DUBOIS D,et al. Development and validation of a patient-assessed gastroparesis symptom severity measure:the Gastroparesis Cardinal Symptom Index［J］. Aliment Pharmacol Ther,2003,18（1）:141-150.

［9］ ABELL T L,BERNSTEIN R K,CUTTS T,et al. Treatment of gastroparesis:a multidisciplinary clinical review ［J］. Neurogastroenterol Motil,2006,18(4):263-283.

［10］ WEIMANN A,BRAGA M,CARLI F,et al. ESPEN guideline:clinical nutrition in surgery［J］. Clin Nutr, 2017,36(3):623-650.

［11］ PARRISH C R,YOSHIDA C. Nutrition intervention for the patient with gastroparesis:an update［J］. Pract Gastroenterol,2005,29(8):29.

［12］ ARENDS J,BACHMANN P,BARACOS V,et al. ESPEN guidelines on nutrition in cancer patients［J］. Clin Nutr,2017,36(1):11-48.

［13］ THOMPSON KL,ELLIOTT L,FUCHS-TARLOVSKY V,et al. Oncology evidence-based nutrition practice guideline for adults［J］. J Acad Nutr Diet,2017,117(2):297-310.

［14］ BOURAS EP,VAZQUEZ ROQUE M I,ARANDA-MICHEL J. Gastroparesis:from concepts to management ［J］. Nutr Clin Pract,2013,28(4):437-447.

［15］ PARRISH C R. Nutritional considerations in the patient with gastroparesis［J］. Gastroenterol Clin North Am, 2015,44(1):83-95.

［16］ O'DONNELL K. Severe micronutrient deficiencies in RYGB patients:rare but potentially devastating［J］. Pract Gastroenterol,2011,35(11):13-27.

［17］ 中华医学会肠外肠内营养学分会. 多种微量元素制剂临床应用专家共识[J]. 中华外科杂志 2018,56（3）:168-176.

［18］ BHARADWAJ S,MEKA K,TANDON P,et al. Management of gastroparesis-associated malnutrition［J］. J Dig Dis,2016,17(5):285-294.

［19］ HASLER W L. Gastroparesis［J］. Curr Opin Gastroenterol,2012,28:621-628.

［20］ VESTERGAARD P. Bone loss associated with gastrointestinal disease:prevalence and pathogenesis［J］. Eur J Gastroenterol Hepatol,2003,15(8):851-856.

［21］ AMER M A,SMITH M D,HERBISON G P,et al. Network meta-analysis of the effect of preoperative carbo-hydrate loading on recovery after elective surgery［J］. Br J Surg,2017,104（3）:187-197.

［22］ VIDAL-CASARIEGO A,CALLEJA-FERN NDEZ A,VILLAR-TAIBO R,et al. Efficacy of arginine-enriched enteral formulas in the reduction of surgical complications in head and neck cancer:a systematic review and meta-analysis［J］. Clin Nutr,2014,33(6):951-957.

［23］ CHEN B,ZHOU Y,YANG P,et al. Safety and efficacy of fish oil-enriched parenteral nutrition regimen on postoperative patients undergoing major abdominal surgery:a meta-analysis of randomized controlled trials ［J］. JPEN J Parenter Enteral Nutr,2010,34（4）:387-394.

［24］ OLAUSSON E A,ST RSRUD S,GRUNDIN H,et al. A small particle size diet reduces upper gastrointestinal symptoms in patients with diabetic gastroparesis:a randomized controlled trial［J］. Am J Gastroenterol,2014, 109（3）:375-385.

［25］ SANDERS M K. Bezoars:from mystical charms to medical and nutritional management［J］. Pract Gastroenterol,2004,28(1):37.

［26］ TANG D M,FRIEDENBERG F K. Gastroparesis:approach,diagnostic evaluation,and management［J］. Dis Mon,2011,57（2）:74-101.

［27］ OLAUSSON E A,ALPSTEN M,LARSSON A,et al. Small particle size of a solid meal increases gastric emp-tying and late postprandial glycaemic response in diabetic subjects with gastroparesis［J］. Diabetes Res Clin Pract,2008,80（2）:231-237.

[28] WYTIAZ V, HOMKO C, DUFFY F, et al. Foods provoking and alleviating symptoms in gastroparesis: patient experiences[J]. Dig Dis Sci, 2015, 60（4）: 1052-1058.

[29] HOMKO C J, DUFFY F, FRIEDENBERG F K, et al. Effect of dietary fat and food consistency on gastroparesis symptoms in patients with gastroparesis[J]. Neurogastroenterol Motil, 2015, 27（4）: 501-508.

[30] FELSHER J, CHAND B, PONSKY J. Decompressive percutaneous endoscopic gastrostomy in nonmalignant disease[J]. Am J Surg, 2004, 187（2）: 254-256.

[31] FONTANA RJ, BARNETT JL. Jejunostomy tube placement in refractory diabetic gastroparesis: a retrospective review[J]. Am J Gastroenterol, 1996, 91（10）: 2174-2178.

[32] HOWARD L, ASHLEY C. Management of complications in patients receiving home parenteral nutrition[J]. Gastroenterology, 2003, 124（6）: 1651-1661.

[33] DIAMANTI A, GAMBARARA M, KNAFELZ D, et al. Prevalence of liver complications in pediatric patients on home parenteral nutrition: indications for intestinal or combined liver-intestinal transplantation[J]. Transplant Proc, 2003, 35（8）: 3047-3049.

[34] PITTIRUTI M, HAMILTON H, BIFFI R, et al. ESPEN guidelines on parenteral nutrition: central venous catheters（access, care, diagnosis and therapy of complications）[J]. Clin Nutr, 2009, 28（4）: 365-377.

[35] OTERDOOM LH, TEN DAM SM, DE GROOT SD, et al. Limited long-term survival after in-hospital intestinal failure requiring total parenteral nutrition[J]. Am J Clin Nutr, 2014, 100（4）: 1102-1107.

第五节　脂肪超载综合征

一、背景

脂肪超载综合征（fat overload syndrome, FOS）是静脉输注脂肪乳剂的并发症,指由于脂肪乳剂输注速度和/或剂量超过机体的脂肪廓清能力,出现以甘油三酯升高为特征的综合征,临床表现主要为头痛、发热、黄疸、肝脾大、呼吸窘迫、自发性出血,以及贫血、白细胞减少、血小板减少和弥散性血管内凝血等[1]。

Belin RP 等[2]在 1976 年最早报道过大豆油脂乳剂致 FOS 的个案,其后新型脂肪乳剂（SMOF）（大豆油、中链脂肪酸、橄榄油和鱼油）引起的 FOS[3]和儿童过量输注脂肪乳剂引起的急性呼吸窘迫和肝损伤也有报道[4]。此外经口服再喂养综合征患者中也有发生 FOS 的疑似病例[5]。

二、证据

（一）原因及发病机制

经静脉输入脂肪乳剂具有能量高、不需胰岛素参与及无高渗性利尿等优点[6],作为肠外营养用药,可提供所需的能量和必需脂肪酸,且无氨基酸和糖类溶液高渗透压的缺点[7,8],适用于需要高能量、有肾损伤和不能经胃肠道摄取营养的患者,但长期应用（>1 周）或超剂量使用、快速输注,均可能发生 FOS[3,9]。

FOS 的主要原因可归结为两个方面,一是患者脂肪廓清能力正常而脂肪乳剂使用过量,二是脂肪乳剂常量使用但患者脂肪廓清能力下降[10]。

脂肪乳剂的成分比较复杂,发生 FOS 的机制可能涉及氧化应激、炎症反应、免疫功能及脂肪廓清等[11,12]。首先,脂肪乳剂中的不稳定脂类过氧化物可能会造成肝细胞及胆管细胞的损伤,可能造成黄疸[13,14];其次,由于脂肪廓清的不完全,大量的脂肪可能被单核巨噬细胞吞噬,影响机体免疫功能,并造成血小板功能、血管内皮功能的异常,最终造成血液系统并发症。

（二）预防

全合一营养液中,尽量使用中长链脂肪乳剂,可占非蛋白能量的30%~50%;糖脂能量比1~2∶1。控制脂肪乳剂每日输注总量,最高推荐量为50~70g。常规用量1~2g/(kg·d),存在肝功能不全、血小板下降、凝血功能障碍时,脂肪用量宜<0.5g/(kg·d)[15]。脂肪乳剂输注的注意事项包括:控制速度,开始10min为20滴/min,逐渐加速,30min后可稳定在30滴/min[16];输注只含LCT的脂肪乳剂时,LCT应低于0.1g/(kg·h),输注含有MCT/LCT的脂肪乳剂时应低于0.15g/(kg·h);减少肝素用量;对于危重患者、胰岛素抵抗或脂肪利用障碍的患者,应调整脂肪乳剂的使用,并加用胰岛素;甘油三酯水平>4.0mmol/L的患者禁用脂肪乳剂,轻度升高(2.0~3.5mmol/L)者慎用。密切监测血清脂肪乳剂浓度,密切观察患者的治疗后反应,若发现体温升高、呼吸增快、血压升高或降低,应立即停止输注[16]。

FOS不仅受输注速度的影响,也受脂肪乳剂组成成分的影响[1]。一方面,临床发生的FOS大都与使用大豆脂肪乳剂有关,优化其配方有利于预防FOS。另一方面,现有脂肪乳剂均采用大量单层磷脂分子为乳化剂,通过其亲水端和疏水端达到脂、水双相稳定的状态,过量的乳化剂形成直径<80nm的微粒,称为脂质体。使用浓度较高的脂肪乳剂,有利于避免过多脂质体堆积造成高胆固醇血症。

（三）治疗

出现疑FOS的症状时,应立即停止输注脂肪乳剂或含脂肪乳剂的肠外营养液,同时监测血脂,根据病情给予针对性的支持治疗,若发生溶血等并发症可考虑输注红细胞、白蛋白、冰冻血浆等。在其他方法处理无效的情况下,可利用血浆置换的方法清除血液循环中过量的脂肪[17]。

三、推荐意见

1. 快速输注脂肪乳剂可导致FOS,应采用极慢的输注速度。（C）

2. 出现疑为FOS的症状,应立即停止输注脂肪乳剂或含脂肪乳剂的营养液,并注意监测。（C）

参考文献

[1] HOJSAK I,KOLAČEK S. Fat overload syndrome after the rapid infusion of SMOFlipid emulsion[J]. J Parenter Enteral Nutr,2014,38(1):119-121.

[2] BELIN R P,BIVINS B A,JONA J Z,et al. Fat overload with a 10% soybean oil emulsion[J]. Arch Surg,1976,111(12):1391-1393.

[3] MOON H J,HWANG I W,LEE J W,et al. A case of fat overload syndrome after rapid infusion of SMOFlipid emulsion in an adult[J]. Am J Emerg Med,2017,35(4):660. e3-660. e4.

[4] PICON J,CARSIN A,BARAVALLE-EINAUDI M,et al. Fat overload syndrome[J]. Arch Pediatr,2016,23(8):836-839.

[5] MACHER A D,PALAZUELOS D,MAVIGLIA S M. Fatty emaciation:a case report of suspected fat overload syndrome in oral refeeding[J]. J Parenter Enteral Nutr,2012,36(4):481-484.

［6］　GURA K M，PUDER M. Rapid infusion of fish oil-based emulsion in infants does not appear to be associated with fat overload syndrome［J］. Nutr Clin Pract，2010，25（4）：399-402.

［7］　陈新谦，金有豫，汤光. 新编药物学［M］. 16 版. 北京：人民卫生出版社，2007：723.

［8］　史惠卿，张丽娜，钟义. 脂肪乳注射液不良反应 25 例临床调查［J］. 药物不良反应杂志，2005，13（2）：103-105.

［9］　贾公孚，李涛，许莉. 药物毒副反应防治手册［M］. 北京：中国协和医科大学出版社，2004.

［10］　ZHANG Z Q，YU H L，YUAN K T，et al. Diagnosis and management of fat overload syndrome in an elderly man［J］. Case Rep Clin Med，2014，3（10）：554-556.

［11］　BARROSO W A，VICTORINO V J，JEREMIAS I C，et al. High-fat diet inhibits PGC-1α suppressive effect on NFκB signaling in hepatocytes［J］. Eur J Nutr，2018，57（5）：1891-1900.

［12］　PRINCIPI M，IANNONE A，LOSURDO G，et al. Nonalcoholic fatty liver disease in inflammatory bowel disease：prevalence and risk factors［J］. Inflamm Bowel Dis，2018，24（7）：1589-1596.

［13］　CAMARGO A，RANGEL-ZÚÑIGA O A，PEÑA-ORIHUELA P，et al. Postprandial changes in the proteome are modulated by dietary fat in patients with metabolic syndrome［J］. J Nutr Biochem，2013，24（1）：318-324.

［14］　CAMPBELL A N，FREEDMAN M H，PENCHARZ P B，et al. Bleeding disorder from the "fat overload" syndrome［J］. J Parenter Enteral Nutr，1984，8（4）：447-449.

［15］　石汉平，凌文华，李薇. 肿瘤营养学［M］. 北京：人民卫生出版社，2012.

［16］　李成良. 静滴脂肪乳治疗脑出血引起脂肪超载综合征致死 4 例报告［J］. 四川医学，2000，21（9）：816-817.

［17］　KOLLEF M H，MCCORMACK M T，CARAS W E，et al. The fat overload syndrome：successful treatment with plasma exchange［J］. Ann Intern Med，1990，112（7）：545-546.

第十三章

肿瘤营养治疗护理

第一节 肠内营养护理

一、背景

肠内营养是当患者不能通过正常饮食满足机体能量需要时的主要营养治疗方式,能够帮助患者补充营养和水分,顺利完成放化疗及手术等相关治疗,减轻并发症,促进其康复。护士是实施肠内营养的主体人群,肠内营养护理是否规范,关系到相关并发症的发生率、严重程度以及患者的生命质量。

二、证据

(一) 胃管的材质与型号的选择

胃管的选择要综合考虑材质、特点、用途、留置时间和效价比等因素,应选择柔软、灵活、管径小的胃管(8~12Fr)进行鼻饲[1]。应选择适宜管径的胃管进行鼻饲,成人可选择 14 号胃管[2]。关于材质的选择,聚氯乙烯胃管随着时间的延长容易变硬、变脆,可能刺激局部组织甚至导致坏死,因此仅适用于短期胃肠减压、洗胃或诊断性检查(留置时间<3 周);而聚氨酯和硅胶胃管更加柔软,刺激性小,因而更适宜长期留置(时间>8 周)。复旦大学《成人经鼻胃管喂养临床实践指南》[3]推荐硅胶胃管每 3 周更换 1 次。

(二) 确认胃管在胃内的方法

确认胃管在胃内的方法包括观察胃管末端在水中有无气泡溢出、听气过水声、胃液 pH 测定、肉眼观察抽出物和 X 线定位。观察胃管末端在水中有无气泡溢出和听气过水声的敏感性和特异性较低。Boeykens K 等[4]的研究发现,听诊气过水声检测异位鼻胃管的特异性只有 46.2%。有研究也证实,听诊气过水声不能有效检测异位鼻胃管[5,6]。对于胃液测量 pH 的方法尚存在争议。复旦大学成人鼻胃管循证指南[3]分析了 pH 测定区分胃和肠道位置的准确性,结果表明,随着 pH 临界值的增加,判断鼻胃管位置的敏感度逐渐提高,而特异度逐渐降低,其漏诊率高,即容易将正确位置的鼻胃管错判为异位鼻胃管。Ni 等[7]利用决策分析模型对 pH 临界值 1~9 进行了分析,认为 pH=5 是灵敏度及特异度均较高的临界值。一项系统评价显示,pH≤5.5 时有较高的可信度,在服用抑酸药的患者中能够正确预测 91% 的鼻胃管在胃内,在未服用抑酸药者其预测率为 87%[8]。但 pH 测量结果受使用材料及操作者主观判断的影响,推荐使用经过权威认证机构检验合格的试纸。当 pH 在 5~6 时,操作者的判断会受影响,应由 2 名操作者分别测量和读取。一篇鼻饲置管的文献总结表明,当 pH 在 5~6 之间时应该由第二人做进一步检查[9]。肉眼观察抽出物不是正确判断鼻胃管位置的方法。一项研究对 80 例胃肠分泌物通过肉眼观察鉴别鼻胃管位置,结果显示鼻胃管在胃内的敏感度为 0.07,特异度为 0.44,说明根据抽吸物的性状判断鼻胃管位置可信度低[10]。

　　X 线检查是判断鼻胃管位置的金标准,但需警惕对 X 线片的错误解读威胁患者安全。据英国国家患者安全机构(National Patient Safety Agency)报告,英国全国 5 年间,由于放射科医师解读错误造成 12 例患者死亡,45 例发生严重并发症[11]。Law RL 等[12]的研究发现,41% 的 X 线片错误解读发生于青年医生,75 例患者共计 200 次置管中,影像误读的发生率为 0.5%,导致异位并引发肠内营养误入肺内而威胁患者生命。因此,护士在置管后应由具有专业知识和经验丰富的放射科医师对胃管的位置进行解读判定。

(三) 胃管的固定方法

　　胃管固定的常见方法为系带和鼻贴固定。推荐使用黏着性棉布伸缩包对胃管进行固定,如患者对胶布过敏,则建议使用棉质系带[13]。Brugnolli A 等[14]的系统综述显示,胶布固定与系带固定的鼻胃管在黏膜溃疡、鼻窦炎的发生率方面相当,但胶布固定更容易发生早期异位。一项系统评价显示,弹性棉柔宽胶带和棉质系带双套结固定胃管均能有效预防胃管异位及意外拔管的发生,对皮肤损伤小,固定效果较传统胶布好[3]。鼻中隔系带固定胃管在国外使用较多,而国内尚未采用。有研究表明工型鼻贴联合活瓣式脸贴固定胃管的更换固定带频率和所需时间均优于白扁带系双套结固定胃管[15]。有学者将工型鼻贴联合活瓣式脸贴固定胃管的方式与传统胶布固定相比较,发现其意外拔管率下降,患者舒适度增加,但在咽部疼痛、恶心呕吐等不良反应方面的差异无统计学意义[16]。

(四) 造瘘护理

　　除了鼻胃/肠管途径,肠内营养还包括经皮胃/空肠造瘘。恰当的造瘘口护理可以提高患者舒适度,减少相关并发症的发生。对造瘘口周围毛发进行清除,可预防感染[17]。在置入胃肠造瘘管 24 小时后,应每日用生理盐水对造瘘口及周围皮肤进行清洗并评估有无感染、皮肤损伤、组织坏死及皮肤炎症等,同时将无菌纱布垫于造瘘口周围以吸收渗液[17]。成人造瘘管与皮肤之间应保持 5mm 的活动空间,过长或过短均可导致缺血、坏死、感染以及包埋综合征[17]。但也有学者认为 1~2mm 即可[18]。术后 24 小时对造瘘管进行 360° 或 180° 的旋转,并上下提拉 2~3cm,防止粘连,以后每周进行 1 次旋转。对于肠造瘘的患者,避免旋转以防发生肠穿孔及导管移位。肉芽组织增生可能与造瘘口周围过于潮湿及反复摩擦有关,因此可通过每日清洗造瘘口周围皮肤及保持造瘘管与皮肤黏贴合理以预防肉芽组织的增生。如已出现肉芽增生,则可将泡沫敷料垫于造瘘口周围吸收渗液,同时可辅以局部药物治疗。如仍无法避免增生的继续发展,则考虑用硝酸银或其他方法进一步处理。

　　推荐在造瘘管置入 4 小时后尽早开展肠内营养。在置管后第 1 小时,首先注入 50ml 水并评估造瘘口情况;每次注入肠内营养液之前,评估造瘘管是否移位[17]。对于需持续肠内营养的患者,每 4~6 小时用 15~30ml 温水冲管。有研究表明,在造瘘管置入 3 小时后进行肠内营养是安全的,可缩短患者住院时间[19]。Islek A 等[20]的研究也认为,在造瘘管置入 4 小时后进行肠内营养与 12 小时后行肠内营养的并发症发生率无显著差异,且前者的出院时间明显缩短。

　　目前普遍认为,肠内营养制剂输注过程中患者应保持半卧位,并在输注后一段时间保持体位相对稳定。鼻饲前、鼻饲时及鼻饲后 30~60min 内,应该采取半卧位或床头抬高至少

30°~45°,并尽可能保持体位相对稳定,避免翻身、叩背,可减少胃内容物反流、误吸,而平卧位喂养会增加胃食管反流、误吸及呛咳的风险[1-3]。如果必须放低床头,应停止喂养 30~60min,并尽快恢复床头高度[3]。

（五）肠内营养制剂输注护理

对于肠内营养制剂的温度,目前普遍认为应符合生理功能,为 37~40℃,但对于是否加热以及加热的方式意见不一。欧美国家肠内营养指南认为,营养液从冰箱拿出恢复至室温即可食用,使用加温器会使其中的营养成分出现变化,不利于吸收[21]。使用恒温器时,不同的输注速度其输注管末端营养液的温度亦不同,建议根据输注速度及喂养管体外长度调整恒温器的位置[22]。蔡晖等[23]的研究表明,规范的加热技术对肠内营养患者腹胀、恶心及呕吐的影响不明显,但能够明显降低肠内营养相关性腹泻的发生。采用加温器予以肠内营养可减少胃肠道并发症[24],但长时间于同一部位加热会导致营养液变性凝固,造成管路堵塞[25]。

关于肠内营养液的输注方式,目前普遍认为泵入较推注更具优势。一项系统评价[26]显示,与传统分次推注营养液的方式相比,持续泵入鼻饲营养液的腹泻、腹胀、胃潴留、反流、误吸、吸入性肺炎及应激性胃溃疡等并发症的发生率更低,表明采取持续鼻饲方案能降低并发症的发生率,提高鼻饲的安全性和有效性,但仍需要大样本、多中心的研究来验证。王梨梅等[27]的研究显示,持续泵入较分次推注能降低患者吸入性肺炎的发生风险。CSPEN 老年营养支持学组发布的《老年患者肠外肠内营养支持专家共识》建议,老年患者由于胃肠功能减弱,应使用输注泵进行管饲肠内营养,起始速度为 10~20ml/h,低于成人患者,经过 5~7 天达到目标喂养量[28]。

（六）胃残留量的监测

关于胃残留量（gastric residual volume,GRV）的监测,目前尚存争议。有学者认为 GRV 不能代表胃排空的能力,不需常规监测[29]。Wang Z 等[30]的一项纳入了 5 项研究共计 998 例患者的 meta 分析显示,未监测 GRV 的患者喂养耐受不良的发生率比监测 GRV 者低;除呕吐的风险增加外,监测 GRV 与未监测 GRV 者在吸入性肺炎、致死率、机械通气时间以及住院时间方面差异均无统计学意义。一项纳入 6 项研究的系统综述显示,GRV 在 150~500ml 之间时,患者发生恶心、呕吐及吸入性肺炎等并发症的差异无统计学意义[31]。一项随机对照试验结果显示,相比于监测 GRV 的患者,未监测 GRV 的患者能更快达到目标需要量,且在并发症发生方面差异无统计学意义[32]。当出现高 GRV 时,常使用促胃肠动力药和减慢喂养速度,较少考虑到护士对胃管位置的判定及更换患者体位。2016 年 ASPEN 营养指南建议每日对患者营养耐受程度进行评估,包括腹泻、GRV 及呕吐等,而不宜将 GRV 作为单一减缓或终止肠内营养的依据[33]。GRV 监测容易受抽吸方法、营养管大小、液体黏稠度及置管位置的影响,可用仪器设备进行监测。肠内营养早期,每 4 小时检测 1 次 GRV,达到喂养目标后每 6~8 小时检测 1 次,但是 GRV 的安全范围尚无准确数值[2]。在未出现腹泻、腹胀等耐受不良的前提下,GRV<500ml 时,不应终止肠内营养[33]。

（七）堵管的护理

肠内营养管堵塞与营养管管径、营养液的黏稠度、滴注速度、营养液是否完全溶解以及药物等因素有关[17]。为了预防堵管的发生,药物与营养液应分开输注,并在输注药物前后用温水脉冲式冲管,使管腔内冲洗液形成小漩涡,有利于将附着于管腔的物质冲洗干净。持续肠内营养时,需每4~6小时用15~30ml的温水脉冲式冲管。如遇堵管,先用温水反复做抽吸、冲洗的动作,如仍失败可使用溶解于水的胰酶+8.4%NaHCO₃封管5~10分钟。如仍无效,则可考虑重新置管。

三、推荐意见

1. 肿瘤患者鼻饲时间预计超过4周者,推荐使用聚氨酯或者硅胶胃管。（A）

2. 建议选择适宜管径的胃管进行鼻饲,成人可选择14号胃管。（B）

3. 不推荐单独采取听诊气过水声、pH测定或肉眼观察胃内抽出物特点等方法确认胃管位置。（A）

4. 不能抽出胃内容物或者pH测定判断鼻胃管位置失败时,推荐X线为进一步的检测手段。（A）

5. 推荐采用弹性柔棉宽胶带固定鼻胃管。（A）

6. 有胶布过敏者,建议采用棉质系带双套结固定胃管,并在受压部位使用减压装置。（B）

7. 推荐在造瘘前进行皮肤准备,并于造瘘术后24小时,每日用生理盐水清洗造瘘口及周围皮肤并评估其有无感染、组织坏死及压力性损伤等并发症。7~10天后,可用温水对造瘘口及周围皮肤进行清洗。（A）

8. 推荐使用体外固定装置避免造瘘管与造瘘口皮肤来回摩擦,预防肉芽增生。出现肉芽组织增生时,可在准确评估的基础上,使用适宜的敷料或局部使用控制感染、促进吸收的药物,如仍无法解决,则使用硝酸银进行处理。（A）

9. 胃/空肠造瘘的成人患者,在造瘘管保留约5mm移动空间的前提下,建议采用体外固定垫片。在胃造瘘管置入后的24小时内予180°或360°旋转,同时上下提拉2~3cm以防止粘连。不建议对空肠造瘘管进行旋转,防止空肠穿孔和导管移位。（B）

10. 在造瘘管置入4小时后可开始肠内营养。（A）

11. 推荐鼻饲时保持床头抬高角度为30°~45°(禁忌证除外),鼻饲结束后保持半卧位30~60分钟,鼻饲过程中如果患者必须降低床头进行其他操作,结束后尽快恢复床头高度。（A）

12. 输注肠内营养制剂时,建议根据室温决定是否需要加温,使用加温器时,肠内营养制剂温度维持在37~40℃。（B）

13. 推荐根据患者病情,选择肠内营养泵进行输注,持续输注者推荐每日输注12~24小时,间歇输注建议每次输注200~500ml,每次持续30~60分钟,每日4~6次。（A）

14. 对于持续喂养的患者,建议动态评价肠内营养的耐受性;间歇喂养的患者,在每次喂养前,建议监测胃残留量。（B）

15. 肠内营养的患者,建议每日对耐受情况进行评估。（A）

16. 首次持续肠内营养喂养48小时内,每4小时检查胃潴留情况。当胃残留量<500ml且无不适时,不推荐终止肠内营养,需每隔6~8小时监测1次。对于是否需常规进行胃残留量的监测,尚存争议。（A）

17. 肠内营养过程中,如需喂养药物,需暂停肠内营养输注,注意药物配伍禁忌,在输注前后用20~30ml温水脉冲式冲洗,等待30~60分钟后再次进行肠内营养。（A）

18. 发生堵管时,可先用20~30ml温水脉冲式冲洗;如无效,用8.4%NaHCO₃脉冲式冲洗;若两者都无效,可使用溶解于水的胰酶+8.4%NaHCO₃封管 5~10 分钟;若上述方法均无效,考虑重新置管,用导丝进行疏通的方式尚存在争议。(B)

<hr>

参考文献

[1] PAULINE T C. Nursing management of nasogastric tube feeding in adultpatients[EB/OL]. http://www. moh. gov. sg/content/dam/moh_web/HPP/Nurses/cpg_nursing/2010/nasogastric%20tube%20feeding%20-%20book. pdf.

[2] 彭南海,高勇. 临床营养护理指南——肠内营养部分[M]. 南京:东南大学出版社,2012.

[3] 成人鼻胃管循证指南[EB/OL]. (2015-5)[2019-4-5]. http://nursing. ebn. fudan. edu. cn/Upfile/OtherInfo/2019/2/201902281629196565_1. pdf.

[4] BOEYKENS K,STEEMAN E,DUYSBURGH I. Reliability of pH measurement and the auscultatory method to confirm the position of a nasogastric tube[J]. Int J Nurs Stud,2014,51(11):1427-1433.

[5] NEJO T,OYA S,TSUKASA T,et al. Limitations of routine verification of nasogastric tube insertion using X ray and auscultation:two case reports of life-threatening complications[J]. Nutr Clin Pract, 2016, 31 (6): 780-784.

[6] 刘塞玲. 1 例胃管误入气管的原因分析[J]. 中国社区医师,2017,33(13):157.

[7] NI M Z,HUDDY J R,PRIEST O H,et al. Selecting pH cut-offs for the safe verification of nasogastric feeding tube placement :a decision analytical modelling approach[J]. BMJ Open,2017,7(11):e18128.

[8] FERNANDEZ R S,CHAU J P,THOMPSON D R,et al. Accuracy of biochemical markers for predicting nasogastric tube placement in adults:a systematic review of diagnostic studies[J]. Int J Nurs Stud,2010,47(8): 1037-1046.

[9] ERIC FONG MBBS. Evidence summary:nasoenteric feeding:tube insertion. JBI,2015/2017-7-19.

[10] Chau J P C,Thompson D R,Fernandez R,et al. Methods for determining the correct nasogastric tube placement after insertion:a meta-analysis[J]. JBI Libr Syst Rev,2009,7(16):679-760.

[11] NATIONAL PATIENT SAFETY AGENCY. Reducing the harm caused by misplaced nasogastric feeding tubes in adults,children and infants[EB/OL][2018-03-10]. http://www. nrls. npsa. nhs. uk/resources/? entry-id45=129640&P=4. 2011.

[12] LAW R L,PULLYBLANK A M,EVELEIGH M. Avoiding never events:improving nasogastric intubation practice and standards[J]. Clin Radiol,2013,68 (3):239-244.

[13] 胡延秋,程云,王银云,等. 成人经鼻胃管喂养临床实践指南的构建[J]. 中华护理杂志,2016,51(2): 133-141.

[14] BRUGNOLLI A,AMBROSI E,CANZAN F,et al. Securing of nasogastric tubes in adult patients:A Review [J]. Int J Nurs Stud,2014,51(6):943-950.

[15] 蔡明丽,陈素莲,邓建玉. 两种留置胃管固定方法的效果比较[J]. 齐鲁护理杂志(中旬刊),2012,18 (8):109-110.

[16] 唐俊雅,廖竹君,黄君,等. 约翰霍普金斯循证护理在降低胃管非计划性拔管率的应用[J]. 护理学杂志,2017,32(23):45-48.

[17] GABRIELE R,MARIO A,MARIA B,et al. Clinical practice guidelines for the nursing management of percutaneous endoscopic gastrostomy and jejunostomy (PEG/PEJ) in adult patients[J]. J Wound Ostomy Continence Nurs,2018,45(4):326-334.

[18] TUNA M,LATIFI R,EL-MENYAR A. Gastrointestinal tract access for enteral nutrition in critically ill and trauma patients:indications,techniques and complications[J]. Eur J Trauma Emerg Surg,2013,39:235-242.

[19] VYAWAHARE M A,SHIRODKAR M,GHARATA,et al. A comparative observational study of early versus

delayed feeding after percutaneous endoscopic gastrostomy[J]. Indian J Gastroenterol, 2013, 32（6）: 366-368.

[20] ISLEK A, SAYAR E, YILMAZ A, et al. Percutaneous endoscopic gastrostomy in children: Is early feeding safe?[J]. J Pediatr Gastroenterol Nutr, 2013, 57（5）: 659-662.

[21] MEHTA N M, SKILLMAN H E, IRVING S Y, et al. Guidelines for the provision and assessment of nutrition support therapy in the pediatric critically ill patient: society of critical care medicine and American society for parenteral and enteral nutrition[J]. JPENJ Parenter Enteral Nutr, 2017, 41（5）: 706-742.

[22] 倪元红, 王慧, 彭南海. 输液恒温器在肠内营养连续输注中加温效果的观察[J]. 肠外与肠内营养, 2012, 19（2）: 127-128.

[23] 蔡晖, 段培蓓. 数学建模规范加热技术对 EEN 患者耐受性的影响[J]. 中国肿瘤外科杂志, 2016, 8（2）: 113-117.

[24] 赵辉, 王晓坤, 田惠. 胃癌术后肠内营养持续泵入与重力滴入两种方法并发症的观察[J]. 吉林医学, 2014, 35（28）: 6359-6360.

[25] 陈文秀, 仇海燕. 空肠营养管堵管原因与护理对策新进展[J]. 护理研究, 2015, 29（29）: 3597-3599.

[26] 胡延秋, 程云, 王银云. 持续泵入鼻饲方式对相关并发症影响的系统评价[J]. 护理学杂志, 2014, 29（22）: 83-87.

[27] 王黎梅, 张美琪, 步惠琴, 等. 胃肠内营养液持续泵入降低呼吸机相关性肺炎的发生[J]. 中华护理杂志, 2010, 45（09）: 795-796.

[28] 中华医学会肠外肠内营养学分会老年营养支持学组. 老年患者肠外肠内营养支持中国专家共识[J]. 中华老年医学杂志, 2013, 32（9）: 913-929.

[29] SARAH J D, VALENTINA M, TODD W R, et al. Should we stop using gastric residual volumes?[J]. Curr Nutr Rep, 2015, 4（3）: 236-241.

[30] WANG Z, DING W, FANG Q. Effects of not monitoring gastric residual volume in intensive care patients: a meta-analysis[J]. Int J Nurs Stud, 2019, （91）: 86-93.

[31] KUPPINGER D D, RITTLER P, HARTL W H, et al. Use of gastric residual volume to guide enteral nutrition in critically ill patients: a brief systematic review of clinical studies[J]. Nutrition, 2013, 29（9）: 1075-1079.

[32] MONTEJO J C, MIÑAMBRES E, BORDEJÉ L, et al. Gastric residual volume during enteral nutrition in ICU patients: the REGANE study[J]. Intensive Care Med, 2010, 36（8）: 1386-1393.

[33] MCCLAVE S A, TAYLOR B E, MARTINDALE R G, et al. Guidelines for the provision and assessment of nutrition support therapy in the adult critically ill patient: Society of Critical Care Medicine (SCCM) and American Society for Parenteral and Enteral Nutrition (A. S. P. E. N.)[J]. JPEN J Parenter Enteral Nutr, 2016, 40（2）: 159-211.

第二节　肠外营养护理

一、背景

肠外营养可提供机体所需的营养物质,是肿瘤营养治疗的重要组成部分,已广泛用于住院、家庭营养治疗的患者,是一种有效的营养治疗方式。但肠外营养容易出现营养成分供给不足或者过量,引起相关问题。同时,因其需要借助导管进行输注,导管相关并发症也较为常见。护士在进行肠外营养时,需掌握肠外营养输注时的注意事项,密切关注患者局部皮肤变化及相关并发症的发生情况,关注患者主观感受,使其安全、有效地实现营养补充。

二、证据

（一）肠外营养输液装置使用的注意事项

乙醇会导致聚氨酯材质的导管开裂，而不影响硅胶材质[1]，因此维护中心静脉导管（central venous catheter，CVC）时，应避免用乙醇消毒聚氨酯材质导管。邻苯二甲酸二（2-乙基己）酯（di-2-ethylhexyl phthalate，DEHP）是一种亲脂性毒性物质，能从聚氯乙烯输液器和输液瓶中析入脂质溶液，对患者身体有潜在伤害，因此输注脂肪乳剂等含脂质的营养液时，输液器不应含有 DEHP[2,3]。多个美国指南推荐，滴注葡萄糖/氨基酸时使用 $0.22\mu m$ 的过滤器可以减少颗粒、微生物和空气栓子对患者的伤害；而输注全合一溶液时，应使用 $1.2\mu m$ 的过滤器，且输液装置每 24 小时需更换 1 次[2-4]。冲洗是保持管路通畅的重要手段，经外周置入中心静脉导管（peripherally inserted central venous catheters，PICC）、CVC 以及植入式静脉输液港（PORT）可选择用 10ml 生理盐水脉冲式冲管，但并不能保证100%清除沉积在导管壁上的附着物。当输入血液制品、肠外营养液等高黏稠度的液体时，生理盐水量可增加到 20~30ml，最佳冲洗量仍需要严格设计的临床研究以确认[5]。

（二）肠外营养液输注顺序及采血要求

多种药物同时输注时，为避免药物之间的相互作用，应在输注两种药物间隙用 20~30ml 生理盐水冲洗导管，或选择另一条静脉通路输注[6-8]。

有关肠内营养输注过程中的血液标本采集，有研究发现，经输注肠外营养的 CVC 采血增加了导管相关血流感染的风险[9]；此外，脂肪乳剂在血液中的清除时间为 5~6 小时，因此，采血时间应选择在其输注完毕后 5~6 小时[10]，以免影响患者生化指标结果。

（三）肠外营养输注策略

肠外营养输注策略需综合考虑肿瘤患者的治疗方案、治疗时间、血管条件以及管理输液设备的能力和资源。导管选择的原则是内腔数量最少，对患者创伤最小，外径最小，为减少导管相关血流感染的风险，可使用指定的单腔导管输注肠外营养溶液[11]。外周静脉短导管适用于少于 6 天的治疗[12]，中长导管适合 1~4 周的静脉治疗[13]。由于经外周静脉输注高渗透压的营养液易引起血栓性周围静脉炎，因此营养液的最高渗透压不宜超过 900mOsm/L，同时，氨基酸浓度不宜超过 3%，葡萄糖浓度不宜超过 10%[14]。目前的欧洲[15]及美国[16]指南建议经外周静脉输注营养液的最高渗透压分别为 850mOsm/L 和 900mOsm/L。CVC 适用于病情稳定、外周穿刺失败、对药物性质没有限制、且需持续 1 周以上的静脉治疗[17]。若单纯以肠外营养输注为目的，通常不采用静脉输液港，常用的中心静脉通路是锁骨下静脉和颈内静脉，股静脉发生血栓栓塞和感染并发症风险高，一般不推荐用于肠外营养[18]（特殊情况除外，如上肢烧伤）。PICC 是目前国内外应用较广泛的中心静脉置管途径，可以较长时间留置，感染发生率较低，但血栓性并发症发生率较高[19]，因此，护理人员需要综合考虑患者的病情、血管条件、操作者的资质与技术熟练程度等，谨慎选择置管方式，且置管前应进行风险告知并签署知情同意书。另有研究认为，对预期需要连续性长期肠外营养的患者，应考虑使用隧道式中心血管通路装置，这样可降低 CVC 感染发生率，方便护理，且不影响日常活动[20]。

（四）血栓的预防及处理

输注肠外营养的过程中应做好血管通路相关并发症的预防、监测与管理。就导管相关性血栓而言,使用肝素会减少症状性深静脉血栓的发生。一项针对肿瘤患者的回顾性研究发现,抗血小板制剂可使 PICC 置管患者深静脉血栓发生风险降低[21];而深静脉血栓史、导管尖端位置不合理则是血栓发生的高危险因素,且 PICC 较 PORT 置管发生静脉血栓的风险更高[22]。因此,在置入静脉导管前,需要对患者进行全面评估,并根据患者实际情况,选择合适的 CVC 类型,确认导管在合适的位置,以降低血栓发生的风险。纳入 64 项 PICC 导管相关性血栓研究、29 503 例患者的 meta 分析发现,PICC 置管发生静脉血栓的风险高于 CVC 置管的患者(OR 2. 55,1. 54~4. 23)[23];而对从颈外或颈内静脉置管,另一项 meta 分析显示二者血栓发生风险相当[24]。美国静脉输液护理学会发布的2016 版指南[3]鼓励患者早期活动置入导管的肢体,握拳运动、合理的功能锻炼和补充足够的水分可促进置入 PICC 导管侧肢体的血液循环,降低血液黏稠度,进而预防深静脉血栓。深静脉血栓发生后,需及时抬高患侧肢体并制动,停止对患侧肢体的按摩、热敷及压迫,并通知医生进行处理[25]。

(五) 堵管的预防及处理

在肠外营养输注过程中,需要关注有无堵管的发生。全合一溶液因混合了脂肪乳剂、葡萄糖、氨基酸等多种物质,输注时间长,且其中脂肪等黏度较大,极易黏附于静脉导管管壁,形成结石样物质,输液前后建议使用生理盐水冲管[26-28]。单纯输注脂肪乳剂浓度较高,每 4小时使用生理盐水脉冲式冲洗导管 1 次,可以降低堵管发生风险[29]。堵管发生后,应分析具体原因,不能强行推注生理盐水,外周静脉留置针若发生堵管立即拔除,而 PICC、CVC、PORT 拔管需遵医嘱[25]。

三、推荐意见

1. 不推荐使用乙醇对聚氨酯材质的导管进行消毒。(A)

2. 不推荐使用含有 DEHP 的输液装置输注脂肪乳剂等脂质溶液。输注脂肪乳剂、化疗药物以及中药制剂时宜使用精密过滤输液器。(A)

3. 不含脂肪乳剂的肠外营养液使用 0. 22μm 的过滤器过滤,含脂肪的肠外营养液使用1. 2μm 过滤器,且每隔 24 小时更换;单独输注脂肪乳剂时,应每隔 12 小时更换。(A)

4. 推荐肠外营养输注后及输注不同酸碱性质的药物之间,使用生理盐水 20~30ml 脉冲式冲管;使用全合一营养液时,冲管应每隔 4 小时进行。(A)

5. 生化检验血液标本的采集应在脂肪乳剂输注完毕后 5~6 小时进行。(B)

6. 短期内低渗透压肠外营养可选择外周静脉留置针;高质量单腔静脉导管可降低导管阻塞或导管感染的发生率;肠外营养时间>10~14 天,建议采用 CVC 或 PICC 置管,需长期肠外营养或终身依赖肠外营养的患者,建议采用隧道式中心血管通路装置。(B)

7. 推荐中心血管通路装置置入之前,评估患者的静脉血栓危险因素。(A)

8. 推荐肿瘤患者使用非药物应对策略来预防血栓,包括置入导管的肢体早期活动、合理的功能锻炼和补充足够的水分。(A)

9. 外周静脉留置针发生堵管立即拔除,PICC、CVC、PORT 拔管需遵医嘱处理。(A)

========================= 参考文献 =========================

[1] AYERS P,ADAMS S,BOULLATA J,et al. A. S. P. E. N. parenteral nutrition safety consensus recommenda-tions[J]. JPEN J Parenter Enteral Nutr,2014,38(3):296-333.

[2] US FOOD AND DRUG ADMINISTRATION. FDA public health notification：PVC devices containing the plas-ticizer DEHP[EB/OL]. http：//www. fda. gov/MedicalDevices/Safety/AlertsandNotices/PublicHealthNotifica-tions/UCM062182.

[3] INFUSION NURSES SOCIETY. Infusion therapy standards of practice[J]. J Infus Nurs, 2016, 39(1S)：S1-S159.

[4] GUENTER P, WORTHINGTON P, AYERS P, et al. Standardized competencies for parenteral nutrition admin-istration：the ASPEN model[J]. Nutr Clin Pract, 2018, 33(2)：295-304.

[5] GOOSSENS GA. Flushing and locking of venous catheters：available evidence and evidence deficit[J]. Nurs Res Pract, 2015, 985686.

[6] HILL J, BROADHURST D, MILLER K, et al. Occlusion management guideline for central vascular access de-vices (CVADs)[J]. J Vasc Access, 2013, (suppl1)：3-34.

[7] AST D, AST T. Nonthrombotic complications related to central vascular access devices[J]. J Infus Nurs, 2014, 37(5)：349-358.

[8] DOELLMAN D. Prevention, assessment, and treatment of central venous catheter occlusions in neonatal and young pediatric patients[J]. J Infus Nurs, 2011, 34(4)：251-258.

[9] BUCHMAN A L, OPILLA M, KWASNY M, et al. Risk factors for the development of catheter related blood stream infections in patients receiving home parenteral nutrition[J]. JPEN J Parenter Enteral Nutr, 2014, 38(6)：744-749.

[10] 中华人民共和国卫生部医政司. 临床化学检验血液标本的收集与处理：WS/T 225-2002[S]. 北京：中国标准出版社, 2002.

[11] LOVEDAY H P, WILSON J A, PRATT R J, et al. Epic3：national evidence-based guidelines for preventing health care associated infections in NHS hospitals in England[J]. J Hosp Infect, 2014, 86(suppl 1)：S1-S70.

[12] CAPARAS J V, HU J P. Safe administration of van comycin through a novel midline catheter：a randomized, prospective clinical trial[J]. J Vasc Access, 2014, 15(4)：251-256.

[13] ALEXANDROU E, RAMJAN L, SPENCER T, et al. The use of midline catheters in the adult acute care set-ting：clinical implications and recommendations for practice[J]. J Vasc Access, 2011, 16(1)：35-41.

[14] GURA K M. Is there still a role for peripheral parenteral nutrition？[J]. Nutr Clin Pract, 2009, 24(6)：709-717.

[15] PITTIRUTI M, HAMILTON H, BIFFI R, et al. ESPEN guidelines on parenteral nutrition：central venous cath-eters (access, care, diagnosis and therapy of complications)[J]. Clin Nutr, 2009, 28(4)：365-377.

[16] BOULLATA J I, GILBERT K, SACKS G, et al. A. S. P. E. N. clinical guidelines：parenteral nutrition orde-ring, order review, compounding, labeling, and dispensing[J]. JPEN J Parenter Enteral Nutr, 2014, 38(3)：334-377.

[17] CHOPRA V, FLANDERS S A, SAINT S, et al. The michigan appropriateness guide for intravenous catheters (MAGIC)：results from a multispecialty panel using the RAND/UCLA appropriateness method[J]. Ann In-tern Med, 2015, 163(6 suppl)：S1-S40.

[18] 广东省药学会. 肠外营养临床药学共识(第2版)[J]. 今日药学, 2017, 27(5)：289-303.

[19] PIRONI L, ARENDS J, BOZZETTI F, et al. ESPEN guidelines on chronic intestinal failure in adults[J]. Clin Nutr, 2016, 35(2)：247-307.

[20] CHOPRA V, FLANDERS S A, SAINT S, et al. The michigan appropriateness guide for intravenous catheters (MAGIC)：results from a Multispecialty panel using the RAND/UCLA appropriateness method[J]. Ann In-tern Med, 2015, 163(6 suppl)：S1-40.

[21] AHN D H, ILLUM H B, WANG D H, et al. Upper extremity venous thrombosis in patients with cancer with peripherally inserted central venous catheters：a retrospective analysis of risk factors[J]. J Oncol Pract,

2013,9(1):e8-e12.

[22] SABER W,MOUA T,WILLIAMS E C,et al. Risk factors for catheter-related thrombosis(CRT) in cancer patients:a patient-level data (IPD) meta-analysis of clinical trials and prospective studies[J]. J Thromb Haemost,2011,9(2):312-319.

[23] CHOPRA V,ANAND S,HICKNER A,et al. Risk of venous thromboembolism associated with peripherally inserted central catheters:a systematic review and meta analysis[J]. Lancet,2013,382(9889):311-325.

[24] GE X,CAVALLAZZI R,LI C,et al. Central venous access sites for the prevention of venous thrombosis,stenosis and infection[J]. Cochrane Database Syst Rev,2012,(3):CD004084.

[25] 中华人民共和国国家卫生和计划生育委员会. 静脉治疗护理技术操作规范:WS/T 433-2013[S/OL]. [2019-4-5]. http://www.nxing.cn/baike/26904.html.

[26] GIORDANO P,SARACCO P,GRASSI M,et al. Recommendations for the use of long term central venous catheter (CVC) in children with hemato oncological disorders:management of CVC related occlusion and CVC related thrombosis-on behalf of the coagulation defects working group of the Italian Association of Pediatric Hematology and Oncology (AIEOP)[J]. Ann Hematol,2015,94(11):1765-1776.

[27] BOLTON D. Preventing occlusion and restoring patency to central venous catheters[J]. Br J Comm Nurs,2013,18(11):539-540.

[28] STEADMAN E,RAISCH D W,BENNETT C L,et al. Evaluation of a potential clinical interaction between ceftriaxone and calcium[J]. Antimicrob Agents Chemother,2010,54(4):1534-1540.

[29] 田磊,周挺,马爱霞,等. 预充式导管冲洗器临床效果 meta 分析[J]. 中国护理管理,2017,17(11):1545-1555.

第三节　营养护理管理

一、背景

护士是患者住院时的主要照护者之一,其对营养治疗知识的掌握程度关系到患者的依从性及治疗有效性。近年来,护理管理者越来越重视对护士的营养专科知识培训,取得了一定成效[1,2]。

二、证据

(一) 营养专科护士培训

营养专科护理小组在营养治疗中发挥着重要的作用。成立以营养支持联络员为核心的营养专科护理小组,组织教育培训、质量督查和科研创新等活动,可以降低营养相关并发症发生率,提高护理质量,提高营养治疗护理的安全性和有效性[1-3]。Majka 等[4] 的系统评价指出,多学科的 NST 或团队协作护理方案可以改善患者的结局指标(死亡率、感染率、入院次数和生活质量等),其中的两项研究显示患者的并发症发生率、死亡率无显著差异,干预后的医疗费用显著下降,因此组建一支多学科的营养支持团队,有助于降低医疗成本。

(二) 互联网与肿瘤营养护理

为了更好地落实"健康中国 2030"规划纲要,2018 年国务院办公厅发布了《国务院办公厅关于促进"互联网+医疗健康"发展的意见》(国办发〔2018〕26 号)[5],提倡推进"互联网+人工智能应用服务"创新服务模式,满足人民群众日益增长的医疗卫生健康需求。在此基础上,2019 年 1 月,国家卫生健康委办公厅发布了《关于开展"互联网+护理服务"试点工作的通知》(国卫办医函〔2019〕80 号)[6],明确指出,应通过互联网信息技术平台对康复期和终末期患者等人群提供创新的护理服务。

三、推荐意见

1. 推荐对临床护理人员进行规范化的营养教育和培训,可组建医院层面的营养专科护理小组,开展护士培训与质量改进等活动(A)。

2. 建议有条件的医疗机构以互联网信息技术平台为依托,提供肿瘤营养风险预警、营养咨询与教育、营养随访等服务(B)。

================= 参考文献 =================

[1] 王文筱,韩瑜,刘聪聪,等.营养护理专科小组的建立与营养支持护士的培养[J].中国实用护理杂志,2017,33(21):1641-1646.

[2] 黄迎春,彭南海,叶向红,等.江苏省临床营养专科护士的培训实践[J].中华护理教育,2018,15(8):614-617.

[3] GUENTER P,WORTHINGTON P,AYERS P,et al. Standardized Competencies for Parenteral Nutrition Administration:The ASPEN Model. Parenteral Nutrition Safety Committee, American Society for Parenteral and Enteral Nutrition[J]. Nutr Clin Pract,2018,33(2):295-304.

[4] MAJKA A J,WANG Z,SCHMITZ K R,et al. Care coordination to enhance management of long term enteral tube feeding:a systematic review and meta-analysis[J]. JPEN J Parenter Enteral Nutr,2014,38(1):40-52.

[5] 国家卫生健康委员会网站.《关于促进"互联网+医疗健康"发展的意见》政策解读[EB/OL].[2018-04-28]. http://www. gov. cn/zhengce/2018-04/28/content_5286786. htm. 2018-4-28/2019-3-16.

[6] 国家卫生健康委办公厅.国家卫生健康委办公厅关于开展"互联网+护理服务"试点工作的通知(国卫办医函〔2019〕80 号)[EB/OL].[2019-4-5]. http://www. nhc. gov. cn/yzygj/s7657g/201902/bf0b25379ddb48949e7e21edae2a02da. sht.

第十四章

肺癌患者的营养治疗

一、背景

肺癌是全球范围内最常见的恶性肿瘤之一,自 20 世纪 50 年代以后,肺癌的发病率和死亡率均呈明显上升的趋势,目前肺癌已成为我国恶性肿瘤死亡原因的首位。肺癌的发病与吸烟、大气污染、长期接触放射性物质、肺部慢性疾病等有关。目前主要的治疗手段包括手术、化疗、放疗、分子靶向治疗等。肺癌是营养不良发生率最高的肿瘤之一,尤其在晚期肺癌患者中,营养不良发生率可达 30% 以上[1]。

肺癌本身或纵隔淋巴结转移癌对食管产生压迫症状可影响进食。肺癌引起的呼吸困难导致患者大脑缺氧,对化学感受器所传递的饥饿信号迟钝,对食物的味觉、嗅觉也会发生改变,进食的快感减少或消失,产生厌食。同时肺癌本身也可以刺激和诱导宿主免疫细胞产生各种细胞因子,导致糖、脂肪、蛋白质代谢异常,引起营养不良。

作为肺癌治疗方式,化疗常常引起恶心、呕吐、腹泻、味觉改变、食欲减退以及厌食,甚至肝脏损伤,最终影响营养物质的摄入。而肺癌常用的化疗药物顺铂属强致吐类药物,如果不加以控制,恶心和呕吐会造成水、电解质的失衡,体重丢失以及衰弱,甚至导致恶液质;另外,胸部肿瘤放疗引发食管神经肌肉和上皮细胞的损伤,放射性食管炎的发生率在 40% 以上,患者因此减少了食物的摄入,并导致其营养状况的进一步恶化。此外,随着分子靶向治疗药物,尤其是表皮生长因子受体-酪氨酸激酶抑制剂(epidermal growth factor receptor-tyrosine kinase inhibitor,EGFR-TKI)在非小细胞肺癌中的广泛应用,也逐渐暴露出靶向药物治疗过程中的营养问题,EGFR-TKI 药物最常见的不良反应就是黏膜炎,常常表现为口腔炎、咽炎、胃部不适、食欲减退、腹泻等,上述不良反应常常会导致患者出现食物摄入减少、吸收障碍,发生不同程度的营养不良;此外,以免疫检查点抑制剂为代表的肿瘤免疫治疗在增强机体抗肿瘤免疫功能的同时,也会非特异性地激活免疫系统导致免疫相关胃肠道炎症的发生,从而增加营养不良的风险。最后,胸外科相关手术也是一种对机体的外源性创伤打击,往往可造成机体代谢紊乱及内稳态的失衡,加重术后患者的代谢负担,引起各种营养素的消化吸收障碍,导致患者营养不良。

二、证据

(一)营养不良对肺癌患者的影响

1. 围手术期肺癌患者　Attaran S 等[2]通过对 674 例行肺叶切除的非小细胞肺癌患者的研究发现,术后 BMI≥30 的患者生存率远高于 BMI<30 的患者,因此该研究认为好的营养状

态可能会降低肿瘤的侵袭性,BMI 可作为肺癌术后生存期的预测因素。Okada 等[3] 开展的一项关于营养预后指数(prognostic nutritional index,PNI)的回顾性研究,通过回顾性分析 248 例非小细胞肺癌(non-small cell lung cancer, NSCLC)术后患者的信息发现,PNI 低水平与气胸等术后并发症(ClavienDindo 等级≥Ⅱ)的发生率呈正相关。高 PNI 组(PNI≥46.24)和低 PNI 组(PNI<46.24)的中位 OS 分别为 25.2 个月和 16.4 个月,1 年生存率分别为 80.6% 和 63.9%,显示出营养状态与预后之间的密切关系。

2. 化疗和放疗肺癌患者   Arrieta O 等[4] 对 100 例应用紫杉醇联合顺铂方案化疗的Ⅳ期 NSCLC 患者的研究发现,化疗后发生营养不良和低蛋白血症的患者,化疗不良反应明显增加,包括贫血、乏力和食欲不振。Ross RJ 等[5] 通过对 780 例包括肺癌在内的肿瘤患者进行对比研究发现,在 NSCLC 患者中,营养不良的患者较体重正常的患者化疗不良反应更为明显,且更容易出现化疗延迟。陈文政等[6] 研究了 174 例肺癌患者放疗前的营养状况与放疗不良反应的相关性,结果表明患者营养状况与放射性皮炎、放射性食管炎、疲劳、放射性肺炎的发生率存在线性关系,提示存在营养不良的患者在放疗前接受营养支持可能会减轻放疗不良反应的发生。

3. 靶向治疗肺癌患者   对于存在表皮生长因子受体(epidermal growth factor receptor, EGFR)敏感基因突变的肺腺癌患者,第一代靶向药物(吉非替尼、厄洛替尼、埃克替尼)、第二代靶向药物(阿法替尼、达可替尼)和第三代靶向药物(奥西替尼)都显示出了卓越的抗肿瘤疗效[7,8],与化疗相比,靶向治疗明显提高了肿瘤治疗的客观反应率,延长了肿瘤的 PFS。与化疗相比,靶向治疗的不良反应较少,因此患者的营养状况更容易被忽视。Park S 等[9] 回顾分析了 630 例应用 EGFR-TKI 治疗的肺腺癌患者的贫血状况、BMI、PNI 与患者 PFS、OS 的相关性,结果表明,贫血、BMI<18.5 和 PNI<45 都是患者 PFS 和 OS 的不良预后因素。建议在接受靶向治疗的患者中,重视治疗前营养状况的评估并且必要时给予相应的营养治疗。Arrieta O 等[10] 评估了 84 例应用阿法替尼的患者治疗前后的营养状况,98.6% 的患者在治疗后都出现了不同程度的腹泻,其他的 3、4 级不良反应还有口腔干燥、味觉障碍、吞咽困难、恶心、呕吐等。其中美国东部肿瘤协作组(Eastern Cooperative Oncology Group,ECOG)评分≥2 分、体重≤58.6kg 和体表面积 BS≤1.7m^2 的患者更容易发生胃肠不良反应同时伴有营养不良。

4. 免疫治疗肺癌患者   近年来,以免疫检查点程序死亡受体(programmed death-1, PD-1)及其配体(PD-1 ligand,PD-L1)抑制剂、细胞毒性 T 淋巴细胞相关抗原 4(cytotoxic T lymphocyte associated antigen 4,CTLA-4)抗体为代表的免疫疗法以持久、良好的抗肿瘤疗效改变了肺癌的治疗模式[11]。但是免疫治疗重新激发、增强机体自身免疫功能的同时,也会非特异性地激活免疫系统,破坏免疫稳态,导致免疫相关胃肠道炎症的发生,可表现为腹泻[12]、腹痛、黏液脓血便等[13],从而增加营养不良的风险。与此同时,肺癌患者蛋白质和氨基酸代谢明显异常,总体表现为蛋白质更新率增加、摄入减少,机体处于负氮平衡的不良营养状态[14],则加重机体免疫系统的抑制状态,大大降低免疫抑制剂的疗效[15]。谷氨酰胺和 ω-3 PUFA 等免疫营养物质,可以预防和纠正肿瘤患者的营养不良,并且能够调节机体免疫机制,刺激免疫细胞增殖,增强免疫应答,减轻有害或过度的炎症反应,在理论上可以增加免疫治疗疗效,但目前还未有此类研究报道。关于营养支持和肺癌免疫治疗的相关性还有待于进一步研究。

（二）肺癌患者的营养评估

肺癌患者的营养不良问题相当普遍。有研究报告，40.0%的肺癌患者在入院时已确定有营养不良[16]，61.11%的患者在入院时候就存在营养不良的风险[17]。营养不良可以导致患者免疫功能降低，感染率增加，对治疗的耐受性差，生活质量下降，生存时间缩短，所以肺癌患者的营养评估就显得尤为重要。

陈薇等[18]对入院手术的 412 例肺癌患者，在手术前后利用 NRS 2002 进行营养风险的筛查，结果显示Ⅰ～Ⅳ期肺癌患者营养不良的发生率分别为 8.5%、47.0%、55.6%和 58.2%，说明肺癌分期越晚，患者营养不良发生率越高。乔坤等[19]利用 NRS 2002 作营养风险筛查工具，前瞻性评估 130 例拟诊肺癌手术患者的营养风险，并观察患者术后并发症和住院时间等指标。结果表明肺癌手术患者营养不良和营养风险发生率分别为 13.8%和 15.4%，存在营养不良和有营养风险的患者并发症的发生率升高，术后平均住院时间明显延长。

Xará 等[20]采用 PG-SGA 和欧洲肿瘤治疗研究组织（European Organization for Reasearch and Treatment of Cancer，EORTC）设计的 QLQ-C30 评价了 56 例诊断为 NSCLC 的患者的营养状况及其与生活质量的关系，结果表明 35.7%的患者存在营养不良，其中，肺癌早期患者发生营养不良的比例为 1.8%，进展期患者为 33.9%，且发生营养不良的患者较未发生者症状更多，身体、社会及情感功能更差。李榕等[21]采用 PG-SGA 问卷评估 132 例住院初治Ⅲ～Ⅳ期肺癌患者的营养状况，结果表明初治Ⅲ～Ⅳ期住院肺癌患者中蛋白质-能量营养不良的发生率较高。

（三）肺癌患者的营养路径和能量需求

目前认为，肺癌患者在接受化疗前及化疗期间应进行营养风险筛查及营养状况评价，但是并非所有接受化疗的肿瘤患者都需要营养支持，对于营养状况良好的接受化疗的肺癌患者，不推荐常规应用营养支持[22]。Langius JA 等[23]系统回顾多项 RCT 发现，饮食营养咨询能改善患者的营养状况及生活质量。一项纳入 358 例接受化疗且体重丢失的肿瘤患者（胃肠道肿瘤、肺癌）的 RCT 的结果显示，营养干预（膳食建议、营养补充）并不影响患者的体重、生活质量及病死率[24]。另有多个研究结果显示，如患者无严重的营养不良或能量缺乏，常规给予肠内营养或肠外营养并不能改善患者的生存时间，后者反而会增加感染风险、降低肿瘤对化疗的反应[25,26]。

但对治疗开始前已经存在中、重度营养不良的患者，尤其是高龄、晚期、存在进食障碍的肺癌患者，或在化疗过程中出现严重不良反应，预计不能进食时间>7 天的患者，应及时进行营养支持。

ONS 是最常见的营养支持方式，适用于能够吞咽、胃肠道功能正常的患者。一项比较常规饮食与 ONS 差异的 RCT 共入组 92 例晚期 NSCLC 接受化疗的肿瘤患者，ONS 组瘦体组织明显增加，疲劳、食欲缺乏和神经病变等不良反应明显减少[27]。

部分营养不良或高营养风险患者首选肠内营养[22]。林丽华等[28]将 60 例肺癌术后患者随机分为肠内营养组和肠外营养组，观察营养支持前后患者的营养状况变化。结果表明早期肠内营养可改善患者蛋白质代谢和患者营养状况，疗效优于肠外营养。但如果肠内营养无法提供能量和蛋白质目标需要量，则应选择补充性肠外营养或全肠外营养。研究结果显示，因各种原因无法经肠内途径进行营养支持或预计经肠道途径无法提供 60%能量和蛋白质目标需要量持续 7~10 天时，联合肠外营养可使患者获益[29]。接受肠内营养和肠外营养联合治疗的患者，随着肠内营养耐受性增加，应逐渐减少肠外营养供给量以防止过度喂养。

通常来说,当肠内营养提供的能量和蛋白质>60%目标需要量时即可停用肠外营养[22]。

有研究结果显示,肿瘤患者能量消耗与肿瘤类型有关。胃癌或结直肠癌患者的 REE 可能正常,而胰腺或肺癌患者通常升高。关于肺癌患者的能量需求,CSCO 肿瘤营养治疗专家委员会制定的《恶性肿瘤患者的营养治疗专家共识》、ESPEN 指南均推荐,建议每天应给予 25~30kcal/kg 的能量[30,31]。

肿瘤患者的蛋白质合成和分解代谢均存在异常。对于进展期肺癌患者,蛋白质分解大于合成,代谢应激因素也会增加蛋白质的需要量,ESPEN 指南推荐,肿瘤患者蛋白质最低摄入量 1g/(kg·d),目标需要量为 1.2~2.0g/(kg·d)[31],《恶性肿瘤患者的营养治疗专家共识》和《肿瘤患者营养支持指南》对肺癌患者蛋白质需要量推荐给予 1.2~2.0g/(kg·d)[22,30]。

(四) 肺癌患者免疫营养素的应用

1. 谷氨酰胺　肿瘤细胞和免疫细胞都是谷氨酰胺的主要消耗者,随着肿瘤进展,机体可发生谷氨酰胺耗竭,从而使免疫细胞增殖受抑。Tutanc OD 等[32]将 46 例肺癌放疗患者随机分为两组,试验组在正常饮食的基础上给予预防性口服谷氨酰胺(30g/d),对照组正常饮食,不给予额外谷氨酰胺,结果表明口服谷氨酰胺可以明显降低肺癌放疗所致的食管炎的严重程度。Topkan E 等[33]回顾性分析 41 例胸部放疗的Ⅲ期肺癌患者,其中 22 例(53.6%)患者预防性口服谷氨酰胺。结果 20 例(48.8%)患者发生 2 级或 3 级放射性食管炎,其中口服谷氨酰胺患者 7 例,未口服谷氨酸患者 13 例,两组相比有统计学差异(P=0.002)。所有 7 例严重放射性食管炎患者均未补充谷氨酰胺。该研究还发现,谷氨酰胺补充明显延迟了放射性食管炎的发病时间。

2. ω-3 不饱和脂肪酸　Kucuktulu E 等[34]研究者认为氧化应激/抗氧化功能失调、炎性细胞因子的聚集正是肺癌患者早期恶液质的病理生理基础,而体重丢失是恶液质的临床特点。DHA、EPA 是 ω-3 PUFA 家族的代表,目前已证实它们可减少炎症反应和氧化应激反应[35]。Finocchiaro C 等[36]探究 ω-3 PUFA 对接受化疗的晚期 NSCLC 患者的影响,研究中试验组每天口服 510mg EPA+340mg DHA,对照组接受相同剂量的安慰剂,共持续 66 天,结果显示试验组患者体重增加,促炎症因子减少。目前也有报道含有 ω-3 PUFA 的口服营养制剂可以提高患者生活质量[37]。Murphy RA 等[38]对接受一线化疗的 NSCLC 患者的研究发现,在化疗的同时口服鱼油(EPA 2.2g/d),可以减少体重丢失,维持肌肉含量。Van Der Meij 等[39]一项随机对照研究证实,对于接受放化疗的Ⅲ期 NSCLC 患者,接受含 ω-3 PUFA ONS 剂组在生活质量参数、生理和认知功能、总体健康状况和社会功能方面优于服用安慰剂组,提示补充 ω-3 PUFA 或许能够使肺癌患者在整体生活质量方面获益。

3. 维生素和矿物质　Jatoi A 等[40]关于补充维生素和矿物质与患者预后及生活质量的调查研究,结果表明,维生素/矿物质使用者和非使用者的肺癌中位生存期分别为 4.3 年和 2.0 年;对比两组肺癌患者症状评估量表发现,维生素/矿物质使用者的生活质量更好。Jaakkola K 等[41]在接受放化疗的小细胞肺癌患者中,给予抗氧化剂、维生素、微量元素和脂肪酸等营养支持治疗可延长患者的整体生存期。此外,Jatoi A 等[42]开展了一项关于小细胞肺癌患者的维生素摄入与预后的相关性研究,发现服用维生素补充剂的患者更可能是长期幸存者,两组生存期分别为 41 个月、11 个月(P=0.002)。上述研究均为回顾性分析研究,迄今在放化疗期间不反对予以正常剂量的维生素/矿物质,如维生素 E(200IU)、维生素 C(200mg)、β-胡萝卜素(4.8mg)、硒(50μg)、锌(15mg),除非存在明确的维生素/矿物质缺乏,否则不推荐高剂量补充[43]。

（五）配方选择

针对 COPD 患者的临床研究发现,低糖高脂营养支持治疗可明显改善该类患者的症状和体征,改善血气分析和肺功能[44-46]。

三、推荐意见

1. 肺癌患者营养不良发生率高,应该常规进行营养风险筛查和营养评估。（A）

2. 肺癌患者营养风险筛查推荐采用 NRS 2002 量表,营养评估推荐采用 PG-SGA 量表。（A）

3. 肺癌化疗患者不推荐常规给予营养治疗;但对于存在营养风险和营养不良的患者可进行营养治疗。（B）

4. ONS 是肺癌患者首选的营养治疗方式,适用于能够吞咽、胃肠道功能正常的患者。（B）

5. 对于肠内营养可达到正常营养需要量的肺癌患者,不推荐常规进行肠外营养治疗。当患者无法通过肠内营养(如严重放射性食管炎、严重恶心呕吐)获得足够的营养需要时,则应选择补充性肠外营养或全肠外营养。（A）

6. 肺癌患者能量摄入目标量推荐为 $25\sim30$ kcal/(kg·d)。蛋白质摄入量推荐 $1.2\sim2.0$ g/(kg·d)。（A）

7. 含有 ω-3 PUFA 的 ONS 制剂可有效改善肺癌患者症状并改善患者生活质量。（C）

8. 口服谷氨酰胺可降低肺癌患者放射性食管黏膜炎的发生率和严重程度。（C）

9. 选用低糖高脂配方可改善 COPD 患者血气分析和呼吸功能指标。（C）

===== 参考文献 =====

[1] SONG R N,KURU B,KALKANF,et al. Serum interleukin-6 levels correlate with malnutrition and survival in patients with advanced non-small cell lung cancer[J]. Tumori,2004,90(2):196-200.

[2] ATTARAN S,MCSHANE J,WHITTLE I,et al. A propensity-matched comparison of survival after lung resection in patients with a high versus low body mass index[J]. Eur J CardiothoracSurg,2012,42(4):653-658.

[3] OKADA S,SHIMADA J,KATO D,et al. Clinical significance of prognostic nutritional index after surgical treatment in lung cancer[J]. Ann ThoracSurg,2017,104(1):296-302.

[4] ARRIETA O,ORTEGA R M,GERALDINE VILLANUEVA-RODR GUEZ G,et al. Association of nutritional status and serum albumin levels with development of toxicity in patients with advanced non-small cell lung cancer treated with paclitaxel-cisplatin chemotherapy:a prospective study[J]. BMC Cancer,2010,10(1):50-57.

[5] ROSS P J,ASHLEY S,NORTON A,et al. Do patients with weight loss have a worse outcome when undergoing chemotherapy for lung cancers? [J]. Br J Cancer,2004,90(10):1905-1911.

[6] 陈文政,张春华,王晓松,等. 肺癌患者营养状况与放疗不良反应的相关性研究[J]. 实用癌症杂志,2018,33(9):1439-1441,1460.

[7] LEE D H. Treatments for EGFR-mutant non-small cell lung cancer(NSCLC):The road to a success,paved with failures[J]. Pharmacol Ther,2017,174(2):1-21.

[8] 程颖,吴一龙,陆舜,等. 中国临床肿瘤学会(CSCO)原发性肺癌诊疗指南(2018 版)[M]. 北京:人民卫生出版社,2018.

[9] PARK S,PARK S,LEE S H,et al. Nutritional status in the era of target therapy:poor nutrition is a prognostic

factor in non-small cell lung cancer with activating epidermal growth factor receptor mutations[J]. Korean J Intern Med,2016,31(6):1140-1149.

[10] ARRIETA O,DE LA TORRE-VALLEJO M,LOPEZ-MACIAS D,et al. Nutritional status,body surface,and low lean body mass/body mass index are related to dose reduction and severe gastrointestinal toxicity induced by afatinib in patients with non-small cell lung cancer[J]. Oncologist,2015,20(8):967-974.

[11] RITTMEYER A,BARLESI F,WATERKAMP D,et al. Atezolizumab versus docetaxel in patients with previously treated non-small-cell lung cancer (OAK):a phase 3,open-label,multicenter randomised controlled trial[J]. Lancet,2017,389(10066):255-265.

[12] GUPTA A,DE FELICE K M,LOFTUS E V JR,et al. Systematic review:colitis associated with anti-CTLA-4 therapy[J]. Aliment Pharmacol Ther,2015,42(4):406-417.

[13] MARRONE K A,YING W,NAIDOO J. Immune-related adverse events from immune checkpoint inhibitors [J]. Clin Pharmacol Ther,2016,100(3):242-251.

[14] 张展强,石汉平. 肿瘤条件下的三大营养物质代谢[J]. 肠外与肠内营养,2009,16(5):315-318.

[15] COHEN S,DANZAKI K,MACIVER N J. Nutritional effects on T-cell immunometabolism[J]. Eur J Immunol,2017,47(2):225-235.

[16] 潘玲,毛德强. NRS-2002 评估 473 例首诊恶性肿瘤患者营养状况[J]. 重庆医学,2013,42(10):1117-1118.

[17] 杨红美,沈玉. 老年肺癌患者围化疗期营养评估及护理干预[J]. 齐鲁护理杂志,2016,22(16):40-41.

[18] 陈薇,顾颖,戚之燕,等. 肺癌患者术后营养状况与预后的关系[J]. 中国初级卫生保健,2018,32(11):88-89.

[19] 乔坤,王正,林少霖,等. 肺癌手术病人营养风险及对临床结局的影响[J]. 肠外与肠内营养,2010,17(4):224-226.

[20] XARÁ S,AMARAL TF,PARENTE B. Undernutrition and quality of life in non-small cell lung cancer patients[J]. Rev Port Pneumol,2011,17(4):153-158.

[21] 李榕,马美丽,宋懿懿,等. 初治晚期肺癌 132 例患者营养状况调查[J]. 肿瘤,2008,28(4):353-356.

[22] 中华医学会肠外肠内营养学分会. 肿瘤患者营养支持指南[J]. 中华外科杂志,2017,55(11):801-829.

[23] LANGIUS J A,ZANDBERGEN M C,EERENSTEIN S E,et al. Effect of nutritional interventions on nutritional status,quality of life and mortality in patients with head and neck cancer receiving (chemo)radiotherapy:a systematic review[J]. Clin Nutr,2013,32(5):671-678.

[24] BALDWIN C,SPIRO A,MCGOUGH C,et al. Simple nutritional intervention in patients with advanced cancers of the gastrointestinal tract,non-small cell lung cancers or mesothelioma and weight loss receiving chemotherapy:a randomised controlled trial[J]. J Hum Nutr Diet,2011,24(5):431-440.

[25] ELIA M,VAN BOKHORST-DE VAN DER SCHUEREN M A,GARVEY J,et al. Enteral (oral or tube administration) nutritional support and eicosapentaenoic acid in patients with cancer:a systematic review[J]. Int J Oncol,2006,28(1):5-23.

[26] KORETZ R L,LIPMAN T O,KLEIN S,et al. AGA technical review on parenteral nutrition[J]. Gastroenterology,2001,121(4):970-1001.

[27] SÁNCHEZ-LARA K,TURCOTT J G,JU REZ-HERN NDEZ E,et al. Effects of an oral nutritional supplement containing eicosapentaenoic acid on nutritional and clinical outcomes in patients with advanced non-small cell lung cancer:randomised trial[J]. Clin Nutr,2014,33(6):1017-1023.

[28] 林丽华,吴家园. 肺癌患者术后肠内营养支持的探讨[J]. 当代医学,2009,15(12):1-2.

[29] MCCLAVE S A,DIBAISE J K,MULLIN G E,et al. ACG clinical guideline:nutrition therapy in the adult hospitalized patient[J]. Am J Gastroenterol,2016,111(3):315-334.

[30] CSCO 肿瘤营养治疗专家委员会. 恶性肿瘤患者的营养治疗专家共识[J]. 临床肿瘤学杂志,2012,17

(1):59-73.

[31] ARENDS J,BACHMANN P,BARACOS V,et al. ESPEN guidelines on nutrition in cancer patients[J]. Clin Nutr,2017,36(1):11-48.

[32] TUTANC O D,AYDOGAN A,AKKUCUK S,et al. The efficacy of oral glutamine in prevention of acute radio-therapy-induced esophagitis in patients with lung cancer[J]. ContempOncol (Pozn),2013,17(6):520-524.

[33] TOPKAN E,YAVUZ M N,ONAL C,et al. Prevention of acute radiation-induced esophagitis with glutamine in non-small cell lung cancer patients treated with radiotherapy:evaluation of clinical and dosimetric parameters[J]. Lung Cancer,2009,63(3):393-399.

[34] KUCUKTULU E,GUNER A,KAHRAMAN I,et al. The protective effects of glutamine on radiation-induced diarrhea[J]. Support Care Cancer,2013,21:1071-1075.

[35] FORTUNATI N,MANTI R,BIROCCO N,et al. Pro-inflammatory cytokines and oxidative stress/antioxidant parameters characterize the bio-humoral profile of early cachexia in lung cancer patients[J]. Oncol Rep,2007,18:1521-1527.

[36] FINOCCHIARO C,SEGRE O,FADDA M,et al. Effect of n-3 fatty acids on patients with advanced lung cancer:a double-blind,placebo-controlled study[J]. Br J Nutr,2012,108(2):327-333.

[37] D'ALMEIDA PRETO D,BASTON MT,GERAIGE CC,et al. Impact of AferBio® on quality of life and chemotherapy toxicity in advanced lung cancer patients (AFERBIO study):protocol study for a phase II randomized controlled trial[J]. BMC cancer,2019,19(1):382.

[38] MURPHY RA,MOURTZAKIS M,CHU QS,et al. Nutritional intervention with fish oil provides a benefit over standard of care for weight and skeletal muscle mass in patients with non-small cell lung cancer receiving chemotherapy[J]. Cancer,2011,117(8):1775-1782.

[39] VAN DER MEIJ B S,LANGIUS J A,SPREEUWENBERG M D,et al. Oral nutritional supplements containing n-3 polyunsaturated fatty acids affect quality of life and functional status in lung cancer patients during multimodality treatment:an RCT[J]. Eur J Clin Nutr,2012,66(3):399-404.

[40] JATOI A,WILLIAMS B,NICHOLS F,et al. Is voluntary vitamin and mineral supplementation associated with better outcome in non-small cell lung cancer patients? Results from the Mayo Clinic lung cancer cohort[J]. Lung Cancer,2005,49:77-84.

[41] JAAKKOLA K,LAHTEENMAKI P,LAAKSO J,et al. Treatment with antioxidant and other nutrients in combination with chemotherapy and irradiation in patients with small-cell lung cancer[J]. Anticancer Res,1992,12:599-606.

[42] JATOI A,WILLIAMS B A,MARKS R,et al. Exploring vitamin and mineral supplementation and purported clinical effects in patients with small cell lung cancer:results from the Mayo Clinic lung cancer cohort[J]. Nutr Cancer,2005,51(1):7-12.

[43] SERNA-THOM G,CASTRO-EGUILUZ D,FUCHS-TARLOVSKY V,et al. Use of functional foods and oral supplements as adjuvants in cancer treatment[J]. Rev Invest Clin,2018,70(3):136-146.

[44] 夏艳,王宏星,邵少英.低糖高脂肪营养支持治疗慢性阻塞性肺病并发呼吸衰竭患者的临床疗效观察[J].重庆医科大学学报,2011,36(10):1274-1276.

[45] 王宏星,华文进,夏艳,等.低糖高脂肠内营养联合肠外营养对机械通气慢性阻塞性肺病患者营养支持的疗效分析[J].上海交通大学学报,2011,31(11):1628-1631.

[46] 张细江,陈杰,王昌明,等.高脂低糖肠内营养制剂对ICU机械通气病人营养及肺部功能影响的研究[J].肠外与肠内营养,2017,24(4):216-220.

第十五章

食管癌患者的营养治疗

一、背景

食管癌是全球和我国最常见的恶性肿瘤之一。2012 年,全球食管癌新发和死亡病例分别为 572 034 例和 508 505 例[1],分别居所有恶性肿瘤的第 9 位和第 6 位。2019 年 1 月,中国国家癌症中心发布的 2015 年全国最新肿瘤数据显示,中国食管癌的发病率居男性恶性肿瘤第 5 位,女性第 9 位,死亡率居男性第 4 位,女性第 6 位[2]。由于肿瘤的局部梗阻(例如吞咽梗阻、吞咽疼痛等)、全身反应(例如促炎性细胞因子的产生)和抗肿瘤治疗(例如放、化疗等)并发症的影响[3-6],食管癌患者营养不良的发生率高达 60%~85%[7]。营养不良会降低治疗的敏感性和精确性,增加治疗不良反应,延长住院时间,延缓身体康复,最终降低治疗效果[8-10]。合理的营养治疗可以为手术患者提供营养储备,增加机体抵抗力和手术耐受力,减少术后并发症,促进伤口愈合及早日康复。放化疗期的营养治疗有助于保持食管癌患者的体重,提高放化疗的敏感性和精确度,降低放化疗不良反应,使更多的患者能够完成放化疗,进而提高疗效[11-16]。

二、证据

(一) 食管癌患者的营养诊断

据报道,食管癌患者营养不良的发生率高达 60%~85%[7,17]。体重丢失是营养不良最常见的表现之一。一项纳入美国 17 个中心共 1 000 例肿瘤患者的研究发现,食管癌患者体重丢失最严重,平均较基线下降了 15.9%,其次是胰腺癌和胃癌患者[18]。因此,所有食管癌患者均需接受营养筛查。营养筛查是营养不良诊断的第一步,包括营养风险筛查、营养不良风险筛查、营养不良筛查三方面,可以分别采用 NRS 2002、MUST 或 MST、理想体重和 BMI 进行筛查。

营养评估是营养不良的二级诊断。对于筛查有风险的患者,应该进一步进行营养状况评价,以判断患者有无营养不良及其严重程度。当前没有标准化的专门针对食管癌患者的营养评估工具或评分系统。肿瘤患者常用的营养评估量表有 SGA、PG-SGA 等。一项亚洲横断面研究对食管癌患者使用 PG-SGA 进行营养评估并探讨评估结果与 KPS 评分或 ECOG 评分的相关性。研究结果显示,PG-SGA 与食管癌患者的 KPS 评分($r=-0.717$)和 ECOG 评分($r=0.672$)强相关[19]。

营养评估应该在肿瘤治疗过程中以一定的间隔时间重复进行,以判断需求和调整营养治疗方案,并监测其治疗效果。在食管癌患者中,营养评估的间隔时间在治疗期间通常为

1~2 周,稳定期为 1~3 个月。

在营养评估基础上,为了进一步了解营养不良的类型、营养不良的原因、是否合并代谢紊乱及器官功能障碍,需要进一步进行综合测定,即营养不良的三级诊断。综合测定的内容包括应激程度、炎症反应、能量消耗水平、代谢状况、器官功能、人体组成、心理状况等方面[20]。

（二）食管癌患者的全程营养管理

不论是手术患者还是放化疗或接受其他抗肿瘤治疗的患者,在治疗前、治疗中和治疗后均应该进行全程营养管理。

1. 食管癌手术患者围手术期的全程营养管理　围手术期是围绕手术的一个全过程,是指从确定手术治疗时起,直到与这次手术有关的治疗基本结束为止,包含手术前、手术中及手术后的一段时间,具体时间约为术前 5~7 天至术后 7~12 天。

（1）食管癌患者手术前营养管理:食管癌患者术前营养管理的目的是为患者机体提供必须的能量和各种营养素,为手术进行营养储备,调节肠道功能,增加机体抵抗力和手术耐受性,减少术后并发症（包括感染）发生率。根据 ESPEN 指南,如果食管癌患者存在以下至少一项情况,则可认为具有严重的营养风险:6 个月内体重丢失 10%~15%,BMI<18.5,PG-SGA 评分 C 级或血清白蛋白含量低于 30g/L。ESPEN 指南推荐,对于有严重营养风险的患者,接受大手术前应该进行 7~14 天的营养治疗。该项证据来源于 2 项随机对照研究,结果显示,对于重度营养不良的食管癌患者,与对照组相比,术前给予 7~14 天口服或鼻饲营养可显著降低术后并发症发生率或死亡率[21,22]。食管癌术前营养推荐采用高糖、高蛋白质、高维生素的营养方案。欧洲临床营养与代谢学会的指南建议在食管切除术前给予 5~7 天的免疫营养治疗。

（2）食管癌患者手术后营养管理:食管癌患者手术后营养管理的目标包括:保证患者摄入充足能量,适量碳水化合物和脂肪,足量蛋白质、维生素和微量元素;减少术后并发症的发生率和严重程度;促进术后伤口愈合及患者早日康复。鼓励食管癌患者手术后早期进食。早期进食的意义不仅是提供营养物质,更重要的是降低机体高分解代谢反应和胰岛素抵抗,减少炎性因子释放,促进合成代谢和体重恢复,维护肠黏膜屏障及免疫功能,防止肠道细菌移位。多项 ERAS 指南均推荐,食管癌患者术后应鼓励早期经口饮食,并根据患者耐受程度逐渐加量。若患者术后恢复顺利,且无吻合口瘘,术后早期就可以开始经口或经管饲进食清流食,如米汤、过滤果汁、稀藕粉等。术后的饮食应该逐渐过渡,术后 1~2 天后尝试流质饮食,如米粉、果汁、藕粉、冲鸡蛋水等,2~3 天后过渡到半流质饮食,如各种粥、面条、蛋羹、酸奶、菜泥、豆腐等,1~2 周逐渐过渡到软食。每餐从 50ml 开始,耐受后逐渐增量至 150~200ml,每日 5~6 餐,营养不足部分可通过口服或管饲补充匀浆膳或肠内营养制剂,至经口进食能够满足机体的日常需求。

2. 食管癌放化疗患者全程营养管理

（1）食管癌患者放化疗前营养管理:食管癌患者放化疗前营养管理的主要目的为:发现患者营养不良及原因,改善治疗前患者基础营养状况,为放化疗的实施做营养储备。

在营养诊断的基础之上,需要根据 PG-SGA 评分选择营养治疗路径。无营养不良者（PG-SGA=0~1 分）,不需要营养治疗,直接进行抗肿瘤治疗（放化疗）;可疑营养不良者（PG-SGA=2~3 分）,在进行营养教育的同时,实施放化疗;中度营养不良者（PG-SGA=4~8 分）,在营养治疗的同时行放化疗;重度营养不良者（PG-SGA≥9 分）,应该先进行营养治疗 1~2 周,然后在营养治疗的同时进行放化疗（图 15-1）。

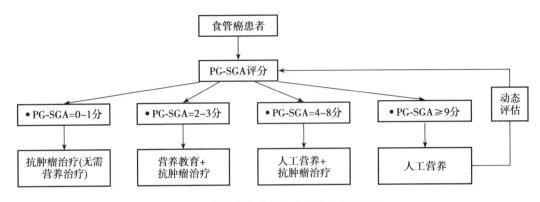

图 15-1　食管癌患者放化疗前营养管理路径

（2）食管癌患者放化疗中营养管理：在放化疗过程中，食管癌患者的营养状况和放化疗不良反应会不断发生变化，需要在综合评估患者营养状况（PG-SGA 评分）和急性放化疗不良反应（NCI-CTCAE 化疗药物不良反应分级和 RTOG 放射反应分级）的基础上，选择营养治疗路径，并需定期进行再评价和调整治疗方案（图 15-2）。

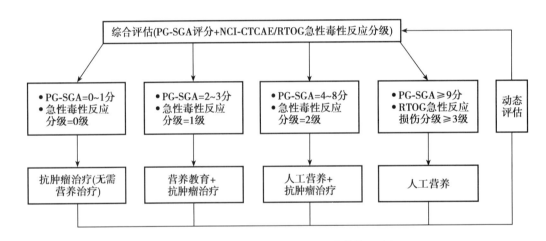

图 15-2　食管癌放化疗患者治疗中营养管理路径

（3）食管癌患者放化疗后的营养管理：食管癌患者经过化疗、放疗等综合手段，如果肿瘤得到控制或消除，延长生存时间、提高生活质量，成为肿瘤患者康复的主要目的。营养状况是决定患者康复速度和康复程度的重要因素。因此，对于处于康复期的患者，仍然需要对其进行营养状况监测，以便对营养不良进行早期识别，进而开展家庭饮食指导及营养治疗。ONS 是家庭营养最主要的方式，是对患者经口摄入营养不足的重要补充。家庭营养治疗要求医师为患者选择和建立适宜的营养途径、制订营养方案、监测营养并发症并对营养过程进行管理。家庭营养主要依靠患者和家属实施，因此应在出院前对患者及家属进行教育和培训，以保证家庭营养治疗的有效性和安全性。肿瘤患者家庭营养的监测和随访非常重要，医护人员应及时了解治疗效果并选择维持或调整治疗方案。随访可通过门诊、电话、网络及上门访视等多种方式实施。随访内容包括患者的肿瘤治疗情况、胃肠道功能、营养目标量的完成情况、营养状况指标及生活质量评价、并发症情况等（图 15-3）。

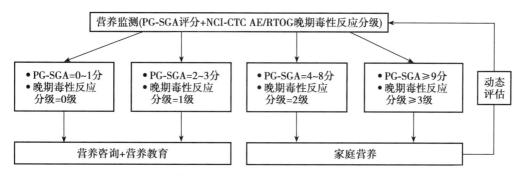

图 15-3　食管癌患者综合治疗后营养管理路径

（三）食管癌营养治疗的方式

营养治疗的途径包括肠内营养和肠外营养两种方式。食管癌手术患者,术后早期给予肠内营养,有助于改善营养状态、促进切口愈合、减少并发症、缩短住院时间。Han H[23]回顾性分析了中晚期食管癌患者术后早期肠内营养与全肠外营养的疗效和安全性。该研究共纳入 665 例行食管切除术的食管或食管胃结合部肿瘤患者,并分为全肠外营养组($n=262$)和早期肠内营养组($n=403$)。结果显示,肠内营养组术后住院时间明显缩短(15.6 天 vs. 22.5 天;$P<0.01$),治疗花费明显减少,两组患者的吻合口瘘发生率和临床疗效没有显著差异。另外几项研究也同样证实了在食管切除术后 48 小时内开始早期肠内营养,安全、经济,且有利于减少术后并发症,促进肠道运动的早期恢复,以及减轻全身炎症反应[24,25]。

一项回顾性研究[26]对于 2009—2017 年共 51 例局部晚期不可手术、接受根治性放化疗伴吞咽梗阻的食管癌患者的营养治疗进行了分析,其中全肠外营养组 23 例,肠内营养组 28 例。结果发现,肠内营养组患者骨骼肌的减少明显低于全肠外营养组。肠内营养组≥2 级中性粒细胞减少和发热性中性粒细胞减少明显低于全肠外营养组。肠内营养组血清白蛋白增加,而全肠外营养组血清白蛋白明显降低。肠内营养组住院时间明显低于全肠外营养组(缩短 13 天)。

因此,肠内营养相对于肠外营养更具有优势,只要患者存在或部分存在胃肠道消化吸收功能,就应尽可能考虑肠内营养[27,28]。

（四）食管癌营养治疗的途径

ONS 是食管癌患者肠内营养的首选途径。当单纯 ONS 不能满足患者全部的营养需求时,应该考虑给予管饲营养。管饲分为两大类,一类是经鼻安置导管,导管远端可放置在胃、十二指肠或空肠中;二是经皮造瘘安置导管,包括微创(内镜协助)和外科手术下各类造瘘技术。经鼻置管是最常用的管饲途径,具有无创、简便、经济等优点,但也可能导致鼻咽部刺激、溃疡、出血、导管脱出或堵塞、吸入性肺炎等并发症,适用于管饲时间短于 4 周的患者。如果患者管饲时间预计超过 4 周,推荐行经皮内镜下胃造瘘术(percustanous endoscopic gastrostomy,PEG)或空肠造瘘术(percustanous endoscopic jejunostomy,PEJ)。PEG/PEJ 的使用时间长达数月至数年,能够满足长期管饲喂养的需求。当食管管腔被肿瘤完全堵塞导致鼻饲管或 PEG/PEJ 无法安置时,推荐采取手术下胃或空肠造瘘[29]。管饲导管远端位置的选择对于营养治疗的效果和并发症有重要影响。在选择位置时,应充分评估患者的胃动力情况和发生误吸风险的高低,在患者胃动力基本正常,误吸风险低的情况下,首选经胃途径。

各种管饲途径各有利弊,因此在选择营养途径前应该进行详细的内镜和影像学检查,记录肿瘤的位置、长度和狭窄程度,以选择最合适的管饲方式。

如果肠内营养无法完全满足食管癌患者的正常人体需要或存在禁忌证,推荐行肠内营养联合部分肠外营养或全肠外营养。肠外营养输注可经外周静脉或经中心静脉。经外周静脉的肠外营养途径简便易行,但要求营养液渗透压不能过高,且需反复穿刺,易发生静脉炎,故不宜长期使用。经外周静脉的肠外营养途径主要适应证:①短期肠外营养(<2周)、营养液渗透压低于1 200mOsm/(kg·H_2O);②中心静脉置管禁忌或不愿置管;③导管相关感染或有脓毒症。当肠外营养超过2周或营养液渗透压高于1 200mOsm/(kg·H_2O)时,推荐经中心静脉进行肠外营养,包括经颈内静脉、锁骨下静脉或上肢的外周静脉达上腔静脉[30]。

(五) 食管癌营养治疗方案

1. 能量 能量需求的预测方法有测定法(measurement)和估算法(estimation)。测定法相对精准,但操作复杂;估算法操作方便,应用范围更广。Harris-Bendeict及其改良公式至今一直作为临床上计算机体基础能量消耗(basal energy expenditure,BEE)的经典公式[31]。食管癌患者的能量需求随着肿瘤分期、患者一般状况、治疗方式和不良反应等而不同。

食管癌患者对手术预期的生理反应可能导致明显的代谢改变和REE增加。一项研究对采用间接量热法评估了8例男性食管癌手术患者的REE并与8例男性健康对照者进行对照,结果发现,食管癌患者术前REE/体重显著高于对照组[(23.3±2.1)kcal/(kg·d)和(20.4±1.6)kcal/(kg·d)]。术后7天和14天时,食管癌患者的REE/体重分别升高至(27.3±3.5)kcal/(kg·d)和(23.7±5.07)kcal/(kg·d)[32]。Wu J[33]的研究也发现,与健康对照组相比,食管癌患者的BMI和脂肪含量百分比较低,mREE和mREE/pREE百分比较高(P<0.05)。

目前对食管癌放疗患者的日常能量需求尚无确切的数据和准确计算方法,因此,当无法准确和个体化测量时,一般推荐能量需求量为25~30kcal/(kg·d)。

2. 碳水化合物、脂肪和蛋白质 碳水化合物、脂肪和蛋白质的代谢是机体供能、维持人体生命活动及内环境稳定最重要的因素,也是制订营养方案时首要考虑的因素。非荷瘤状态下,碳水化合物为机体能量的主要来源。肿瘤细胞的糖酵解能力是正常细胞的20~30倍,应该减少碳水化合物在总能量中的供能比例,提高蛋白质、脂肪的供能比例。脂肪的主要生理功能是提供能量、构成身体组织、供给必需脂肪酸并携带脂溶性维生素等。正常成人蛋白质的基础需要量为0.8~1.0g/(kg·d),相当于氮约0.15g/(kg·d)[14],肿瘤患者随代谢的变化可以提高到1.5~2.0g/(kg·d)。氨基酸是机体最直接、最有效的氮源。静脉内给予的氮应由氨基酸提供,它比蛋白质供氮更合理,直接参与合成代谢,且无异性蛋白不良反应。

3. 水 水是维持生命的必需物质,也是营养治疗的重要组分。一般成人需水量为30~50ml/(kg·d),但受代谢、年龄、体力活动和温度等的影响较大。对于食管癌放疗患者,由于吞咽梗阻和放射性食管炎症,食管分泌物较多且通过口腔排出,因此应适量增加水分摄入。

4. 免疫营养素 与标准配方相比,免疫营养素配方具有较高的ω-3 PUFA的比例和更多的精氨酸、核酸、谷氨酰胺和抗氧化剂。

ω-3 PUFA包括ALA、EPA和DHA。食管癌患者在治疗期间补充ω-3 PUFA,有利于保持或增加体重,提高免疫力,降低炎性反应,提高患者生活质量。Aiko S[34]等纳入28例接受手术的食管癌患者,其中11例患者接受常规肠内营养方案(对照组),而另外17例患者接受富含ω-3 PUFA营养方案治疗(试验组)。结果发现,ω-3 PUFA明显抑制了患者术后血小板的减少。试验组D-二聚体水平明显降低,血浆IL-8水平在术后第一天和第三天明显降低。

另外一项双盲研究将 53 例患者随机分组为标准肠内营养组（对照组）或术前 5 天（口服）和术后 21 天（通过空肠造口术）摄入富含 EPA 的肠内营养组（试验组）。试验组所有患者（$n=28$）术后均能维持各项身体成分，但对照组（$n=25$）却损失了大量的无脂脂肪体重（1.9kg，$P=0.030$）。另外，试验组与对照组相比，TNF-α、IL-10 和 IL-8 等因子水平均显著降低（$P<0.05$）[35]。

Miyata H[36] 的研究共纳入 61 例新辅助化疗的食管癌患者并随机分为富含 ω-3 PUFA 的肠内营养组（$n=31$）或 ω-3 PUFA 含量较少的肠内营养组（$n=30$）。富含 ω-3 PUFA 的肠内营养组每日剂量 900mg，而 ω-3 PUFA 含量较少组为 250mg。结果显示，在 3、4 级白细胞减少症的发生率和中性粒细胞减少率，两组没有显著差异（$P>0.05$）。然而，ω-3 PUFA 富含组口腔炎和腹泻的发生率明显少于 ω-3 PUFA 较少组。另外，该研究还发现，ω-3 PUFA 对肝脏还有一定的保护作用，ω-3 PUFA 富含组天冬氨酸转氨酶和丙氨酸转氨酶水平显著低于 ω-3 PUFA 较少组（$P=0.012$ 和 $P=0.015$）。Fietkau R 等[37] 的研究则显示富含 ω-3 PUFA 的肠内营养配方相对于标准营养配方更能改善食管癌放疗患者的营养状况和生活质量。

2013 年 4 月至 2014 年 4 月，Cong M[38] 等共招募了 104 例接受化疗或同步放化疗的食管癌和胃癌患者，并随机分为试验组和对照组。两组患者均接受饮食咨询和常规营养治疗，试验组同时还接受谷氨酰胺（glutamine，Gln）（20g/d）、EPA（3.3g/d）和 BCAA（8g/d）的补充。比较两组患者的身体成分、血液指标、并发症发生率和治疗完成率。结果显示，试验组治疗后的游离脂肪量和肌肉重量明显增加，而对照组则相反（$P<0.05$）。另外，试验组白蛋白、红细胞计数、白细胞计数和血小板计数保持稳定，而对照组显著下降。在治疗过程中，与对照组相比，试验组感染相关并发症的发生率更低（6% vs 19%，$P<0.05$），治疗完成率更高（96% vs 83%，$P<0.05$）。

Abe T 等[39] 开展的一项倾向性匹配研究共纳入 326 例接受手术的食管癌患者，其中 189 例在围手术期接受了谷氨酰胺、膳食纤维和低聚糖治疗（Gut Flora Optimizer，GFO 组）。经过倾向性匹配，共有 89 对平衡良好的患者进行了分析。与对照组相比，GFO 组的全身性炎症反应综合征的持续时间明显缩短（$P=0.002$）。此外，术后第 3 天，GFO 组的淋巴细胞/中性粒细胞比值（L/N）已明显恢复，而术后 2 天，GFO 组的 C 反应蛋白值明显低于对照组。研究结果认为，围手术期使用谷氨酰胺、膳食纤维和低聚糖可能有助于减少食管切除术后的早期手术应激，并使根治性食管切除术后的免疫抑制得到早期恢复。

谷氨酰胺是目前公认的具有特殊作用的免疫营养素之一，是一种非必需氨基酸。Tanaka Y 等[40] 的一项随机对照研究将 30 例接受化疗的食管癌患者随机分为三组：对照组（无治疗：$n=10$），Gln 组（口服 Gln 8 910mg/d：$n=10$）或 Gln 加要素饮食组（element diet，ED 组，口服 Gln 总摄入量 8 862mg/d，包括要素饮食中的 Gln：$n=10$）。研究结果显示，对照组 ≥2 级口腔黏膜炎的发生率为 60%，Gln 组为 70%，Gln 加 ED 组为 10%，提示 Gln 加 ED 对口腔黏膜炎的发展和严重程度表现出显著的预防作用。

尽管有证据表明免疫营养改善了营养相关终点，例如保持瘦体组织和避免应激反应的衰减，但是免疫营养能否改善临床结局、住院时间或术后死亡率尚不明确。而且考虑到肠内营养方案的异质性，很难确定到底是哪种成分起到了决定性的作用。

（六）营养治疗的疗效评价

在食管癌治疗过程中和治疗后，医师/营养师应该定期对营养治疗的疗效进行评价，以判断患者营养治疗的效果，为营养治疗方案的调整提供依据。不同的评价指标对营养治疗的反应速度不一,因此其评价频率也不同。对于快速反应指标(包括:体重、血常规、电解质、肝肾功能、炎症参数、白蛋白、前白蛋白、转铁蛋白、急性放化疗不良反应等),建议每周测量1~2次,必要时每天测量1次。中速反应指标(人体测量参数、人体成分分析、生活质量评估、体能评估、肿瘤病灶评估等),建议每月测量1~2次。慢速反应指标(生存分析、晚期放化疗不良反应等),建议每3个月至半年评价1次。每一次疗效评价后,需要根据评价结果对患者的营养治疗方案进行实时、动态调整。

三、推荐意见

1. 食管癌是营养不良发生风险最高的恶性肿瘤之一,推荐对所有患者进行营养风险筛查(推荐 NRS 2002 量表)。对于筛查有风险的患者,推荐进一步行营养状况评估(推荐 PG-SGA 量表)和营养综合评价。(A)

2. 所有接受手术、放化疗或其他抗肿瘤治疗的食管癌患者,在治疗前、治疗中和治疗后均应该进行全程营养管理。(B)

3. 对于有严重营养风险的食管癌患者,推荐在接受手术前进行7~14天的营养治疗。

4. 食管癌手术后鼓励早期经口饮食或经管饲进食,并根据患者耐受程度逐渐加量。(A)

5. 食管癌放化疗前应该评估患者的营养状况(PG-SGA 评分),放化疗中中应该联合评估 PG-SGA 评分和急性放化疗不良反应,放化疗后应该联合评估 PG-SGA 评分和晚期放化疗不良反应,规范化和个体化选择营养治疗路径,及时给予营养治疗。(B)

6. 不论是手术患者还是放化疗患者,肠内营养相对于肠外营养更具有优势,因此只要患者存在或部分存在胃肠道消化吸收功能,就应尽可能考虑肠内营养。(A)

7. ONS 是食管癌患者肠内营养首选方式。如果患者管饲营养时间短(≤30 天),通常首先选择经鼻管饲(NGT),而当 NGT 无法满足营养需求或患者需要长期管饲喂养(>30 天)时,推荐选择 PEG/PEJ。(B)

8. 食管癌患者给予肠内免疫营养,可保留瘦体组织并减轻食管切除术后的应激反应,获得更好的营养状况或免疫功能(B)。谷氨酰胺可能会降低放化疗所致食管黏膜炎的严重程度,但是是否能够改善临床结局、住院时间或术后死亡率还不明确(B)。

9. 在食管癌治疗过程中和治疗后,医师/营养师应该定期对营养治疗的疗效进行评价,以判断患者营养治疗的效果,为营养治疗方案的调整提供依据。(B)

========= 参考文献 =========

[1] BRAY F,FERLAY J,SOERJOMATARAM I,et al. Global cancer statistics 2018:GLOBOCAN estimates of incidence and mortality worldwide for 36 cancers in 185 countries[J]. CA Cancer J Clin,2018,68(6):394-424.

[2] 郑荣寿,孙可欣,张思维,等. 2015 年中国恶性肿瘤流行情况分析[J]. 中华肿瘤杂志,2019,41(1):19-28.

[3] HALFDANARSON T R,THORDARDOTTIR E,WEST CP,et al. Does dietary counseling improve quality of life in cancer patients? A systematic review and meta-analysis[J]. J Support Oncol,2008,6(5):234-237.

[4] CUTSEMAB E V. The causes and consequences of cancer-associated malnutrition[J]. Eur J Oncol Nurs,2005,9(2):51-63.

[5] RIETVELD S C M,NIEROP W V,OTTENS-OUSSOREN K,et al. The Prediction of Deterioration of Nutrition-

al Status during Chemoradiation Therapy in Patients with Esophageal Cancer[J]. Nutr Cancer,2018,70(2): 229-235.

［6］ MIYATA H,YANO M,YASUDA T,et al. Randomized study of clinical effect of enteral nutrition support during neoadjuvant chemotherapy on chemotherapy-related toxicity in patients with esophageal cancer[J]. Clin Nutr,2012,31(3):330-336.

［7］ BOZZETTI F,MARIANI L,LO V S,et al. The nutritional risk in oncology:a study of 1,453 cancer outpatients [J]. Support Care Cancer,2012,20(8):1919-1928.

［8］ 王东洲,王铁君,李涛. 肿瘤患者营养状况对放射敏感性的影响[J/CD]. 肿瘤代谢与营养电子杂志, 2016,3(4):207-210.

［9］ CLAVIER JB,ANTONI D,ATLANI D,et al. Baseline nutritional status is prognostic factor after definitive radiochemotherapy for esophageal cancer[J]. Dis Esophagus,2014,27(6):560-567.

［10］ MATSUMOTO Y,ZHOU Q,KAMIMURA K,et al. The prognostic nutrition index predicts the development of hematological toxicities in and the prognosis of esophageal cancer patients treated with Cisplatin plus 5-Fluorouracil chemotherapy[J]. Nutrition & Cancer,2018,70(3):447-452.

［11］ CONG MH,LI SL,CHENG GW,et al. An Interdisciplinary Nutrition Support Team Improves Clinical and Hospitalized Outcomes of Esophageal Cancer Patients with Concurrent Chemoradiotherapy[J]. Chin Med J (Engl),2015,128(22):3003-3307.

［12］ MAK M,BELL K,NG W,et al. Nutritional status,management and clinical outcomes in patients with esophageal and gastro-oesophageal cancers:a descriptive study[J]. Nutr Diet,2017,74(3):229-235.

［13］ STEENHAGEN E,VAN VULPEN J K,VAN H R,et al. Nutrition in peri-operative esophageal cancer management[J]. Expert Rev Gastroenterol Hepatol,2017,11(7):663-672.

［14］ TOMOKO T,HIROYA T. A prospective randomized trial of enteral nutrition after thoracoscopic esophagectomy for esophageal cancer[J]. Ann SurgOncol,2015,22(3):S802-809.

［15］ 吕家华,李涛,朱广迎,等. 肠内营养对食管癌同步放化疗患者营养状况、不良反应和近期疗效影响—前瞻性、多中心、随机对照临床研究(NCT02399306)[J]. 中华放射肿瘤学杂志,2018,27(1):44-48.

［16］ SAGAR R C,KUMAR K V V,RAMACHANDRA C,et al. Perioperative artificial enteral nutrition in malnourished esophageal and stomach cancer patients and its impact on postoperative complications[J]. Indian J SurgOncol,2019,10(3):460-464.

［17］ RICCARDI D,ALLEN K. Nutritional management of patients with esophageal and esophagogastric junction cancer[J]. Cancer Control,1999,6:64-72.

［18］ BOZZETTI F,SCRINIO WORKING GROUP. Screening the nutritional status in oncology:a preliminary report on 1,000 outpatients[J]. Support Care Cancer,2009,17:279-284.

［19］ Quyen T C,Angkatavanich J,Thuan T V,et al. Nutrition assessment and its relationship with performance and Glasgow prognostic scores in Vietnamese patients with esophageal cancer[J]. Asia Pac J Clin Nutr, 2017,26(1):49-58.

［20］ 石汉平,赵青川,王昆华,等. 营养不良的三级诊断[J/CD]. 肿瘤代谢与营养电子杂志,2015,2(2): 31-36.

［21］ BOZZETTI F,BRAGA M,GIANOTTI L,et al. Postoperative enteral versus parenteral nutrition in malnourished patients with gastrointestinal cancer:a randomised multicentre trial[J]. Lancet North Am Ed 2001,358 (9292):1487-1492.

［22］ FLYNN M B,LEIGHTTY F F. Preoperative outpatient nutritional support of patients with squamous cancer of the upper aerodigestive tract[J]. Am J Surg,1987,154(4):359-362.

［23］ HAN H,PAN M,TAO Y,et al. Early enteral nutrition is associated with faster post-esophagectomy recovery in Chinese esophageal cancer patients:a retrospective cohort study[J]. Nutr Cancer,2018,70(2):221-228.

［24］ YU H M,TANG C W,FENG W M,et al. Early enteral nutrition versus parenteral nutrition after resection of esophageal cancer:a retrospective analysis[J]. Indian J Surg,2017,79(1):13-18.

［25］ WANG G，CHEN H，LIU J，et al. A comparison of postoperative early enteral nutrition with delayed enteral nutrition in patients with esophageal cancer［J］. Nutrients，2015，7（6）：4308-4317.

［26］ FURUTA M，YOKOTA T，TSUSHIMA T，et al. Comparison of enteral nutrition with total parenteral nutrition for patients with locally advanced unresectable esophageal cancer harboring dysphagia in definitive chemora-diotherapy［J］. Jpn J Clin Oncol，2019，49（10）：910-918.

［27］ ARENDS J，BACHMANN P，BARACOS V，et al. ESPEN guidelines on nutrition in cancer patients［J］. Clini-cal Nutrition，2017，36（1）：11-48.

［28］ CSCO 肿瘤营养治疗专家委员会. 恶性肿瘤患者的营养治疗专家共识［J］. 临床肿瘤学杂志. 2012；17（1）：59-73.

［29］ YU F J，SHIH H Y，WU C Y，et al. Enteral nutrition and quality of life in patients undergoing chemoradio-therapy for esophageal carcinoma：a comparison of nasogastric tube，esophageal stent，and ostomy tube feeding［J］. Gastrointest Endosc. 2018，88（1）：21-31.

［30］ 吕家华，李涛. 食管癌放疗患者的营养治疗［J/CD］. 肿瘤代谢与营养电子杂志，2017，4（2）：144-148.

［31］ 石汉平，许红霞，李薇. 临床能量需求的估算［J/CD］. 肿瘤代谢与营养电子杂志，2015，2（1）：1-4.

［32］ OKAMOTO H，SASAKI M，JOHTATSU T，et al. Resting energy expenditure and nutritional status in patients undergoing transthoracic esophagectomy for esophageal cancer［J］. J Clin Biochem Nutr，2011，49（3）：169-173.

［33］ WU J，HUANG C，XIAO H，et al. Weight loss and resting energy expenditure in male patients with newly di-agnosed esophageal cancer［J］. Nutrition，2013，29（11-12）：1310-1314.

［34］ AIKO S，YOSHIZUMI Y，TSUWANO S，et al. The effects of immediate enteral feeding with a formula contai-ning high levels of ω-fatty acids in patients after surgery for esophageal cancer［J］. Jpen J Parenter Enteral Nutr，2005，29（3）：141-147.

［35］ RYAN A M，REYNOLDS J V，HEALY L，et al. Enteral nutrition enriched with eicosapentaenoic acid（EPA）preserves lean body mass following esophageal cancer surgery：results of a doubleblinded randomized con-trolled trial［J］. Ann Surg，2009，249（3）：355-363.

［36］ MIYATA H，YANO M，YASUDA T，et al. Randomized study of the clinical effects of omega-3 fatty acid-con-taining enteral nutrition support during neoadjuvant chemotherapy on chemotherapy-related toxicity in pa-tients with esophageal cancer［J］. Nutrition，2017，33：204-210.

［37］ FIETKAU R，LEWITZKI V，KUHNT T，et al. A disease-specific enteral nutrition formula improves nutritional status and functional performance in patients with head and neck and esophageal cancer undergoing chemora-diotherapy：results of a randomized，controlled，multicenter trial［J］. Clin Nutr，2013，119（18）：3343-3353.

［38］ CONG M，SONG C，ZOU B，et al. Impact of glutamine，eicosapntemacnioc acid，branched-chain amino acid supplements on nutritional status and treatment compliance of esophageal cancer patients on concurrent che-moradiotherapy and gastric cancer patients on chemotherapy［J］. Zhonghua Yi Xue Za Zhi，2015，95（10）：766-769.

［39］ ABE T，HOSOI T，KAWAI R，et al. Perioperative enteral supplementation with glutamine，fiber，and oligosac-charide reduces early postoperative surgical stress following esophagectomy for esophageal cancer［J］. Esoph-agus，2019，16（1）：63-70.

［40］ TANAKA Y，TAKAHASHI T，YAMAGUCHI K，et al. Elemental diet plus glutamine for the prevention of mu-cositis in esophageal cancer patients receiving chemotherapy：a feasibility study［J］. Support Care Cancer，2016，24（2）：933-941.

第十六章

胃癌患者的营养治疗

一、背景

（一）胃癌的发病情况

尽管近年来世界范围内胃癌整体发病率在逐渐下降,但在我国仍为高发肿瘤,每年我国胃癌新发病例占世界总数的 46.8%。2012 年全球胃癌死亡共 72.3 万例,居所有肿瘤死亡第 3 位。据 ACS 统计,2011—2016 年美国胃癌发病率为 6.6/10 万,其中亚裔发病率为 10.5/10 万;美国胃癌死亡率为 3.1/10 万,其中亚裔死亡率为 5.3/10 万,可见美国亚裔发病率和死亡率明显高于其他人种。2015 年中国恶性肿瘤流行情况分析:全国恶性肿瘤发病率为 285.83/10 万,胃癌发病率 29.31/10 万,城市发病率 33.51/10 万,农村发病率 32.79/10 万,男女比例 2.2∶1,死亡率 21.16/10 万。2014—2017 年中国胃肠肿瘤外科联盟共收集全国 30 省份 95 家中心的 134 111 例胃癌外科诊疗病例数据,患者平均年龄 60.3 岁,男女比例 2.29∶1,其中 70.5% 为局部进展期胃癌,9.8% 为晚期胃癌;而肿瘤内科在院患者,95% 以上为中晚期患者[1-3]。

（二）胃癌相关性营养不良的发生、病因及治疗目标

ESPEN 针对肿瘤相关营养不良采取行动的建议中指出肿瘤相关营养状况损伤的机制:①免疫反应、全身性炎症和相关症状;②肿瘤源性细胞因子的炎症恶化作用;③肿瘤微环境中的缺氧应激;④肿瘤治疗的间接影响[4]。所有恶性肿瘤在不同阶段会不同程度地干扰营养素的摄入和/或利用,从而造成营养不良。由于解剖位置、脏器功能、炎症反应程度的差异,不同肿瘤营养不良的发生率不同,如消化系统肿瘤高于非消化系统肿瘤,上消化道肿瘤高于下消化道肿瘤。与其他所有肿瘤相比,胃癌营养不良的比例占 87%,恶液质的发病率高达 65%~85%,营养不良及恶液质发病率均居所有肿瘤的第 1 位,特别是伴有腹水、广泛淋巴结及腹膜转移等临床类型[5,6]。

胃癌患者发生营养不良的原因主要有:①疾病本身导致的厌食、抑郁相关性厌食使食物摄入减少:在所有肿瘤中,胃癌引起的厌食、早饱感发生率最高;②机械性因素造成的摄入困难:除了食管胃结合部及幽门处肿瘤导致直接梗阻外,胃体癌导致胃蠕动功能下降及腹膜转移等造成肠道梗阻也会导致进食障碍;③放化疗导致的放射性炎症、恶心、呕吐等消化道反应致摄入、吸收和消化障碍;④合并有分解代谢增加的因素,比如感染或手术治疗[7];⑤胃手术特有的影响:全部或部分胃切除术后需进行消化道重建,将引起代谢改变及吸收障碍,如铁、钙、维生素 A、维生素 B_{12}、维生素 D 吸收障碍与缺乏,如胃液丢失引起的脂肪、蛋白质及碳水化合物消化吸收障碍,在所有胃肠道手术中,以胃手术的并发症最多、对营养与代谢的

影响最大、持续时间最长,胃术后鲜有出现肥胖及糖尿病的患者;⑥胃癌分泌脂肪分解因子、蛋白质分解因子、肿瘤坏死因子、白介素 1、白介素 6、γ-干扰素等各种炎性因子导致系统性炎症反应发生,导致肌肉蛋白分解和瘦体组织丢失等。上述六个因素使胃癌无论是围手术期、或复发转移性的晚期,均可能发生营养不良,而且严重、频发、持久、复杂且干预困难,对于胃癌患者,营养干预应在早期进行并长期监测和随访[5]。

胃癌患者一旦发生营养不良,在围手术期因骨骼肌质量和功能下降,术后并发症、院内感染发生率及死亡率升高,住院时间延长,生活质量下降,医疗费用增加;在晚期胃癌患者将会因营养不良导致围放化疗期不良反应发生率增加,治疗耐受性下降,治疗完成度下降,影响疗效和生活质量,最终导致生存期缩短等[8,9]。因此现阶段针对胃癌患者进行营养治疗,首要目标是维持瘦体组织,减少围手术期和围放化疗期并发症的发生,保证胃癌根治术的安全顺利完成,保证放化疗足剂量足疗程完成,最终改善疗效和预后,并从卫生经济学角度实现获益。

二、证据

(一) 适应证

摄入不足、体重丢失、抗肿瘤治疗(包括手术、放疗、化疗)是选择营养干预适应证的考虑因素,具体如下:

1. 手术患者 2017 年 ESPEN 外科手术肠内营养指南指出:在大手术前后需评估营养状况。围手术期营养疗法适用于营养不良和有营养风险的患者,如果预计患者在手术期间超过 5 天不能进食,预期口服量较低且在 7 天以上不能维持 50% 推荐药物的患者,都建议立即开始围手术期营养治疗。如果仅通过口服和肠道摄入(<能量需求的 50%)超过 7 天无法满足能量和营养需求,则建议将肠外营养结合起来[10]。

2012 年 Mariette C[7]等对围手术期胃癌患者推荐如下:

(1) 术前营养治疗推荐用于:严重营养不良(体重丢失 ≥20%)且能从手术获益的患者。中度营养不良患者(体重丢失 10%~19%)也可能获益于营养治疗。

(2) 术后营养治疗推荐用于:所有受益于术前营养支持的患者;所有营养不良的患者;术后无法经口摄食的患者;或术后 1 周经口摄食小于 60% 能量需求的患者。

(3) 免疫营养:手术前:持续 7 天的肠内免疫营养推荐用于所有将受益于胃癌手术的患者;手术后:所有营养不良的患者即使没有并发症也推荐继续使用 7 天免疫营养,或者直到患者可以经口摄食至少满足 60% 的能量需求为止。

2. 放化疗患者 没有证据显示营养治疗会影响肿瘤生长。营养治疗不推荐常规用于所有放疗患者或化疗患者,因为它对治疗反应或不良反应没有影响。因摄入不足导致体重丢失的患者,肠内营养(经口或管饲)可改善和维持营养状态。接受放疗和/或化疗的患者,可经鼻置管或造瘘建立喂养管道,经皮造瘘术似乎更合适。肠内营养使用标准配方;富含 ω-3 PUFA 配方对恶液质有积极作用,但能否改善营养状况或者一般状况仍有争议,它对于生存率没有明确改善。

(二) 能量需求

2012 年 Mariette C 等[7]建议胃癌围手术期患者的每日总能量消耗(total daily energy expenditure,TDEE)为:卧床患者 30kcal/(kg·d),非卧床患者为 35kcal/(kg·d);如果摄入量少于需要量的 60%,则需要人工营养(肠内营养和/或肠外营养)。能量中 50%~70% 来源于糖类,30%~50%由脂类提供;蛋白质需要量从术前1.0~1.2g/(kg·d)(0.15~0.2g氮)增加到术后1.2~1.8g/(kg·d)(0.2~0.3g氮);糖类通常需要通过摄入3~4g/(kg·d)来满足需求,不低于2g/(kg·d),总量以不少于100g为宜;脂类为1.5~2g/(kg·d),但不超过2g/(kg·d);同时确保每日摄入适量的矿物质(电解质及微量元素)、维生素。如果采用全静脉途径营养,作者认为应该下调能量供给为:卧床患者25kcal/(kg·d),非卧床患者为30kcal/(kg·d)。

Ceolin Alves 等[11]用代谢车间接测量了食管癌、胃癌、结直肠癌患者的REE,发现肿瘤患者的REE与正常人无差异。拇指法则[30kcal/(kg·d)]与代谢车测定值非常接近,他们认为:30kcal/(kg·d)适用于估计上述非手术肿瘤(包括胃癌)患者的TDEE。

2016年ESPEN肿瘤患者营养指南:如果不单独测量肿瘤患者的TEE,则假定其与健康者相似,一般在25~30kcal/(kg·d)之间。建议蛋白质摄入量应高于1g/(kg·d),如果允许的话,建议达到1.5g/(kg·d)[12]。

ASPEN成人肠瘘患者的营养支持临床指南:根据专家共识,建议根据营养评估结果,提供1.5~2.0g/(kg·d)的蛋白质和适合患者能量需求的能量摄入。肠外瘘和高瘘输出的患者可能需要更多的蛋白质[高达2.5g/(kg·d)][13]。

(三)营养治疗途径

胃癌患者营养治疗的途径同样包括肠内营养(口服、管饲)及肠外营养(静脉)。口服是生理的途径,也是第一选择。

胃癌患者围手术期、围放疗期、围化疗期等治疗期间乃至家居期间营养治疗首选ONS,必要时辅以静脉途径补充口服(日常饮食+ONS)摄入的不足部分,如部分肠外营养或补充性肠外营养[14]。

对胃癌手术患者,特别推荐手术中常规实施导管空肠造瘘(needle catheter jejunostomy,NCJ),此举对实施手术后早期肠内营养、防治手术后并发症(包括吻合口瘘)、节省医疗费用、缩短住院时间至关重要;对后期放化疗也大有裨益,可以增加营养供给、提高放化疗耐受力、减少放化疗不良反应。营养治疗可以考虑静脉、管饲或口服途径。

终末期胃癌患者常常合并消化道梗阻如贲门、幽门、小肠、结肠梗阻,如果这些梗阻部位无法手术治疗,自动扩张支架为恢复消化道通畅提供了一种现实的可能。

围手术期胃癌患者,如果口服途径不足以提供50%需要量连续超过7天时,或有中度、重度营养不良时,应该采用管饲,建议术后24小时内开始。只有营养不良或严重营养风险的患者在肠内营养不能充分满足能量需求时,或者需要使用肠内营养、但是存在肠内营养禁忌(严重的黏膜炎、顽固性呕吐、肠梗阻、严重的吸收不良、腹泻或症状性腹泻等)或无法实施时,有指征使用肠外营养[10]。肠外营养不能降低手术后病死率,但是可以减少手术后感染性并发症。对营养良好的患者,手术前实施肠外营养可以增加手术后感染。ASPEN肠瘘营养指南指出:在稳定体液和电解质平衡后,建议低输出(<500ml/d)肠瘘(没有远端梗阻)患者口服饮食或肠内营养是可行的且耐受的。然而,高输出(>500ml/d)肠瘘患者可能需要肠外营养满足液体、电解质和营养需求,以支持肠瘘的自发或手术闭合[13]。

晚期胃癌一线化疗的回顾性分析显示,384例进展期或转移性胃癌患者中,66.3%在化疗前发生体重丢失(中位下降比例:8.8%),化疗过程中63.0%的患者伴随体重丢失(中位下降百分比:5.5%)。化疗前体重丢失和化疗过程中体重丢失与患者的无进展生存($P=0.011$和$P=0.032$)和生存期(P均<0.001)明显相关。亚组分析显示,化疗过程中如果体重丢失

的趋势得到控制,患者同样能从生存方面获益。结果表明进展期或转移性胃癌患者中,化疗前和化疗中体重丢失均是独立的预后不良因素,逆转患者的体重丢失可能改善患者的预后[9]。

对于胃癌以及其他所有肿瘤患者围放疗、化疗、手术期治疗以及家居康复期营养治疗途径的选择,中国抗癌协会肿瘤营养与支持治疗专业委员会推荐饮食、肠内营养、肠外营养的联合应用,即部分饮食+部分肠内营养+部分肠外营养[14]。对胃癌患者来说,这种联合尤为重要。饮食、肠内营养的优势与重要性世人皆知,也是围治疗期营养支持的首要选择。但是,胃癌患者单纯依靠饮食、肠内营养往往不能满足患者的需要,不能达到目标需要量,因为:①胃癌引起的食欲下降非常常见,食欲下降使患者摄入量减少,限制了饮食、肠内营养的应用;②肿瘤相关性肠病及胃病使肿瘤患者对食物的消化吸收能力下降,也限制了饮食、肠内营养的应用;③肿瘤治疗(放疗、化疗及手术)本身可以干扰消化道功能,又限制了肠内营养的应用;④肿瘤患者出现营养不良本身说明口服途径不能满足患者的营养需求。通过肠外营养补充肠内营养的不足部分显得尤为重要。

(四) 制剂与配方

胃癌患者营养治疗的制剂与配方总体上与其他肿瘤没有区别。但是,胃手术创伤较大,导致免疫力下降,增加术后病死率及感染风险,增强免疫功能可以降低这些并发症,因此,免疫营养是胃癌手术患者是一个优先选择。最常用的免疫营养物包含精氨酸、谷氨酰胺、多不饱和脂肪酸、核苷酸和具有抗氧化作用的微量营养素(维生素 E、维生素 C、β-胡萝卜素、锌和硒)。总的来说,在围手术期间,免疫营养比标准饮食更加有效果[7]。

ESPEN 外科临床营养指南建议术前给药 5~7 天[10]。Sultan J 等[15,16]比较了 ω-3 PUFA 免疫增强配方及标准配方肠内营养在食管癌、胃癌围手术期中的应用效果,将患者随机分为 ω-3 PUFA 配方组、标准配方组及对照组,手术前后连续 7 天使用 ω-3 PUFA 配方或标准配方,三组患者的基线数据匹配。结果发现:ω-3 PUFA 配方组患者血浆 ω-3 PUFA 浓度显著升高,ω-3 PUFA 配方组、标准配方组及对照组三组 ω-6 PUFA:ω-3 PUFA 比值分别为 1.9:1、4.1:1 及 4.8:1;但是三组间患者并发症发生率、病死率及住院时间无显著差异,单核细胞及激活 T 淋巴细胞 HLA-DR 表达也没有显著差别。作者认为尽管 ω-3 PUFA 配方升高了血浆 ω-3 PUFA 浓度,但是没有改善食管癌、胃癌患者的总体 HLA-DR 表达及临床结局。但 Feijó 等[16]在一项随机、开放、对照研究中对中晚期胃癌患者进行干预,将 68 名患者随机分成两组,连续 30 天接受富含 ω-3 PUFA 配方(干预组)或不含 ω-3 PUFA 的标准配方(对照组)。在补充之前和之后收集营养状态(SGA,生物阻抗和人体测量)、免疫和炎症参数。在对照组中,人体测量参数(例如手臂肌肉面积和手臂肌肉周长)恶化伴有 C 反应蛋白增加。在干预组中观察到体重增加,对照组未显示体重增加[(1.2kg(0.9~9) vs 0.7kg (0.4~1.3);$P=0.03$],白细胞介素-6 减少也仅在干预组中显示[5.7pg/ml(4.1~6.4) vs 6.3pg/ml(5.6~8.6);$P=0.03$]。因此补充 ω-3 PUFA 可以增加体重,减少炎症反应。对于接受化疗且有体重丢失或营养不良风险的晚期肿瘤患者,我们建议补充长链 ω-3 PUFA 或鱼油,以稳定或改善食欲、食物摄入量、体重[12]。

(五) 实施

对胃癌营养不良患者实施营养干预时,应该遵循五阶梯治疗模式[9,17]:第 1 阶梯,饮食+营养教育;第 2 阶梯,饮食+ONS;第 3 阶梯,全肠内营养;第 4 阶梯,部分肠内营养+部分肠外营养;第 5 阶梯,全肠外营养。首选营养教育,次选肠内、肠外营养;首选肠内营养,后选肠外营养;首选口服,后选管饲。首先选择营养教育,然后依次向上晋级选择 ONS、全肠内营养、部分肠外营养、全肠外营养。当下一阶梯不能满足 60% 目标能量需求 3~5 天时,应该选择上一阶梯[17]。

三、推荐意见

(一) 手术患者

1. 围手术期 TDEE 卧床患者 30kcal/(kg·d),非卧床患者为 35kcal/(kg·d)。(B)
2. 手术中常规实施穿刺导管空肠造瘘(needle catheter jejunostomy,NCJ)。(D)
3. 术前营养治疗推荐用于 严重营养不良(体重丢失≥20%)且能从手术获益的患者(A)。中度营养不良患者(体重丢失 10%~19%)也可能获益于营养支持(B)。
4. 术后营养支持推荐用于 所有受益于术前营养治疗的患者(A)。所有营养不良的患者(A)。术后 1 周经口摄食小于 60% 能量需求的患者(A)。
5. 免疫营养 手术前:持续 7 天的肠内免疫营养推荐用于所有将受益于胃癌手术的患者(A)。手术后:所有营养不良的患者即使没有并发症也推荐继续 7 天免疫营养,或者直到患者可以经口摄食至少 60% 的能量需求(A)。

(二) 放化疗患者

1. 营养治疗不常规推荐用于所有放疗患者或化疗患者,因为它对治疗反应或不良反应没有影响。(A)
2. 因摄入不足导致体重丢失的患者,肠内营养(经口或管饲)可改善和维持营养状态。(B)
3. 接受放疗和/或化疗的患者,可经鼻置管或造瘘建立喂养管道,经皮造瘘术似乎更合适。(C)
4. 肠内营养使用标准配方。(C)
5. 富含 ω-3 脂肪酸配方对恶液质有积极作用,但能否改善患者的营养状况或者一般状况仍有争议,它对于生存率没有明确改善。(C)

(三) 家居患者

1. 遵循肿瘤营养治疗通则里面的饮食指导及家庭康复指导原则。(D)
2. 胃癌患者要特别重视医院门诊营养咨询,至少每 3 个月 1 次。(D)

(张小田)

===== 参考文献 =====

[1] BRAY F,FERLAY J,SOERJOMATARAM I,et al. Global cancer statistics 2018:GLOBOCAN estimates of incidence and mortality worldwide for 36 cancers in 185 countries[J]. CA Cancer J Clin,2018,68(6):394-424.

[2] http://www.who.int/mediacentre/factsheets/fs297/en/

[3] YANG L,ZHENG R,WANG N,et al. Incidence and mortality of stomach cancer in China,2014[J]. Chin J Cancer Res,2018,30(3):291-298.

[4] ARENDS J,BARACOS V,BERTZ H,et al.,ESPEN expert group recommendations for action against cancer-related malnutrition[J]. Clin Nutr,2017,36(5):1187-1196.

[5] DEWYS W D,BEGG C,LAVIN PT,et al. Prognostic effect of weight loss prior to chemotherapy in cancer patients. Eastern Cooperative Oncology Group[J]. Am J Med,1980,69(4):491-497.

[6] GRACE E M,SHAW C,LALJI A,et al. Nutritional status,the development and persistence of malnutrition and

dietary intake in oesophago-gastric cancer：a longitudinal cohort study［J］. J Hum Nutr Diet,2018,31（6）：785-792.

［7］ MARIETTE C,DE BOTTON M L,PIESSEN G. Surgery in esophageal and gastric cancer patients：what is the role for nutrition support in your daily practice? ［J］. Ann Surg Oncol,2012,19（7）：2128-2134.

［8］ ZHAO B,ZHANG J,ZHANG J,et al. Nutritional status,the development and persistence of malnutrition and dietary intake in oesophago-gastric cancer：a longitudinal cohort study［J］. J Hum Nutr Diet,2018,31（6）：785-792.

［9］ LI Q Q,LU Z H,YANG L,et al. Neutrophil count and the inflammation-based glasgow prognostic score predict survival in patients with advanced gastric cancer receiving first-line chemotherapy［J］. Asian Pac J Cancer Prev,2014,15（2）：945-950.

［10］ WEIMANN A,BRAGA M,CARLI F,et al. ESPEN guideline：clinical nutrition in surgery［J］. Clin Nutr,2017,36（3）：623-650.

［11］ CEOLIN ALVES A L,ZUCONI C P,CORREIA M I. Energy Expenditure in Patients With Esophageal,Gastric,and Colorectal Cancer［J］. JPEN J Parenter Enteral Nutr,2016,40（4）：499-506.

［12］ ARENDS J,BACHMANN P,BARACOS V,et al. ESPEN guidelines on nutrition in cancer patients［J］. Clin Nutr,2017,36（1）：11-48.

［13］ KUMPF VJ,DE AGUILAR-NASCIMENTO JE,DIAZ-PIZARRO GRAF JI,et al. ASPEN-FELANPE clinical guidelines［J］. JPEN J Parenter Enteral Nutr,2017,41（1）：104-112.

［14］ 石汉平,许红霞,李苏宜,等. 营养不良的五阶梯治疗［J/CD］.肿瘤代谢与营养电子杂志,2015,2（1）：29-33.

［15］ SULTAN J,GRIFFIN S M,DI FRANCO F,et al. Randomized clinical trial of omega-3 fatty acid-supplemented enteral nutrition versus standard enteral nutrition in patients undergoing oesophagogastric cancer surgery［J］. Br J Surg,2012,99（3）：346-355.

［16］ FEIJ P M,RODRIGUES V D,VIANA M S,et al. Effects of ω-3 supplementation on the nutritional status,immune,and inflammatory profiles of gastric cancer patients：a randomized controlled trial［J］. Nutrition,2018,61：125-131.

［17］ 石汉平.肿瘤营养疗法［J］.中国肿瘤临床,2014,41（18）：1141-1145.

第十七章

结直肠癌患者的营养治疗

一、背景

结直肠癌是常见肿瘤之一,全球每年约有 140 万新发病例,其中近 55% 发生在经济发达地区[1]。在美国,结直肠癌是男性和女性中第三大常见肿瘤[2]。在我国,结直肠癌在男性是第 4 位、女性是第 3 位常见肿瘤,结直肠癌位居我国恶性肿瘤死亡人数的第 5 位[3,4]。患有结直肠癌的患者经常出现营养不良和体重丢失,受摄入减少、肠梗阻和吸收不良的影响,营养不良在结直肠癌患者中比在非胃肠道癌中更常见。一项调查研究显示在 1 131 例住院结直肠癌患者中,54% 的患者膳食摄入量减少[5]。Hébuterne[6] 等人调查了 154 家法国医院的 1 903 例恶性疾病患者,结肠癌患者营养不良的比例为 39%。美国外科医师学院-国家外科质量改进计划(American College of Surgeons National Surgical Quality Improvement Program, ACS-NSQIP)数据库分析了 2009—2013 年期间 42 483 例接受手术的结直肠癌患者,11 614 例患者(27.3%)确定为营养不良(以血清白蛋白水平低于 3.5g/dl 为标准),术后 30 天死亡率、总住院时间与结直肠癌营养不良显著相关[7]。

二、证据

ESPEN 推荐 NRS 2002 作为住院患者营养风险筛查工具[8]。一项前瞻性研究对 186 例择期手术的结直肠癌患者进行 NRS 2002 评分,39.3% 的患者具有营养风险,有营养风险和无营养风险患者的术后并发症发生率存在显著差异(62% vs 39.8%;$P=0.004$),营养风险是术后并发症的独立预测因子(优势比 2.79;$P=0.002$),营养风险筛查有可能预测结直肠癌手术后的死亡率和并发症发生率[9]。韩国一项回顾性研究纳入 2011 年 1 月至 2015 年 12 月期间接受保肛手术的 1 063 例原发性直肠癌患者,其中 119 例(11.2%)患者具有营养风险(NRS 2002 评分≥4)。69 例(6.5%)术后发生吻合口漏,多变量逻辑回归分析显示,美国麻醉医师学会(American Society of Anesthesiologists,ASA)评分高(OR=2.435,95%CI=1.085~5.469)、手术时间长(OR=1.975,95%CI=1.177~3.313)和高 NRS 2002 评分(OR=2.044,95%CI=1.085~3.851)是吻合口漏的独立危险因素[10]。国内 30 家医院的前瞻、平行和多中心调查研究纳入 2 328 例恶性肿瘤,入院时 NRS 2002 评分≥3 分者 1 204 例(51.7%),出院时 1 352 例(58.1%),587 例结直肠癌患者入院时 NRS 2002 评分≥3 分者占 54.5%,出院时达 67%[11]。出院时进行的营养风险筛查提示临床医师应关注患者出院后的营养状态,合理进行营养干预,有计划地对出院时存在营养风险的患者进行随诊。

SGA、PG-SGA 和 MUST 与腹部大手术后的并发症发病率和死亡率有关,是营养筛查的参考标准[12]。PG-SGA 在国际上用作肿瘤患者的前瞻性风险评估、监测和分类,具有高度的敏感性和特异性,可以预测不良临床结局[13]。CSNO 纳入共 16 个常见恶性肿瘤的 23 904 例患者,用相关分析评价 PG-SGA 评分与人口学特征的相关性,观察到 57.88% 的肿瘤患者有不同程度的营养不良,而营养状况良好的患者仅占 20.61%。老年肿瘤患者大多数 PG-SGA 评分较高,部分肿瘤患者的 PG-SGA 评分显示出显著的性别差异。此外,部分肿瘤患者的 PG-SGA 评分在不同类型的医疗保险、文化程度、职业、地区和民族之间存在显著差异。相关分析表明,PG-SGA 评分与人口学特征存在关联[14]。Barao K[15] 评估了 250 例老年结直肠癌患者的生存时间及其与 BMI、PG-SGA 和相位角(phase angle,PA)的关系。严重营养不良(PG-SGA C)与 PG-SGA A 相比,死亡相对风险为 12.04(95%CI:3.43~42.19,$P<0.001$)。PA>5° 与预后较好相关(相对风险为 0.456(95%CI:0.263~0.792;$P<0.005$)。一项系统评价比较了其他几种适用于结直肠癌患者的营养工具的准确性,结果显示 MST 对比 PG-SGA 灵敏度为 56%、特异性为 84%;MUST 对比 SGA 灵敏度为 96%、特异性为 75%;MUST 对比 PG-SGA 灵敏度为 72%、特异性为 48.9%;将营养风险指数(nutritional risk index,NRI)对比 SGA 灵敏度为 95.2%、特异性为 62.5%;NRI 与 PG-SGA 比较灵敏度为 68%、特异性为 64%。由此可见,与 SGA 和 PG-SGA 相比,其他营养评估工具显示出较弱的不同的诊断准确度,SGA 或 PG-SGA 在肿瘤患者的营养评估中应该起主要作用[16]。PG-SGA 与 SGA 相比具有以下几个优点:①患者完成病史调查,减少时间;②含有更多的营养影响症状;③评分系统可以对患者进行分类营养干预,建议优先使用 PG-SGA。

加速康复外科(enhanced recovery after surgery,ERAS)方案可以减少手术应激,保持营养状态,减少并发症和促进康复[17],包括控制疼痛、早期进食、早期活动、尽可能微创手术等内容[18]。多项研究证明 ERAS 可降低结直肠手术后的并发症发生率、促进康复和缩短住院时间[19-22]。ESPEN 强烈推荐对于所有接受根治性或姑息性手术的肿瘤患者采取 ERAS 方案[23]。ERAS 的营养环节包括避免长时间禁食、不常规肠道准备、术前 2 小时口服液体和碳水化合物,以及手术后第一天恢复口服饮食[24]。患者在麻醉诱导前 2 小时饮用清流质是安全的,并可提高患者的幸福感[25]。美国麻醉医师协会和欧洲麻醉学会均支持这一建议[25,26]。术前口服碳水化合物饮料可以减少饥饿和手术引起的胰岛素抵抗,一项 Cochrane 综述评价了接受择期手术的 1 976 例成人患者,与安慰剂或禁食相比,术前口服碳水化合物患者住院时间略有缩短[27]。一项网络荟萃分析包含 43 项研究的 3 110 例患者,发现与禁食相比,术前口服低剂量和高剂量碳水化合物术后住院时间分别缩短了 0.4 天和 0.2 天;与水或安慰剂相比,住院时间没有显著减少。无论碳水化合物剂量或对照组如何,碳水化合物都未能影响并发症的发生率[28]。

传统肠道准备包括术前 2~3 天开始进食流质、口服肠道抗生素、口服泻药进行机械性肠道准备、术前 1 天及手术当天早晨清洁灌肠,术前 8~12 小时开始禁食,术前 4 小时开始禁饮[29]。机械性肠道准备会引起脱水和水电解质紊乱[30,31],一些 meta 分析结果显示机械性肠道准备增加结直肠手术患者吻合口漏的危险,与手术部位感染及非感染性并发症发生率无关[32,33]。欧洲 ERAS 指南及中国 ERAS 专家共识均废弃了术前机械性肠道准备[34-37]。但另外一项 meta 分析纳入 7 个随机对照试验、1 769 例择期结直肠癌患者,发现口服抗生素加机械肠道准备患者的手术部位感染和切口感染发生率均明显低于单独使用抗生素或机械肠道准备的患者(7.2% vs. 16.0%,$P<0.00001$;4.6% vs. 12.1%,$P<0.00001$)[38]。一项网络 meta 分析,纳入 38 个随机临床试验的 8 458 例患者也得出类似结论[39]。美国结肠和直肠外

科医师协会和美国胃肠和内镜外科医生协会均推荐择期结直肠癌手术前行机械性肠道准备加口服抗生素,不推荐单独机械性肠道准备或口服抗生素,也不推荐单独的直肠灌肠[40,41]。2015 年美国外科医师学院国家外科质量改进计划数据库对 5 729 例择期腹腔镜或开腹左半结肠手术患者进行的回顾性分析显示,机械性肠道准备加口服抗生素治疗的患者,手术部位的总体感染率明显低于未准备者的手术部位感染率(OR = 0. 46,95% CI 0. 36 ~ 0. 59, P < 0. 000 1)。在多因素 Logistic 回归分析中,口服抗生素加机械性肠道准备降低了手术部位的感染风险,对吻合口漏有保护作用。而单纯的机械性肠道准备或口服抗生素并不能显著减少手术部位感染,使用口服抗生素后,艰难梭菌感染的发生率没有增加[42]。近年来,随着腹腔镜结直肠手术的广泛开展,产生了一些新的手术方式。经自然腔道取标本手术(natural orifice specimen extraction surgery,NOSES)是使用腹腔镜器械、TEM 或软质内镜等设备完成腹腔内手术操作,经自然腔道(直肠或阴道)取标本的腹壁无辅助切口手术,NOSES 术前要进行充分的肠道准备以避免发生腹腔感染[43]。《直肠癌经肛全直肠系膜切除专家共识及手术操作指南》建议行经肛全直肠系膜切除术(trans-anal total mesorectal excision,TaTME)术前机械性肠道准备,清洁肠道,减少直肠和肛管部位的粪便污染,以降低盆腔和腹腔感染的风险[44]。

ESPEN 在 ERAS 方案中,推荐每位患者都应进行营养风险筛查,如果存在营养风险,则给予额外的营养治疗[23]。NRS 2002 评分 5 分以上者最能从术前营养治疗中获益,可以降低手术并发症[45]。对于营养不良的患者,如果在术前 7 ~ 10 天开始 ONS 剂(或其他肠外营养)效果最好,并能减少感染并发症和吻合口漏的发生率[46]。ESPEN 强烈建议:严重营养不良的患者,术前应至少进行 10 ~ 14 天的营养干预,甚至以延迟手术为代价。肠内营养是首选的喂养方式。只有当患者不能通过消化道喂养时,才推荐使用肠外营养[47]。如需短期内快速改善术前营养状况,可使用肠外营养联合肠内营养[48]。免疫营养配方通常包括精氨酸、ω-3 PUFA、谷氨酰胺和核酸等。一项荟萃分析显示免疫营养制剂与标准肠内营养相比,有助于降低感染并发症、缩短住院时间,在 ERAS 中应用免疫营养可能更有效[49]。多项荟萃分析[50,51]显示,术后早期(小于 24 小时)喂养促进了胃肠功能的恢复,缩短了住院时间,降低了并发症发生率和死亡率。

对于结直肠癌导致的恶性肠梗阻,急诊手术是解除梗阻、重新建立营养通路的传统治疗方法,但是其中仅 50% 的患者适合接受根治性切除术,且伴随而来的并发症发生率与病死率分别高达 40% ~ 50% 和 15% ~ 20%[52],显著高于择期手术的 0. 9% ~ 6. 0%。内镜治疗的方法部分替代了急诊外科手术的方法,包括肿瘤消融术、放置减压管或自膨胀金属支架(self-expanding metallic stents,SEMS)等[53]。Zhang Y 等[54]分析了 8 项研究共 601 例患者,将支架置入(232 例)与急诊手术(369 例)进行了综合比较。结果显示支架置入作为左半结肠癌梗阻的术前过渡治疗,能够显著增加 I 期吻合机会,降低造口及术后并发症发生率,且对术后病死率与 3 年长期存活率并无负面影响。尽管 SEMS 植入是微创的,但据报道内镜下 SEMS 植入的总不良事件发生率高达 25%,SEMS 置入的不良事件包括支架相关疼痛、结直肠出血、肠穿孔、支架移位或再狭窄等。Lee YJ 等[55]研究显示,支架的总穿孔、早期穿孔和延迟穿孔的发生率分别为 4. 4%、2. 7% 和 2. 7%,高龄(≥70 岁)和乙状结肠支架是早期穿孔的独立危险因素。与大肠癌择期和急诊手术后不良结局相关的已知危险因素是年龄的增长和 ASA 评分 ≥ Ⅲ,因此,对于年龄大于 70 岁和/或 ASA 评分 ≥ Ⅲ 的患者,可使用 SEMS 作为手术的过渡方案[56]。此外,从支架置入到择期手术的时间延长,显著增加了复发风险[57],因此,最新的欧洲指南建议 SEMS 和择期手术间隔 5~10 天[58]。

20 世纪 90 年代首次报道了结肠支架置入用于治疗直肠癌性梗阻[59]，从那时起，对晚期结直肠癌患者逐步采用了 SEMS 来缓解病情、重建营养通路[60]。最近的一项随机对照试验对比了支架置入和手术减压治疗不可治愈的转移性肠梗阻患者，结果显示，与急诊手术相比，SEMS 组的生活质量和肠功能恢复更好，然而，两组间生存率和 30 天死亡率没有显著差异（分别为 $P=0.61$ 和 0.67）[61]。一项大规模回顾性分析对 778 个支架与 5 868 个结肠造口术进行比较，发现支架置入成本更低，住院时间更短[62]。最近一项荟萃分析发现，接受贝伐珠单抗治疗的患者中，支架穿孔的风险增加[63]。

三、推荐意见

1. 结直肠癌患者应进行 NRS 2002 营养风险筛查与 PG-SGA 营养评估。（A）

2. 所有接受根治性或姑息性手术的结直肠癌患者，推荐 ERAS 方案。（A）

3. 手术前 2 小时可口服清饮料或含碳水化合物的饮料。（B）

4. 左半结肠及直肠手术、NOSES、TaTME、拟行术中肠镜等，需要充分肠道准备，包括机械肠道准备加口服抗生素。（B）

5. 如果患者存在严重营养不良，要给予 10~14 天的术前营养支持，首选肠内营养。如需短期内快速改善术前营养状况，可使用肠外营养联合肠内营养。（A）

6. 术后早期（小于 24 小时）经口进食。（A）

7. 结肠 SEMS 置入可作为择期手术的过渡手段。（A）

8. 对于可切除的左侧结肠梗阻、ASA≥Ⅲ和/或年龄大于 70 岁的患者，支架置入可被视为紧急手术的替代方法。（B）

9. 当 SEMS 被用作可切除左侧结肠癌患者择期手术的过渡手段时，建议 SEMS 与手术间隔为 5~10 天。（B）

10. SEMS 置入是缓解晚期结直肠癌导致恶性结肠梗阻的首选治疗方法。（A）

11. 正在接受或考虑接受抗血管生成药物治疗的患者，不建议使用 SEMS 作为姑息性减压手段。（B）

========= 参考文献 =========

[1] FERLAY J, SOERJOMATARAM I, DIKSHIT R, et al. Cancer incidence and mortality worldwide: sources, methods and major patterns in GLOBOCAN 2012[J]. Int J Cancer, 2015, 136(5): E359-E386.

[2] SIEGEL R L, MILLER K D, JEMAL A. Cancer statistics, 2019[J]. CA Cancer J Clin, 2019, 69(1): 7-34.

[3] CHEN W, SUN K, ZHENG R, et al. Cancer incidence and mortality in China, 2014[J]. Chin J Cancer Res, 2018, 30(1): 1-12.

[4] 郑荣寿, 孙可欣, 张思维, 等. 2015 年中国恶性肿瘤流行情况分析[J]. 中华肿瘤杂志, 2019, 41(1): 19-28.

[5] VAN DER WERF A, ARTHEY K, HIESMAYR M, et al. The determinants of reduced dietary intake in hospitalised colorectal cancer patients[J]. Support Care Cancer, 2018, 26(6): 2039-2047.

[6] HÉBUTERNE X, LEMARIÉ E, MICHALLET M, et al. Prevalence of malnutrition and current use of nutrition support in patients with cancer[J]. JPEN J Parenter Enteral Nutr, 2014, 38: 196-204.

[7] HU W H, CAJAS-MONSON L C, EISENSTEIN S, et al. Preoperative malnutrition assessments as predictors of postoperative mortality and morbidity in colorectal cancer: an analysis of ACS-NSQIP[J]. Nutr J, 2015, 14: 91.

[8] KONDRUP J, ALLISON S P, ELIA M, et al. Educational and Clinical Practice Committee, European Society of

Parenteral and Enteral Nutrition（ESPEN）. ESPEN guidelines for nutrition screening 2002［J］. Clin Nutr, 2003,22(4):415-421.

［9］ SCHWEGLER I,VON HOLZEN A,GUTZWILLER J P,et al. Nutritional risk is a clinical predictor of postoperative mortality and morbidity in surgery for colorectal cancer［J］. Br J Surg,2010,97(1):92-97.

［10］ LEE S Y,JUNG M R,KIM C H,et al. Nutritional risk screening score is an independent predictive factor of anastomotic leakage after rectal cancer surgery［J］. Eur J Clin Nutr,2018,72(4):489-495.

［11］ 朱明炜,韦军民,陈伟,等. 恶性肿瘤患者住院期间营养风险变化的动态调查［J］. 中华医学杂志, 2018,98(14):1093-1098.

［12］ GUSTAFSSON U O,SCOTT M J,HUBNER M,et al. Guidelines for perioperative care in elective colorectal surgery:Enhanced Recovery After Surgery（ERAS）Society Recommendations:2018［J］. World J Surg, 2019,43:659-695.

［13］ JAGER-WITTENAAR H,OTTERY F D. Assessing nutritional status in cancer:role of the Patient-Generated Subjective Global Assessment［J］. Curr Opin Clin Nutr Metab Care,2017,20(5):322-329.

［14］ SONG C,CAO J,ZHANG F,et al. Nutritional risk assessment by scored Patient-Generated Subjective Global Assessment associated with demographic characteristics in 23,904 common malignant tumors patients［J］. Nutr Cancer,2019,71(1):50-60.

［15］ BARAO K,ABE VICENTE CAVAGNARI M,SILVA FUCUTA P,et al. Association between nutrition status and survival in elderly patients with colorectal cancer［J］. Nutr Clin Pract,2017,32(5):658-663.

［16］ HÅKONSEN S J,PEDERSEN P U,BATH-HEXTALL F,et al. Diagnostic test accuracy of nutritional tools used to identify undernutrition in patients with colorectal cancer:a systematic review［J］. JBI Database System Rev Implement Rep,2015,13 (4):141-187.

［17］ GUSTAFSSON UO,LJUNGQVIST O. Perioperative nutritional management in digestive tract surgery［J］. Curr Opin Clin Nutr Metab Care,2011,14(5):504-509.

［18］ LJUNGQVIST O,JONATHAN E. Rhoads lecture 2011:insulin resistance and enhanced recovery after surgery ［J］. JPEN J Parenter Enteral Nutr,2012,36(4):389-398.

［19］ ADAMINA M,KEHLET H,TOMLINSON G A,et al. Enhanced recovery pathways optimize health outcomes and resource utilization:a meta-analysis of randomized controlled trials in colorectal surgery［J］. Surgery, 2011,149(6):830-840.

［20］ LEMANU D P,SINGH P P,STOWERS M D,et al. A systematic review to assess cost effectiveness of enhanced recovery after surgery programmes in colorectal surgery［J］. Colorectal Dis,2014,16(5):338-346.

［21］ ODERMATT M,MISKOVIC D,FLASHMAN K,et al. Major postoperative complications following elective resection for colorectal cancer decrease long-term survival but not the time to recurrence［J］. Color Dis,2015, 17(2):141-149.

［22］ MESSENGER D E,CURTIS N J,JONES A,et al. Factors predicting outcome from enhanced recovery programmes in laparoscopic colorectal surgery:a systematic review［J］. Surg Endosc,2017,31(5):2050-2071.

［23］ ARENDS J,BACHMANN P,BARACOS V,et al. ESPEN guidelines on nutrition in cancer patients［J］. Clin Nutr,2017,36(1):11-48.

［24］ HENDRY P O,HAUSEL J,NYGREN J,et al. Determinants of outcome after colorectal resection within an enhanced recovery programme［J］. Br J Surg,2009,96 (2):197-205.

［25］ American Society of Anesthesiologists Committee. Practice guidelines for preoperative fasting and the use of pharmacologic agents to reduce the risk of pulmonary aspiration:application to healthy patients undergoing elective procedures:an updated report by the American Society of Anesthesiologists Committee on Standards and Practice Parameters［J］. Anesthesiology,2011,114(3):495-511.

［26］ SMITH I,KRANKE P,MURAT I,et al. Perioperative fasting in adults and children:guidelines from the European Society of Anaesthesiology［J］. Eur J Anaesthesiol,2011,28(8):556-569.

［27］ SMITH MD,MCCALL J,PLANK L,et al. Preoperative carbohydrate treatment for enhancing recovery after elective surgery[J]. Cochrane Database Syst Rev,2014,14(8):CD009161.

[28] AMER M A,SMITH M D,HERBISON G P,et al. Network meta-analysis of the effect of preoperative carbo-hydrate loading on recovery after elective surgery[J]. Br J Surg,2017,104(3):187-197.

[29] 陈孝平,汪建平. 外科学.[M].8版.北京:人民卫生出版社,2013.

[30] 范朝刚,陈军. 结直肠手术肠道准备作用评估[J].中国实用外科杂志,2016,36(2):178-181.

[31] SCARBOROUGH J E,MANTYH C R,SUN Z,et al. Combined mechanical and oral antibiotic bowel prepara-tion reduces incisional surgical site infection and anastomotic leak rates after elective colorectal resection:an analysis of colectomy-targeted ACS NSQIP[J]. Ann Surg,2015,262(2):331-337.

[32] SLIM K,VICAUT E,PANIS Y,et al. Meta-analysis of randomized clinical trials of colorectal surgery with or without mechanical bowel preparation[J]. Br J Surg,2004,91(9):1125-1130.

[33] GÜENAGA K F,MATOS D,WILLE-JØRGENSEN P. Mechanical bowel preparation for elective colorectal surgery[J]. Cochrane Database Syst Rev,2011,7(9):CD001544.

[34] GUSTAFSSON U O,SCOTT M J,SCHWENK W,et al. Guidelines for perioperative care in elective colonic surgery:Enhanced Recovery After Surgery(ERAS®)Society recommendations[J]. World J Surg,2013,37(2):259-284.

[35] NYGREN J,THACKER J,CARLI F,et al. Guidelines for perioperative care in elective rectal/pelvic surgery:Enhanced Recovery After Surgery(ERAS®)Society recommendations[J]. World J Surg,2013,37(2):285-305.

[36] ALFONSI P,SLIM K,CHAUVIN M,et al. French guidelines for enhanced recovery after elective colorectal surgery[J]. J Visc Surg,2014,151(1):65-79.

[37] 江志伟,李宁. 结直肠手术应用加速康复外科中国专家共识(2015版)[J].中国实用外科杂志,2015,35(8):841-843.

[38] CHEN M,SONG X,CHEN L Z,et al. Comparing mechanical bowel preparation with both oral and systemic antibiotics versus mechanical bowel preparation and systemic antibiotics alone for the prevention of surgical site infection after elective colorectal surgery:A meta-analysis of randomized controlled clinical trials[J]. Dis Colon Rectum,2016,59(1):70-78.

[39] TOH J W T,PHAN K,HITOS K,et al. Association of mechanical bowel preparation and oral antibiotics be-fore elective colorectal surgery with surgical site infection:a network meta-analysis[J]. JAMA Netw Open,2018,1(6):e183226.

[40] CARMICHAEL J C,KELLER D S,BALDINI G,et al. Clinical practice guideline for enhanced recovery after colon and rectal surgery from the American Society of Colon and Rectal Surgeons(ASCRS)and Society of American Gastrointestinal and Endoscopic Surgeons(SAGES)[J]. Surg Endosc,2017,31(9):3412-3436.

[41] MIGALY J,BAFFORD A C,FRANCONE T D,et al. The American Society of Colon and Rectal Surgeons clinical practice guidelines for the use of bowel preparation in elective colon and rectal surgery[J]. Dis Colon Rectum,2019,62(1):3-8.

[42] TOH J W T,PHAN K,CTERCTEKO G,et al. The role of mechanical bowel preparation and oral antibiotics for left-sided laparoscopic and open elective restorative colorectal surgery with and without faecal diversion[J]. Int J Colorectal Dis,2018,33(12):1781-1791.

[43] 王锡山. 结直肠肿瘤经自然腔道取标本手术专家共识(2017)[J/CD].中华结直肠疾病电子杂志,2017,6(4):266-272.

[44] 张忠涛,郑民华,姚宏伟,等. 直肠癌经肛全直肠系膜切除专家共识及手术操作指南(2017版)[J].中国实用外科杂志,2017,37(9):978-984.

[45] JIE B,JIANG Z M,NOLAN M T,et al. Impact of preoperative nutritional support on clinical outcome in ab-dominal surgical patients at nutritional risk[J]. Nutrition,2012,28(10):1022-1027.

[46] WAITZBERG D L,SAITO H,PLANK L D,et al. Postsurgical infections are reduced with specialized nutri-tion support[J]. World J Surg,2006,30(8):1592-1604.

［47］ WEIMANN A,BRAGA M,CARLI F,et al. ESPEN guideline:clinical nutrition in surgery［J］. Clin Nutr, 2017,36:623-650.

［48］ BRITT-MARIE I,ENGSTRÖM C,LUNDHOLM K. Preoperative overnight parenteral nutrition（TPN）im-proves skeletal muscle protein metabolism indicated by microarray algorithm analysis in a randomized trial ［J］. Physiol Rep,2016,4(11):e12789.

［49］ XU J,SUN X,XIN Q,et al. Effect of immunonutrition on colorectal cancer patients undergoing surgery:a me-ta-analysis［J］. Int J Colorectal Dis,2018,33(3):273-283.

［50］ WALLSTRÖM A,FRISMAN GH. Facilitating early recovery of bowel motility after colorectal surgery:a sys-tematic review［J］. J Clin Nurs,2014,23(1-2):24-44.

［51］ BOELENS P G,HEESAKKERS F F,LUYER M D,et al. Reduction of postoperative ileus by early enteral nu-trition in patients undergoing major rectal surgery:prospective,randomized,controlled trial［J］. Ann Surg, 2014,259(4):649-655.

［52］ DIONIGI G,VILLA F,ROVERA F,et al. Colonic stenting for malignant disease:review of literature［J］. Sur-gOncol,2007,16(suppl 1):153-155.

［53］ ASGE Standards of Practice Committee,HARRISON M E,ANDERSON M A,Appalaneni V,et al. The role of endoscopy in the management of patients with known and suspected colonic obstruction and pseudo-obstruc-tion［J］. Gastrointest Endosc,2010,71(4):669-679.

［54］ ZHANG Y,SHI J,SHI B,et al. Self-expanding metallic stent as a bridge to surgery versus emergency surgery for obstructive colorectal cancer:a meta-analysis［J］. Surg Endosc,2012,26(1):110-119.

［55］ LEE Y J,YOON J Y,PARK J J,et al. Clinical outcomes and factors related with colonic perforations in pa-tients receiving self-expandable metal stent insertion for malignant colorectal obstruction［J］. Gastrointest En-dosc,2018,87(6):1548-1557.

［56］ GUO M G,FENG Y,ZHENG Q,et al. Comparison of self-expanding metal stents and urgent surgery for left-sided malignant colonic obstruction in elderly patients［J］. Dig Dis Sci,2011,56(9):2706-2710.

［57］ BROHOLM M,KOBBORG M,FROSTBERG E,et al. Delay of surgery after stent placement for resectable malignant colorectal obstruction is associated with higher risk of recurrence［J］. Int J Colorectal Dis,2017,32 (4):513-516.

［58］ VAN HOOFT J E,VAN HALSEMA E E,VANBIERVLIET G,et al. Self-expandable metal stents for obstruc-ting colonic and extracolonic cancer:European Society of Gastrointestinal Endoscopy（ESGE）clinical guide-line［J］. Endoscopy,2014,46(11):990-1053.

［59］ DOHMOTO M. New method:endoscopic implantation of rectal stent in palliative treatment of malignant steno-sis［J］. Endosc Dig,1991,3:1507-1512.

［60］ KAPLAN J,STRONGIN A,ADLER D G,et al. Enteral stents for the management of malignant colorectal ob-struction［J］. World J Gastroenterol,2014,20（37）:13239-13245.

［61］ YOUNG C J,DE-LOYDE K J,YOUNG J M,et al. Improving quality of life for people with incurable large-bowel obstruction:randomized control trial of colonic stent insertion［J］. Dis Colon Rectum,2015,58(9): 838-849.

［62］ VARADARAJULU S,LOPES T,DRELICHMAN ER,et al. Endoscopic stenting versus surgical colostomy for the management of malignant colonic obstruction:comparison of hospital costs and clinical outcomes［J］. Surg Endosc,2011,25(7):2203-2209.

［63］ VAN HALSEMA E E,VAN HOOFT J E,SMALL A J,et al. Perforation in colorectal stenting:a meta-analysis and a search for risk factors［J］. Gastrointest Endosc,2014,79(6):970-982.

第十八章

肝癌患者的营养治疗

一、背景

原发性肝癌占我国恶性肿瘤发病率第 4 位、死亡率第 3 位[1]。其中,约 90% 为肝细胞肝癌,常合并乙肝及肝硬化。肝脏在营养代谢中具有特殊作用,肝癌患者发生营养不良的情况较其他肿瘤更高[2,3]。其原因包括:肿瘤发展致肝脏代谢及合成功能异常;合并肝硬化;代谢紊乱致消化吸收功能障碍等[4,5]。肝癌患者的营养状态与预后相关,并影响手术、介入及药物治疗的耐受性及疗效[6-8]。有效的营养咨询及营养治疗可减缓肝癌患者营养状态恶化速度,并改善患者生活质量[9]。

二、证据

肝癌患者的营养状态与患者预后密切相关。回顾性分析 620 例肝癌术后患者,以营养风险指数(nutritional risk index,NRI)= 100 进行分组。结果显示,NRI>100 的患者生存时间更长,多因素分析也显示 NRI 是影响术后生存时间的独立危险因素[10]。Yao H 等[11]的一项关于肝切除术围手术期肠内营养的研究发现,术后肠内营养可以使肝癌患者术后并发症及感染发生率降低。对于晚期肝癌患者,德国一项前瞻性研究显示,MNA 评分小于 23.5 是患者不良预后的危险因素[7]。Judith 等分析了 116 例因肝癌行肝移植的患者的肌肉减少症状态,发现存在肌肉减少症的患者中位生存期明显短于无此情况的患者[(16±6)月 vs.(28±3)月][12]。因此,对肝癌患者应常规行营养风险筛查与评估。中重度营养不良的肝癌患者可从围手术期营养中获益[6],而无营养不良或轻度营养不良的患者,能否从营养治疗获益值得探讨[13,14]。

营养治疗途径以肠内营养为首选。早期肠内营养(early enteral nutrition)有利于肝部分切除术后肝癌患者的肝功能恢复[15]。李满等[16]对于我国肝癌患者术后早期肠内营养治疗的系统分析显示,术后早期肠内营养治疗可改善患者的营养代谢,促进肝功能恢复及胃肠道功能早期恢复。然而,若患者术后早期胃肠道功能恢复不完全,全肠内营养治疗多无法耐受,因此可适当应用肠外营养以补充其不足。

加速康复外科(enhanced recovery after surgery,ERAS)可减少结直肠癌患者术后并发症的发生率及缩短住院时间[17],在包括肝癌在内的腹部手术患者中,其应用的价值已得到证实[18,19]。其基本处理原则是以循证医学为基础,通过外科、麻醉科、监护室、营养科等多科室相互配合,尽量减少患者围手术期应激反应,促进患者更快康复,缩短患者的住院时间,减少患者的住院支出[20]。Song W 等[21]对 ERAS 在肝切除术患者围手术期应用的系统分析发现,ERAS 可明显降低手术并发症发生率、加速患者功能状态恢复、缩短住院时间。Clark CJ 等[22]亦发现 ERAS 对于开腹肝切除术患者是安全的,且不增加术后并发症发生率。Yang R 等[23]对 ERAS 应用于腹腔镜肝切除术患者的研究显示,ERAS 组较常规组患者的住院时间更短、并发症发生率及住院费用更低。Kaibori M 等[24]对合并慢性肝脏疾病肝癌患者的研究显示,ERAS 仍可安全实施,故适合于我国患者情况。综上,建议对肝癌患者围手术期遵循 ERAS 原则实施。

Chen L 等[25]对 BCAA 在接受介入治疗的肝癌患者中的安全性及有效性进行系统分析显示,BCAA 可有助于保护患者的肝功能及改善患者生活质量。Iwasa M 等[26]研究发现,对于行经导管动脉栓塞化疗或射频消融的肝癌患者,BCAA 的使用可以降低患者血氨水平及前白蛋白的下降程度。一项回顾性分析索拉非尼治疗晚期肝癌的多中心研究显示,在 Child A 级肝功能患者中,BCAA 应用组较对照组的 OS 更长[27]。肝硬化患者的固有免疫功能常受损[28]。Nakamura I[29]的研究发现,BCAA 可改善患者固有免疫状态。因此,对肝癌患者,特别是合并肝硬化者,BCAA 应用可使患者获益。

免疫增强型制剂用于肝癌患者已有文献报道[30]。免疫增强型制剂可以提高肝癌患者术后 CD8+细胞数量[31]。Zhu X 等[32]的关于 ω-3 不饱和脂肪酸用于肝移植患者术后肠外营养的随机对照研究结果显示,ω-3 不饱和脂肪酸可显著降低手术对肝细胞的损伤,减少感染并发症发生率,缩短住院时间。徐洋等[33]进行了关于添加精氨酸及谷氨酰胺的肠外营养对肝癌术后患者细胞免疫的影响的研究,发现添加精氨酸及谷氨酰胺可明显提高机体的细胞免疫水平。综上,含 ω-3 不饱和脂肪酸、精氨酸、谷氨酰胺等的免疫增强型制剂可使患者获益,临床中可根据实际情况加以应用。

三、推荐意见

1. 肝癌患者应常规进行营养不良风险筛查和评估。(A)

2. 中重度营养不良患者围手术期应常规行营养治疗,并于术后早期行肠内营养治疗,不足部分可适当应用肠外营养补充。(A)

3. 肝癌患者围手术期应遵循加速康复外科原则实施。(A)

4. 营养治疗途径首选肠内营养,营养物质推荐含 BCAA 的制剂。(A)

5. 免疫增强型制剂可能使肝癌患者获益。(B)

6. 适当的营养治疗可改善肝癌患者的预后。(B)

===== 参考文献 =====

[1] BRAY F,FERLAY J,SOERJOMATARAM I,et al. Global cancer statistics 2018:globocan estimates of incidence and mortality worldwide for 36 cancers in 185 countries[J]. CA CANCER J CLIN,2018,68(6):394-424.

[2] BOZZETTI F,MARIANI L,LO VULLO S,et al. The nutritional risk in oncology:a study of 1,453 cancer outpatients[J]. SUPPORT CARE CANCER,2012,20(8):1919-1928.

[3] 蒋虹,郑玲.恶性肿瘤患者 260 例营养状况评价[J].肿瘤学杂志,2010,16(10):825-826.

[4] PHILIPSON T J,SNIDER J T,LAKDAWALLA D N,et al. Impact of oral nutritional supplementation on hospital outcomes[J]. Clin Nutr,2013,32(2):S6-S7.

[5] 易佳盛,张吉翔,王静,等.肝癌患者营养不良的原因及其营养治疗[J/CD].肿瘤代谢与营养电子杂志,2015,2(3):73-76.

［6］ BOZZETTI F. Nutritional support of the oncology patient［J］. Crit Rev Oncol Hematol,2013,87(2):172-200.

［7］ SCH TTE K,TIPPELT B,SCHULZ C,et al. Malnutrition is a prognostic factor in patients with hepatocellular carcinoma (HCC)［J］. Clin Nutr,2015,34(6):1122-1127.

［8］ H RTER J,ORLANDI S P,GONZALEZ M C. Nutritional and functional factors as prognostic of surgical cancer patients［J］. Support Care Cancer,2017,25(8):2525-2530.

［9］ KUMAR M,PANDA D. Role of supportive care for terminal stage hepatocellular carcinoma［J］. J Clin Exp Hepatol,2014,4(Suppl 3):S130-139.

［10］ BO Y,YAO M,ZHANG L,et al. Preoperative Nutritional Risk Index to predict postoperative survival time in primary liver cancer patients［J］. Asia Pac J Clin Nutr,2015,24(4):591-597.

［11］ YAO H,BIAN X,MAO L,et al. Preoperative enteral nutritional support in patients undergoing hepatectomy for hepatocellular carcinoma:a strengthening the reporting of observational studies in epidemiology article ［J］. Medicine (Baltimore),2015,94(46):e2006.

［12］ MEZA-JUNCO J,MONTANO-LOZA A J,BARACOS VE,et al. Sarcopenia as a prognostic index of nutritional status in concurrent cirrhosis and hepatocellular carcinoma ［J］. J Clin Gastroenterol, 2013, 47 (10): 861-870.

［13］ KABATA P,JASTRZĘBSKI T,KĄKOL M,et al. Preoperative nutritional support in cancer patients with no clinical signs of malnutrition—prospective randomized controlled trial［J］. Support Care Cancer, 2015, 23 (2):365-370.

［14］ 中华医学会肠外肠内营养学分会.肿瘤患者营养支持指南［J］.中华外科杂志,2017,55(11):801-829.

［15］ 刘发强,王黎明,荣维淇,等.肝细胞癌肝部分切除术后营养支持的效果［J］.中华肿瘤杂志,2018,40 (10):787-792.

［16］ 李满,梅方超,易斌,等.肝癌病人手术后早期肠内营养支持疗效的 meta 分析［J］.肠外与肠内营养, 2017,24(1):41-45.

［17］ KEHLET H. Multimodal approach to control postoperative pathophysiology and rehabilitation［J］. Br J Anaesth,1997,78(5):606-617.

［18］ 中华医学会外科学分会,中华医学会麻醉学分会.加速康复外科中国专家共识暨路径管理指南 (2018)［J］.中华麻醉学杂志,2018,38(1):8-13.

［19］ MELLOUL E,H BNER M,SCOTT M,et al. Guidelines for perioperative care for liver surgery:Enhanced Recovery After Surgery (ERAS) society recommendations［J］. World J Surg,2016,40(10):2425-2440.

［20］ JOLIAT GR,LABGAA I,H BNER M,et al. Cost-benefit analysis of the implementation of an enhanced recovery program in liver surgery［J］. World J Surg,2016,40(10):2441-2450.

［21］ SONG W,WANG K,ZHANG R J,et al. The enhanced recovery after surgery (ERAS) program in liver surgery:a meta-analysis of randomized controlled trials［J］. Springerplus,2016,5:207.

［22］ CLARK C J,ALI S M,ZAYDFUDIM V,et al. Safety of an enhanced recovery pathway for patients undergoing open hepatic resection［J］. PLoS One,2016,11(3):e0150782.

［23］ YANG R,TAO W,CHEN Y Y,et al. Enhanced recovery after surgery programs versus traditional perioperative care in laparoscopic hepatectomy:a meta-analysis［J］. Int J Surg,2016,36(Pt A):274-282.

［24］ KAIBORI M,MATSUI K,ISHIZAKI M,et al. Effects of implementing an "enhanced recovery after surgery" program on patients undergoing resection of hepatocellular carcinoma［J］. Surg Today,2017,47(1):42-51.

［25］ CHEN L,CHEN Y,WANG X,et al. Efficacy and safety of oral branched-chain amino acid supplementation in patients undergoing interventions for hepatocellular carcinoma:a meta-analysis［J］. Nutr J,2015,14:67.

［26］ IWASA M,SUGIMOTO R,ISHIHARA T,et al. Usefulness of levocarnitine and/or branched-chain amino acids during invasive treatment for hepatocellular carcinoma［J］. J Nutr Sci Vitaminol (Tokyo),2015,61 (6):433-440.

［27］ IMANAKA K,OHKAWA K,TATSUMI T,et al. Impact of branched-chain amino acid supplementation on survival in patients with advanced hepatocellular carcinoma treated with sorafenib:a multicenter retrospective cohort study［J］. Hepatol Res,2016,46(10):1002-1010.

［28］ LEBER B,MAYRHAUSER U,RYBCZYNSKI M,et al. Innate immune dysfunction in acute and chronic liver disease［J］. Wien KlinWochenschr,2009,121(23-24):732-744.

［29］ NAKAMURA I. Impairment of innate immune responses in cirrhotic patients and treatment by branched-chain amino acids［J］. World J Gastroenterol,2014,20(23):7298-7305.

［30］ ZHU X H,WU Y F,QIU Y D,et al. Liver-protecting effects of omega-3 fish oil lipid emulsion in liver transplantation［J］. World J Gastroenterol,2012,18(42):6141-6147.

［31］ 秦锴,聂双发. 免疫强化胃肠外营养对肝癌术后患者机体细胞免疫状态的影响［J］. 重庆医学,2011, 40(11):1079-1080,1083.

［32］ ZHU X,WU Y,QIU Y,et al. Effects of ω-3 fish oil lipid emulsion combined with parenteral nutrition on patients undergoing liver transplantation［J］. JPEN J Parenter Enteral Nutr,2013,37(1):68-74.

［33］ 徐洋,夏俊,方丽华. 添加精氨酸和谷氨酰胺的胃肠外营养对肝癌术后患者细胞免疫状态的影响［J］. 中国生化医药杂志. 2011,32(1):63-65.

第十九章

胰腺癌患者的营养治疗

一、背景

胰腺癌此处指胰腺导管腺癌（pancreatic ductal adenocarcinoma），是常见的胰腺肿瘤，恶性程度极高，近年来，其发病率在国内外均呈明显的上升趋势。据 WHO 统计，2012 年全球胰腺癌发病率和死亡率分别列恶性肿瘤第 13 位和第 7 位。中国国家癌症中心最新统计数据显示，从 2000 年至 2011 年中国胰腺癌的发病率增加，2015 年我国胰腺癌发病率位居恶性肿瘤第 9 位，死亡率位居恶性肿瘤第 6 位。

80%~90% 的胰腺癌患者在疾病初期即有消瘦、乏力、体重丢失。早期无特异性血生化改变，肿瘤累及肝脏、阻塞胆管时可引起谷丙转氨酶、谷草转氨酶、胆汁酸、胆红素等升高。胃流出道梗阻，直接影响进食。肿瘤晚期，伴随恶液质，可出现电解质紊乱以及低蛋白血症。另外，血糖变化也与胰腺癌进展有关，需注意患者的血糖变化情况。

对胰腺癌患者需要进行常规营养筛查及评估，如果有营养不良，应该给予积极的营养治疗，以预防或延缓肿瘤恶液质的发生发展。常用的营养治疗手段包括：营养教育、肠内营养、肠外营养。推荐遵循营养不良五阶梯原则进行营养治疗。

二、证据

（一）胰腺癌患者的营养状况

胰腺癌是恶性程度很高的消耗性疾病，80%~90% 胰腺癌患者在疾病初期即有消瘦、乏力、体重丢失。胰腺癌患者的 REE 显著增加，导致营养状况低下。机体的能量消耗主要有三种形式，即 REE（70%）、自主能量消耗（25%）和食物特殊动力消耗（5%）[1]。

（二）胰腺癌患者营养风险筛查和营养评估

目前 ESPEN 和 CSPEN 均推荐对住院患者应用 NRS 2002 进行营养风险筛查，对评分≥3 分的患者，需制订营养治疗计划[2-4]。NRS 2002 也适合围手术期胰腺癌患者的营养风险筛查[4]。PG-SGA 是专门为肿瘤患者研制的营养评估工具，其敏感性和特异性均已得到验证，是 ADA 推荐的肿瘤患者营养评估首选工具，也得到了中国抗癌协会肿瘤营养与支持治疗专业委员会的推荐与应用。

丁义涛等报告 91 例胰腺癌手术患者，于术前采用 NRS 2002 进行营养风险筛查，结果显示 NRS 2002 能有效筛查胰腺癌患者术前营养风险，预判术后营养风险，推荐作为胰腺癌患者术前营养风险筛查的方法[5]。

朱明炜等调查各种胰腺肿瘤住院患者 121 例，根据肿瘤性质分为胰腺癌组（n=90）和其他胰腺肿瘤组($n=31$),主要应用 NRS 2002 行营养风险筛查,结果显示,综合营养风险发生率 78.5%,营养不足发生率为 4.1%;其中胰腺癌组营养风险发生率显著高于其他胰腺肿瘤组(91.1% vs. 38.7%,$\chi^2=36.525$,$P<0.000\ 1$)[6]。Yu K 等[7]调查 687 例肿瘤患者,营养风险最高的是胰腺癌(81.8%)。

许静涌等[8]通过对 6 家三甲医院 1 472 例老年肿瘤患者的临床资料进行分析,胰腺癌总数 72 例,其中非手术组 48 例,营养风险发生率 64.6%(31/48),营养不良发生率 35.4%(17/48);手术组 24 例,营养风险发生率 70.8%(17/24),营养不良发生率 25.0%(6/24)。

马燕[9]对 627 例消化道肿瘤放疗患者用改良版 NRS 2002 进行营养风险筛查,其中 19% 的胰腺癌(10/53)患者存在营养风险。按本研究对象肿瘤临床分期,早期 52 例(营养风险发生率 15%,8/52)、中期 349 例(营养风险发生率 16%,56/349)和晚期 226 例(营养风险发生率 28%)。Vashi P 等[10]用 SGA 评估 304 例胰腺癌患者,发现 SGA 的改善与死亡率显著降低相关,而与性别、既往治疗史和生物学抗癌活性证据无关。此研究说明 SGA 是独立的生存预测因素。

(三)接受手术的胰腺癌患者的营养治疗

胰腺癌患者发生围手术期营养不良的风险极高,而围手术期营养不良的发生将严重影响患者预后。一方面,术前营养状态差将影响手术时机的抉择、增加术后并发症发生的风险;另一方面,术后短期内营养状态差可导致住院时间延长、术后并发症发生率及病死率增加。

术前营养策略,建议采用"逐级递进式"营养支持,即经口进食→口服补充营养(ONS)→肠内营养(EN)→肠外营养(PN)的原则[11]。

关于术前营养治疗的指征,Nemer L 等[12]回顾性分析 123 例胰腺癌患者并发现:虽然胰腺癌患者多伴有体重丢失,但其中仅少数进行了术前营养治疗。而且仅当体重丢失>10% 时,患者预后才与体重丢失有关。Jie B 等[13]报道的一项纳入 1 085 例患者的多中心、前瞻性研究荟萃分析发现,只有对 NRS 2002 评分>5 的高风险患者进行术前营养支持后,其并发症发生率由 50.6% 降至 25.6%($P<0.05$),住院时间由 17 天缩短至 7 天($P<0.05$)。

关于营养途径的选择,Gerritsen 共纳入 15 项研究,3 474 例患者,系统分析了经口进食、鼻空肠营养管(nasojejunal tube,NJT)、胃空肠造瘘管(gastrojejunostomy tube,GJT)、空肠造瘘管(jejunostomy tube,JT)、全肠外营养对胰十二指肠切除术(pancreatoduodenectomy,PD)术后并发症的影响,发现没有证据支持胰十二指肠切除后常规肠内或肠外喂养何者更优。但是,口服饮食可能被认为是首选的常规喂养策略[14]。赵玉沛等[15]采用多中心、前瞻性、随机对照研究方法比较了围手术期肠内营养和肠外营养对接受胰十二指肠切除术的胰腺癌患者的影响。共入组 200 例患者,随机分为肠内营养治疗组(肠内营养组,$n=90$)和肠外营养治疗组(肠外营养组,$n=88$),研究中脱落 22 例。结果显示与肠外营养相比,肠内营养并未降低胰腺癌围手术期并发症的发生率,但可以改善机体的营养免疫状态。Perinel J 等[16]报告一项多中心随机对照试验,204 例胰腺癌患者行 PD,随机分成鼻空肠早期肠内营养组(nasojejunal early enteral nutrition,NJEEN,$n=103$)或全肠外营养组($n=101$)。PD 术后 NJEEN 组胰瘘发生率增加(48.1% vs. 27.7%,$P=0.012$),且胰瘘严重程度(B/C 级胰瘘)更高(29.4% vs. 13.9%,$P=0.007$),就安全性和可行性而言,不推荐 NJEEN。

大量研究已证明 ERAS 安全、有效[17,18]。同时,ESPEN 指南推荐[19],对于所有上消化道肿瘤患者,应依据 ERAS 理念进行术后管理,加快患者康复。欧洲 ERAS 委员会建议[20],PD

术后患者应早期经口进食,且不应限制进食种类,于术后 3~4 天依据患者耐受能力,逐渐增加进食量。

(四) 接受放化疗的胰腺癌患者的营养治疗

接受放化疗的胰腺癌患者绝大多数属中晚期患者,大致可分两大类,一类是胃流出道和胆道通畅者,另一类是前两者有梗阻者。前者根据胰腺癌患者的营养风险筛查、营养评估情况,按五阶梯原则进行营养治疗。营养途径以肠内营养为主。存在梗阻者后面有专论。

接受放化疗的胰腺癌患者的营养治疗相关的报道较少,Dobrila 报道 44 例胰腺癌患者,初访时 NTS 评分为≥5,对全部 44 例患者实施营养咨询,对 33 例(75%)进行了补充肠内喂养。通过营养咨询、肠内食物替代和药物支持,61.1% 的患者体重增加、食欲改善。平均 KPS 在第一个月的治疗后改善最多,而两个月后又恢复到基础水平[21]。Vashi P 等[10] 报道在胰腺癌患者治疗期间,由专门的营养和代谢支持小组、采用 SGA 对患者营养状况进行基线和治疗后评价。结果显示大多数胰腺癌患者(70%)的营养状况在肿瘤治疗期间得到维持或改善。研究说明 SGA 是独立的生存预测因子,营养状况对患者生存预后有重要影响。

总之,在胰腺癌患者的营养风险筛查、营养评估情况和胃肠道功能状况基础上制订营养治疗计划:①生命体征平稳而自主进食障碍者,推荐营养支持治疗;②生命体征不稳和多器官功能衰竭者,原则上不考虑系统性营养支持治疗[22]。

(五) 伴胃流出道及胆道梗阻的胰腺癌患者的营养治疗策略

疏通梗阻,同时进行营养治疗。梗阻分胃流出道梗阻和胆道梗阻。胃流出道梗阻,不能经口进食的胰腺癌患者需肠外营养。

胃流出道梗阻的处理策略:功能状态好的患者,行胃空肠吻合(开腹或腹腔镜)±J 管,考虑肠道支架;功能状态差的患者,行肠道支架,通过经皮内镜下胃造瘘术(PEG)进行胃肠减压。胆道梗阻的处理策略:内镜下胆道金属支架(首选推荐),经皮胆道引流后行内引流,开腹胆肠旁路(胆肠吻合术)[23]。

预防性手术:对暂未出现十二指肠、胆道梗阻,但预期生存期≥3 个月的患者,若有临床指征,可做预防性胃空肠吻合术。预期可能出现胆道梗阻的患者,可考虑进行胆总管/肝总管空肠吻合术[24]。

(六) 厌食、消化不良、恶液质、胰腺外分泌不足的处理

当患者伴有厌食或消化不良时,可以应用甲羟孕酮或甲地孕酮及胰酶片等药物,以改善食欲,促进消化[24]。

当患者有恶液质时,酌情选用能逆转恶液质异常代谢的代谢调节剂,目前使用的包括鱼油不饱和脂肪酸、DHA 和沙利度胺等[23]。

胰腺外分泌不足可引起脂肪泻、腹部绞疼、营养不良和体重丢失,可口服胰酶制剂——脂肪酶,主餐服用 25 000~75 000 单位脂肪酶单位,便餐服用 10 000~25 000 脂肪酶单位,餐前摄入一半剂量,餐中摄入一半剂量。对于治疗无效者,可增加酶制剂剂量,也可考虑服用质子泵抑制剂减少胃酸分泌。

(七) 胰腺癌患者的能量和蛋白需求

建议能量 25~30kcal/(kg·d),蛋白质 1.2~2.0g/(kg·d),视患者营养及代谢状况变化调整营养供给量。有并发症者,能量可增加至 30~35kcal/(kg·d),视患者营养及代谢状况变化调整营养供给量。

三、推荐意见

1. 胰腺癌患者入院时应该常规进行营养筛查与评估,对存在营养不良患者进行营养治疗。(A)

2. 胰腺癌患者的营养不良筛查与营养评估方法　营养风险筛查可以采用 NRS 2002 等工具,营养评估可用 PG-SGA 等工具。(A)

3. 有营养不良且胃肠道功能正常或基本正常的胰腺癌患者,首选肠内营养。(A)

4. 术前胰腺癌患者,当体重丢失>10%(血浆白蛋白<30g/L)时,考虑推迟手术,并给予强化营养治疗,同时动态监测营养状态。当体重丢失 5%~10% 时,仍建议营养支持先于手术的治疗策略,对可切除胰腺癌患者密切监测营养状态,选择最佳手术时机,实现 R0 切除。(B)

5. 术后可依据加速康复外科理念给予营养治疗,以实现快速康复,帮助患者进入下一阶段治疗。术后应重视对胰腺外分泌功能不全的诊断及治疗。(A)

6. 接受放化疗的胰腺癌患者,在胰腺癌患者的营养风险筛查、营养评估情况和胃肠道功能状况基础上制订营养治疗计划:生命体征平稳而自主进食障碍者,推荐营养治疗;生命体征不稳和多器官功能衰竭者,原则上不考虑系统性营养支持治疗。(A)

7. 伴胃流出道及胆道梗阻的胰腺癌患者的营养治疗策略　疏通梗阻,同时进行营养治疗。胃流出道梗阻,不能经口进食的胰腺癌患者需肠外营养。(A)

8. 甲羟孕酮或甲地孕酮及胰酶片等可改善食欲,促进消化。(A)

9. 鱼油不饱和脂肪酸、DHA 和沙利度胺等能逆转恶液质异常代谢。(A)

10. 脂肪泻患者可服用脂肪酶、质子泵抑制剂等。(A)

11. 胰腺癌患者推荐能量 25~30kcal/(kg·d),蛋白质 1.2~2.0g/(kg·d),视患者营养及代谢状况变化调整营养供给量。有并发症者,能量可增加至 30~35kcal/(kg·d),视患者营养及代谢状况变化调整营养供给量。(A)

———————————————— 参考文献 ————————————————

[1] 朱文强,全竹富,王新颖,等.胰腺癌患者静息能量消耗与营养状态关系的研究[J].肠外与肠内营养,2011,18(4):21-224.

[2] 中华医学会.临床诊疗指南肠外肠内营养学分册[M].北京:人民卫生出版社,2008:16-49.

[3] SOBOTKA L,SCHNEIDER S M,BERNER Y N,et al. ESPEN guidelines on parenteral nutrition:Geriatrics[J]. Clin Nutr,2009,28(4):461-466.

[4] WEIMANN A,BRAGA M,CARLI F,et al. ESPEN guideline:clinical nutrition in surgery[J]. Clin Nutr,2017,36(3):623-650.

[5] 韩冰,徐庆祥,丁义涛,等.营养风险筛查表 2002 对胰腺癌患者术前营养的评估[J].中华肝胆外科杂志,2016,22(3):150-154.

[6] 吕骅,杨鑫,丁润宇,等.外科胰腺肿瘤患者营养不足和营养风险发生率的前瞻性调查研究[J].中华临床营养杂志,2017,25(2):94-98.

[7] YU K,ZHOU X R,HE S L. A multicentre study to implement nutritional risk screening and evaluate clinical outcome and quality of life in patients with cancer[J]. Eur J Clin Nutr,2013,81:732-7.

[8] 许静涌,唐普贤,陈伟,等.老年肿瘤患者营养风险、营养不良及营养治疗情况调查[J/CD].肿瘤代谢与营养电子杂志,2018,5(2):159-164.

[9] 马燕,侯文红,孙永敏,等. 627 例放疗科消化道肿瘤患者营养风险筛查分析[J]. 滨州医学院学报,2015,38(1):35-37.

[10] VASHI P,POPIEL B,LAMMERSFELD C,et al. Outcomes of systematic nutritional assessment and medical nutrition therapy in pancreatic cancer[J]. Pancreas,2015,750-755.

[11] 孙备,田凤宇. 胰腺癌患者围手术期营养支持要点[J]. 中国实用外科杂志,2018,38(3):273-277.

[12] NEMER L,KRISHNA S G,SHAH Z K,et al. Predictors of pancreatic cancer associated weight loss and nutritional interventions[J]. Pancreas,2017,46(9):1152-1157.

[13] JIE B,JIANG Z M,NOLAN M T,et al. Impact of preoperative nutritional support on clinical outcome in abdominal surgical patients at nutritional risk[J]. Nutrition,2012,28(10):1022-1027.

[14] GERRITSEN A,MOLENAAR I Q,BESSELINK M G. Systematic review of five feeding routes after pancreatoduodenectomy[J]. Brit J Surg,2013,100(5):589-598.

[15] 郭俊超,李建,胡亚,等. 胰腺癌围手术期肠内外营养支持治疗的多中心、前瞻性随机对照研究[J]. 中华外科杂志,2013,51(11):987-990.

[16] PERINEL J,MARIETTE C,DOUSSET B,et al. Early enteral versus total parenteral nutrition in patients undergoing pancreaticoduodenectomy[J]. Ann of Surg,2016,264(5):731-737.

[17] MORGAN K A,LANCASTER W P,WALTERSM L,et al. Enhanced recovery after surgery protocols are valuable in pancreas surgery patients[J]. J Am Coll Surg,2016,222(4):658-664.

[18] PARTELLI S,CRIPPA S,CASTAGNANI R,et al. Evaluation of an enhanced recovery protocol after pancreaticoduodenectomy in elderly patients[J]. HPB,2016,18(2):153-158.

[19] ARENDS J,BACHMANN P,BARACOS V,et al. ESPEN guidelines on nutritionin cancer patients[J]. Clin Nutr,2017,36(1):11-48.

[20] LASSEN K,COOLSEN M,SLIM K,et al. Guidelines for perioperative care for pancreaticoduodenectomy:Enhanced Recovery After Surgery (ERAS)society recommendations[J]. World J Sur,2013,31(6):817-830.

[21] DOBRILA D,GUINA T,KRZNARIĆ Z. Nutritional and pharmacologic support in patients with pancreatic cancer[J]. Coll Antropol,2008,32(2):505-508.

[22] 中国抗癌协会胰腺癌专业委员会. 胰腺癌综合诊治指南(2018 版)[J]. 中华外科杂志,2018,56(7):481-494.

第二十章

血液系统肿瘤患者的营养治疗

一、背景

血液系统肿瘤患者诊治过程中普遍存在营养不良,可表现为 BMI、人体成分、生化指标及营养筛查/评估量表等的异常。研究显示,63.5%的儿童/青少年血液肿瘤患者存在营养不良,半数以上处于严重营养不良状态[1]。化疗作为血液系统肿瘤最重要的治疗手段,可能进一步加剧这种异常。抗肿瘤药物引起的非血液学毒性:如恶心、呕吐、胃肠道黏膜损伤、肝损伤等引起摄食减少;血液学毒性:如重度骨髓抑制引起免疫功能下降、感染风险增加、机体代谢改变。有研究显示,急性白血病诱导治疗后中重度营养不良患者高达90%以上,营养状态恶化最主要的原因是化疗引起的恶心呕吐及摄食减少[2]。此外,诱导治疗后 C 反应蛋白显著升高,提示感染发生率及炎症水平均较高,这在一定程度上可能干扰机体代谢、加剧营养状态的恶化。多项研究表明,及时、恰当的个体化营养治疗可显著改善血液病患者营养状况、预防营养不良及相关并发症,降低治疗相关不良反应风险、提高耐受性、疗效及生活质量[3,4]。因此,血液系统肿瘤患者的营养评估和干预需引起临床医生的高度重视。

二、证据

(一)营养不良对血液系统肿瘤患者治疗及预后的影响

1. BMI 异常　2018 年的一项回顾性研究[5]纳入了 1 057 例成人急性髓系白血病(acute myeloid leukemia,AML)患者,按照 BMI 将患者分为低体重、正常体重及超重组,分别比较组间 OS、EFS 及非复发死亡率的差异,并观察各组首次诱导治疗中感染及严重不良事件的发生情况。结果显示,治疗前低体重(BMI<18.5)是影响成人 AML 患者生存的独立不良预后因素,低体重患者首次诱导治疗中感染及严重不良事件发生率和非复发死亡率均明显增加,其 OS、EFS 较正常体重组显著缩短。此外,淋巴瘤患者治疗前低体重也与较差预后相关,一项来自美国康涅狄格州的研究显示:低体重(BMI<18.5)的女性患者生存时间明显劣于 BMI 正常者[6]。

2. 人体成分异常　最近 Nakamura N 等[7]的一项回顾性研究发现,诊断时肌肉/脂肪减少的 AML 患者 OS 较对照组显著缩短,其中肌肉减少是影响 OS 的独立不良预后因素,肌肉减少的 AML 患者死亡风险为对照组的 2.27 倍。这一趋势在年龄大于 60 岁的老年 AML 患者中更为显著,肌肉减少的老年 AML 患者 3 年 OS 为 0%。另有两项韩国的研究[8,9]对 R-CHOP 方案治疗的弥漫大 B 细胞淋巴瘤(diffuse large B-cell lymphoma,DLBCL)患者进行了分析:肌肉减少的 DLBCL 患者对诱导治疗的耐受性较差,严重不良事件发生率、治疗相关死亡率以及治疗中断率均显著高于对照组,总生存时间亦明显劣于非肌肉减少症患者。此外,加拿大阿尔伯塔大学的研究进一步证实了骨骼肌密度衰减程度与 DLBCL 患者诱导疗效及预后的相关性:骨骼肌密度异常衰减的 DLBCL 患者无论是诱导治疗 CR 率或生存时间均明显劣于无异常衰减的对照组[10]。

3. 生化指标异常 2019 年法国的一项研究发现:低血清白蛋白水平(<30g/L)是 AML 患者的不良预后因素,且具备比 BMI 更优的预后价值[11]。此外,有研究认为,基于血清白蛋白及外周血淋巴细胞计数的预后营养指数(prognostic nutritional index,PNI)是宿主炎症和营养状况的标志。香港屯门医院评估了该中心 88 例滤泡淋巴瘤(follicular lymphoma,FL)患者的 PNI,发现高 PNI(>45)的 FL 患者诱导治疗 CR 率明显高于低 PNI 者(75.4% vs 43.5%)[12]。另有一项韩国的研究进一步证实:PNI 与骨骼肌指数、BMI 和血清白蛋白水平呈正相关。与高 PNI 组(≥40)相比,低 PNI 的 DLBCL 患者诱导治疗 CR 率较低(60.3% vs 87.6%),治疗相关毒性增加,治疗中断率更高(43.5% vs. 8.8%),其预后价值优于国际预后指数 IPI,是影响 OS 的独立预后因素[13]。

4. 整体/综合评估异常 2014 年一项前瞻性研究依据 BMI、前白蛋白、C 反应蛋白以及 PG-SGA 评分对 55 例急性白血病患者的营养状态进行了评估,旨在明确营养状况与机体炎症的相关性:在所有患者中,前白蛋白水平与中性粒细胞减少伴发热持续时间(duration of neutropenic fever,DNF)及住院持续时间(length of hospital stay,LOS)呈正相关,亚组分析中,严重营养不良(PG-SGA≥9 分)的 ALL 患者 DNF 较对照组显著延长;此外,AML 患者中 BMI 与 DNF 呈负相关[14]。另有一项 2017 年吉林大学白求恩第一医院肿瘤中心的回顾性队列研究显示:68 例急性白血病患者中,严重营养不良(PG-SGA≥9 分)更多见于 AML 患者,且与年龄、KPS 评分、C 反应蛋白呈正相关,与转铁蛋白呈负相关,与非严重营养不良(PG-SGA 0~8 分)组相比,严重营养不良患者治疗期间胃肠道不良反应发生率显著增加,治疗后微小残留病(minimal residual disease,MRD)水平较高,OS 时间显著缩短[15]。

(二) 血液系统肿瘤患者营养不良的筛查及评估

血液系统肿瘤患者常伴随营养不良,营养不良增加血液病患者死亡率,诊断后应常规给予营养筛查及评估。目前国际上使用的筛查及评估手段主要涉及两方面:一是单一客观指标,包括 BMI(身高、体重)、人体测量指标(上臂中围、上臂段肌围、肱三头肌皮褶厚度)、人体成分(瘦体组织、脂肪组织等)以及常用生化指标(各类血清蛋白水平、淋巴细胞计数、预后营养指数等)的测定。二是整体主观量表,包括 NRS 2002、PG-SGA、MNA、MUST 以及 NRI 等的评定。

研究显示,单一应用 BMI、生化检测等传统营养评估指标来衡量血液肿瘤患者营养状态可能存在偏倚,人体测量数据虽然优于 BMI,但仍停留于对肌肉和脂肪组织的粗略估计而非精确定量[16]。目前的研究倾向于综合考虑上述客观指标评估血液肿瘤患者的营养状态[1,17]。此外,近年来基于 CT、BIA、DEXA 等建立的人体成分分析能够精准评估和监测各类人体成分的变化,有望成为营养评估及干预的有力工具[7,10,18]。2014 年荷兰一项 meta 分析纳入了 83 项研究,对目前 32 种营养筛查及评估量表的构建标准及预测有效性进行了平行比较。研究指出没有任何一种营养筛查/评估量表可适用于所有患者,但 PG-SGA 及 NRS 2002 对于成年患者具备较好的预测价值,而对于老年患者,MNA 则具备更优的预测有效性[19]。

目前尚无专门针对血液肿瘤患者的营养风险筛查和评估工具,中国抗癌协会(Chinese

Anti-cancer Association, CACA)推荐应用 NRS 2002 和 PG-SGA 量表进行营养风险筛查和评估[20,21]。

（三）血液系统肿瘤患者的营养治疗方案

1. 营养治疗的方式 主要包括肠内营养和肠外营养。

（1）肠内营养：可作为营养治疗的首选方法。研究显示，血液病患者接受肠内营养比肠外营养具有更多优势：包括高血糖及腹泻发生减少，GVHD 发生率和感染风险降低等[22,23]。2014 年一项随机对照研究比较了肠内/肠外营养对白血病患者化疗期间胃肠道耐受性及营养状态的影响：肠内营养患者化疗期间胃肠道不良反应更小，且血清白蛋白水平明显高于肠外营养组[24]。2018 年郑州大学第一附属医院的随机对照研究也显示：儿童白血病诱导缓解期，经胃肠道给予营养补充能显著改善患儿营养状态，肠内营养组患儿血清总蛋白、白蛋白、前白蛋白浓度均高于对照组；同时，肠内营养可显著降低低白蛋白血症、胃肠道不良反应和感染的发生率，减少白蛋白及血制品的输注，降低治疗费用[25]。

（2）肠外营养：危重血液病患者由于重症感染（如脓毒血症）、气管插管、胃肠道功能障碍等，可能无法经口及胃肠道获得足够的营养治疗。2014 年一项回顾性研究指出，对于危重血液病患者，肠内营养仅能满足 40% 的蛋白质需求和 60% 的能量需求[26]。此外，骨髓移植前接受高风险的大剂量化疗后，由于恶心呕吐、食欲不振、黏膜炎、胃肠道功能障碍等合并症的出现，常将肠外营养作为首选[27]。一项 meta 分析结果显示，与肠内营养相比，肠外营养能够明显增加体重、血清白蛋白水平、能量和蛋白质的摄入[28]，但长期接受肠外营养可能导致肠黏膜萎缩、功能减退且增加肠源性及导管相关感染风险，因此胃肠道功能改善后应尽快停用[29]。

2. 营养治疗的配方 血液肿瘤患者营养不良的主要原因通常是能量及蛋白质的丢失[3,26]。ASPEN 和 ESPEN 对特殊营养配方的推荐为糖/脂肪比例达到 1:1，氨基酸的补充剂量范围为 1.0~2.0g/(kg·d)。但血液肿瘤患者的营养不良仍可能合并其他不同的固有原因（包括饮食习惯、既往营养状态，如厌食/恶液质等）。因此，营养治疗没有统一标准，需对患者进行初步营养评估后，在特定条件下给予个体化营养治疗[28]。

3. 特殊营养剂的补充

（1）谷氨酰胺：目前对于谷氨酰胺是否添加到肠内/肠外营养中还存在争议，但 ASPEN 和 ESPEN 均指出，肠外营养中添加谷氨酰胺对血液肿瘤患者营养状态的改善以及降低治疗相关毒性具有积极作用：补充谷氨酰胺可减少黏膜炎症、减少蒽环类药物的心脏毒性以及来那度胺、硼替佐米的神经毒性的发生并降低甲氨蝶呤的免疫抑制作用[3,30]。2016 年的一项随机对照研究显示：对于儿童急性淋巴细胞白血病（acute lymphoblastic leukemia, ALL）患者，在诱导缓解治疗中给予谷氨酰胺营养补充剂可有效改善全身营养状况，提高免疫功能，接受谷氨酰胺补充治疗的患者血清前白蛋白、白蛋白、视黄醇结合蛋白、肱三头肌皮褶厚度等营养指标均优于对照组[31]。另有一项回顾性研究证实：大剂量甲氨蝶呤强化治疗的儿童 ALL 患者，给予谷氨酰胺补充后口腔黏膜炎发生率明显低于对照组（3.8% vs. 17.6%）[32]。

（2）针对"粒细胞减少"的饮食：中性粒细胞减少伴/不伴发热是血液肿瘤患者诊治过程中最常见且致命的严重不良事件，与治疗中断、治疗相关死亡率密切相关。尽管目前国内外关于粒细胞减少的饮食并无统一标准，但已有多项研究对此进行了探索。2018 年一项纳入 150 例儿童患者的随机对照研究显示：与标准饮食相比，粒细胞减少饮食对骨髓抑制期间感染的发生并无预防作用[33]。此外，2019 年纳入了 5 项随机对照研究的 meta 分析同样指出:粒细胞减少饮食并不能降低骨髓抑制期间感染的发生率[34]。

（3）ω-3 多不饱和脂肪酸:2013 年的一项 Ⅱ 期临床研究共纳入 80 例 AML 患者,旨在观察补充 ω-3 PUFA 对大剂量清髓化疗后严重(≥3 级)中性粒细胞减少性小肠结肠炎的影响,结果显示补充 ω-3 PUFA 并无明显获益[35]。而 2017 年一项随机对照研究显示,口服鱼油(主要成分为 ω-3 PUFA、EPA 及 DHA)能够降低血液肿瘤患者 C 反应蛋白/白蛋白比例,延长总生存时间[36]。

（4）牛初乳及大豆饮食:2018 年一项随机对照研究比较了大豆/豇豆坚果饮食,对维持治疗阶段的儿童 ALL 患者机体营养及疾病状态的影响,发现与豇豆坚果组相比,大豆坚果的摄入使患儿总能量、蛋白质摄入量以及体力活动得到明显提高;体重、BMI、红细胞数量、血红蛋白和血细胞比容水平以及疲劳等亦得到显著改善[37]。此外,2019 年一项随机、双盲、安慰剂对照的临床研究证实:与安慰剂相比,ALL 诱导治疗中摄入牛初乳可显著降低口腔黏膜炎的严重程度[38]。

三、推荐意见

1. 应依据血液肿瘤患者的年龄、诊断、治疗方案等,综合选择营养筛查/评估手段(B)。NRS 2002、PG-SGA 对成年患者营养状况的筛查和评估价值较好,而 MNA 量表对老年患者营养状况的预测有效性更优(B)。

2. 肠内营养是血液肿瘤患者营养治疗的首选方式(A)。危重或高风险大剂量化疗的血液肿瘤患者经口及胃肠道补充不能满足营养需求时,推荐采用肠外营养,但胃肠道功能恢复后应尽早停用(B)。

3. 谷氨酰胺改善白血病诱导治疗阶段的全身营养状态,提高免疫功能(B),降低强化治疗阶段大剂量甲氨蝶呤相关口腔黏膜炎的发生风险(B);牛初乳减轻诱导治疗阶段口腔黏膜炎的严重程度(A);大豆坚果饮食改善维持治疗阶段机体营养状态、纠正贫血,减轻疲劳(A)。

4. 针对"粒细胞减少"的饮食不能降低骨髓抑制期间感染的发生风险,并不优于标准饮食。(A)

5. 口服鱼油可降低血液肿瘤患者机体炎症风险。(A)

===== 参考文献 =====

[1] SALA A,RSSI E,ANTILLON F,et al. Nutritional status at diagnosis is related to clinical outcomes in children and adolescents with cancer:a perspective from Central America[J]. Eur J Cancer,2012,48(2):243-252.

[2] MALIHI Z,KANDIAH M,CHAN Y M,et al. Nutritional status and quality of life in patients with acute leukaemia prior to and after induction chemotherapy in three hospitals in Tehran,Iran:a prospective study[J]. J Hum Nutr Diet,2013,26(Suppl 1):123-131.

[3] GOMEZ-CANDELA C,CANALESALBENDEA M A,PALMAMILLA S,et al. Nutritional intervention in onco-hematological patient[J]. Nutrición Hospitalaria,2012,27(3):669-680.

[4] BARR RD,GOMEZ-ALMAGUER D,JAIME-PEREZ J C,et al. Importance of nutrition in the treatment of leukemia in children and adolescents[J]. Arch Med Res,2016,47(8):585-592.

[5] HARADA K,DOKI N,HAGINO T,et al. Underweight status at diagnosis is associated with poorer outcomes in adult patients with acute myeloid leukemia:a retrospective study of JALSG AML 201[J]. Ann Hematol,2018,97(1):73-81.

[6] HAN X,STEVENS J,BRADSHAW P T. Body mass index,weight change,and survival in non-Hodgkin lymphoma patients in Connecticut women[J]. Nutr Cancer,2013,65(1):43-50.

[7] NAKAMURA N,NINOMIYA S,MATSUMOTO T,et al. Prognostic impact of skeletal muscle assessed by computed tomography in patients with acute myeloid leukemia[J]. Ann Hematol,2019,98(2):351-359.

[8] GO SI,PARK M J,SONG H N,et al. A comparison of pectoralis versus lumbar skeletal muscle indices for defining sarcopenia in diffuse large B-cell lymphoma-two are better than one[J]. Oncotarget,2017,8(29):47007-47019.

[9] GO S I,PARK M J,SONG H N,et al. Prognostic impact of sarcopenia in patients with diffuse large B-cell lymphoma treated with rituximab plus cyclophosphamide,doxorubicin,vincristine,and prednisone[J]. J Cachexia Sarcopenia Muscle,2016,7(5):567-576.

[10] CHU M P,LIEFFERS J,GHOSH S,et al. Skeletal muscle density is an independent predictor of diffuse large B-cell lymphoma outcomes treated with rituximab-based chemoimmunotherapy[J]. J Cachexia Sarcopenia Muscle,2017,8(2):298-304.

[11] FILLIATRE-CLEMENT L,BROSEUS J,MULLER M,et al. Serum albumin or body mass index:which prognostic factor for survival in patients with acute myeloblastic leukaemia? [J]. Hematol Oncol,2019,37(1):80-84.

[12] LEE S F,NG T Y,WONG F C S. The value of prognostic nutritional index in follicular lymphoma[J]. Am J Clin Oncol,2019,42(2):202-207.

[13] GO S I,PARK S,KANG M H,et al. Clinical impact of prognostic nutritional index in diffuse large B cell lymphoma[J]. Ann Hematol,2019,98(2):401-411.

[14] ESFAHANI A,GHOREISHI Z,ABEDI MIRAN M,et al. Nutritional assessment of patients with acute leukemia during induction chemotherapy:association with hospital outcomes[J]. Leuk Lymphoma,2014,55(8):1743-1750.

[15] LI J,WANG C,LIU X,et al. Severe malnutrition evaluated by patient-generated subjective global assessment results in poor outcome among adult patients with acute leukemia:a retrospective cohort study[J]. Medicine (Baltimore),2018,97(3):e9663.

[16] WEBBER C,HALTON J,WALKER S,et al. The prediction of lean body mass and fat mass from arm anthropometry at diagnosis in children with cancer[J]. J PediatrHematol Oncol,2013,35(7):530-533.

[17] PRIBNOW A K,ORITZ R,BAEZ L F,et al. Effects of malnutrition on treatment-related morbidity and survival of children with cancer in Nicaragua[J]. Pediatr Blood Cancer,2017,64(11):e26590.

[18] THIBAULT R,PICHARD C. The evaluation of body composition:a useful tool for clinical practice[J]. Ann Nutr Metab,2012,60(1):6-16.

[19] VAN BOKHORST-DE VAN DER SCHUEREN M A,GUAITOLI P R,JANSMA E P,et al. Nutrition screening tools:does one size fit all? A systematic review of screening tools for the hospital setting[J]. Clin Nutr,2014,33(1):39-58.

[20] 中国抗癌协会.营养风险筛查[J/CD].肿瘤代谢与营养电子杂志,2016,3(2):102-103.

[21] 中国抗癌协会.营养评估[J/CD].肿瘤代谢与营养电子杂志,2016,3(2):100-101.

[22] MARTIN-SALCES M,DE PAZ R,CANALES M A,et al. Nutritional recommendations in hematopoietic stem cell transplantation[J]. Nutrition,2008,24(7-8):769-775.

[23] LEMAL R,CABRESPINE A,PEREIRA B,et al. Could enteral nutrition improve the outcome of patients with haematological malignancies undergoing allogeneic haematopoietic stem cell transplantation? A study protocol for a randomized controlled trial (the NEPHA study)[J]. Trials,2015,16:136.

[24] ZHAO M,LI X G,MA Y Y,et al. Application of enteral nutrition during perichemotherapy of acute non-lymphocytic leukemia[J]. J Chem Pharm Res,2014,6(6):768-771.

［25］LIANG R,CHEN GY,FU SX,et al. Benefit of oral nutritional supplements for children with acute lympho-blastic leukaemia during remission-induction chemotherapy:a quasi-experimental study［J］. Asia Pac J Clin Nutr,2018,27(1):144-147.

［26］MACEACHERN KN,KRAGULJAC AP,MEHTA S. Nutrition care of critically ill patients with leukemia:A retrospective review［J］. Intensive Care Medicine,2014,40(1):S85.

［27］MURRAY SM,PINDORIA S. Nutrition support for bone marrow transplant patients［J］. Cochrane Database Syst Rev,2009,21(1):CD002920.

［28］WARD EJ,HENRY LM,FRIEND AJ,et al. Nutritional support in children and young people with cancer un-dergoing chemotherapy［J］. Cochrane Database Syst Rev,2015,(8):CD003298.

［29］BAUMGARTNER A,HOSKIN K,SCHUETZ P. Optimization of nutrition during allogeneic hematologic stem cell transplantation［J］. Curr Opin Clin Nutr Metab Care,2018,21(3):152-158.

［30］GAURAV K,GOEL RK,SHUKLA M,et al. Glutamine:a novel approach to chemotherapy-induced toxicity ［J］. Indian J Med Paediatr Oncol,2012,33(1):13-20.

［31］HAN Y,ZHANG F,WANG J,et al. Application of glutamine-enriched nutrition therapy in childhood acute lymphoblastic leukemia［J］. Nutr J,2016,15(1):65.

［32］CHANG YH,YU MS,WU KH,et al. Effectiveness of parenteral glutamine on methotrexate-induced oral mu-cositis in children with acute lymphoblastic leukemia［J］. Nutr Cancer,2017,69(5):746-751.

［33］MOODY KM,BAKER RA,SANTIZO RO,et al. A randomized trial of the effectiveness of the neutropenic di-et versus food safety guidelines on infection rate in pediatric oncology patients［J］. Pediatr Blood Cancer,2018,65(1):e26711.

［34］BALL S,BROWN TJ,DAS A,et al. Effect of neutropenic diet on infection rates in cancer patients with neu-tropenia:A Meta-analysis of randomized controlled trials［J］. Am J Clin Oncol,2019,42(3):270-274.

［35］BUKKI J,STANGA Z,TELLEZ FB,et al. Omega-3 poly-unsaturated fatty acids for the prevention of severe neutropenic enterocolitis in patients with acute myeloid leukemia［J］. Nutr Cancer,2013,65(6):834-842.

［36］CHAGAS TR,BORGES DS,DE OLIVEIRA PF,et al. Oral fish oil positively influences nutritional-inflamma-tory risk in patients with haematological malignancies during chemotherapy with an impact on long-term sur-vival:a randomised clinical trial［J］. J Hum Nutr Diet,2017,30(6):681-692.

［37］RAMEZANI N,MOAFI A,NADJARZADEH A,et al. The effect of soy nut compared to cowpea nut on body weight,blood cells,inflammatory markers and chemotherapy complications in children with acute lymphoblas-tic leukemia:A randomized controlled clinical trial［J］. Nutr Cancer,2018,70(7):1017-1025.

［38］RATHE M,DE PIETRI S,WEHNER PS,et al. Bovine colostrum against chemotherapy-induced gastrointesti-nal toxicity in children with acute lymphoblastic leukemia:A randomized,double-blind,placebo-controlled trial［J］. JPEN J Parenter Enteral Nutr,2019,44(2):337-347.

第二十一章

脑胶质瘤患者的营养治疗

一、背景

（一）脑胶质瘤的发病情况

脑胶质瘤起源于神经外胚叶组织，是发病率最高且预后最差的原发性颅内肿瘤，对人类健康构成了极大的威胁。近 30 年来，原发性恶性脑胶质瘤的发病率逐年递增，据美国脑肿瘤注册中心（Central Brain Tumor Registry of the United States，CBTRUS）统计，脑胶质瘤占所有原发性中枢神经系统恶性肿瘤的 81%[1,2]。恶性胶质瘤的发病率为 5%~8%[1]，5 年生存率仅为 9%~12%[3-5]。2016 年肿瘤统计学数据显示恶性胶质瘤已上升为青壮年人群（20~39 岁）和青少年人群（<20 岁）的第 1 位肿瘤死因[6]。

（二）脑胶质瘤相关的饮食因素和营养学研究

近年来，脑胶质瘤发生发展的研究虽然取得了很大进展，但脑胶质瘤的发病率仍居高不下并有向小年龄组偏移的趋势，而且病因尚未完全阐明。在饮食与营养方面，相关文献报道水果、蔬菜和谷物类对预防脑瘤的发生有保护性，柑橘类水果的保护性更强[7]。蔬菜、水果和谷类中富含膳食纤维，能预防由某些化学致癌物诱发的癌变，又能调整体内激素或内源性肿瘤抑制剂。除了膳食纤维外，蔬菜、水果中富含的维生素类及叶酸等可抑制组织细胞对致癌化合物的转化及自由基的形成，保护细胞的正常分化，增强机体免疫功能，在脑胶质瘤防护方面也起到了关键的作用。由于脑胶质瘤形成的原因比较复杂，在研究饮食因素时应该考虑其他可能存在的因素和其对饮食因素产生的影响，尚需要更多的流行病学与临床研究的证据。

此外，胶质瘤是一种典型的恶性肿瘤，其治疗主要以手术联合术后放化疗等综合治疗方式为主，但由于胶质瘤情况复杂、对患者创伤较大、手术风险高、术后并发症多、放化疗不良反应严重，所以在手术前后必须对患者提供优质的护理服务，结合具体病情规划食谱，多摄入高蛋白、高能量、高维生素物质，并且指导患者多喝水，注意摄入钙、铁、钾等矿物质；同时指导患者家属根据患者喜好，提高烹饪技巧，激发患者的食欲[8,9]，进而补充患者体内所需营养，供给能量，维持体温，调节体内的各种生理功能，促进机体康复，延长生存时间。

二、证据

（一）低碳水化合物饮食与胶质瘤发病的关系

生酮饮食（高脂肪、低碳水化合物、适量蛋白质）已被证实可抑制胶质瘤的生长，而且对胶质瘤的发生（患病）可能也有保护作用[10]。Koujan S 等[11]的病例对照研究表明，低碳水化合物饮食（low-carbohydrate diet，LCD）评分最高三分位的个体，其患胶质瘤的可能性比 LCD

评分最低三分位的个体低60%,进一步调整膳食营养摄入量并控制BMI后,这种关联被进一步加强。这可以认为低碳水化合物饮食与降低胶质瘤患病可能性有关。

（二）咖啡与脑胶质瘤发病的相关性

Malmir 等[12]分析了128例胶质瘤病例及256例对照组的饮食习惯,以咖啡和茶的摄入量为研究对象,将红肉、加工肉类、豆类、坚果和水果等作为混杂因素,控制混杂因素后发现咖啡摄入量与胶质瘤发生呈负相关。与最底层相比,咖啡摄入量最高层个体胶质瘤患病风险低91%,提示日常生活中适当摄取咖啡可能有益于预防脑胶质瘤。

（三）叶酸与脑胶质瘤发病的相关性

叶酸是一种水溶性维生素,参与体内的多条代谢途径,在维持机体健康方面发挥着重要作用。Milne E 等[13]进行了一项病例对照试验,其试验目的在于分析母亲妊娠期的叶酸补充与儿童脑胶质瘤之间的关系,研究结果发现,在怀孕前或妊娠期间补充叶酸可以预防儿童期脑胶质瘤。因此,推荐在日常饮食中适量补充叶酸。

（四）生酮饮食与脑胶质瘤治疗

生酮饮食的核心是由脂肪代替碳水化合物提供能量,最初用于儿童难治性癫痫的治疗。Nebeling LC 等[14]应用生酮饮食治疗2例儿童晚期恶性星形胶质瘤,在2个月的治疗研究中,其中1例患儿的精神状态明显改善,继续治疗12个月后,肿瘤没有进一步进展,这是世界上首次将基于生酮饮食的生酮代谢疗法成功治疗恶性神经胶质瘤。Zuccoli G 等[15]报道了一例65岁的胶质母细胞瘤患者经过生酮饮食联合标准疗法(放疗+替莫唑胺化疗)治疗后,肿瘤病灶消失,停止生酮饮食10周后肿瘤复发。美国匹兹堡大学肿瘤研究所联合放疗、化疗及生酮饮食治疗多形性胶质母细胞瘤,6例接受生酮饮食疗法的患者中,有4例在14个月的随访中存活,并且未发生严重的不良反应,提示生酮饮食辅助放、化疗治疗脑胶质瘤有效[16]。相信随着相关研究的不断进展,生酮代谢疗法在胶质瘤治疗方面的应用会更加广泛[17-19]。

（五）胶质瘤患者的饮食指导

手术及术后放疗联合替莫唑胺化疗是目前胶质瘤的标准治疗策略。由于胶质瘤呈浸润性生长,手术通常不能做到完全切除,且术中对患者造成的创伤较大、术后并发症多,同时肿瘤患者处于高消耗、高代谢状态,临床上应该重视患者的营养需求。一项对胶质瘤术后饮食指导的观察研究显示,专业饮食干预3个月后,患者的BMI、血红蛋白和红细胞计数均显著优于对照组,且功能康复效果优良率显著提高[20]。同时,作为胶质瘤化疗一线用药的替莫唑胺,存在恶心、呕吐、食欲下降等不良反应。一项饮食管理对替莫唑胺不良反应影响的研究表明,饮食管理可减少患者胃肠道的不良反应,明显降低恶心、呕吐的程度,使患者在良好的心理状态下接受化疗,提高了患者生活质量[21]。饮食调节是重要的非药物治疗手段,应向营养师寻求规范的营养指导。鼓励患者少食多餐,进食易消化的高蛋白饮食,成人蛋白质为 $1.5 \sim 2.0 \text{g}/(\text{kg} \cdot \text{d})$;根据患者喜好安排饮食,供给高营养食物,同时补充矿物质和水,饮食搭配多样化,讲究色香味俱全,最大限度地增加患者的摄入量[22]。预期生存期超过3个月的患者,可考虑肠内或肠外营养治疗。患者每天应额外获得 $837 \sim 1674 \text{kJ}$ 的能量。

三、推荐意见

1. 蔬菜、水果和谷物类等含有较高膳食纤维和各类维生素的食物可能有益于预防脑胶质瘤,适量饮用咖啡亦可能有一定的保护作用。（B）

2. 推荐胶质瘤患者采用生酮饮食。（C）

参考文献

［1］中国脑胶质瘤协作组.中国脑胶质瘤分子诊疗指南附录［J］.中华神经外科杂志,2014,30(5):523-527.

［2］《中国中枢神经系统胶质瘤诊断和治疗指南》编写组.中国中枢神经系统胶质瘤诊断与治疗指南(2015)［J］.中华医学杂志,2016,(7):485-509.

［3］YANG P,WANG Y,PENG X,et al. Management and survival rates in patients with glioma in China (2004-2010):a retrospective study from a single-institution［J］. J Neuro oncol,2013,113(2):259-266.

［4］YANG P,ZHANG W,WANG Y,et al. IDH mutation and MGMT promoter methylation in glioblastoma:Results of a prospective registry［J］. Oncotarget,2015,6(38):40896-40906.

［5］STUPP R,HEGI M E,MASON W P,et al. Effects of radiotherapy with concomitant and adjuvant temozolomide versus radiotherapy alone on survival in glioblastoma in a randomised phase Ⅲ study:5-year analysis of the EORTC-NCIC trial［J］. Lancet Oncology,2009,10(5):459-466.

［6］SIEGEL R L,MILLER K D,JEMAL A,et al. Cancer statistics,2016［J］. CA Cancer J Clin,2016,66(1):7-30.

［7］PRESTON-MARTIN S,MACK W. Gliomas and meningiomas in men in Los Angeles county:investigation of exposures to N-nitroso compounds［J］. Iarc Sci Publ,1991,(105):197-203.

［8］狄丽宏.恶性脑胶质瘤术后化疗护理对策［J］.中国实用神经疾病杂志,2014,17(4):108.

［9］孙刚.影响脑神经胶质瘤患者术后的相关因素分析［J］.中国现代医生,2015,53(6):71-73.

［10］WINTER S F,LOEBEL F,DIETRICH J. Role of ketogenic metabolic therapy in malignant glioma:a systematic review［J］. Crit Rev Oncol Hematol,2017,112:41-58.

［11］EBRAHIMPOUR-KOUJAN S,SHAYANFAR M,BENISI-KOHANSAL S,et al. Adherence to low carbohydrate diet in relation to glioma:a case-control study［J］. Clin Nutr,2019,38(6):2690-2695.

［12］MALMIR H,SHAYANFAR M,MOHAMMAD-SHIRAZI M,et al. Tea and coffee consumption in relation to glioma:a case-control study［J］. Eur J Nutr,2017,(2):1-9.

［13］MILNE E,GREENOP K R,BOWER C,et al. Maternal use of folic acid and other supplements and risk of childhood brain tumors［J］. Cancer Epidemiol Biomarkers Prev,2012,21(11):1933-1941.

［14］NEBELING L C,MIRALDI F,SHURIN S B,et al. Effects of a ketogenic diet on tumor metabolism and nutritional status in pediatric oncology patients:two case reports［J］. J Am Coll Nutr,1995,14(2):202-208.

［15］ZUCCOLI G,MARCELLO N,PISANELLO A,et al. Metabolic management of glioblastoma multiforme using standard therapy together with a restricted ketogenic diet:Case Report［J］. Nutr Metab (Lond),2010,7(1):33.

［16］JOHANNES R,OLIVER B,GABRIELE DM,et al. ERGO:A pilot study of ketogenic diet in recurrent glioblastoma［J］. Int J Oncol,2014,45(6):1843-1852.

［17］PEREZ A,MERLINI L,EL-AYADI M,et al. Comment on:ketogenic diet treatment in recurrent diffuse intrinsic pontine glioma in children:a safety and feasibility study［J］. Pediatr Blood Cancer,2019:e27664.

［18］VAN DER LOUW E,REDDINGIUS RE,OLIEMAN JF,et al. Ketogenic diet treatment in recurrent diffuse intrinsic pontine glioma in children:a safety and feasibility study［J］. Pediatr Blood Cancer,2019,66(3):e27561.

［19］NOORLAG L,DE VOS F Y,KOK A,et al. Treatment of malignant gliomas with ketogenic or caloric restricted diets:A systematic review of preclinical and early clinical studies［J］. Clin Nutr,2019,38(5):1986-1994.

［20］康焕珍,刘婷.饮食护理指导方案对额叶胶质瘤患者术后营养指标与功能康复的良性影响观察［J/CD］.现代医学与健康研究电子杂志,2017,1(5):95-97.

［21］周依群,李天雅,梅喜岚,等.饮食管理对胶质瘤患者术后口服替莫唑胺的作用［J］.上海护理,2011,11(3):56-57.

［22］白书弘,赵天书,王珊.饮食护理指导方案对额叶胶质瘤患者术后营养指标与功能康复的良性影响［J］.中华全科医学,2017,15(1):160-162.

第二十二章

鼻咽癌患者的营养治疗

一、背景

鼻咽癌是我国华南地区最常见的恶性肿瘤之一,具有非常独特的流行病学特征,其发病具有明显的地域聚集性。在欧美等西方国家,该病的发病率较低,年发病率仅$(0.22\sim0.5)/$10万人口[1];而在中国南方诸省(广东、广西、海南、湖南、江西、福建等),该病却较为高发,尤其是广东省,年发病率高达$(30\sim80)/$10万人口以上[1]。鼻咽癌的病理类型以分化或未分化型非角化鳞癌为主,对放射治疗和化疗均有较高的敏感性,放射治疗是主要的治疗方法。早期(Ⅰ~Ⅱ期)患者接受单纯调强适形放疗(intensity modulated radiation therapy, IM-RT)的5年生存率已达到95%以上;局部晚期(Ⅲ~Ⅳb期)患者采用IMRT联合不同模式的放化疗综合治疗,其5年生存率亦提高到60%~80%[2-6]。

除消化道肿瘤外,头颈部肿瘤相较其他肿瘤更易出现营养不良,其治疗前营养不良的发生率约为24%[7],在放疗±化疗的过程中更高达78.6%~88%[7-9]。鼻咽位于头颅中央,周围密布诸多重要器官,这些器官控制着许多与营养相关的重要生理功能如味觉、嗅觉、咀嚼、吞咽、唾液腺分泌等。当鼻咽癌发生时,除肿瘤细胞恶性增殖、肿瘤副产物增多等造成的机体病理状态可能导致机体营养不良外,鼻咽癌患者接受放射治疗时大部分鼻腔、口腔、口咽、喉咽的黏膜以及唾液腺等均包括在靶区的范围之内受到高剂量的照射,使患者的味觉、嗅觉、咀嚼、吞咽以及唾液腺分泌等重要生理功能受到影响,产生口干、味觉丧失、食欲减退、恶心呕吐、口腔(咽)黏膜炎、吞咽困难、疼痛等严重的急性和晚期毒性;如果患者需同时接受化疗,急性和晚期毒性的严重程度将明显地增加,从而更进一步地影响上述生理功能,使患者食欲降低,食物准备能力、进食能力和消化能力均明显下降,进而引起摄入不足和/或吸收不良,从而导致患者营养不良。因此,鼻咽癌是头颈部肿瘤中严重体重丢失风险最高的肿瘤之一。文献报道,鼻咽癌治疗前已有8.7%~10.3%的患者存在营养不良;在接受治疗的过程中,体重丢失≥5%的患者达到了53.6%~70.2%[10-13]。营养不良的直接后果是影响肿瘤对放疗和化疗的敏感性,也会导致患者对治疗的耐受性下降、治疗中断而对治疗的疗效产生不良影响,同时会降低患者的生活质量,甚至还可能直接导致患者死亡[12-21]。

二、证据

由于营养不良对鼻咽癌患者的生活质量和治疗效果带来的巨大影响,近年来,以预防和纠正营养不良为目的的营养治疗已经逐渐成为鼻咽癌治疗的重要组成部分。福建省肿瘤医院选取了133例初治无转移的局部晚期鼻咽癌患者,治疗方案选用新辅助化疗联合同步放化疗,患者被随机分为营养干预组和对照组,分别观察治疗过程中两组患者的体重丢失情况,结果发现对照组患者体重丢失≥5%的发生率为 50.38%,体重丢失≥10%的发生率为 8.27%;而营养干预组患者体重丢失≥5%的发生率为 36.09%,体重丢失≥10%的发生率为 3.76%[22]。目前,越来越多的研究结果显示,早期营养治疗在鼻咽癌综合治疗中起到了非常重要的作用,可预防和及时纠正营养不良,减少患者因口腔(咽)黏膜炎入院治疗的时间[22],降低治疗中患者体重的丢失[23,24],提高患者对治疗的耐受性和依从性,使放疗中断及中断时间明显减少[23],对于减少治疗毒性、保证治疗的顺利实施、提高患者生活质量有着非常重要的价值[8,9,24-26]。在实际的临床应用中,尽管营养治疗给患者带来的治疗获益已得到广大医务工作人员的认可和重视,但在具体规范操作和实施方面仍然需要进一步加强。规范的营养治疗包括营养筛查与评估、营养宣教和营养干预三个方面。

(一)鼻咽癌患者的营养评估

目前临床上较为常用的营养评估方法包括相关量表评估、体格检查及实验室检查三大类。

1. 相关量表评估

(1)营养风险评估量表:ADA 指出,营养风险筛查是发现患者是否存在营养问题和是否需要进一步进行全面营养评估的过程,目前临床上最常用的是 NRS 2002。该量表简单、易操作、耗时少,能快速且有效地评估患者是否存在营养风险,缺陷是仅针对成年患者。

(2)营养评估量表:ADA 和 CSCO 肿瘤营养治疗专家委员会推荐首选 PG-SGA 来评估肿瘤患者的营养状况[27]。PG-SGA[28]是专门为肿瘤患者设计的营养状况评估方法,由患者自我评估和医务人员评估两部分组成,具体内容包括体重、进食情况、症状、活动和身体功能、疾病与营养需求的关系、代谢需求、体格检查等 7 个方面。澳大利亚临床肿瘤协会推荐放疗中每周评估 1 次,放疗结束后每两周评估 1 次,至少坚持 6 周[29]。

2. 体格检查　目前临床上最常用的评估和监测患者营养状况的体格检查指标是体重。体重丢失≥5%一般被认为是营养不良,体重丢失≥10%则被认为是重度营养不良。Ng K 等[30]以上述指标评估了 38 例鼻咽癌患者放疗前、放疗结束、放疗后 2 个月和 6 个月的营养状态变化,结果显示放疗结束时,患者平均体重丢失达 10.8%,其中有 55%的患者出现重度营养不良(体重丢失≥10%)。2015 年,国内针对接受新辅助化疗+同步放化疗的局部晚期鼻咽癌患者开展了一项多中心、前瞻性、观察性临床研究,近期报道的结果发现,入组的 176 例患者在治疗前、新辅助化疗结束、同步放化疗中和治疗结束时,营养不良(体重丢失≥5%)和重度营养不良(体重丢失≥10%)的发生率分别为 5.8%和 0、5.4%和 1.8%、69.2%和 36.8%、39.7%和 14.7%[10]。

此外临床常用的体格检查指标还包括 BMI、实际体重与理想体重百分比、腰围或腰臀比、上臂周围、皮褶厚度等。这些指标均直接或间接反映了患者的脂肪及肌肉储备情况及流失情况。此外还可借助人体成分分析仪等设备对人体成分进行检测,评估患者治疗前及治疗过程中机体成分变化,指导临床工作。

3. 实验室检查　常用的实验室检查包括血清白蛋白、血清前白蛋白、肌酐身高指数(creatinine height index,CHI)、氮平衡、肝酶活性、肌酐尿素水平和电解质水平(钙、磷、镁离子浓度)及体液平衡,此外 C 反应蛋白因反映了机体的炎症状况也应纳入常规监测之中。

(二)鼻咽癌患者的营养宣教

中国抗癌协会肿瘤营养与支持治疗专业委员会提出,肿瘤患者营养宣教的基本内容应包括宣传肿瘤的病理生理,传授营养知识、提出营养建议,完成生活质量问卷调查和营养筛查或评估量表,查看患者血液及生化检验结果,告知营养筛查与评估的目的,回答患者及其家属提出的问题,讨论个体化的营养干预目标七大方面。有研究发现,接受专业营养宣教的患者比没有接受专业营养宣教的患者营养摄入情况要好,体重丢失少,生活质量水平高,有助于患者顺利完成放疗计划,避免治疗中断的发生[23,31],并且在患者放疗结束后 3 个月仍能维持良好的营养状况和生活质量[32,33]。

(三) 鼻咽癌患者的营养干预

1. 肠内营养

(1) 经口补充营养:肿瘤患者营养摄入的理想途径是经口摄入,建议进食优质、高能量的流食或软食;对于可以经口进食同时存在营养摄入不足的患者,建议增加医学膳食补充剂[34-36]。这些营养补充剂可以提供一部分或大部分一餐所需的能量和蛋白质,减轻患者体重丢失程度;另外还有助于预防治疗中断的发生。但是需注意,许多患者依赖补充剂作为摄取能量和蛋白质的重要途径,应该鼓励他们适当地口服一些食物。

(2) 鼻饲管补充营养:由于鼻咽癌患者绝大部分在接受放疗或放化综合治疗的过程中会出现明显的黏膜炎、味觉改变、唾液黏稠、恶心及呕吐等不良反应,使得患者极易放弃经口进食。鼻饲管是最常用的肠内营养管饲途径,具有无创、简便、经济等优点,一定程度上可以缓解头颈部肿瘤患者营养摄入不足、降低治疗中断的频率和时间、避免再住院的问题[23,37]。鼻饲管主要包括鼻胃管和鼻肠管,主要适用于短期喂养的患者,一般短于 4 周。但是在治疗过程中,由于患者已出现黏膜炎、口干、唾液黏稠等不良反应,经鼻放置导管可能会进一步加重上述不良反应;同时,由于鼻咽癌患者放疗期间需要面罩进行固定,经鼻留置导管可能会因操作不慎影响摆位准确性;此外,经鼻放置导管存在一定的误吸风险,且导管偏细,容易发生堵塞,护理需谨慎。

(3) 经皮内镜下胃造瘘术(percutaneous endoscopic gastrostomy,PEG)或空肠造瘘术(percutaneous endoscopic jejunostomy,PEJ):预计接受肠内营养时间超过 4 周的患者多考虑采用 PEG 或 PEJ。该方法创伤小,可留置管数月或数年,满足长期喂养的需要[38]。与鼻饲管相比,两者在维持患者体重方面及肺炎等感染发生率方面没有区别,但 PEG 或 PEJ 位置不易变动[39],较少刺激到头颈部黏膜,使患者有更好的生活质量[40],且由于胃/空肠造瘘管的直径比鼻饲管大,经管注入的食物和药物更容易通过,不易发生堵塞[41]。但是也有研究发现,相比鼻饲管,PEG 或 PEJ 患者更容易在治疗结束后出现吞咽困难和依赖管饲的现象[39],因此,即使采用了 PEG 或 PEJ,也应建议和鼓励患者保持适量的经口进食。

2. 肠外营养 对于胃肠道反应重,出现肠道功能紊乱等肠内营养不耐受的患者,以及在肠内营养不足以补充患者的营养需求的患者,可考虑实施肠外营养,即通过外周或中央静脉输入营养物质。肠外营养风险高于肠内营养,因为要建立静脉通路所以易发生外周或中央静脉感染。如果患者病情好转可以行肠内营养,应该尽早由肠外营养改为肠内营养[41]。

3. 营养素

(1) 能量需求:准确预测患者的能量需求是临床上开展营养治疗工作的前提,常用的预测方法有测定法和估算法。前者相对精确,但是操作复杂;后者操作简便,临床应用更广泛。测定法常采用 Harris-Bendeict 及其改良公式和 Mifflin-St Jeor 公式计算机体 REE,但是目前尚无鼻咽癌患者每日能量需求的准确数据。ESPEN 和《恶性肿瘤患者的营养治疗专家共识》推荐,放疗患者的每日消耗为 25~30kcal/(kg·d)[34,35],如患者合并严重并发症,建议每日消耗量为 30~35kcal/（kg·d），具体每位患者的能量需求，应根据治疗过程中不同时期的营养状态变化及时进行调整。

（2）营养素比例：由于肿瘤细胞的糖酵解能力大大增强，是正常细胞的 20~30 倍，50%以上的 ATP 来自糖酵解途径。研究发现，糖酵解强度与肿瘤生长速度和侵袭性密切相关，减少葡萄糖供应对肿瘤生长有选择性抑制作用，因此肿瘤患者应适当提高脂肪的供能比例[34]。2017 年 ESPEN 指南提出，对于体重稳定或减轻的肿瘤患者，脂肪的比例可以 0.7g/（kg·d）提高至 1.9g/（kg·d），同时适当补充长链 ω-3 PUFA 或鱼油。蛋白质供给量推荐为 1.0~1.5g/（kg·d）[34]。

三、推荐意见

1. 所有鼻咽癌患者入院后应常规进行营养评估和综合测定（A），建议选用 NRS 2002 量表进行营养风险筛查，如有风险再选用 PG-SGA 量表进行营养评估（A）。

2. 鼻咽癌患者治疗过程中，每周至少应接受 1 次 NRS 2002 评估，以便尽早发现鼻咽癌患者的营养风险并进行早期营养干预。（B）

3. 推荐对每一位鼻咽癌患者在治疗前进行营养宣教。（B）

4. 营养治疗方式的选择

（1）为了降低感染风险，首选经口摄入。（A）

（2）鼻咽部肿瘤较大或放疗过程中出现重度口腔（咽）黏膜炎影响进食和吞咽功能者，短期肠内营养应选择经鼻饲管（A），长期（≥4 周）患者建议使用 PEG 或 PEJ（B）。

（3）肠内营养不足以补充患者营养需求时，应采用肠内联合肠外营养。（B）

（4）不能耐受肠内营养的患者，推荐采用全肠外营养治疗。（B）

5. 鼻咽癌患者每日能量需求推荐为 25~30kcal/（kg·d）（A），如患者合并严重并发症，每日能量需求推荐为 30~35kcal/（kg·d）（A）。

6. 鼻咽癌患者营养治疗应适当提高脂肪的供能比例（A）；蛋白质供给量推荐为 1.0~1.5g/（kg·d）（A）。

——————————————————— 参考文献 ———————————————————

[1] PARKIN D M，WHELAN S L，FERLAY J，et al. Cancer incidence in five continents. Vol. Ⅷ. IARC Sci. Publ. No. 155. Lyon，IARC，2002.

[2] SUN X，SU S，CHEN C，et al. Long-term outcomes of intensity-modulated radiotherapy for 868 patients with nasopharyngeal carcinoma：an analysis of survival and treatment toxicities[J]. Radiother Oncol，2014，110：398-403.

[3] WU F，WANG R，LU H，et al. Concurrent chemoradiotherapy in locoregionally advanced nasopharyngeal carcinoma：treatment outcomes of a prospective，multicentric clinical study[J]. Radiother Oncol，2014，112（1）：106-111.

[4] LEE A W，NG W T，CHAN L L，et al. Evolution of treatment for nasopharyngeal cancer-success and setback in the intensity-modulated radiotherapy era[J]. Radiother Oncol，2014，110：377-384.

[5] WANG W，FENG M，FAN Z，et al. Clinical outcomes and prognostic factors of 695 nasopharyngeal carcinoma patients treated with intensity-modulated radiotherapy[J]. BioMed Res Int，2014，2014：814948.

[6] LI A C，XIAO W W，SHEN G Z，et al. Distant metastasis risk and patterns of nasopharyngeal carcinoma in the era of IMRT：long-term results and benefits of chemotherapy[J]. Oncotarget，2015，6：24511-24521.

［7］ UNSAL D,MENTES B,AKMANSU M,et al. Evaluation of nutritional status in cancer patients receiving radio-therapy:a prospective study［J］. Am J Clin Oncol,2006,29:183-188.

［8］ LEE H,HAVRILA C,BRAVO V,et al. Effect of oral nutritional supplementation on weight loss and percuta-neous endoscopic gastrostomy tube rates in patients treated with radiotherapy for oropharyngeal carcinoma［J］. Support Care Cancer,2008,16:285-289.

［9］ JEFFERY E,SHERRIFF J,LANGDON C. A clinical audit of the nutritional status and need for nutrition sup-port amongst head and neck cancer patients treated with radiotherapy［J］. Australas Med J,2012,5(1):8-13.

［10］ MIAO J,Wang L,Hu C,et al. A multicenter prospective observational study of nutritional status in locally ad-vanced nasopharynx cancer treated by induction chemotherapy and chemoradiotherapy［J］. Int J Radiat Oncol Biol Phys,2019,105(1):S212.

［11］ MIAO J,WANG L,HU C,et al. A multicenter prospective observational study of nutritional status on survival in locally advanced nasopharynx cancer treated by induction chemotherapy and chemoradiotherapy［J］. J Clin Oncol,2019,37:(15_suppl),6036-6036.

［12］ QIU C,YANG N,TIAN G L,et al. Weight loss during radiotherapy for nasopharyngeal carcinoma:a prospec-tive study from Northern China［J］. Nutr Cancer,2011,63(6):873-879.

［13］ Shen L J,Chen C,Li B F,et al. High weight loss during radiation treatment changes the prognosis in under-/normal weight nasopharyngeal carcinoma patients for the worse:a retrospective analysis of 2433 cases［J］. PLOS One,2013,8(7):e68660.

［14］ ROSENTHAL D I. Consequences of mucositis-induced treatment breaks and dose reductions on head and neck cancer treatment outcomes［J］. J Support Oncol,2007,5(9,sup4):23-31.

［15］ MONTSERRAT V L,OSTER G,HAGIWARA M,et al. Oral mucositis in patients undergoing radiation treat-ment for head and neck carcinoma［J］. Cancer,2006,106(2):329-336.

［16］ FESINMEYER M D,MEHTA V,BLOUGH D,et al. Effect of radiotherapy interruptions on survival in medi-care enrollees with local and regional head-and-neck cancer［J］. Int J Radiat Oncol Biol Phys,2010,78(3):675-681.

［17］ 吴少雄,赵充,卢泰祥,等.总治疗时间延长及疗程中断对鼻咽癌连续放疗疗效的影响［J］.癌症,2000,19(10):923-926.

［18］ 陈德钦.鼻咽癌的放射敏感性与营养状况的相关性研究［D］.福建医科大学硕士论文,2012.

［19］ KWONG D L W,SHAM J S T,CHUA D T T,et al. The effect of interruptions and prolonged treatment time in radiotherapy for nasopharyngeal carcinoma［J］. Int J Radiat Oncol Biol Phys,1997,39(3):703-710.

［20］ OATES J E,CLARK J R,READ J,et al. Prospective evaluation of quality of life and nutrition before and af-ter treatment for nasopharyngeal carcinoma［J］. Arch Otolaryngol head neck surg,2007,133:533-540.

［21］ HUANG P Y,WANG C T,CAO K J,et al. Pretreatment body mass index as an independent prognostic factor in patients with locoregionally advanced nasopharyngeal carcinoma treated with chemoradiotherapy:findings from a randomised trial［J］. Eur J Cancer,2013,49(8):1923-1931.

［22］ XU Y,GUO Q,LIN J,et al. Benefit of percutaneous endoscopic gastrostomy in patients undergoing definitive chemoradiotherapy for locally advanced nasopharyngeal carcinoma［J］. Onco Targets Ther,2016,4(9):6835-6841.

［23］ PACCAGNELLA A,MORELLO M,MOSTO M C D,et al. Early nutritional intervention improves treatment tolerance and outcomes in head and neck cancer patients undergoing concurrent chemoradiotherapy［J］. Sup-port Care Cancer,2010,18(7):837-845.

［24］ ISENRING E A,CAPRA S,BAUER J D. Nutrition intervention is beneficial in oncology outpatients receiving radiotherapy to the gastrointestinal or head and neck area［J］. Br J Cancer,2004,91:447-452.

［25］ WANG C H,WANG H M,PANG Y P,et al. Early nutritional support in non-metastatic stage Ⅳ oral cavity cancer patients undergoing adjuvant concurrent chemoradiotherapy: analysis of treatment tolerance and outcome in an area endemic for betel quid chewing[J]. Support Care Cancer, 2012, 20: 1169-1174.

[26] KOYFMAN S A, ADELSTEIN D J. Enteral feeding tubes in patients undergoing definitive chemoradiation therapy for head-and-neck cancer: a critical review[J]. Int J Radiat Oncol Biol Phys, 2012, 84(3): 581-589.

[27] 石汉平, 赵青川, 王昆华, 等. 营养不良的三级诊断[J/CD]. 肿瘤代谢与营养电子杂志, 2015, 2(2): 31-36.

[28] FD OTTERY. Rethinking nutritional support of the cancer patient: the new field of nutritional oncology[J]. Semin Oncol, 1994, 21: 770-778.

[29] Head and Neck Guideline Steering Committee. Evidence-based practice guidelines for the nutritional management of adult patients with head and neck cancer. Sydney: Cancer Council Australia. Available from: http://wiki. cancer. org. au/australia/COSA: Head_and_neck_cancer_nutrition_guidelines.

[30] NG K, LEUNG S F, JOHNSON P J, et al. Nutritional consequences of radiotherapy in nasopharynx cancer patients[J]. Nutr Cancer, 2004, 49(2): 156-161.

[31] VAN DEN BERG M G, RASMUSSEN-CONRAD E L, WEI K H, et al. Comparison of the effect of individual dietary counselling and of standard nutritional care on weight loss in patients with head and neck cancer undergoing radiotherapy[J]. Br J Nutr, 2010, 104: 872-877.

[32] RAVASCO P, MONTEIRO-GRILLO I, MARQUES V P, et al. Impact of nutrition on outcome: a prospective randomized controlled trial in patients with head and neck cancer undergoing radiotherapy[J]. Head Neck, 2005, 27: 659-668.

[33] LANGIUS J A, ZANDBERGEN M C, EERENSTEIN S E, et al. Effect of nutritional interventions on nutritional status, quality of life and mortality in patients with head and neck cancer receiving (chemo) radiotherapy: a systematic review[J]. Clin Nutr, 2013, 32: 671-678.

[34] ARENDS J, BACHMANN P, BARACOS V, et al. ESPEN guidelines on nutrition in cancer patients[J]. Clin Nutr, 2017, 36(1): 11-48.

[35] 恶性肿瘤患者的营养治疗专家共识[J]. 临床肿瘤学杂志, 2012, 01: 59-73.

[36] American Society for Parenteral and Enteral Nutrition (A. S. P. E. N.) Board of Directors. Guidelines for the use of parenteral and enteral nutrition in adult and pediatric patients[J]. JPEN J Parenter Enteral Nutr, 2002, 26: 1SA -138SA.

[37] FIETKAU R, IRO H, SAILER D, et al. Percutaneous endoscopically guided gastrostomy in patients with head and neck cancer[J]. Recent Results Cancer Res, 1991, 121: 269-282.

[38] 蒋朱明. 临床诊疗指南: 肠外肠内营养学分册(2008 版)[M]. 北京: 人民卫生出版社, 2009.

[39] WANG J, LIU M, LIU C, et al. Percutaneous endoscopic gastrostomy versus nasogastric tube feeding for patients with head and neck cancer: a systematic review[J]. J Radiat Res, 2014, 55: 559-567.

[40] LEES J. Nasogastric and percutaneous endoscopic gastrostomy feeding in head and neck cancer patients receiving radiotherapy treatment at a regional oncology unit: a two-year study[J]. Eur J Cancer Care, 1997, 6: 45-49.

[41] 石汉平, 凌文华, 李薇, 等. 肿瘤营养学[M]. 北京: 人民卫生出版社, 2012.

第二十三章

前列腺癌患者的营养治疗

一、背景

前列腺癌(prostate cancer,PCa)是老年男性最常见的恶性肿瘤之一,世界范围内,前列腺癌发病率在男性所有恶性肿瘤中排名第二[1],2012年,全球新发病例约110万例,占所有恶性肿瘤新发病例的15%,但其发病率有明显的地理和种族差异,澳大利亚、新西兰、北美、欧洲西部和北部地区高发,欧洲东部、南部地区,东亚、中南亚地区发病率低,但近年来发病率快速上升[2]。在美国,前列腺癌的发病率于2009年已超过肺癌,成为危害男性健康第1位的恶性肿瘤[3]。2017年,美国大约有161 360例前列腺癌新发病例,占男性新发恶性肿瘤的19%,约有26 730例前列腺癌患者死亡,占男性肿瘤死亡患者的8%[4]。

随着人口老龄化和饮食结构的变化,我国前列腺癌发病率近年来迅速攀升。国家肿瘤中心、全国肿瘤防治办公室、全国肿瘤登记中心的数据显示,2008年起,前列腺癌已超过膀胱癌,成为泌尿系统发病率最高的恶性肿瘤[5],2009年发病率达到9.92/10万人口(1988—1992年为1.96/10万,1993—1997年为3.09/10万,1998—2002年为4.36/10万),在男性恶性肿瘤发病率中排名第6位,死亡率达到4.19/10万,在所有男性恶性肿瘤中排名第9[6,7]。

前列腺癌的发病原因目前尚不完全清楚,已经被确认的有年龄、种族和遗传因素[8,9]。其他可能的危险因素包括代谢综合征、肥胖、过量白酒摄入、维生素D摄入过多或不足、职业暴露等[10,11]。前列腺癌的治疗根据患者年龄(预期寿命)、血前列腺特异性抗原(prostate specific antigen,PSA)值、肿瘤Gleason评分、临床分期、健康状况等选择不同的治疗方案:如等待观察、主动监测、根治性治疗(手术、外放疗或近距离照射治疗等)、局部治疗、内分泌治疗或化疗等[8,10,11]。

相对于胃肠道等其他恶性肿瘤,对前列腺癌患者进行肠外、肠内营养的研究报道较少。一般在治疗期间患者均可经口摄食,即便是前列腺癌根治术后,因手术不涉及胃肠道,术后很快能恢复饮食。只是在疾病晚期出现饮食摄入明显不足、存在营养风险时才考虑进行肠外、肠内营养。大部分前列腺癌对内分泌治疗敏感,早期治疗效果佳,即便是出现去势抵抗情况后,二线内分泌治疗、化疗和其他新型药物(阿比特龙、安扎鲁安等)治疗也可以使患者存活较长时间,但长时间治疗过程中出现的各种治疗相关不良反应,如肿瘤患者特异性疲乏(cancer-related fatigue,CRF)、生活质量的下降等情况,均需要通过饮食营养调节来进行改善。因此很有必要对处于不同治疗阶段的前列腺癌患者进行营养风险筛查和营养评估,从中筛选出存在营养风险和营养不良的患者进行合理的、针对性的营养治疗。

二、证据

（一）营养筛查

2002 版 ESPEN 指南便提出以营养筛查引导营养治疗计划的理念[12]，ASPEN 指南中也提出营养筛查应是营养治疗计划的第一步[13]，因此对前列腺癌患者进行早期、及时、快速、准确及动态的营养筛查和评估，是确定完善的营养治疗计划的关键步骤。ESPEN 推荐 3 种筛查工具 MUST、NRS 2002、MNA[12]；ASPEN 推荐 SGA[14]；ADA 推荐 PG-SGA 为肿瘤患者营养筛查首选方法[15]。Laky B 等[16]对 157 例肿瘤患者调查显示，PG-SGA B 级及 C 级对住院时长有预测作用，营养状况越差住院时长越长。Isenring E 等[17]对 60 例肿瘤患者调查显示，PG-SGA 分数和生活质量呈负相关，认为 PG-SGA 可以对肿瘤患者营养状况和生活质量变化进行预测[17]。当患者出现营养不良或者预计患者将有 7 天以上不能进食，患者每日的摄入能量低于日能量消耗的 60% 且超过 10 天时，应当开始营养治疗[18]。

（二）脂肪摄入与前列腺癌

近年的研究表明脂肪摄入与前列腺癌的发病具有相关性。脂肪摄入可导致睾酮水平增加，增加细胞分裂，活化原癌基因和使肿瘤抑制基因失活。尤其是动物脂肪的摄入量和前列腺癌发病风险间呈正相关，高脂饮食的人群患前列腺癌的风险增高约 1.6~1.9 倍。低脂高纤维素饮食可增加雄激素的排出，降低血清雄激素水平，从而降低前列腺癌发病风险[19,20]。

（三）饮食模式与前列腺癌

Tantamango-Bartley Y 等[21,22]对 26 346 例男性进行了前瞻性群体研究，比较了他们的 5 种饮食模式，即非素食、半素食、鱼素食、蛋奶素和全素食与前列腺癌的发病率之间的关系。结果发现共 1 079 例发生前列腺癌，其中全素食仅占 8%。与蛋奶素、鱼素食或半素食的人群相比，全素食者肥胖发生少，前列腺癌的风险显著下降 35%（HR：0.65；95% CI：0.49~0.85）。在校正 BMI、饮食能量、家族史以及前列腺癌筛检与否等因素后进行多变量分析，全素食的白人罹患前列腺癌的风险下降了 37%（HR：0.63；95% CI：0.46~0.86），而全素食的黑人也减少了 31%，但统计学上显著性不太强（HR：0.69；95% CI：0.41~1.18）。提示全素食的饮食模式可能可以降低前列腺癌患病风险，白人比黑人降低更为明显。研究人员认为从水果和蔬菜能摄取较多的纤维、抗炎、抗氧化物质，并且全素食者摄取较少的饱和脂肪、动物性蛋白质和来自奶制品的 IGF-1，这些都有助于降低罹患前列腺癌的风险。

但目前还没有明确的文献证据能证实饮食因素，如蔬菜、水果、维生素、红肉和脂肪的摄入，能预防前列腺癌的发生[23]。Petimar J 等[24]对 15 个关于水果、蔬菜、豆制品摄入量和罹患前列腺癌风险相关性的前瞻性队列研究进行 meta 分析，共纳入 842 149 例男性，其中前列腺癌患者 52 680 例，因前列腺癌死亡病例 3 205 例，使用食物频率问卷或类似工具来判定饮食情况，研究结果显示，前列腺癌的发病率、恶性度、死亡率等均与上述食物的摄入无明显的统计学相关性。

（四）牛奶摄入与前列腺癌

有研究显示，高脂牛奶摄入量的增加可能会升高前列腺癌患者肿瘤特异性死亡率。Downer MK 等[25]对 525 例新诊断前列腺癌的患者进行前瞻性研究，发现高脂牛奶的摄入与总人群的前列腺癌特异性死亡率没有明显相关性，但对于局限性前列腺癌，每日摄入>3 人份高脂牛奶者较<1 人份者肿瘤特异性死亡风险显著升高（HR=6.10；95% CI：2.14~17.37；P=0.004）；而对于进展性前列腺癌，高脂牛奶的摄入与肿瘤特异性死亡没有明显相关性。

低脂牛奶的摄入与前列腺癌（局限性或进展性）特异性死亡率均无明显相关性。

（五）肥胖与前列腺癌

肥胖和前列腺癌的关系密切，对于侵袭性前列腺癌和致死性前列腺癌来说，肥胖是一个危险因素[26]。能量限制是肥胖的饮食预防策略之一，Macinnis RJ 等[27]的 meta 分析（囊括31 个队列研究和 25 个病例对照研究，总计 68 753 例患者和 2 779 563 例对照）结果显示，BMI 每增加 5，改变总前列腺癌发病风险和晚期前列腺癌的相对风险（relative risk，RR）分别为：RR = 1.05，95%CI：1.01 ~ 1.08 和 RR = 1.12，95%CI：1.01 ~ 1.25。通过饮食调节保持健康体重和规律的体育锻炼可能有助于前列腺癌的预防和治疗，并有可能减少前列腺癌进展和死亡风险[28]。

（六）维生素、矿物质与前列腺癌

维生素和矿物质对前列腺癌的预防和治疗有无作用存在争议。早期的研究提示硒和维生素 E 都能降低前列腺癌发病风险。有多项研究显示血清硒的水平与前列腺癌的患病风险呈负相关，合理的硒补充可降低前列腺癌发病率[29]。但也有报告指出硒和维生素 E 不能用于前列腺癌预防[30,31]，有 35 533 例年龄在 50 ~ 55 岁的男性参加了随机、双盲、对照的硒和维生素 E 的肿瘤预防试验，参加者分为 4 组：硒组（200μg/d）、维生素 E 组（400IU/d）、硒+维生素 E 组和安慰剂组，结果发病率分别为：4.56%、4.93%、4.56% 和 4.43%，其风险比（hazard ratio，HR）分别为：硒组：HR = 1.04，95% CI：0.87 ~ 1.24；维生素 E 组：HR = 1.13，95% CI：0.95 ~ 1.35；硒+维生素 E 组：HR = 1.05，95% CI：0.88 ~ 1.25[32]。在维生素 E 和维生素 C 对前列腺癌作用的研究中，比较维生素 E 组与安慰剂组对前列腺癌发病的影响，结果发现无明显差异（HR：0.99；95% CI：0.89 ~ 1.10）；维生素 C 对前列腺癌的预防也无明显作用（HR：1.03；95% CI：0.93 ~ 1.15）。这项大规模长期的维生素补充干预试验表明维生素 C 和维生素 E 对前列腺癌预防和治疗无明显作用[33]。一项观察食物补充胡萝卜素和视黄醇对前列腺癌发病风险影响的试验，经过 11 年的随访，结果表明与前列腺癌的发病风险无关[34]。

钙与前列腺癌的关系逐渐受到重视，目前的研究结果不尽相同。一项针对 12 项临床研究、纳入 905 046 例样本量的 meta 分析结果显示，高总钙摄入量（包括食物来源的钙及钙补充物）与前列腺癌的患病风险明显相关（HR = 1.15，95% CI：1.04 ~ 3.46），但与前列腺癌进展与否无明显相关性[35]。但也有研究提示钙的摄入与侵袭性前列腺癌的发生呈正相关，与钙代谢密切相关的维生素 D 的摄入与侵袭性前列腺癌的发生呈负相关，但这些相关性只在非洲裔、低 BMI（<27.8）美国人群中出现，而在欧洲裔、高 BMI（≥27.8）美国人群中并不明显[36]。每天钙的摄入量超过 1 500mg 会降低前列腺癌的分化程度，高钙饮食与高级别前列腺癌（Gleason>7）的高风险有一定关系，但与低级别前列腺癌却未见明显相关性。目前尚没有强有力的证据能证实维生素 D 与前列腺癌的发生、发展和死亡之间存在关联[37]。锌的摄入与前列腺癌的关系尚未明确，Mahmoud AM 等[38]对 127 例非洲裔美国人前列腺癌和 81 例对照组的病例对照研究以及 meta 分析结果显示：没有证据能证实锌的摄入与前列腺癌之间存在关联。

（七）番茄红素、植物蛋白、茶多酚与前列腺癌

番茄制品和番茄红素对降低前列腺癌发病风险有益，并且较新鲜的番茄更为有效，经常食用番茄食品可以明显地降低前列腺癌患病风险[39,40]。有研究发现确诊为非转移性前列腺癌患者，摄入足量的番茄制品或番茄红素能有效地降低前列腺癌特异性死亡率[41]。有研究认为只有番茄红素不能发挥作用，需其他成分同时存在才能发挥化学预防前列腺癌的作用[42]。

植物雌激素大量存在于豆制品中,具有与动物雌激素类似的生物活性,体内实验表明,与对照组大鼠相比,食用富含异黄酮的饮食对 Wistar 大鼠前列腺癌具有明显的抑制作用;一项在 42 个国家进行的流行病学调查研究发现豆类产品在降低前列腺癌的病死率方面具有显著作用;然而另外一项在 7 个国家进行的 16 个队列研究则表明黄酮类物质的摄入与恶性肿瘤患者的病死率并无关系[43]。此外,有研究证实大豆蛋白的补充可以改善前列腺癌患者的生活质量,但该研究病例的高流失率和不良反应阻碍该研究结果应用于临床[44]。

茶多酚能降低前列腺癌风险已引起了越来越多的关注。多项通过对中国前列腺癌患者与非前列腺癌及其他恶性肿瘤住院患者的研究发现,随着绿茶饮用频率、饮茶时间和饮茶量的增加,罹患前列腺癌的风险相应明显降低[45]。有研究发现茶多酚的抗氧化作用能激发系列分子事件进而抑制前列腺癌细胞系 PC3 的增殖,推测绿茶具有预防和治疗前列腺癌的作用[46]。红酒中的白藜芦醇被认为有抗癌作用,适量饮用红酒能减少前列腺癌发病风险,然而适量饮用其他酒精饮料无类似保护作用[47]。

(八) 营养治疗与前列腺癌患者特异性疲乏的防治

饮食和营养状况不仅与前列腺癌特异性死亡率相关,对于临床治疗 CRF 以及提高患者的生活质量也是非常关键[48,49]。随着 PCa 治疗的继续,尤其是在长时间内分泌治疗时,患者的一项非常突出的退行性变化是机体组分改变:瘦体组织丢失(净肌肉量的下降),脂肪量和总体重升高,系统炎性因子(如 IL-6、IL-8、C 反应蛋白、TNF-α 等)升高[50],对于此类患者,可以通过调整饮食结构,适度增加蛋白质摄入来保持净肌肉量和正常机体成分,减少 CRF。肿瘤患者营养和体力活动指南(the nutrition and physical activity guideline)推荐,每日膳食蛋白摄入量为 0.8g/(kg·d),以减少机体肌肉流失[51]。横断面研究显示,进行化疗的进展性肿瘤患者如果每日饮食蛋白摄入量低于 1g/(kg·d),其 CRF 的发生率明显增加[52]。

多食用多脂鱼、坚果、瓜子、谷类和蔬菜可以减轻存活肿瘤患者的 CRF 程度,因为这些食物富含抗炎、抗氧化物成分,比如常食用这些食物的乳腺癌患者 CRF 发生率和程度较食用较少者明显减少[53,54]。而有 CRF 的前列腺癌患者和乳腺癌患者一样,促炎因子标记物如 IL-6、IL-8、C 反应蛋白和 TNF-α 也明显高于正常值,所以,对于前列腺癌患者,多食用此类食物应该也有类似的效果。

三、推荐意见

1. 对前列腺癌患者及其家属应常规进行营养教育。(A)
2. 前列腺癌患者应控制总能量摄入,坚持低脂饮食,减少红肉类食物的摄入。(B)
3. 保持合理体重和适当运动有助于前列腺癌的预防。(B)
4. 前列腺癌患者应控制钙的摄入,适量多食用豆制品。(B)
5. 通过饮食调节保持瘦体组织和其他正常机体成分,能减少肿瘤相关性疲乏、减轻各种治疗相关不良反应和提高前列腺癌患者生活质量。(B)
6. 增加富含硒元素、番茄红素食物的摄入可能有益于前列腺癌的预防。(C)
7. 晚期前列腺癌患者出现营养不良或者预计将有 7 天以上不能进食,或每日摄入能量低于日能量消耗的 60% 且超过 10 天时,建议进行肠内、肠外营养。(C)
8. 摄入富含维生素 C、维生素 E、茶多酚、白藜芦醇的食物一定程度上有益于包括前列腺癌在内的部分恶性肿瘤的预防。(D)

━━━━━━━━━━━━━━━ **参考文献** ━━━━━━━━━━━━━━━

［1］ CENTER M M，JEMAL A，LORTET-TIEULENT J，et al. International variation in prostate cancer incidence and mortality rates［J］. Eur Urol，2012，61（6）：1079-1092.

［2］ FERLAY J，SOERJOMATARAM I，DIKSHIT R，et al. Cancer incidence and mortality worldwide：sources，methods and major patterns in GLOBOCAN 2012［J］. Int J Cancer，2015，136（5）：E359-386.

［3］ JEMAL A，MA J，SIEGEL R，et al. Prostate cancer incidence rates 2 years after the US preventive services task force recommendations against screening［J］. JAMA Oncol，2016，2（12）：1657-1660.

［4］ SIEGEL R L，MILLER K D，JEMAL A. Cancer statistics，2017［J］. CA Cancer J Clin，2017，67（1）：7-30.

［5］ 鲍萍萍，彭龚.中国 2008 年前列腺癌发病、死亡和患病情况的估计与预测［J］.中华流行病学杂志，2012，33（10）：1056-1059.

［6］ 李鸣，张思维，马建辉，等.中国部分市县前列腺癌发病趋势比较研究［J］.中华泌尿外科杂志，2009，30（6）：568-570.

［7］ 韩苏军，张思维，陈万青，等.中国前列腺癌发病现状和流行趋势分析［J］.临床肿瘤杂志，2013，18（4）：330-334.

［8］ 那彦群，孙颖浩.前列腺癌诊断治疗指南//那彦群，叶章群，孙颖浩，等.中国泌尿外科疾病诊断治疗指南：2014 版.北京：人民卫生出版社，2013.

［9］ TAN D S，MOK T S，REBBECK T R. Cancer genomics：diversity and disparity across ethnicity and geography［J］. J Clin Oncol，2016，34（1）：91-101.

［10］ MOTTET N，CORNFORD P，VAN DER POEL H G，et al. EAU guidelines on prostate cancer［EB/OL］.［2017］. Available at https：//uroweb. org/guideline/prostate-cancer/#3.

［11］ MOHLER J L，ANTONARAKIS E S，ARMSTRONG A J，et al. NCCN guidelines on prostate cancer［EB/OL］.［2017. 1. 21］. Available at https：//www. nccn. org/professionals/physician_ gls/pdf/prostate. pdf.

［12］ KONDRUP J，ALLISON S P，ELIA M，et al. ESPEN guidelines for nutrition screening 2002［J］. Clin Nutr，2003，22（4）：415-421.

［13］ MUELLER C，COMPHER C，ELLEN D M. ASPEN clinical guidelines：nutrition screening，assessment and intervention in adults［J］. JPEN J Parenter Enteral Nutr，2011，35（1）：16-24.

［14］ ASPEN BOARD OF DIRECTORS AND THE CLINICAL GUIDELINES TASK FORCE. Guidelines for the use of parenteral and enteral nutrition in adult and pediatric patients［J］. JPEN J Parenter Enteral Nutr，2002，26（1 Suppl）：1SA-138SA.

［15］ BAUER J，CAPRA S，FERGUSON M. Use of the scored patient-generated subjective global assessment（PG-SGA）as a nutrition assessment tool in patients with cancer［J］. Eur J Clin Nutr，2002，56（8）：779-785.

［16］ LAKY B，JANDA M，KONDALSAMY-CHENNAKESAVAN S，et al. Pretreatment malnutrition and quality of life-association with prolonged length of hospital stay among patients with gynecological cancer：a cohort study［J］. BMC Cancer，2010，10：232.

［17］ ISENRING E，BAUER J，CAPRA S. The scored patient-generated subjective global assessment（PCG-SGA）and its association with quality of life in ambulatory patients receiving radiotherapy［J］. Eur J Clin Nutr，2003，57（2）：305-309.

［18］ BOZZETTI F，ARENDS J，LUNDHOLM K，et al. ESPEN Guidelines on Parenteral Nutrition：non-surgical oncology［J］. Clin Nutr，2009，28（4）：445-454.

［19］ LISS M A，AL-BAYATI O，GELFOND J，et al. Higher baseline dietary fat and fatty acid intake is associated with increased risk of incident prostate cancer in the SABOR study［J］. Prostate Cancer Prostatic Dis，2019，22（2）：244-225.

［20］ AL QADIRE M，ALKHALAILEH M，ALBASHTAWY M. Lifestyle and dietary factors and prostate cancer risk:a multicentre case-control study[J]. Clin Nurs Res,2019,28(8):992-1008.

[21] TANTAMANGO-BARTLEY Y,KNUTSEN S F,KNUTSEN R,et al. Are strict vegetarians protected against prostate cancer[J]. Am J Clin Nutr,2016,103(1):153-160.

[22] JALILPIRAN Y,HEZAVEH E,BAHMANPOUR S,et al. Healthy plant foods intake could protect against prostate cancer risk:a case-control study[J]. Asian Pac J Cancer Prev,2017,18(7):1905-1912.

[23] KRUK J,ABOUL-ENEIN H. What are the links of prostate cancer with physical activity and nutrition:a systematic review article[J]. Iran J Public Health,2016,45(12):1558-1567.

[24] PETIMAR J,WILSON K M,WU K,et al. A pooled analysis of 15 prospective cohort studies on the association between fruit,vegetable,and mature bean consumption and risk of prostate cancer[J]. Cancer Epidemiol Biomarkers Prev,2017,26(8):1276-1287.

[25] DOWNER M K,BATISTA J L,MUCCI L A,et al. Dairy intake in relation to prostate cancer survival[J]. Int J Cancer,2017,140(9):2060-2069.

[26] FUJITA K,HAYASHI T,MATSUSHITA M,et al. Obesity,inflammation,and prostate Cancer[J]. J Clin Med,2019,8(2):201.

[27] MACINNIS R J,ENGLISH D R. Body size and composition and prostate cancer risk:systematic review and meta-regression analysis[J]. Cancer causes control,2006,17(8):989-1003.

[28] PEISCH SF,VAN BLARIGAN EL,CHAN JM,et al. Prostate cancerprogression and mortality:a review of diet and lifestyle factors[J]. World J Urol,2017,35(6):867-874.

[29] CUI Z,LIU D,LIU C,et al. Serumselenium levels and prostate cancer risk:a MOOSE-compliant meta-analysis[J]. Medicine (Baltimore),2017,96(5):e5944.

[30] VINCETI M,FILIPPINI T,CILLONI S,et al. The epidemiology of selenium and human cancer[J]. Adv Cancer Res,2017,136(1):1-48.

[31] MONDUL A M,WEINSTEIN S J,ALBANES D. Vitamins,metabolomics,and prostate cancer[J]. World J Urol,2017,35(6):883-893.

[32] LIPPMAN S M,KLEIN E A,GOODMAN P J,et al. Effect of selenium and vitamin E on risk of prostate cancer and other cancers:the selenium and vitamin E cancer prevention trial (SELECT)[J]. JAMA,2009, 301(1):39-51.

[33] WANG L,SESSO H D,GLYNN R J,et al. Vitamin E and C supplementation and risk of cancer in men:posttrial follow-up in the Physicians' Health Study Ⅱ randomized trial[J]. Am J Clin Nutr,2014,100(3):915-923.

[34] NEUHOUSER M L,BARNETT M J,KRISTAL A R,et al. Dietary supplement use and prostate cancer risk in the carotene and retinol efficacy trial[J]. Cancer Epidemiol Biomarkers Prev,2009,18(8):2202-2206.

[35] RAHMATI S,AZAMI M,DELPISHEH A,et al. Total calcium(dietary and supplementary)intake and prostate cancer:A systematic review and meta-analysis[J]. Asian Pac J Cancer Prev,2018,19(6):1449-1456.

[36] BATAI K,MURPHY A B,RUDEN M,et al. Race and BMI modify associations of calcium and vitamin D intake with prostate cancer[J]. BMC Cancer,2017,17(1):64.

[37] JACOBS E T,KOHLER L N,KUNIHIRO A G,et al. Vitamin D and colorectal,breast,and prostate cancers:a review of the epidemiological evidence[J]. J Cancer,2016,7(3):232-240.

[38] MAHMOUD A M,AL-ALEM U,DABBOUS F,et al. Zinc intake and risk of prostate cancer:case-control study and Meta-analysis[J]. PLoS One,2016,11(11):e0165956.

[39] CHEN J,SONG Y,ZHANG L. Lycopene/tomato consumption and the risk of prostate cancer:a systematic review and meta-analysis of prospective studies[J]. J Nutr Sci Vitaminol (Tokyo),2013,59(3):213-223.

[40] CHEN P,ZHANG W,WANG X,et al. Lycopene and risk of prostate cancer:a systematic review and meta-analysis[J]. Medicine (Baltimore),2015,94(33):e1260.

［41］WANG Y,JACOBS E J,NEWTON C C,et al. Lycopene,tomato products and prostate cancer-specific mortality among men diagnosed with nonmetastatic prostate cancer in the cancer prevention study Ⅱ nutrition cohort［J］. Int J Cancer,2016,138(12):2846-2855.

［42］MOSSINE V V,CHOPRA P,MAWHINNEY T P. Interaction of tomato lycopene and ketosamine against rat prostate tumorigenesis［J］. Cancer Res,2008,68(11):4384-4391.

［43］VAN DIE M D,BONE K M,WILLIAMS S G,et al. Soy and soy isoflavones in prostate cancer:a systematic review and meta-analysis of randomized controlled trials［J］. BJU Int,2014,113(5b):E119-E130.

［44］VITOLINS M Z,GRIFFIN L,TOMLINSON W V,et al. Randomized trial to assess the impact of venlafaxine and soy protein on hot flashes and quality of life in men with prostate cancer［J］. J Clin Oncol,2013,31(32):4092-4098.

［45］GUO Y,ZHI F,CHEN P,et al. Green tea and the risk of prostate cancer:a systematic review and meta-analysis［J］. Medicine (Baltimore),2017,96(13):e6426.

［46］POSADINO A M,PHU H T,COSSU A,et al. Oxidative stress-induced Akt downregulation mediates green tea toxicity towards prostate cancer cells［J］. Toxicol In Vitro,2017,42:255-262.

［47］VARTOLOMEI M D,KIMURA S,FERRO M,et al. The impact of moderate wine consumption on the risk of developing prostate cancer［J］. Clin Epidemiol,2018,10(4):431-444.

［48］SCHWEDHELM C,BOEING H,HOFFMANN G,et al. Effect of diet on mortality and cancer recurrence among cancer survivors:a systematic review and meta-analysis of cohort studies［J］. Nutr Rev,2016,74(12):737-748.

［49］MOYAD M A,NEWTON R U,TUNN U W,et al. Integrating diet and exercise into care of prostate cancer patients on androgen deprivation therapy［J］. Res Rep Urol,2016,8:133-143.

［50］BOWER J E,LAMKIN D M. Inflammation and cancer-related fatigue:Mechanisms,contributing factors,and treatment implications［J］. Brain Behav Immun,2013,30 Suppl:S48-S57.

［51］ROCK C L,DOYLE C,DEMARK-WAHNEFRIED W,et al. Nutrition and physical activity guidelines for cancer survivors［J］. CA Cancer J Clin,2012,62(4):242-274.

［52］STOBAUS N,MULLER M J,KUPFERLING S,et al. Low recent protein intake predicts cancer-related fatigue and increased mortality in patients with advanced tumor disease undergoing chemotherapy［J］. Nutr Cancer,2015,67(5):818-824.

［53］ZICK S M,COLACINO J,CORNELLIER M,et al. Fatigue reduction diet in breast cancer survivors:a pilot randomized clinical trial［J］. Breast Cancer Res Treat,2017,161(2):299-310.

［54］MASCHKE J,KRUK U,KASTRATI K,et al. Nutritional care of cancer patients:A survey on patients' needs and medical care in reality［J］. Int J Clin Oncol,2017,22(1):200-206.

第二十四章

胆道肿瘤患者的营养治疗

一、背景

（一）胆道系统恶性肿瘤的发病情况

胆道系统恶性肿瘤是指发生于肝内胆管、左肝管、右肝管、肝总管和胆总管的恶性肿瘤的总称，包括肝内胆管细胞癌、肝外胆管细胞癌、胆囊癌及壶腹癌。其中，肝外胆管细胞癌亦称胆管癌。

胆道系统恶性肿瘤在世界范围内虽然不算常见，但其发病率逐年上升，且恶性程度较高。目前，胆管癌的发病率居全球消化系统恶性肿瘤的第 6 位、肝胆系统恶性肿瘤的第 2 位，占全部消化系统恶性肿瘤的 3%[1]。胆道系统恶性肿瘤 80% 以上为腺癌，80%~95% 为胆囊癌，发病高峰年龄为 70 岁[2,3]。胆道系统恶性肿瘤发病率在地理和种族上有很大的差异：在东南亚和美洲印第安人中发病率非常高，而美国及世界其他国家发病率相当低。我国胆道系统恶性肿瘤的发病率也有逐年上升的趋势，据中国国家癌症中心 2014 年报告，我国胆囊癌发病率为 3.82/10 万，死亡率为 2.86/10 万[4]。

胆道系统肿瘤起病隐匿，缺乏特异性的症状和有效的早期诊断手段，仅有 25% 左右的患者有机会接受手术切除。患者大多因上腹疼痛、右上腹肿块和黄疸而就诊，而当此三联征出现时疾病多属晚期，常常合并梗阻性黄疸、肝功能衰竭和胆系感染，体力状态和生活质量均较差。无论能否接受手术切除，胆管癌患者的预后均很差，总体 5 年生存率仅 5%~10%，且近 30 年来无显著提高[5]。所以，胆道系统恶性肿瘤的姑息和支持治疗尤为重要，其主要目的是尽可能地提高生活质量、延长生存时间。

（二）胆道系统恶性肿瘤与营养不良

胆道系统恶性肿瘤因为发病率较低且肿瘤类型较多，未见大规模流行病学调查报道其营养不良的发生率，仅有少量病例研究。一项病例对照研究对比了 153 例胆囊癌与 153 例胆囊结石患者的营养相关指标，发现胆囊癌对患者营养状态的影响较胆囊结石更大，伴随厌食和体重丢失的患者更多，其 BMI、血清白蛋白水平及血红蛋白水平均低于胆囊结石患者[6]。肝门部胆管癌是胆管癌中最常见的一种类型，手术难度较大，并发症发生率较高。郭剑等[7]分析了 53 例肝门部胆管癌患者资料，发现术前发生营养不良的比例高达 52.4%。Miyata T 等[8]评估了 71 例接受肝切除术的肝内胆管细胞癌患者的营养状态，发现术前营养不良发生率为 43%，术前控制营养状态(controlling nutritional status,CONUT)评分高是总生存预后不良的独立预测因子，但未发现其与术后并发症相关。

胆道系统承担胆汁收集、浓缩并输送到肠道的重要功能，也是机体输送胆汁的唯一通路,胆道某一部位一旦发生肿瘤,即可导致胆汁引流不畅和梗阻性黄疸。此时机体的营养代谢状态主要受到以下几个方面影响:①摄入减少:肠道内胆汁缺乏抑制食欲和减慢胃排空;梗阻性黄疸还会导致肝功能异常,从而引起腹胀、食欲下降和进食减少;②吸收障碍:胆汁在脂类的吸收中起重要作用,肠道内胆汁缺乏影响脂类吸收,导致必需脂肪酸缺乏;③代谢异常:胆道肿瘤还可通过各种机制引起糖类、氨基酸和脂肪代谢的异常。同时,包括外科手术、梗阻性黄疸的引流、放疗和化疗等在内的抗肿瘤综合治疗手段也会对患者的营养状态产生不良影响。

二、证据

(一) 适应证

1. 围手术期营养治疗的适应证　胆道恶性肿瘤患者往往术前即存在营养风险或有营养不良,且手术难度大、范围广、时间长,合并感染多见。术前营养状态不佳(PG-SGA ≥ 4 分)的肝门部胆管癌患者,术后并发症发生率高于营养良好的患者,术前给予营养治疗,可降低并发症的发生[7,9]。因此,合并以下状况的围手术期患者需要进行营养治疗[11-13]:①接受复杂胆道手术并存在营养风险(NRS 2002 评分 ≥ 3 分);②反复胆道感染接受再次手术;③术前即存在营养不良(6 个月内体重丢失 10% 以上;BMI<18.5;血清白蛋白<3g/dl);④术后短期内不能经口进食;⑤术后存在吻合口瘘、胃肠功能障碍、严重感染。

2. 放化疗患者的营养治疗适应证[24]　放化疗患者的营养治疗适应证包括:①接受放化疗、无法进食、摄入减少;②存在营养不良或预期长时间不能消化或吸收营养物质。

3. 终末期患者的营养治疗适应证　此阶段保持患者营养状态不再重要,应结合伦理、人文、家属意愿等层面内容,在充分尊重患者权利、兼顾合理使用医疗资源的条件下,以舒适为前提,决定营养治疗方案。

(二) 评估及诊断工具

ADA、中国抗癌协会肿瘤营养与支持治疗专业委员会均推荐 NRS 2002 用于营养风险筛查,PG-SGA 用于恶性肿瘤的营养评估。营养不良是肿瘤患者并发症增加和病死率升高的危险因素,因此,对肝门部胆管癌患者进行营养评估、对营养不良患者进行营养治疗已成为完善术前准备的关键环节之一[9,10]。

(三) 能量需求

胆道系统恶性肿瘤患者的能量需求可参照其他消化系统肿瘤。建议围手术期患者的 TDEE 为:卧床患者 30kcal/(kg·d),非卧床患者 35kcal/(kg·d);如果摄入量少于目标需要量的 60%,则需要肠内营养和/或肠外营养。总能量的 50%~70% 来源于糖类,30%~50% 由脂类提供;蛋白质需要量从术前 1.0~1.2g/(kg·d)(0.15~0.2g 氮)增加到术后 1.2~1.8g/(kg·d)(0.2~0.3g 氮);糖类通常需要摄入 3~4g/(kg·d)来满足需求,以不低于 2g/(kg·d),总量不少于 100g 为宜;脂类为 1.5~2g/(kg·d),但不超过 2g/(kg·d);同时确保每日摄入适量的矿物质和维生素。如果采用全肠外营养,卧床患者能量供给应下调为 25kcal/(kg·d),非卧床患者下调为 30kcal/(kg·d)[11]。

(四) 营养治疗途径

营养治疗途径包括经静脉和经肠(经口、管饲)途径。胆道恶性肿瘤营养治疗途径的选择原则与其他恶性肿瘤基本一致,但也有其特点[12]:

1. 胆道手术多限于上消化道,空肠以下肠管受影响较小。因此,对于需要进行术后营养治疗的患者,建议在术中加做经 T 形管空肠置管或空肠造口,术后早期在肠道功能恢复后即可开始肠内营养[13]。

2. 对于术前存在营养不良,特别是合并中度以上梗阻性黄疸(总胆红素>171μmol/L)的患者,建议经口或经鼻空肠置管或者经 T 形管空肠置管途径肠内营养。

3. 对于肝功能储备较差、行较大范围肝切除、或严重梗阻性黄疸的患者,应积极行胆道内支架引流或行经皮肝穿刺胆道引流术(percuteneous transhepatic cholangio drainage,PTCD)进行胆道减压,尽快改善肝功能,促进营养物质代谢吸收。

4. PTCD 是临床广泛应用的治疗恶性胆道梗阻的方法。PTCD 后胆汁大量丢失,严重影响患者的消化功能和体液平衡,如何进行胆汁再利用、恢复胆汁的肠肝循环、再联合肠内营养以改善患者的营养状况备受关注。多项随机病例对照研究或回顾性分析[14,15]显示,恶性梗阻性黄疸患者行 PTCD 术后,接受胆汁回输联合肠内营养较未行胆汁回输者胃肠功能明显改善,包括腹泻减轻、胃排空延迟的发生率降低、肠内营养耐受性提高等;营养状况(BMI、肱三头肌皮褶厚度、上臂围)、生化指标(血清前白蛋白、视黄醇结合蛋白、转铁蛋白)好转,且机体炎性细胞因子水平更低,住院时间和中心静脉导管拔管时间缩短。在胆汁回输的途径选择方面,经鼻空肠管、空肠造瘘管或直接口服对改善患者营养状态或降低并发症没有差别,但直接口服常常合并较为严重的消化道反应,不推荐常规使用。

（五）制剂与配方

肝门部胆管癌患者术后早期进食能够有效减少感染、腹胀和尿潴留等并发症的发生,加快患者术后康复[16]。多项队列研究[17,18]显示,胆道恶性肿瘤患者术后早期接受营养治疗和饮食指导可以提高胃肠功能,改善营养状态,减少胃肠道并发症的发生,缩短切口愈合时间、缩短住院天数,降低术后病死率。早期进食还可改善血浆前白蛋白、白蛋白水平,是可行的饮食管理策略。除了饮食指导外,术后早期(术后 2 小时)开始肠内营养的胆道系统恶性肿瘤患者,肠道功能恢复早、胆瘘发生率低、术后体温恢复快,平均住院费用低。

围手术期补充肠道益生菌可有效降低术后并发症的发生,并缩短住院时间。一项针对54 例因胆道癌接受肝切除患者的随机研究发现,接受肠内营养和益生菌组感染性并发症的发生率为 19%,明显低于只接受肠内营养组患者的 52%[19]。另一项前瞻性随机双盲研究发现,益生菌组术后感染发生率(26.1%)显著低于安慰剂组(69.6%),益生菌组抗生素治疗时间平均缩短 6 天,且益生菌组无死亡,而对照组 6 例死亡[20]。

在无肠内营养禁忌证的情况下,术后使用全肠外营养会增加死亡率、腹腔感染率和胃肠道并发症的发生率,并延长住院时间。因此,肝门区肿瘤术后无肠内营养禁忌证的患者不常规应用肠外营养。但禁食的患者在其空腹不能肠内营养期间,肠外营养则是被推荐的。一项随机对照研究发现,胆道系统肿瘤患者在空腹期给予全肠外营养(1 000ml/d,700kcal),有利于保持体重和改善人体成分。对需要行胰十二指肠切除术的患者,术前连续给予 5 天免疫增强配方肠内营养(750ml/d),可有效降低切口感染的发生率及减少术后脓毒血症的发生[21]。

胆道系统恶性肿瘤患者术后常规补充谷胺酰胺(glutamine,Gln)的临床获益并不明确。Gln 是合成蛋白质和肌肉的重要氨基酸,同时又有保护肠道黏膜和调节免疫的功能,在疾病、营养状态不佳时,机体需求量增加。但一项前瞻随机对照双盲研究显示,在接受胰十二指肠切除术的胆道系统恶性肿瘤患者中,与对照组相比,术后补充 Gln 0.2g/(kg·d)的患者在住院时间、营养状态、生化指标及术后并发症的发生率方面并没有显著差异[22]。因此,胆道系统恶性肿瘤外科手术后,将 Gln 作为常规的营养补充剂,其临床获益并不明确。

（六）实施

遵循中国抗癌协会肿瘤营养治疗专业委员会提出的五阶梯治疗模式[23]。

三、推荐意见

1. 胆道系统恶性肿瘤围手术期患者应常规进行营养评估,推荐使用 PG-SGA。（A）

2. 术前存在营养不良的患者积极给予术前营养治疗,可有效减少并发症,降低术后胆道系统感染率。（A）

3. 在情况允许的情况下,术后尽早开始经口进食,并给予适当的营养治疗。（B）

4. 无禁忌证患者应给予肠内营养,不能使用肠内营养及肠内营养不能满足目标能量 60% 时,应启动肠外营养。（A）

5. 胆道系统恶性肿瘤手术后常规补充 Gln 的临床获益并不明确（A）,而补充益生菌可有效降低术后并发症发生率（B）。

6. 恶性梗阻性黄疸患者 PTCD 术后,胆汁回输联合肠内营养可明显改善营养状态,减少并发症的发生。（B）

===================== 参考文献 =====================

［1］HUNDAL R,SHAFFER E A. Gallbladder cancer:epidemiology and outcome[J]. Clin epidemiol,2014,6: 99-109.

［2］龚新雷,秦叔逵,刘秀峰.胆系肿瘤的内科治疗进展[J].临床肿瘤学杂志,2013,18(5):459-467.

［3］LAZCANO-PONCE E C,MIQUEL J F,MUNOZ N,et al. Epidemiology and molecular pathology of gallbladder cancer[J]. CA Cancer J Clin,2001,51(6):349-364.

［4］庹吉好,张敏,郑荣寿,等.中国 2014 年胆囊癌发病与死亡情况分析[J].中华肿瘤杂志,2018,40(12): 894-899.

［5］LEVY A D,MURAKATA L A,ROHRMANN C A JR. Gallbladder carcinoma:radiologic-pathologic correlation [J]. Radiographics,2001,21(2):295-314.

［6］RAI A,TEWARI M,MOHAPATRA S C,et al. Correlation of nutritional parameters of gallbladder cancer patients[J]. J SurgOncol,2006,93(8):705-770.

［7］郭剑,周永斌,翟泽民,等.肝门部胆管癌患者营养不良评估与术后并发症的相关研究[J].中华全科医学,2016,14(8):1266-1268.

［8］MIYATA T,YAMASHITA Y I,HIGASHI T,et al. The prognostic impact of controlling nutritional status(CO-NUT) in intrahepatic cholangiocarcinoma following curative hepatectomy:a retrospective single institution study[J]. World J Surg,2018,42(4):1085-1091.

［9］SHIRAKAWA H,KINOSHITA T,GOTOHDA N,et al. Compliance with and effects of preoperative immunonutrition in patients undergoing pancreaticoduodenectomy[J]. J Heptatobiliary Pancreat Sci,2012,19(3): 249-258.

［10］MANSOUR JC,ALOIA TA,CRANE CH,et al. Hilar cholangiocarcinoma:expert consensus statement[J]. HPB(Oxford),2015,17(8):691-699.

［11］MARIETTE C,DE BOTTON ML,PIESSEN G. Surgery in esophageal and gastric cancer patients:what is the role for nutrition support in your daily practice[J]. Ann Surg Oncol,2012,19(7):2128-2134.

［12］刘升辉.肝胆手术病人围手术期营养风险筛查及营养支持对临床结局的影响[D].南方医科大学,2016.

[13] LILLEMOE HA, ALOIA TA. Enhanced recovery after surgery: Hepatobiliary[J]. Surg Clin North Am, 2018, 98(6): 1251-1264.

[14] 孙晓梅, 唐秀芬, 孙凌宇. 恶性胆道梗阻的治疗对策[J]. 肿瘤代谢与营养电子杂志, 2017, 4(1): 11-15.

[15] 赵新华, 唐娟, 滕春兰, 等. 胆汁回输对胰十二指肠切除患者术后并发症及营养状态的影响[J]. 临床交流, 2017, 34(5): 746-750.

[16] HESLIN MJ, LATKANY L, LEUNG D, et al. A prospective, randomized trial of early enteral feeding after resection of upper gastrointestinal malignancy[J]. Ann Surg, 1997, 226(4): 567-577.

[17] WAKAHARA T, SHIRAKI M, MURASE K, et al. Nutritional screening with Subjective Global Assessment predicts hospital stay in patients with digestive diseases[J]. Nutrition, 2007, 23(9): 634-639.

[18] GUPTA D, VASHI PG, LAMMERSFELD CA, et al. Role of nutritional status in predicting the length of stay in cancer: A systematic review of the epidemiological literature[J]. Ann Nutr Metab, 2011, 59(2-4): 96-106.

[19] SOMMACAL HM, BERSCH VP, VITOLA SP, et al. Perioperative synbiotics decrease postoperative complications in periampullary neoplasms: A randomized, double-blind clinical trial[J]. Nutr Cancer, 2015, 67(3): 457-462.

[20] KANAZAWA H, NAGINO M, KAMIYA S, et al. Synbiotics reduce postoperative infectious complications: a randomized controlled trial in biliary cancer patients undergoing hepatectomy[J]. Langenbecks Arch Surg, 2005, 390: 104-113.

[21] KR GER J, MEFFERT PJ, VOGT LJ, et al. Early parenteral nutrition in patients with biliopancreatic mass lesions, a prospective, randomized intervention trial[J]. PLoS One, 2016, 11(11): e0166513.

[22] JO S, CHOI SH, HEO JS, et al. Missing effect of glutamine supplementation on the surgical outcome after pancreaticoduodenectomy for periampullary tumors: A prospective, randomized, double-blinded, controlled clinical trial[J]. World J Surg, 2006, 30(11): 1974-1982.

[23] 石汉平, 许红霞, 李苏宜, 等. 营养不良的五阶梯治疗[J/CD]. 肿瘤代谢与营养电子杂志, 2015, 2(1): 29-33.

[24] ARENDS J, BACHMANN P, BARACOS V, et al. ESPEN guidelines on nutrition in cancer patients[J]. Clin Nutr, 2017, 36(1): 11-48.

第二十五章

乳腺癌患者的营养治疗

一、背景

（一）乳腺癌的发病情况

2018 年 9 月国际肿瘤研究机构（International Agency for Research on Cancer，IARC）公布了最新全球恶性肿瘤统计数据，据估计 2018 年全球女性乳腺癌新发病例 210 万例、死亡病例 63 万例，分别占全球女性恶性肿瘤发病率的 24.2% 和死亡率的 15%[1]。

我国癌症中心发布的 2015 年中国恶性肿瘤流行情况分析报告指出，乳腺癌发病率同样居我国女性肿瘤发病率的首位。2015 年我国新发女性乳腺癌病例约 30.4 万例、死亡病例约 7.0 万例，分别占我国女性恶性肿瘤发病率的 17.10% 和死亡率的 8.16%[2]。

乳腺癌作为女性最常见的恶性肿瘤[1-3]，目前主要的治疗手段包括：手术治疗、放射治疗（以下简称放疗）、化学药物治疗（以下简称化疗）、内分泌治疗和靶向治疗等。随着治疗手段的不断改进，目前我国乳腺癌患者的 5 年生存率为 83.2%，比过去 10 年提高了 7.3%[4]。

越来越多的循证医学证据表明，乳腺癌患者营养状态与疾病治疗效果、复发风险、死亡风险及生活质量等密切相关[5-9]。适当的营养治疗不仅帮助乳腺癌患者保持良好的营养状态和生活习惯，增加治疗耐受性，改善治疗效果，提高生活质量，而且可以降低乳腺癌患者的复发和死亡风险[10-14]。乳腺癌患者的营养监测与治疗不容忽视，应当与抗肿瘤治疗并重。

（二）乳腺癌与营养不良

营养不良包括营养不足和营养过剩（超重和肥胖）两个方面。通常肿瘤营养不良特指营养不足[9,15-17]，但是乳腺癌相关营养不良的情况更适合从营养不足和营养过剩两方面阐述。研究显示乳腺癌患者营养不足的发生率要明显低于其他常见恶性肿瘤。法国一项关于恶性肿瘤患者营养不良（营养不足）患病率的调查研究显示，乳腺癌患者营养不足的发生率为 20.3%，明显低于食管和/或胃（60.2%）以及胰腺（66.7%）等肿瘤营养不良（营养不足）的发生率[18]；我国报道的乳腺癌患者营养不足的发生率低于 10%[19]。相对营养不足而言，乳腺癌患者营养过剩的发生率更高，国内外的研究结果均显示乳腺癌患者，尤其是绝经后的乳腺癌患者，营养过剩的发生率在 50% 以上[19,21]。营养过剩可引起身体损伤、生活质量下降、治疗相关不良反应增加以及持久的心理社会问题等不良后果[22]。有研究显示，肥胖可使乳腺癌全因死亡率增加 33%[20]，与 BMI 正常的女性相比，绝经后肥胖女性乳腺癌发生风险增加 20%～40%[23]。

340

二、证据

(一) 评估及诊断工具

乳腺癌确诊后应进行营养风险筛查及营养评估,一旦发现营养不良,立即采取有效的营养治疗措施,并且在整个疾病过程中定期进行随访。营养风险筛查及营养评估的方法应具有简单、经济、可靠的特点[8]。ESPEN 指南推荐采用 NRS 2002 筛查患者的营养风险[15],我国也较多使用 NRS 2002 作为营养风险筛查工具[10,16,24]。PG-SGA[10,16,24]是专门为肿瘤患者设计的营养评估方法,中国抗癌协会肿瘤营养与支持治疗专业委员会推荐使用。乳腺癌患者在治疗过程中及治疗后,特别是在手术前[25],建议应用 NRS 2002 进行营养风险筛查、PG-SGA 进行营养评估,以便根据患者的营养状况、饮食习惯、时间安排、活动特点、文化偏好及个人需要采取个体化的营养治疗方法[4,5]。

(二) 能量需求

《中国肿瘤营养治疗指南 2015 版》[9]和 ESPEN 指南[15]指出,肿瘤患者能量摄入推荐量与普通健康人无异,建议卧床患者给予 $20\sim25kcal/(kg\cdot d)$ 的能量供给;有活动能力的患者应给予 $25\sim30kcal/(kg\cdot d)$ 的能量供给。Zuconi CP 等[26]对 17 例乳腺癌患者和 19 例健康女性进行了营养评估,结果显示乳腺癌患者的 REE 与健康女性相似,可根据 $25kcal/(kg\cdot d)$ 的快速公式计算。考虑到大多乳腺癌患者的活动能力不受限,能量需求与健康女性相似,通常情况下建议乳腺癌患者能量供给为 $25\sim30kcal/(kg\cdot d)$。乳腺癌患者的能量需求也会受到饮食、生活习惯、运动量、体重、肿瘤负荷状态、机体代谢状态等多种因素影响,必要时需要根据具体情况进行个体化的动态调整。

蛋白质是人体重要的组成成分,在生命活动中发挥着重要的作用[27]。ESPEN 指南推荐肿瘤患者的蛋白质摄入量至少 $1g/(kg\cdot d)$,根据情况可增加至 $1.5g/(kg\cdot d)$。在缺乏运动和存在全身性炎症反应的情况下,蛋白质目标供给量可达到 $1.2\sim2g/(kg\cdot d)$[15]。《中国肿瘤营养治疗指南 2015 版》建议肿瘤患者蛋白质供给量 $1\sim1.5g/(kg\cdot d)$,严重消耗者可将蛋白质供给量调整至 $1.5\sim2.0g/(kg\cdot d)$[9]。研究表明,抗肿瘤治疗过程中由于不良反应导致的恶心、呕吐、食欲减退、虚弱乏力,会使乳腺癌患者体力活动减少,引起体重和脂肪组织增加,瘦体组织明显减少,增加并发症的数量和严重程度[5,28-30]。这种以脂肪量增加和肌肉质量、力量减少为特征的体重增加,称为肌肉减少性肥胖(sarcopenic obesity,SO)[31],可通过补充足量的蛋白质 $1.2\sim1.5g/(kg\cdot d)$ 预防[25,32,33]。基于上述证据,建议乳腺癌患者蛋白质摄入量为 $1.2\sim1.5g/(kg\cdot d)$,存在严重消耗的乳腺癌患者,蛋白质摄入量可调整至 $1.5\sim2.0g/(kg\cdot d)$。

(三) 抗肿瘤治疗相关的营养治疗

1. 手术及放化疗　手术治疗是乳腺癌最常见的治疗手段之一,营养不良可增加术后并发症风险和死亡风险[6]。陈兰[34]将 48 例手术治疗的乳腺癌患者随机分成观察组(常规护理联合营养治疗)和对照组(常规护理),研究结果发现,观察组伤口愈合率明显高于对照组,愈合时间明显短于对照组。Eda K 等[35]开展的一项小规模随机研究,将 40 例乳腺癌放疗患者随机分成两组,试验组患者每日口服谷氨酰胺 15g,对照组患者接受安慰剂治疗,评估放疗引起的皮肤不良反应。Rubio I 等[36]对 17 例术后接受放疗的乳腺癌患者进行相似的研究,试验组患者每日口服谷氨酰胺 0.5g/kg。两项研究得出相似的结论,试验组皮肤不良反应(多为 1 级)的发生率明显低于对照组(多为 2 级)。

Cihan YB[37]对 456 例接受辅助放化疗的乳腺癌患者进行回顾性分析发现,BMI 与患者总生存率显著相关。体重过轻或肥胖的乳腺癌患者,总生存时间短于正常体重者。Abdolla-hi R 等[38]开展的一项单中心随机试验,将 150 例化疗的乳腺癌患者随机分为接受膳食干预、营养教育的干预组($n=73$)和对照组($n=67$),研究结果显示,膳食干预和营养教育组的胃肠道不良反应发生率明显下降。

2. 内分泌治疗 接受内分泌治疗的乳腺癌患者,尤其是接受芳香化酶抑制剂治疗的绝经后乳腺癌患者,容易出现骨质流失,甚至发生骨折[28,39-41]。一项前瞻性队列研究,纳入 211 例乳腺癌患者和 567 例对照,评估两组受试者骨质丢失情况,中位随访时间 5.8 年。单用芳香化酶抑制剂和化疗联合芳香化酶抑制剂治疗的乳腺癌患者与对照组相比,骨质丢失和骨质疏松症的 HR 分别为 2.72 和 3.83[39]。Nissen MJ 等[28]研究也发现,乳腺癌患者骨矿物质含量减少与年龄较大、应用芳香化酶抑制剂进行内分泌治疗显著相关。胡兰等[40]通过对 151 例乳腺癌患者骨丢失情况的调查发现,骨量减少患者中正在应用芳香化酶抑制剂治疗的乳腺癌患者占 66.67%。随着治疗时间的延长,骨折风险增加。建议在芳香化酶抑制剂治疗之前,就应进行骨折风险评估,改变生活方式以及补充钙和维生素 D[41]。

(四) 膳食相关的营养治疗

目前文献中对乳腺癌患者进行肠外、肠内营养的报道较少,可能与大多数乳腺癌患者在治疗期间均可经口进食相关,合理膳食在乳腺癌患者的治疗过程中发挥着重要作用。

1. 饮酒增加乳腺癌的发生风险 一项关于酒精摄入与乳腺癌的研究,共纳入来自 53 个流行病学研究的 58 515 例浸润性乳腺癌患者和 95 067 例对照,发现每天酒精摄入量为 35~44g 的女性与不饮酒的女性相比,乳腺癌的发生风险增加 32%;如果每天酒精摄入量≥45g,与不饮酒的女性相比,饮酒女性乳腺癌发生风险增加 46%。酒精摄入量每增加 10g/g,乳腺癌发生的相对风险增加 7.1%[42]。一项中位随访时间为 10 年的前瞻性研究发现,与不饮酒女性相比,每日摄入酒精≥30g 的女性患乳腺癌风险增加 32%,而患浸润性乳腺癌风险增加 43%[43]。另一项前瞻性队列研究,对 105 986 例女性进行长达近 30 年的随访,其中 7 698 例女性被确诊为浸润性乳腺癌,研究发现平均每日酒精摄入量为 5~9.9g,乳腺癌的发生风险增加(RR 值:1.15)[44]。

2. 饮食中 ω-3 多不饱和脂肪酸与 ω-6 多不饱和脂肪酸相对摄入比增加能够降低乳腺癌发生风险 一项 meta 分析,纳入 20 905 例乳腺癌患者和 883 585 例对照,发现每增加 100mg 的 ω-3 PUFA 日摄入量能降低 5%的乳腺癌发生风险[45]。一项来自我国上海女性健康研究中心的前瞻性队列研究,基线纳入 72 571 例无肿瘤参与者,研究过程中确诊 712 例乳腺癌。研究发现 ω-3 PUFA 与 ω-6 PUFA 相对摄入量与乳腺癌发生风险显著相关,即 ω-3 PUFA 低摄入、ω-6 PUFA 高摄入与 ω-3 PUFA 高摄入、ω-6 PUFA 低摄入的女性相比,患乳腺癌的风险增加了 1.06 倍,提示 ω-6 PUFA 与 ω-3 PUFA 的相对量可能对乳腺癌发病风险更重要[46]。另一项 meta 分析,纳入 274 135 例成年女性,其中 8 331 例确诊为乳腺癌,发现摄入 ω-3/ω-6 PUFA 比值高的人群的乳腺癌发病风险明显降低,饮食中 ω-3/ω-6 PUFA 比值每增加 10%,乳腺癌发病风险下降 6%。血清中 ω-3/ω-6 PUFA 比值每增加 10%,乳腺癌发病风险随之降低 27%[47]。

3. 低脂奶制品或增加奶制品的摄入频率均有可能降低乳腺癌发生风险 奶制品作为日常生活中优质蛋白和钙质的主要来源,是生活中最为常见的食品,与乳腺癌的发生风险有一定的相关性。一项 meta 分析显示酸奶和低脂奶制品降低了乳腺癌的发生风险,HR 分别是 0.91 和 0.85[48]。另一项病例对照研究发现,低脂牛奶可能降低乳腺癌的发生风险[49]。一项关于中国北部和东部地区妇女每周乳品摄入频率与乳腺癌发生风险之间关系的病例对照研究,共纳入 1 286 例乳腺癌患者和 1 461 例对照,发现每周摄入牛奶的频率与乳腺癌发生风险呈显著负相关,与摄入奶制品频率低于 1 天/周的妇女相比,食用乳制品 3~4 天/周的妇女乳腺癌发病率降低了 31%,而食用乳制品 5~7 天/周的妇女乳腺癌发病率降低了 47%[50]。

4. 含咖啡因的咖啡可以降低绝经后女性乳腺癌的发病率　一项纳入 13 项前瞻性队列研究的 meta 分析发现,咖啡摄入量与绝经后乳腺癌发生风险降低有显著相关性[51]。另一项瑞典的多中心前瞻性临床试验,纳入 42 099 例 30~49 岁健康女性,随访过程中共确诊 1 565 例乳腺癌,发现每天喝 3 杯以上的咖啡(每杯约 150ml,含 103mg 咖啡因)与整体乳腺癌以及 ER+/PR−乳腺癌的发生率呈负相关[52]。一项纳入 37 篇文章、59 018 例乳腺癌患者的 meta 分析显示,咖啡/咖啡因摄入和绝经后女性乳腺癌风险呈负相关。咖啡摄入剂量增加 2 杯/d,乳腺癌风险降低 2%;咖啡因摄入增加 200mg/d,乳腺癌风险降低 1%[53]。一项欧洲前瞻性调查研究发现,摄入含咖啡因的咖啡可明显降低绝经后女性患乳腺癌的风险(HR = 0.90)[54]。

5. 大豆食品可降低乳腺癌的死亡和复发风险　一项纳入 5 042 例女性乳腺癌患者的队列研究,中位随访 3.9 年,发现增加大豆蛋白或大豆异黄酮的摄入量均可降低乳腺癌的复发率和死亡率。大豆蛋白摄入量最高四分位数与摄入量最低四分位数相比,总死亡 HR 为 0.67;大豆蛋白摄入量最高四分位数与大豆蛋白摄入量最低四分位数的 5 年死亡率分别为 9.2% 和 13.1%,5 年复发率分别为 8.9% 和 13%。这项研究发现大豆食品的摄入是安全的,但当大豆蛋白的摄入量超过 11g/d 时,增加大豆食品的摄入量对降低死亡率和复发率没有额外的益处[55]。一项对 9 514 例乳腺癌患者随访 7.4 年的研究发现,较高水平的大豆摄入可使乳腺癌复发风险降低 25%[56]。另一项针对 6 235 例女性乳腺癌患者进行饮食异黄酮摄入量与乳腺癌全因死亡率的研究,中位随访时间 9.4 年,发现膳食中异黄酮摄入量最高四分位数和最低四分位数相比,异黄酮摄入量高的乳腺癌患者全因死亡率下降了 21%[57]。

(五) 体重管理相关的营养治疗

越来越多的证据证实,肥胖与乳腺癌的发生风险增加和不良预后相关。一项来自美国的前瞻性研究发现,因乳腺癌死亡的患者有着明显的肥胖趋势[11]。一项包含 82 项临床研究、230 000 例乳腺癌患者的 meta 分析也指出,肥胖与乳腺癌的不良预后明显相关,且不受患者的月经状况和激素受体表达情况影响[12]。一项研究共纳入 BMI 正常的绝经后女性 3 460 例,中位随访时间 16 年,182 例确诊为乳腺癌,研究发现脂肪含量最高的四分位数乳腺癌患者比脂肪含量最低的四分位数患者乳腺癌发生风险增加近 90%[13]。我国华东地区开展的一项病例对照研究,纳入 492 例受试者,包括 123 例乳腺癌患者和 369 例对照,证实肥胖是女性乳腺癌的危险因素[14]。

Reeves M 等[58]开展了一项关于乳腺癌患者进行减肥干预的 RCT,纳入 90 例乳腺癌患者,随机平分为减重干预组(通过电话指导饮食控制及增加体力活动)和常规护理组。干预组的平均体重明显低于常规护理组,较基线期减重 3.7%。脂肪质量和腰围较常规护理组也有明显下降趋势,干预组的疲劳状况得到明显改善。减肥干预措施对女性乳腺癌患者来说是可行、可接受和安全的,并且可以带来其他健康获益。一项纳入 25 624 例患者、长达 14 年的关于体育锻炼与乳腺癌发生风险的研究,结果表明,适当的体力活动能够明显降低乳腺癌患病风险[59]。一项系统回顾分析,包括目前在研的十项临床试验,也发现体重监测对于乳腺癌患者是可行的,并且有可能带来获益[60]。

　　建议乳腺癌患者通过以下方式进行体重管理,以维持健康体重(BMI 18.5～23.9):每2周定时(早晨起床排便后空腹)监测体重1次并记录[9]。每周至少150min的中等强度体力活动(每周5次,每次30min);每周至少2次力量性训练(大肌群抗阻运动)。建议增加蔬菜、水果和全谷类食物、优质蛋白的摄入,限制酒精、红肉和加工肉制品的摄入[61,62]。

三、推荐意见

　　1. 乳腺癌患者确诊后应进行营养风险筛查与营养评估,发现营养不良时应立即进行营养治疗,并在疾病过程中定期监测。(B)

　　2. 乳腺癌患者营养风险筛查推荐采用 NRS 2002 量表,营养评估推荐采用 PG-SGA 量表。(A)

　　3. 乳腺癌患者能量供给为 25～30kcal/(kg·d),必要时可根据具体情况进行个体化的动态调整。(B)

　　4. 乳腺癌患者蛋白质摄入量为 1.2～1.5g/(kg·d),存在严重消耗的患者蛋白质摄入量可增至 1.5～2.0g/(kg·d)。(B)

　　5. 口服谷氨酰胺可降低放疗引起的皮肤不良反应。(A)

　　6. 膳食干预和营养教育可以减轻乳腺癌患者化疗相关的消化道不良反应。(B)

　　7. 建议接受芳香化酶抑制剂治疗的绝经后乳腺癌患者要进行骨折风险评估并给予相应预防及治疗措施,改变生活方式以及补充钙和维生素 D。(B)

　　8. 饮食中 ω-3 PUFA 与 ω-6 PUFA 相对摄入比增加、低脂奶制品的摄入或增加奶制品的摄入频率可能降低乳腺癌的发生风险,摄入含咖啡因的咖啡可以降低绝经后女性乳腺癌的发病率,食用大豆食品可显著降低女性乳腺癌的死亡和复发风险。(B)

　　9. 应监测乳腺癌患者体重,进行体重管理,维持健康体重(BMI 18.5～23.9)。(A)

　　10. 维持健康体重的干预措施:每2周定时(早晨起床排便后空腹)监测体重1次并记录。每周至少150min的中等强度体力活动(每周5次,每次30min);每周至少2次力量性训练(大肌群抗阻运动)。建议增加蔬菜、水果和全谷类食物、优质蛋白的摄入,限制酒精、红肉和加工肉制品的摄入。(B)

参考文献

[1] BRAY F,FERLAY J,SOERJOMATARAM I,et al. Global cancer statistics 2018:GLOBOCAN estimates of incidence and mortality worldwide for 36 cancers in 185 countries[J]. CA Cancer J Clin,2018,68(6):394-424.

[2] 郑荣寿,孙可欣,张思维,等. 2015 年中国恶性肿瘤流行情况分析[J]. 中华肿瘤杂志,2019,41(1):19-28.

[3] MAAJANI K,JALALI A,ALIPOUR S,et al. The global and regional survival rate of women with breast cancer:a systematic review and meta-analysis[J]. Clin Breast Cancer,2019,19(3):165-177.

[4] ALLEMANI C,MATSUDA T,DI CARLO V,et al. Global surveillance of trends in cancer survival 2000-14(CONCORD-3):analysis of individual records for 37 513 025 patients diagnosed with one of 18 cancers from 322 population-based registries in 71 countries[J]. Lancet,2018,391(10125):1023-1075.

[5] MONROY CISNEROS K,ASTIAZAR N GARC A H,ESPARZA ROMERO J,et al. Antineoplastic treatment impact on nutritional status in patients with breast cancer[J]. Nutr Hosp,2014,30(4):876-882.

［6］ MAURICIO S F,RIBEIRO H S. Nutritional status parameters as risk factors for mortality in cancer patients ［J］. Nutr Cancer,2016,68(6):949-957.

［7］ CARMICHAEL A R. Obesity as a risk factor for development and poor prognosis of breast cancer［J］. BJOG, 2006,113(10):1160-1166.

［8］ DEMARK-WAHNEFRIED W,CAMPBELL K L,HAYES S C. Weight management and its role in breast cancer rehabilitation［J］. Cancer,2012,118(Suppl 8):2277-2287.

［9］ 中国抗癌协会肿瘤营养与支持治疗专业委员会.中国肿瘤营养治疗指南［M］.人民卫生出版社,2015.

［10］ JAGER-WITTENAAR H,OTTERY F D. Assessing nutritional status in cancer［J］. Curr Opin Clin Nutr Metab Care,2017,20(5):322-329.

［11］ CALLE E E,RODRIGUEZ C,WALKER-THURMOND K,et al. Overweight,obesity,and mortality from cancer in a prospectively studied cohort of US adults［J］. N Engl J Med,2003,348(17):1625-1638.

［12］ CHAN D S M,VIEIRA A R,AUNE D,et al. Body mass index and survival in women with breast cancer-systematic literature review and meta-analysis of 82 follow-up studies［J］. Ann Oncol,2014,25(10): 1901-1914.

［13］ IYENGAR N M,ARTHUR R,MANSON J E,et al. Association of body fat and risk of breast cancer in postmenopausal women with normal body mass index:a secondary analysis of a randomized clinical trial and observational study［J］. JAMA Oncol,2019,5(2):155-163.

［14］ WANG X L,JIA C X,LIU L Y,et al. Obesity,diabetes melitus,and the risk of female breast cancer in Eastern China［J］. World J SurgOncol,2013,11(1):71.

［15］ ARENDS J,BACHMANN P,BARACOS V,et al. ESPEN guidelines on nutrition in cancer patients［J］. Clin Nutr,2017,36(1):11-48.

［16］ 石汉平,赵青川,王昆华,等.营养不良的三级诊断［J］.中国癌症防治杂志,2015,7(5):313-319.

［17］ 石汉平,许红霞,李苏宜,等.营养不良的五阶梯治疗［J/CD］.肿瘤代谢与营养电子杂志,2015,2(1): 29-33.

［18］ HÉBUTERNE X,LEMARIÉ E,MICHALLET M,et al. Prevalence of malnutrition and current use of nutrition support in patients with cancer［J］. JPEN J Parenter Enteral Nutr,2014,38(2):196-204.

［19］ 王艳莉,方玉,辛晓伟.202例乳腺癌患者营养状况调查［J］.中国肿瘤临床与康复,2014,21(12): 1516-1518.

［20］ PROTANI M,COORY M,MARTIN J H. Effect of obesity on survival of women with breast cancer:systematic review and meta-analysis［J］. Breast Cancer Res Treat,2010,123(3):627-635.

［21］ MAJID H A,KEOW LP,ISLAM T,et al. Nutritional status of breast cancer survivors 1 year after diagnosis:a preliminary analysis from the malaysian breast cancer survivorship cohort study［J］. J Acad Nutr Diet,2018, 118(4):705-713.

［22］ 石汉平,贾平平.我国肿瘤营养事业的发展与挑战［J］.首都医科大学学报,2019,40(2):159-162.

［23］ MUNSELL M F,SPRAGUE BL,BERRY DA,et al. Body mass index and breast cancer risk according to postmenopausal estrogen-progestin use and hormone receptor status［J］. Epidemiol Rev,2014,36(1): 114-136.

［24］ 石汉平.整体营养疗法［J/CD］.肿瘤代谢与营养电子杂志,2017,4(2):130-135.

［25］ LIMONMIRO A T,LOPEZTEROS V,ASTIAZARANGARCIA H. Dietary guidelines for breast cancer patients:a critical review［J］. Adv Nutr,2017,8(4):613-623.

［26］ ZUCONI C P,CEOLIN ALVES A L,TOULSON DAVISSON CORREIA M I,et al. Energy expenditure in women with breast cancer［J］. Nutrition,2015,31(4):556-559.

［27］ MOUGHAN P J. Dietary protein for human health［J］. Br J Nutr,2012,108(S2):S1-S2.

［28］ NISSEN M J,SHAPIRO A,SWENSON K K. Changes in weight and body composition in women receiving chemotherapy for breast cancer[J]. Clin Breast Cancer,2011,11(1):52-60.

[29] FREEDMAN R J,AZIZ N,ALBANES D,et al. Weight and body composition changes during and after adjuvant chemotherapy in women with breast cancer[J]. J Clin Endocrinol Metab,2004,89(5):2248-2253.

[30] SHEEAN P M,HOSKINS K,STOLLEY M. Body composition changes in females treated for breast cancer:a review of the evidence[J]. Breast Cancer Res Treat,2012,135(3):663-680.

[31] DEMARK-WAHNEFRIED W,KENYON A J,EBERLE P,et al. Preventing sarcopenic obesity among breast cancer patients who receive adjuvant chemotherapy:results of a feasibility study[J]. Clin Exerc Physiol,2002,4(1):44-49.

[32] INGENBLEEK Y,MCCULLY K S. Vegetarianism produces subclinical malnutrition,hyperhomocysteinemia and atherogenesis[J]. Nutrition,2012,28(2):148-153.

[33] HELIODORO A M,LILIANA M,JULI N E R,et al. Physiological effects beyond the significant gain in muscle mass in sarcopenic elderly men:evidence from a randomized clinical trial using a protein-rich food[J]. Clin Interv Aging,2012,7:225-234.

[34] 陈兰.营养干预对乳腺癌术后伤口愈合的影响[J].广西中医药大学学报,2013,16(01):19-20.

[35] EDA K,UZER K,MURAT T,et al. The effects of enteral glutamine on radiotherapy induced dermatitis in breast cancer[J]. Clin Nutr,2016,35(2):436-439.

[36] RUBIO I,SUVA L J,TODOROVA V,et al. Oral glutamine reduces radiation morbidity in breast conservation surgery[J]. JPEN J Parenter Enteral Nutr,2013,37(5):623-630.

[37] CIHAN Y B. Relationship of body mass index with prognosis in breast cancer patients treated with adjuvant radiotherapy and chemotherapy[J]. Asian Pac J Cancer Prev,2014,15(10):4233-4238.

[38] ABDOLLAHI R,NAJAFI S,RAZMPOOSH E,et al. The effect of dietary intervention along with nutritional education on reducing the gastrointestinal side effects caused by chemotherapy among women with breast cancer[J]. Nutr Cancer. 2019,71(6):922-930.

[39] RAMIN C,MAY B J,RODEN R B S,et al. Evaluation of osteopenia and osteoporosis in younger breast cancer survivors compared with cancer-free women:a prospective cohort study[J]. Breast Cancer Res,2018,20(1):134.

[40] 胡兰,姚莉,范芳芳.151 例乳腺癌患者骨丢失及药物防治现况调查[J].中国骨质疏松杂志,2017,23(11):1484-1487.

[41] CEPA M,VAZ C. Management of bone loss in postmenopausal breast cancer patients treated with aromatase inhibitors[J]. Acta Reumatol Port,2015,40(4):323.

[42] HAMAJIMA N,HIROSE K,TAJIMA K,et al. Alcohol,tobacco and breast cancer-collaborative reanalysis of individual data from 53 epidemiological studies,including 58,515 women with breast cancer and 95,067 women without the disease[J]. Br J Cancer,2002,87(11):1234-1245.

[43] ZHANG S M,LEE I M,MANSON J E,et al. Alcohol consumption and breast cancer risk in the Women's Health Study[J]. Am J Epidemiol,2007,165(6):667-676.

[44] CHEN W Y,ROSNER B,HANKINSON S E,et al. Moderate alcohol consumption during adult life,drinking patterns,and breast cancer risk[J]. JAMA,2011,306(17):1884-1890.

[45] ZHENG J S,HU X J,ZHAO Y M,et al. Intake of fish and marine n-3 polyunsaturated fatty acids and risk of breast cancer:meta-analysis of data from 21 independent prospective cohort studies[J]. BMJ,2013,27,346:f3706.

[46] MURFF H J,SHU X O,LI H,et al. Dietary polyunsaturated fatty acids and breast cancer risk in Chinese women:a prospective cohort study[J]. Int J Cancer,2011,128(6):1434-1441.

[47] YANG B,REN X L,FU Y Q,et al. Ratio of n-3/n-6 PUFAs and risk of breast cancer:a meta-analysis of 274135 adult females from 11 independent prospective studies[J]. BMC Cancer,2014,14(1):105.

［48］ ZANG J,SHEN M,DU S,et al. The association between dairy intake and breast cancer in western and asian populations:a systematic review and meta-analysis［J］. J Breast Cancer,2015,18(4):313-322.

［49］ VAHID F,HATAMI M,SADEGHI M,et al. The association between the Index of Nutritional Quality (INQ) and breast cancer and the evaluation of nutrient intake of breast cancer patients:a case-control study［J］. Nutrition,2018,45:11-16.

［50］ YU L,LIU L,WANG F,et al. Higher frequency of dairy intake is associated with a reduced risk of breast cancer:results from a case-control study in Northern and Eastern China［J］. Oncol Lett. 2019,17(3):2737-2744.

［51］ ALESSANDRA L,AGNIESZKA M,PAOLO DP,et al. Coffee intake decreases risk of postmenopausal breast cancer:a dose-response meta-analysis on prospective cohort studies［J］. Nutrients,2018,10(2):112.

［52］ OH JK,SANDIN S,STRÖM P,et al. Prospective study of breast cancer in relation to coffee,tea and caffeine in Sweden［J］. Int J Cancer,2015,137(8):1979-1989.

［53］ JIANG W,WU Y,JIANG X. Coffee and caffeine intake and breast cancer risk:An updated dose-response meta-analysis of 37 published studies［J］. GynecolOncol,2013,129(3):620-629.

［54］ BHOO-PATHY N,PEETERS P H,UITERWAAL C S,et al. Coffee and tea consumption and risk of pre-and postmenopausal breast cancer in the European Prospective Investigation into Cancer and Nutrition (EPIC) cohort study［J］. Breast Cancer Res,2015,17(1):15.

［55］ SHU X O,ZHENG Y,CAI H,et al. Soy food intake and breast cancer survival［J］. JAMA,2009,302(22):2437-2443.

［56］ MESSINA,M. Soy foods,isoflavones,and the health of postmenopausal women［J］. Am J Clin Nutr,2014,100 Suppl 1:423S-430S.

［57］ ZHANG FF,HASLAM DE,TERRY MB,et al. Dietary isoflavone intake and all-cause mortality in breast cancer survivors:The Breast Cancer Family Registry［J］. Cancer,2017,123(11):2070-2079.

［58］ REEVES M,WINKLER E,MCCARTHY N,et al. The living well after breast cancer pilot trial:a weight loss intervention for women following treatment for breast cancer［J］. Asia Pac J Clin Oncol,2017,13(3):125-136.

［59］ THUNE I,BRENN T,LUND E,et al. Physical activity and the risk of breast cancer［J］. N Engl J Med,1997,336(18):1269-1275.

［60］ REEVES MM,TERRANOVA CO,EAKIN EG,et al. Weight loss intervention trials in women with breast cancer:a systematic review［J］. Obes Rev,2014,15(9):749-768.

［61］ 郑莹. 中国乳腺癌患者生活方式指南［J］. 全科医学临床与教育,2017,39(2):124-128.

［62］ ROCK C L,DOYLE C,DEMARK-WAHNEFRIED W,et al. Nutrition and physical activity guidelines for cancer survivors［J］. CA:A Cancer J Clin,2012,62(4):243-274.

第二十六章

宫颈癌患者的营养治疗

一、背景

宫颈癌是全球女性生殖系统第二大恶性肿瘤[1],根据 WHO 的数据,每年新增宫颈癌病例 53 万,死亡约 25 万,其中有 20 万死亡病例发生在发展中国家,占全球宫颈癌总死亡人数的 80%。中国国家癌症中心公布的数据显示,2015 年我国宫颈癌新发病例约为 98 900 例,死亡病例约为 30 500 例[2]。国际妇产科联合会(Federation International of Gynecology and Obstetrics,FIGO)报道,所有期别的宫颈癌 5 年内复发率为 28%[3]。中晚期患者多是目前中国面临的现状[4]。

手术是早期宫颈癌治疗的重要方法,手术后创伤、失血、术后康复,特别是泌尿生殖道功能和盆底功能恢复有赖营养物质的供给。放疗是中晚期宫颈癌的重要治疗手段,放射线在杀伤恶性肿瘤细胞的同时,对照射范围内的正常组织也会产生损伤。近期放疗反应使肠黏膜水肿,可导致腹泻、食欲下降,营养物质吸收障碍,严重时导致放射治疗计划中断;远期反应致使照射区域肠绒毛膜萎缩,肠黏膜变薄,纤维化,容易形成溃疡,肠壁通透性增加,诱发慢性放射性肠损伤,可引起经常性腹痛、腹泻、甚至消化道出血,严重者可引起贫血、不同程度营养不良,个别情况可导致肠穿孔等,严重影响患者的生活质量。同步放化疗是美国国立肿瘤研究所推荐的宫颈癌的标准治疗方法,已经成为中晚期宫颈癌标准的治疗方法,在同步放化疗过程中可能加重消化系统反应,如恶心、呕吐和腹泻;造血系统的不良反应,包括血液学毒性如血小板和白细胞下降等,加重机体营养不良的发生。复发性宫颈癌由于疾病进展的消耗,更易出现严重营养不良。

二、证据

(一) 营养风险筛查和营养状况评估

营养筛查与评估应该纳入宫颈癌患者的常规诊疗中,其中 NRS 2002 是 ESPEN 推荐用于成年住院患者营养风险筛查的量表,其操作简单,得到 CSPEN 的推荐[5]。目前国际上推荐使用的综合营养评估工具主要包括 SGA 和 PG-SGA,CSNO 对肿瘤患者推荐使用PG-SGA[6]。

陈咏宁等[7]分别采用 PG-SGA、NRS 2002 和 BIA 评价了 75 例宫颈癌患者的营养状况,对应的检出率依次为 60%、53.3% 和 36%,提示单一评估方法结果为阴性亦不能排除营养不良。

Laky B 等[8]采用 PG-SGA 评估了 145 例妇科肿瘤患者的营养状况,其中宫颈癌营养不良发生率为 26.3%。首诊时,宫颈癌营养不良发生率低于卵巢癌,随着疾病的进展或治疗的进行,宫颈癌患者通常较其他妇科肿瘤患者更容易发生营养不良。史岩[9]采用 PG-SGA 和NRS 2002 对 42 例首诊为宫颈癌的患者进行营养评估,营养不良发生率为 2.38%,营养风险发生率为 14.29%。胡月兰等[10]对 32 例宫颈癌化疗或放疗的患者进行营养评估,PG-SGA检出率为 28.12%,NRS 2002 检出率为 31.25%。张珺等[11]应用 PG-SGA 评估了 106 例宫颈癌同步放化疗患者的营养状况,营养不良发生率为 48.1%,其中重度营养不良发生率为17.9%,同时,PG-SGA 营养评估方法与 SGA、血清白蛋白水平有一致性。研究显示宫颈癌患者营养状况差异较大,究其原因除了肿瘤本身以外,还与围手术期禁食、手术创伤应激反应、放化疗不良反应造成的代谢紊乱、摄食减少和吸收障碍等因素有关。因此,建议在患者治疗前、手术后、放化疗中以及治疗结束时,对宫颈癌治疗患者的营养状况进行动态评估。

(二)宫颈癌营养不良与预后

1. 营养不良影响抗肿瘤治疗效果 营养不良是肿瘤患者不良预后的独立危险因素[12]。很多宫颈癌患者在确诊时就存在 BMI 较低,而低 BMI 与术后并发症相关。在同期放化疗过程中,常有患者因发生营养不良、急性肠道毒性而不能耐受治疗,被迫暂停或延缓治疗,严重影响整体治疗效果。对于宫颈癌营养不良与疗效的关系,目前仍然缺乏高质量的临床研究。Kathiresan AS 等[13]回顾性分析了 300 例妇科恶性肿瘤患者术前营养指标与术后并发症的关系,结果表明,术前低白蛋白与术后并发症、ICU 停留时间、住院时间、再次手术、肿瘤复发显著相关。低淋巴细胞计数与低 BMI、肿瘤复发显著相关。

任陈等[14]回顾性分析了 78 例宫颈癌住院患者早期营养治疗对宫颈癌盆腔放疗同期化疗的耐受性及放射损伤的影响,营养组放疗前一般情况较对照组稍差,其 KPS 评分、血浆白蛋白、淋巴细胞绝对值均显著低于对照组,但经过放疗期间早期给予肠内营养联合肠外营养后,患者一般情况有明显改善,对同期放化疗耐受性较对照组显著提高。

2. 营养不良影响患者的生活质量和生存时间 臧春逸等[15]对接受广泛性子宫切除术的宫颈癌Ib期患者进行回顾性分析发现,低体重患者预后较差,5 年生存率更低。肖凤珍[16]发现营养不良可能影响宫颈癌患者的生活质量并降低抗肿瘤治疗的耐受性和有效性。张珺等[11]应用 PG-SGA 和肿瘤患者生活质量测定量表(EORTC QLQ-C30)对 106 例宫颈癌同步放化疗患者进行营养状况和生活质量评价,结果显示,不同营养状况的宫颈癌同步放化疗患者生活质量各个维度的得分差异显著($P<0.05$),营养状况与生活质量呈正相关($P<0.05$)。谢诺[17]对 50 例宫颈癌放射治疗并发直肠阴道瘘的患者应用要素型肠内营养制剂的 RCT 发现,有效的肠内营养可以减少排便次数,提高夜间睡眠质量,维持局部皮肤完整性,改善患者焦虑情绪,提高其生活质量。

Haraga J 等[18]回顾性分析了 131 例宫颈癌同步放化疗患者治疗前营养预后指数(prognosis nutritional index,PNI)与患者预后及生存期的关系,结果表明低 PNI 评分的患者无进展生存和总生存期更短,低 PNI 评分是预测同步放化疗宫颈癌患者生存期的独立因素。

Rodrigues CS 等[19]采用 PG-SGA 评估了 146 例妇科肿瘤(其中宫颈癌 85 例)患者的营养状况,并对其进行为期 1 年的生存期随访,结果表明:宫颈癌患者比子宫内膜癌患者死亡率高 4.7 倍,PG-SGA 评估为 C 级即重度营养不良的患者 1 年内死亡率比评估为 A 级即营养良好者高 2.04 倍,PG-SGA 评分每增加 1 分,死亡风险增加 10%,患者的营养状况直接影响患者的死亡率,不受肿瘤生长的部位和肿瘤的分期的影响。

（三）宫颈癌的营养治疗

宫颈癌的营养治疗应遵循五阶梯治疗原则[20]，建议参照 ESPEN 指南，当第 3~5 天不能满足 60% 目标能量需求时，应选择再上一个阶梯，给予营养治疗。

1. 宫颈癌手术的营养治疗　近年来，加速康复外科（enhanced recovery after surgery，ERAS）理念的提出，优化了肿瘤手术患者围手术期营养治疗的管理[21]。《中国加速康复外科围手术期管理专家共识（2016）》指出，对无胃肠道动力障碍患者，麻醉 6 小时前允许进软食，2 小时前允许进食清流质。口服糖类饮品进行代谢准备，可减少术后高血糖的发生率，缓解胰岛素抵抗和高分解代谢。术后早期进食是 ERAS 的一个重要措施，Feng S 等[22]对 60 例行手术治疗的妇科肿瘤患者（宫颈癌 42 例）术后早期 6 小时经口进食半流质的 RCT 研究，证实术后早期经口进食是安全的。Obermair A 等[23]以促进妇科肿瘤术后恢复和减少妇科肿瘤手术患者不良临床结局为目的而开展的营养治疗随机临床试验结果证实，提早经口进食和肠内营养的营养治疗措施是安全的，可以缩短患者的住院时间、肠道恢复时间，减少术后并发症。

陈莉萍等[24]对 60 例手术妇科恶性肿瘤患者（宫颈癌 45 例）进行围术期 ONS，试验组术前 4 小时进食配方流质 125ml（整蛋白全营养制剂 20g），麻醉清醒后若无恶心、呕吐等不良反应即分次饮温开水 250ml，如无不适则每 3 小时给配方流质 250ml（整蛋白全营养制剂 40g），进食半流食、软食期间每 4 小时加配方流质 250ml，共治疗 7 天；对照组术前按常规处理，术前 8 小时禁食，4 小时禁饮，术后 6 小时进食流食，肛门排气后改半流食，排便后改软食。结果发现两组患者术后呕吐、尿酮体、肠功能恢复及体重差异无统计学意义，术后前白蛋白和视黄醇结合蛋白差异有统计学意义，试验组优于对照组。

2. 宫颈癌放化疗的营养治疗　放射治疗常用于中晚期宫颈癌治疗，但在接受照射的过程中机体代谢会产生一系列变化，并常发生消化道损伤、造血系统抑制等反应，可导致机体营养不良、抵抗力下降，对放射治疗的耐受力下降[25]。

田继红等[26]回顾性分析了 145 例接受放射治疗的妇科恶性肿瘤患者（宫颈癌 102 例，子宫内膜癌 33 例），根据在接受放射治疗的同时是否口服复方谷氨酰胺胶囊分组，评价两组患者发生放射性肠炎的情况，结果表明口服复方谷氨酰胺降低了妇科恶性肿瘤患者放疗后急性肠道反应程度，也能延缓急性放射性肠道反应的发生。

Wedlake L 等[27]对 116 例盆腔放射治疗的妇科肿瘤患者进行膳食纤维饮食指导发现，放疗期间患者可以耐受个体化高纤维素饮食，高纤维素饮食可减少放射线急性肠炎的发生。Abayomi JC 等[28]调查了 117 例接受盆腔放射治疗的妇科肿瘤患者，收集了慢性放射性肠炎发生情况、膳食调查、药物咨询和膳食结构改变等信息，研究结果表明，对慢性放射性肠炎患者，不建议过度限制饮食，以免导致营养不良，目前没有证据支持慢性放射性肠炎的患者需要特别限制膳食纤维的摄入，建议定期进行营养评估与随访检查，如有需要，可为之提供药物治疗和强化营养补充治疗等。

宫颈癌在同期放化疗过程中，如发生急性肠道损伤而出现营养问题，给予肠内营养+肠外营养治疗以保障营养素和能量的供给、使胃肠道休息以促进损伤组织的修复，是放射性肠炎的首选治疗措施[14]。免疫营养素，如含 ω-3 PUFA 的鱼油制剂，能增强放疗效应，适用于严重放射性肠炎患者[29]。

3. 晚期宫颈癌姑息治疗的营养治疗　Atreya S[30]对 196 例进行姑息治疗的晚期妇科恶性肿瘤患者的症状特征进行了回顾性分析，其中疼痛、厌食、便秘和癌性疲乏是最常见的临床症状,晚期宫颈癌患者的疼痛发生率高于卵巢癌和子宫内膜癌。谢晓琴等[31]采用三层次需求调查问卷对终末期妇科恶性肿瘤姑息治疗需求进行调查,研究结果表明,终末期妇科恶性肿瘤患者普遍感觉疲劳且大多存在一定程度的精神困扰。PG-SGA 营养状况评估量表中有专门针对患者症状的评分,症状控制不好,患者的营养状况同样会受到影响。临床实践证明,营养不良可以造成患者机体的消耗,引发多种并发症,加速患者死亡。营养治疗是姑息治疗的重要组成部分,可以改善患者的营养状况,维持机体的组成和生理功能,还可改善患者的免疫功能,减少并发症,改善预后和生活质量,或可为以后的治疗创造条件和提供基础。

具体临床实施中,不必给予太多的能量,一般能量每天 20~25kcal/kg,蛋白质每天 1.5g/kg。电解质的补充应按照血液中的生化指标和出入量而定,遵循“量出为入”、“缺啥补啥”的原则,保持尿量每天 1 000~1 500ml。营养治疗的途径首先考虑肠内营养,符合人的生理状况,费用低廉,并发症少,效价高,其中 ONS 仍然是首选。对于梗阻、消化道出血等肠内营养受限制的患者,则需采用肠外营养。此外,可以选择某些药物增加食欲或改善恶液质,如糖皮质激素、生长激素、孕激素,还可以加用刺激胃动力、缓解饱胀感的甲氧氯普胺和多潘立酮等辅助治疗。此外,还可以采用中医治疗,以扶正的调理养护方法来提高患者的生活质量,抗肿瘤的祛邪治疗作为治疗中的补充方法。同时还应给予心理与镇痛治疗,减少患者对死亡的恐惧。

(四) 营养师在宫颈癌营养风险筛查和营养治疗中的作用

李春梅等[32]对 60 例宫颈癌患者实施前瞻性营养护理发现,与常规护理相比,在营养师指导协助下对患者营养状况进行评估,分级给予营养指导和管理,保证患者围手术期及放化疗期间科学、合理的能量摄入,能显著改善患者的营养状况,有效降低抗肿瘤治疗的不良反应。秦迎春[33]对 70 例营养不良且需放化疗的宫颈癌患者,在营养师的指导下进行营养治疗,发现专业的营养治疗有利于保证患者充足的营养供给,有利于纠正营养状况、提高放化疗耐受性、减少放疗中断次数、增加化疗完成周期,并能够显著提高生活质量。

营养治疗是宫颈癌患者完成治疗,早日康复的必要保证,应作为宫颈癌患者综合治疗新理念。营养师应该与临床医生的密切配合,同时获得患者的充分理解与配合。

三、推荐意见

1. 将宫颈癌营养风险筛查和营养状况评估纳入患者病情评估与治疗前计划,作为常规诊疗项目。营养风险筛查推荐采用 NRS 2002,营养状况评估推荐使用 PG-SGA,并进行营养风险筛查和营养状况动态评估。(A)

2. 营养不良本身即是肿瘤患者不良预后的独立危险因素,对宫颈癌营养不良患者进行早期营养治疗可以提高患者对手术与同期放化疗的耐受性。(A)

3. 宫颈癌的营养治疗应遵循五阶梯治疗原则。对放疗期间发生急性肠道毒性的患者,给予肠内联合肠外营养,提供谷氨酰胺、鱼油等免疫营养制剂。(C)

4. 宫颈癌患者在治疗期间,如果发生营养不良应在营养师指导下进行营养治疗。(A)

5. 手术治疗的宫颈癌患者可参照术后加速康复(ERAS)原则和流程实施围手术期的营养治疗。对术前已有营养不良的患者,应考虑术前纠正营养不良,以减少术后的相关并发症。(A)

6. 营养治疗可减轻宫颈癌放疗患者放射性肠炎的发生率。(B)

7. 放疗导致急、慢性放射性肠炎的宫颈癌患者不建议过度限制饮食,以免导致营养不良,也不需要特别限制膳食纤维的摄入,如有需要,可给予药物治疗和 ONS。(B)

参考文献

[1] TORRE L A,BRAY F,SIEGEL RL,et al. Global cancer statistics,2012[J]. CA Cancer J Clin,2015,65(2):87-108.

[2] 陈万青,郑荣寿,张思维,等. 2012 年中国恶性肿瘤发病和死亡分析[J]. 中国肿瘤,2016,25(2):1-8.

[3] BENEDET J L,ODICINO F,MAISONNEUVE P,et al. Carcinoma of the cervix uteri[J]. J Epidemiol Biostat,2001,6(1):7-43.

[4] 魏丽惠,赵昀,沈丹华,等. 中国子宫颈癌筛查及异常管理相关问题专家共识(一)[J]. 中国妇产科临床杂志,2017,18(2):190-192.

[5] 石汉平,李薇,齐玉梅,等. 营养筛查与评估[M]. 北京:人民卫生出版社,2014.

[6] 石汉平,李薇,王昆华. PG-SGA 肿瘤患者营养状况评估操作手册[M]. 北京:人民卫生出版社,2013.

[7] 陈咏宁,关阳,郑莉,等. 妇科恶性肿瘤病人不同营养评估方法的对比分析[J]. 肠外与肠内营养,2017,24(4):221-224.

[8] LAKY B,JANDA M,BAUER J,et al. Malnutrition among gynaecological cancer patients[J]. Eur J Clin Nutr,2007,61(5):642-646.

[9] 史岩. 妇科恶性肿瘤患者营养状况调查分析[J]. 医药论坛杂志,2016,37(5):67-68.

[10] 胡月兰,张月. 两种营养评价工具在妇科肿瘤患者中应用的比较[J]. 护理学杂,2015,30(22):84-85.

[11] 张珺,杨金香,王峻峰,等. 营养干预对宫颈癌患者同步放化疗耐受性及生活质量的影响[J]. 妇科肿瘤,2015,23(18):2652-2654.

[12] CORRETA M I,WAITZBERG D L. The impact of malnutrition on morbidity,mortality,length of hospital stay and costs evaluated through a multivariate model analysis[J]. Clin Nutr,2003,22(3):235-239.

[13] KATHIRESAN A S,BROOKFIELD K F,SCHUMAN S I,et al. Malnutrition as a predictor of poor postoperative outcomes in gynecologic cancer patients[J]. Arch Gynecol Obstet,2011,284(2):445-451.

[14] 任陈,袁亚维,陈龙华,等. 早期营养支持对提高宫颈癌患者同期放化疗耐受性的作用[J]. 广东医学,2011,32(21):2817-2819.

[15] 臧春逸,于松,刘蕴华,等. 体重指数对子宫颈癌Ⅰb 期预后的影响[J]. 中国肿瘤临床,2005,32(14):808-810.

[16] 肖凤珍. 宫颈癌患者放化疗后的抑郁情况及生活质量分析[J]. 实用癌症杂志,2013,28(5):545-547.

[17] 谢诺. 宫颈癌近距离放疗并发直肠阴道瘘行肠内营养治疗的应用与研究[J]. 实用药物与临床,2015,18(11):1342-1345.

[18] HARAGA J,NAKAMURA K,OMICHI C,et al. Pretreatment prognostic nutritional index is a significant predictor of prognosis in patients with cervical cancer treated with concurrent chemoradiotherapy[J]. Mol Clin Oncol,2016,5(5):567-574.

[19] RODRIGUES C S,LACERDA M S,CHAVES G V. Patient Generated Subjective Global Assessment as a prognosis tool in women with gynecologic cancer[J]. Nutrition,2015,11(31):1372-1378.

[20] 石汉平,许红霞,李苏宜,等. 营养不良的五阶梯治疗[J/CD]. 肿瘤代谢与营养电子杂志,2015,2(1):29-33.

[21] 黎介寿. 营养与加速康复外科[J]. 肠外与肠内营养,2007,7(2):65-67.

[22] FENG S,CHEN L,WANG G,et al. Early oral intake after intra-abdominal gynecological oncology surgery[J]. Cancer Nurs,2008,31(3):209-213.

[23] OBERMAIR A,SIMUNOVIC M,ISENRING L,et al. Nutrition interventions in patients with gynecological

cancers requiring surgery[J]. Gynecol Oncol,2017,145(1):192-199.

[24] 陈莉萍,王桂娣,冯素文,等.妇科肿瘤患者围手术期早期进食安素营养支持效果评价[J].浙江预防医学,2008,20(12):51-53.

[25] 殷蔚伯,各铣之.肿瘤放射治疗学[M].3版.北京:中国协和医科大学出版社,2002.

[26] 田继红,唐鹿群,王海静,等.复方谷氨酰胺胶囊预防妇科肿瘤放疗后肠道反应的疗效观察[J].中国医药科学,2017,7(7):19-22.

[27] WEDLAKE L,SHAW C,MCNAIR H,et al. Randomized controlled trial of dietary fiber for the prevention of radiation-induced gastrointestinal toxicity during pelvic radiotherapy[J]. Am J Clin Nutr,2017,106(3):849-857.

[28] ABAYOMI J C,KIRWAN J,HACKETT A F. Coping mechanisms used by women in an attempt to avoid symptoms of chronic radiation enteritis[J]. J Hum Nutr Diet,2009,22(4):310-316.

[29] CONKLIN K A. Dietary polyunsaturated fatty acids:Impact on cancer chemotherapy and radiation[J]. Altem Med Rev,2002,7(1):4-21.

[30] ATREYA S. Referral patterns of gynecological cancer patients to a palliative medicine unit:a 2 years retro-spective analysis[J]. Indian J Palliat Care,2017,23(4):409-412.

[31] 谢晓琴,张琼,康冬梅.三层次需求调查问卷对终末期妇科恶性肿瘤姑息治疗需求的调查[J].实用医院临床杂志,2017,14(5):62-65.

[32] 李春梅,丁玉琴,丁宜国.前瞻性护理模式对农村妇女宫颈癌患者生存质量和营养状况的影响[J].护理实践与研究,2016,13(23):66-67.

[33] 秦迎春.营养干预在宫颈癌患者同步放化疗中的作用分析[J].中国计划生育和妇产科,2016,8(10):41-43.

第二十七章

卵巢癌患者的营养治疗

一、背景

卵巢癌是女性常见恶性肿瘤之一,近年来发病率趋于稳定,但是死亡率仍呈上升趋势,是妇科恶性肿瘤死亡的主要原因,居女性肿瘤相关死亡原因第 5 位[1]。卵巢癌起病隐匿,约70%的初诊患者和85%的复发性患者可能合并腹膜转移,常常表现为腹痛、腹胀、食欲下降、恶心,甚至肠梗阻,影响营养摄入。另外,卵巢肿瘤合并的高分解状态,也会加重患者营养不良的风险[2]。Hilal Z 等[3]对卵巢癌腹膜转移患者腹腔化疗期间的营养状况进行了调查,结果发现,患者的 REE、骨骼肌含量、上臂围、小腿围、内脏脂肪、血清白蛋白、总蛋白、转铁蛋白均低于正常人群水平,而 C 反应蛋白、腹壁脂肪、总脂肪均高于正常人群水平,且有 23%的患者确诊时伴有恶液质。

卵巢癌患者的营养状况可能与预后相关。Laky B 等[4]的研究显示,患者治疗前的营养状况、生活质量会影响患者的住院时间。Mardas M 等[5]研究了 190 例卵巢癌患者化疗期间营养状况与预后的关系,选用 BMI 作为评估指标。中位随访时间 33 个月,结果显示,早期卵巢癌患者化疗前后 BMI 无显著差异。但对于晚期卵巢癌患者,经过 6 周期化疗,37%的患者BMI 下降>5%,44%的患者 BMI 稳定,19%的患者 BMI 增加≥5%。进一步生存分析发现,与化疗后 BMI 下降的患者相比,BMI 稳定或增长的患者无进展生存和总生存时间显著延长,提示在治疗过程中评估、监测和改善晚期卵巢癌患者的营养状况非常重要。

二、证据

ESPEN 发布的《肿瘤患者营养指南》推荐,从肿瘤确诊开始定期评估营养摄入、体重改变和 BMI,并根据临床状况重复评估[6]。目前有多种工具用于患者营养不良的筛查和营养评估,如 MUST、MST、MNA、NRS 2002、PG-SGA。PG-SGA 是肿瘤特异性营养评估方法,在临床广泛应用。Laky B 等[7]应用 PG-SGA、皮褶测量法、总体钾法、体密度测量法评价妇科恶性肿瘤患者的营养状况,比较了几种评估方法的敏感度和特异度,发现 PG-SGA 与多个临床营养状况指标存在相关性,特别是在部分白蛋白和皮褶厚度正常的患者中,PG-SGA 提示潜在的营养不良风险。因此,该研究认为 PG-SGA 更适用于妇科恶性肿瘤患者的营养评估。国内研究对 PG-SGA、NRS 2002 和生物电阻抗法评估妇科恶性肿瘤患者的营养状况进行对比分析,发现 PG-SGA 和 NRS 2002 的一致性较高[8]。除了营养不良风险筛查和相关评估工具,综合考虑患者的营养摄入、体格检查、辅助检查结果以及临床表现,有助于全面准确地评估卵巢癌患者的营养状况。筛查有营养风险的患者,推荐对营养摄入量、营养受影响状况、肌肉量、体能和系统炎症水平进行客观定量评估。晚期卵巢癌患者常伴有腹水、胸腔积液，评估时应当校正体重，最好评估肌肉和脂肪储存量。

评估患者的 TEE，需要考虑患者的 REE 和与体力活动相关的能量消耗。REE 与肿瘤类型、分期、全身系统性炎症反应状态、体重、肌肉量有关。卵巢癌患者的能量需求缺乏临床研究数据，参照健康人群标准，推荐约为 30kcal/（kg·d）[9]。蛋白质摄入量应高于 1g/（kg·d），如果可能，应增加到 1.5g/（kg·d）。

ACS 发布的《肿瘤幸存者营养与运动指南》指出，饮食、运动、体型和体重变化有可能影响卵巢癌患者的生存时间，运动还可能会提高卵巢癌幸存者的生活质量[10]；果蔬、奶类、肉制品的摄入可能影响卵巢癌患者的生存时间，但是现有的研究没有纳入患者的治疗情况，所以尚无法明确饮食对卵巢癌生存的影响。队列研究显示，肥胖女性患卵巢癌后死亡率更高。肥胖可能对卵巢癌患者的最佳手术治疗和细胞毒性药物治疗产生负面影响，同时也会增加患者术后并发症的可能性，进而可能对患者的生存产生不利影响。但是，对于 BMI 与卵巢癌生存之间的关系，相关文献有限且没有定论[11]。

营养治疗的途径包括肠内营养和肠外营养，首选口服的肠内营养途径。目前尚缺乏针对卵巢癌患者接受营养治疗最佳时机的高质量临床研究。现有的证据显示，对于卵巢癌术后患者，采用早期肠内营养对患者营养指标如白蛋白、前白蛋白、总蛋白等可能有改善作用，但是仍缺乏足够的证据支持。Baker J 等[12]对 109 例卵巢癌患者进行了随机对照研究，分为早期肠内营养组和对照组，采用 PG-SGA 评估患者的营养状况，结果显示早期肠内营养组的营养状况较对照组改善，但是差异无统计学意义；同样，患者的生活质量、不良事件、疼痛等临床症状情况在两组间也没有统计学差异。晚期肿瘤患者术后营养治疗证据不足。

对于肠内营养不能满足能量需求的患者，应给予肠外营养补充，但全肠外营养的应用尚存争议。卵巢癌术后一般性营养不良的患者，全肠外营养延长了住院时间，增加感染等并发症的发生率。Mendivil AA 等[13]对 147 例晚期卵巢癌接受减瘤术并部分肠道切除术的患者进行了回顾性研究发现，术后给予全肠外营养的患者，肠道功能恢复时间延迟，住院时间延长，并发症发生率增加。肠梗阻是晚期卵巢癌的常见合并症，发生率约 45%。Brard L 等[14]对 55 例卵巢癌合并小肠梗阻的患者进行了生存分析，发现诊断小肠梗阻后应用全肠外营养的患者生存期延长 31 天。但是该研究中应用全肠外营养的患者，64% 接受了同期化疗，未接受全肠外营养的患者中，这一比例仅为 24%，而在未接受化疗的人群中，全肠外营养患者和未接受全肠外营养患者的生存时间无显著差异。晚期卵巢癌合并肠梗阻是否需要采用全肠外营养，需要全面评估患者的营养状况及抗肿瘤治疗可能的影响。ESPEN 指南推荐：接受抗肿瘤药物治疗的患者，接受了营养咨询和 ONS 后，如果经口摄入仍然不足，推荐补充肠内营养；如仍然不足或肠内营养无法实施时，应给予肠外营养。

三、推荐意见

1. 晚期卵巢癌患者发生营养不良的风险较高，应常规进行营养不良风险筛查和营养评估。（A）

2. 超重或肥胖的卵巢癌患者应控制体重。（B）

3. 卵巢癌患者的推荐总能量摄入量约为 30kcal/（kg·d）。（A）

====== 参考文献 ======

［1］ SIEGEL R L，MILLER K D，JEMAL A. Cancer statistics，2018［J］. CA Cancer J Clin，2018，68：7-30.

［2］ JELOVAC D，ARMSTRONG D K. Recent progress in the diagnosis and treatment of ovarian cancer［J］. CA Cancer J Clin，2011，61：183-203.

［3］ HILAL Z，REZNICZEK G A，KLENKE R，et al. Nutritional status，cachexia，and anorexia in women with peritoneal metastasis and intraperitoneal chemotherapy：a longitudinal analysis［J］. J Gynecol Oncol，2017，28（6）：e80.

［4］ LAKY B，JANDA M，KONDALSAMY-CHENNAKESAVAN S，et al. Pretreatment malnutrition and quality of life-association with prolonged length of hospital stay among patients with gynecological cancer：a cohort study［J］. BMC Cancer，2010，25（10）：232.

［5］ MARDAS M，STELMACH-MARDAS M，MADRY R. Body weight changes in patients undergoingchemotherapy for ovariancancer influence progression-free and overall survival［J］. Support Care Cancer. 2017，25（3）：795-800.

［6］ ARENDS J，BACHMANN P，Baracos V，et al. ESPEN guidelines on nutrition in cancer patients［J］. Clin Nutr，2017，36（1）：11-48.

［7］ LAKY B，JANDA M，CLEGHORN G，et al. Comparison of different nutritional assessments and body-composition measurements in detecting malnutrition among gynecologic cancer patients［J］. Am J Clin Nutr，2008，87（6）：1678-1685.

［8］ 陈咏宁，关阳，郑莉，等. 妇科恶性肿瘤病人不同营养评估方法的对比分析［J］. 肠外与肠内营养，2017，24（4）：221-224.

［9］ CAO D X，WU G H，ZHANG B，et al. Resting energy expenditure and body composition in patients with newly detected cancer［J］. Clin Nutr，2010，29（1）：72-77.

［10］ ROCK C L，DOYLE C，DEMARK-WAHNEFRIED W，et al. Nutrition and physical activity guidelines for cancer survivors. CA Cancer J Clin［J］. 2012，62（4）：242-274.

［11］ BANDERA E V，KUSHI L H，RODRIGUEZ-RODRIGUEZ L. Nutritional factors in ovarian cancer survival［J］. Nutr Cancer，2009，61：580-586.

［12］ BAKER J，JANDA M，GRAVES N，et al. Quality of life after early enteral feeding versus standard care for proven or suspected advanced epithelial ovarian cancer：Results from a randomised trial［J］. Gynecol Oncol，2015，137（3）：516-522.

［13］ MENDIVIL A A，RETTENMAIER M A，ABAID L N，et al. The impact of total parenteral nutrition on postoperative recovery in patients treated for advanced stage ovarian cancer［J］. Arch Gynecol Obstet，2017，295（2）：439-444.

［14］ BRARD L，WEITZEN S，STRUBEL-LAGAN S L，et al. The effect of total parenteral nutrition on the survival of terminally ill ovarian cancer patients［J］. Gynecol Oncol，2006，103（1）：176-180.

第二十八章

子宫内膜癌患者的营养治疗

一、背景

子宫内膜癌(endometrial cancer,EC)是起源于子宫内膜上皮的恶性肿瘤,占女性生殖系统恶性肿瘤的 20%~30%,多见于 60 岁左右的绝经后妇女[1]。据 ACS 最新统计数据显示[2],2017 年约有 61 380 例新发病例,且随着社会老龄化加剧,子宫内膜癌的发病率呈上升趋势[3]。在我国,随着经济的迅速发展,人们的生活习惯和饮食结构发生巨大变化,EC 发病率亦随之升高且趋于年轻化,每年约有 5 万新发病例和 1.8 万死亡病例[4],至 2008 年我国 EC 的发病率已上升为 9.52/10 万[5]。北京市肿瘤登记办公室数据显示,2008 年后子宫内膜癌已成为发病率最高的女性生殖道恶性肿瘤,2012 年为女性恶性肿瘤的第 5 位[6]。EC 分为两型,Ⅰ型子宫内膜癌占子宫内膜癌的 80%~90%,高峰年龄 50~60 岁,伴肥胖和代谢综合征,雌、孕激素受体阳性率高,预后相对较好。与其相关的分子机制包括 *PTEN*、*K-Ras* 基因突变及微卫星不稳定[7,8]。另一种为非雌激素依赖性,也就是Ⅱ型子宫内膜癌,其发病与雌激素无明确关系。Ⅱ型多发于围绝经期,在内膜萎缩的状态下出现局灶性的子宫内膜腺体异型增生或子宫内膜上皮内癌,在此基础上进一步发展为子宫内膜癌,其病理类型主要是浆液性、黏液性、透明细胞癌,约占所有子宫内膜癌患者 5%,与之相关的分子机制主要是 *p53* 基因及 *HER2/neu* 扩增[7,8]。其中 10% 的子宫内膜癌与遗传因素相关,如 Lynch 综合征(遗传性非息肉性结直肠癌)[9]。有卵巢癌、乳腺癌或者肠癌家族史的患者,子宫内膜癌的患病风险也会增加。

二、证据

与消化道恶性肿瘤不同,子宫内膜癌发生恶液质的概率较低,相反,肥胖或超重患者比例较高,约 68% 的早期子宫内膜癌患者肥胖[10]。肥胖是导致子宫内膜癌幸存者早死亡的重要因素[11],也是影响幸存者生活质量的因素[12]。有研究表明,对子宫内膜癌患者进行早期营养干预可以有效缩短住院时长、肠道恢复时间,降低术后并发症的发生率[13]。另外,Ⅱ型子宫内膜癌作为少数群体,平均年龄大,与多种并发症并存,术前贫血及低蛋白血症的发生率高[14]。因此,子宫内膜癌患者的个体化营养评估与营养干预应引起重视。

(一)肥胖的子宫内膜癌患者易合并代谢性疾病增加死亡风险

子宫内膜癌患者合并肥胖、高血脂、高血糖升高了死于心血管疾病的危险性[15]。肥胖子宫内膜癌患者容易并发高血压、2 型糖尿病、高脂血症、肺功能不全、代谢综合征等[16],可增加了心血管疾病发病率及死亡率。肥胖相关性心血管疾病是子宫内膜癌患者的主要死亡原因,子宫内膜癌患者因心血管疾病死亡的占35.9%[17]。Lasky R 等[15]总结子宫内膜癌患者心血管疾病的危险因素包括高血脂(总胆固醇,total cholesterol,TC≥6.2mmol/L)、高血糖或糖尿病(空腹血糖,fasting plasma sugar,FPS≥7.0mmol/L)、BMI>30、腰围>88cm 等。Everett 等[16]对子宫内膜癌患者进行回顾性研究,发现 BMI>40 的患者,患高血压、糖尿病及肺部疾病的概率更高。BMI>40 者比 BMI<30 者的手术时间更长、术中失血量更多。Ward KK 等[17]随访 33 232 例子宫内膜癌患者,发现死于心血管疾病的比例最高,为 35.9%。

(二) 肥胖的子宫内膜癌患者手术相关并发症发生率更高

一项关于肥胖与子宫内膜癌手术结局的系统性回顾分析表明,相较于 BMI<30 的患者,BMI≥30 的患者开腹手术的结局更差,主要表现在术中失血量增多、手术时间延长、住院时间延长、围手术期并发症风险较高。前者的平均失血量为 64.1~331ml,而后者的平均失血量则为 94~570ml。非肥胖患者的平均手术时间 98~237min,肥胖患者则为 108~270min。这也就表明肥胖患者面临更久的麻醉时间,更高的心血管并发症及深静脉血栓的风险[18]。但对于微创手术两者的区别并不显著。

(三) 肥胖的子宫内膜癌患者的化疗药物代谢异常影响疗效

尽管 2003 年的一项研究称,肥胖的子宫内膜癌患者因脂肪在肝脏堆积改变了肝脏的血流动力学,降低了药物清除率[19],但是 Sparreboom A 等[20]的研究发现 BMI≥30 的肥胖患者较 BMI≤25 者的顺铂及紫杉醇的药物绝对清除率更高,而多柔比星及卡铂的血药浓度更高。虽然目前关于肥胖对药物代谢影响的研究尚未取得一致结论,但是,有 40% 的肥胖子宫内膜癌患者在临床治疗过程中考虑了药代动力学改变、机体代谢异常调控及减少剂量相关不良反应等因素,化疗剂量因此相应减少,从而降低了肥胖的子宫内膜癌患者的临床疗效[21]。

(四) 超重的子宫内膜癌患者的体重控制

对于超重(BMI≥25)的子宫内膜癌患者,应将体重控制在健康体重范围,即 BMI 18.5~24.9。2008 年,ACS 的一项肿瘤预防营养队列研究表明,休闲和适度的体育活动降低了 33% 的子宫内膜癌风险,超重或肥胖的患者受益最大。此外,Patel AV 等[22]也指出缺乏锻炼和高 BMI 指数会降低子宫内膜癌患者的生活质量。参照 ACS 营养及运动肿瘤预防指南,对于超重甚至肥胖的子宫内膜癌患者,推荐减少高能量食物及饮料的摄入,推荐蔬菜、水果及全麦含量高的饮食模式,并进行规律且适度的锻炼以达到 BMI 指数降至正常的目的。

(五) 营养不良及恶液质者的营养治疗

子宫内膜癌营养不良及恶液质患者应给予规范化营养治疗,以达到或保持体重为目标。营养治疗包括营养咨询及药物治疗以提高其食欲。对于厌食、早饱及有低体重风险的患者,建议增加进餐频率,进餐时限制液体量以增加食物摄入。液体应在每餐之间摄入,避免缺水。对于仅靠食物不足以满足其营养需求的患者,从市面上购买或自制营养密集的饮料或食物有助于能量和营养摄入。通过以上方法都不足以满足营养需求,并存在营养不良风险的患者,则需要规范营养治疗(食欲促进剂、肠内营养或肠外营养)[23]。

三、推荐意见

1. 子宫内膜癌患者一经确诊应进行营养状况评估,包括人体学测量(身高、体重、腰围、BMI)及人体成分分析,并根据不同的 BMI 进行营养治疗。(B)

2. 对于超重(BMI≥25)的子宫内膜癌患者,应将体重控制在健康体重范围,即 BMI 18.5~24.9。对于正常体重者则应保持体重稳定。(B)

3. 子宫内膜癌患者如存在营养不良及恶液质,应给予规范化营养治疗,以达到正常体重或保持体重稳定。(B)

================= 参考文献 =================

[1] PAPATLA K,HUANG M,SLOMOVITZ B. The obese endometrial cancer patient:how do we effectively improve morbidity and mortality in this patient population? [J]. Ann Oncol,2016,27(11):1988-1994.

[2] SIEGEL R L,MILLER K D,JEMAL A,et al. Cancer statistics,2017[J]. CA Cancer J Clin,2017,67(1):7-30.

[3] ARNOLD M,JIANG L,STEFANICK ML,et al. Duration of adulthood overweight,obesity,and cancer risk in the women's health initiative:a longitudinal study from the United States[J]. PLoS Med, 2016, 13(8):e1002081.

[4] 陈万青,张思维,曾红梅,等. 中国 2010 年恶性肿瘤发病与死亡[J]. 中国肿瘤,2014,23(1):1-10.

[5] National Cancer center,Ministry or health disease prevention and control bureau. annual Chinese cancer registry of 2011[M]. Beijing:Military Medical Academy Press,2012:1-216.

[6] 廖秦平,杨曦. 子宫内膜癌筛查及早期诊断的现状及展望[J]. 实用妇产科杂志,2015,31(7):481-484.

[7] KOVALEV S,MARCHENKO N D,GUGLIOTTA BG,et al. Loss of p53 function in uterine papillary serous carcinoma[J]. Hum Pathol,1998,29:613-619.

[8] CAO QJ,BELBIN T,SOCCI N,et al. Distinctive gene expression profiles by cDNA microarraysinendometrioid and serous carcinomas of the endometrium[J]. Int J Gynecol Pathol,2004,23:321-329.

[9] WATSON P,LYNCH H. Extracolonic cancer in hereditary nonpolyposis colorectal cancer[J]. Cancer,1993,71:677-685.

[10] VIVIAN E G,KERRY S C,HEIDI E G,et al. Feasibility and effectiveness of a lifestyle intervention program in obese endometrial cancer patients:a randomized trial[J]. Gynecol Oncol,2008,109:19-26.

[11] EUGENIA E C,CARMEN R,KIMBERLY W T,et al. Overweight,obesity and mortality from cancer in a prospectively studies of U. S. adult[J]. N Engl J Med,2003,348:1625-1638.

[12] KERRY S C,KRISTINA H K,KRISTIN L C,et al. Association among exercise,body weight,and quality of life in a population-based sample of endometrial cancer survivors[J]. Gynecol Oncol,2005,97:422-430.

[13] OBERMAIR A,SIMUNOVIC M,ISENRING L,et al. Nutrition interventions in patients with gynecological cancers requiring surgery[J]. Gynecol Oncol,2017,145(1):192-199.

[14] HAGEMANN A R,MCCOURT C K,VARADAY S S,et al. Defining and mitigating the challenges of an older and obese population in minimally invasive gynecologic cancer surgery[J]. Gynecol Oncol,2018,148(3):601-608.

[15] LASKEY R,MCCARROLL M L,VON GRUENIGEN V E. Obesity-related endometrial cancer:an update on survivorship approaches to reducing cardiovascular death[J]. BJOG,2016,123(2):293-298.

[16] EVERETT E,TAMIMI H,GREER B,et al. The effect of body index on clinical/pathologic features,surgical morbidity,and outcome in patients with endometrial cancer[J]. Gynecol Oncol,2003,90(1):150-157.

[17] WARD K K,SHAH N R,SAENZ C C,et al. Cardiovascular disease is the leading cause of death among endometrial cancer patients[J]. Gynecol Oncol,2012,126(2):176-179.

[18] COURNEYA K S,KARVINEN K H,CAMPBELL K L,et al. Associations among exercise,body weight,and quality of life in a population-based sample of endometrial cancer survivors[J]. Gynecol Oncol,2005,97(2):422-430.

[19] IJAZ S,YANG W,WINSLET M C,et al. Impairment of hepatic microcirculation in fatty liver[J]. Microcirculation. 2003,10(6):447-456.

［20］ SPARREBOOM A,WOLFF A C,MATHIJSSEN R H J,et al. Evaluation of alternate size descriptors for dose calculation of anticancer drugs in the obese［J］. J Clin Oncol,2007,25(30):4707-4713.

［21］ HOROWITZ N S,WRIGHT A A. Impact of obesity on chemotherapy management and outcomes in women with gynecologic malignancies［J］. Gynecol Oncol,2015,138(1):201-206.

［22］ PATEL A V,FEIGELSON H S,TALBOT J T,et al. The role of body weight in therelationship between physical activity and endometrial cancer:Results from a large cohort of US women［J］. Int J Cancer,2008,123(8):1877-1882.

［23］ CHERY L R,COLLEEN D,WENDY W,et al. Nutrition and physical activity guidelines for cancer survivors ［J］. CA Cancer J Clin. 2012,62(4):275-276.

28